P. Biro

D. Vagts

U. Schultz

T. Pasch

**Anästhesie bei seltenen Erkrankungen**

P. Biro

D. Vagts

U. Schultz

T. Pasch

# Anästhesie bei seltenen Erkrankungen

3., vollständig überarbeitete und erweiterte Auflage

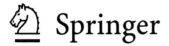 Springer

**PD Dr. med. Peter Biro, DEAA**
Universitätsspital Zürich
Institut für Anästhesiologie
Rämistr. 100
CH-8091 Zürich
E-Mail: peter.biro@usz.ch

**Dr. med Uta Schultz**
Klinik für Anästhesiologie
Universitätsklinikum Aachen
Pauwelsstr. 30
D-52074 Aachen
E-Mail: uschultz@ukaachen.de

**Dr. med. Dierk Vagts, DEAA, EDIC**
Klinik und Poliklinik für Anästhesiologie
und Intensivtherapie
Universität Rostock
Schillingallee 35
D-18055 Rostock
E-Mail: dierk.vagts@medizin.uni-rostock.de

**Prof. Dr. med. Thomas Pasch**
Universitätsspital Zürich
Institut für Anästhesiologie
Rämistr. 100
CH-8091 Zürich
E-Mail: thomas.pasch@usz.ch

ISBN 3-540-00634-6   3. Auflage
**Springer Medizin Verlag Heidelberg**
ISBN 3-540-64480-6   2. Auflage   Springer Verlag Berlin Heidelberg New York

Bibliografische Information der Deutschen Bibliothek
Die Deutsche Bibliothek verzeichnet diese Publikation in der Deutschen Nationalbibliografie;
detaillierte bibliografische Daten sind im Internet über http://dnb.ddb.de abrufbar.

**Springer Medizin Verlag.**
**Ein Unternehmen von Springer Science+Business Media**
springer.de
© Springer Medizin Verlag Heidelberg  1996  1999  2005
Printed in Germany

Planung: Ulrike Hartmann
Projektbetreuung: Gisela Schmitt
Design: deblik Berlin
Umschlagbild: Videoassistierte direktlaryngoskopische Intubation einer Patientin mit vermutetem schwierigem Atemweg.
Quelle: P. Biro, Zürich

SPIN 10894087
Satz: Stürtz GmbH, Würzburg

Gedruckt auf säurefreiem Papier 106 – 5 4 3 2 1 0

# Vorwort zur 3. Auflage

Aus mehreren Gründen wurde es wieder Zeit, die nächste, nämlich die 3. Auflage in Angriff zu nehmen. Die zunehmend intensiver werdenden Anforderungen des Verlags taten sicher das ihre, aber es lag in der Natur der Sache, dass in den Jahren seit der letzten Auflage neue interessante Erkenntnisse und Fallberichte über Anästhesien bei seltenen Erkrankungen veröffentlicht wurden, die bisher keine Erwähnung gefunden hatten oder zu Ergänzungen oder Änderungen bei bereits berücksichtigten Krankheiten Veranlassung gaben. Durch die Berücksichtigung von neuem Material erweiterte sich der Umfang des Buches um ca. ein Drittel, was definitiv die Größenordnung des ursprünglich vorgesehenen Kitteltaschenformats sprengte. Damit war auch die Möglichkeit eines neuen, ansprechenderen Layouts verbunden. Dagegen wurde unverändert das bewährte Kapitelschema beibehalten mit der Dreiteilung in 1. Nomenklatur – Pathomechanismen – Symptomatik – Therapie, 2. Anästhesierelevanz – Monitoring – anästhesiologisches Vorgehen – Gefahrenhinweise und 3. Literaturliste. Dies erleichtert die Handhabung der einzelnen Kapitel und erlaubt dem Benutzer, sich sehr schnell ein Bild von der Anästhesierelevanz der ihn gerade interessierenden Erkrankung zu machen. Hierbei kann nicht eindringlich genug darauf hingewiesen werden, dass die in diesem Buch gemachten Empfehlungen nur zum geringen Teil auf evidenzbasierten Daten beruhen. Eine Zusammenfassung und Interpretation von zufällig vorliegenden Fallberichten ist stets mit einem gewissen Vorbehalt zu betrachten. Erst aus der Zusammenschau von eindeutig positiven und negativen Erfahrungen mehrerer Autoren mit plausiblen und auf „common sense" basierenden Schlussfolgerungen ergeben sich klinisch brauchbare Aussagen, die vor der Öffentlichkeit verantwortet werden können.

Aufgrund des zufallsbedingten Erscheinens der relevanten Literatur ergab sich der Verzicht auf eine systematische Anordnung der behandelten Erkrankungen, die gewohnte alphabetische Reihung der jeweiligen Kapitel wurde beibehalten. Insbesondere bei den seltenen Erkrankungen grassiert die Epidemie der mehrfachen Bezeichnungen, der wuchernden Synonyme und der sich in vielfacher Hinsicht überlappenden Varianten und Subtypen. Um dem Leser das Auffinden der gesuchten Information zu erleichtern, sind sämtliche Erkrankungsbezeichnungen, ihre Varianten und Synonyme in einem *Index der Syndrome* zu Beginn des Buches alphabetisch aufgelistet. Die darin enthaltenen Querverweise führen zu den beschreibenden Textstellen. Des Weiteren haben wir das Werk mit einem Annex zur perioperativen Begleitmedikation und einem weiteren zur Beschaffung von Informationen über seltene Erkrankungen und deren anästhesiologisches Management im Internet ergänzt.

Mit dem erheblichen Größenzuwachs des Manuskripts war der Arbeitsaufwand von den bisherigen Autoren nicht mehr zu bewältigen. Manfred Abel übergab die Stafette an seine langjährige Mitarbeiterin Uta Schultz, die bereits bei seinen Beiträgen für die 2. Auflage entscheidend mitgeholfen hatte. Dierk Vagts wurde aufgrund seiner Erfahrungen und Kompetenz auf diesem Gebiet von uns zum Mitmachen eingeladen und lieferte den größten Teil des neuen Materials. Abschließend möchten wir noch der verantwortlichen Planerin Ulrike Hartmann, den Copy-Editoren Lothar Picht und Dr. Johannes Morawcsik sowie den anderen involvierten Mitarbeitern des Springer-Verlags danken: sowohl für die gute Zusammenarbeit, mit der sie diese 3. Auflage so sachkundig und engagiert betreut, als auch für die engelsgleiche Geduld, mit der sie den sukzessiven Eingang unserer Manuskripte abgewartet haben.

Zürich, im September 2004 Peter Biro, Thomas Pasch

# Inhaltsverzeichnis

**Anhang**

# Index der Syndrome

# Aarskog-Syndrom

## Synonyme
Aarskog-Scott-Sy, faziogenitodigitales Sy.

## Oberbegriffe
Dysmorphien, Kieferbogen-Ss, Minderwuchs, Missbildungen, Dystrophie.

## Organe/Organsysteme
Gesichtsschädel, Herz-Kreislauf-System, ZNS, Magen-Darm-Trakt, Urogenitalsystem, Atmungssystem, Abdominalorgane.

## Ätiologie
Hereditär und kongenital. Der Vererbungsmodus ist X-chromosomal (Genlokus Xq13) oder autosomal-dominant mit Vater-auf-Sohn-Übertragung. Eine pränatale Diagnostik ist nicht möglich.

## Verwandte Formen, Differenzialdiagnosen
Turner-Sy, Gordan-Overstreet-Sy, Klinefelter-Reifenstein-Albright-Sy, Leydig-Hypogonadismus, Mietens-Weber-Sy, otopalatodigitales Sy, Robinow-Sy (»fetal face syndrome«), Smith-Lemli-Opitz-Sy, Opitz-Sy, Opitz-Frias-Sy, (Hypertelorismus-Hypospadie-Sy), Williams-Sy, embryopathisches Hydantoin-Sy.

## Symptome

Turner-Sy-ähnliches Missbildungsmuster mit den Leitsymptomen Minder- bzw. Kleinwuchs, kraniofaziale Dysmorphien, fehlgebildetes Genitale.

## Vergesellschaftet mit
Hydramnion während der Schwangerschaft. Beim Opitz-Frias-Sy wurden neben den oben genannten Fehlbildungen noch folgende bedeutsame Defekte beschrieben: Kiefer-Gaumen-Spalten, Larynxanomalien, Ösophagusatresien, Herzfehler, Lungen- und Lungengefäßanomalien sowie Fehlentwicklungen von Abdominalorganen. Die Intelligenz ist leicht vermindert bis normal.

## Therapie
Kortikoide.

## Anästhesierelevanz

Bei Patienten mit diesem Sy und mit verwandten Formen sind häufig wiederholte Anästhesien für urologische Behandlungsmaßnahmen notwendig.

### Spezielle präoperative Abklärung
Elektrolytstatus, Plasmaproteine, Gerinnungsparameter.

### Wichtiges Monitoring
Hydratation, Elektrolyte, Blutzucker, Temperatur, Pulsoxymetrie, Kapnographie.

### Vorgehen
Patienten mit Kieferbogen-Ss müssen wegen schwerer Ernährungsprobleme nicht selten bereits in der Neugeborenen- oder Säuglingsperiode mit einem zentralvenösen Katheter oder einer Enterostomie versorgt werden. Bei fazialen Spaltbildungen kann es zu einer behinderten Atmung, gehäuften bronchopulmonalen Infekten, zur Dysphagie mit Aspirationsgefahr und Dystrophie kommen. Etwa 20% dieser Patienten sterben infolge dieser Probleme noch während der Säuglingszeit. Häufig findet sich dann eine hämorrhagisch-nekrotisierende Aspirationspneumonie als Hinweis auf eine Immundefizienz.

Mentale Entwicklungsdefizite sind häufig. Sie sind sowohl bei diagnostischen Maßnahmen als auch bei der Auswahl einer Prämedikation zu berücksichtigen. Berichte über anästhesiespezifische Komplikationen liegen nicht vor. Die postoperative Betreuung wird häufig durch dysphagische und respiratorische Probleme kompliziert.

 Cave
**Hypovolämie, Hypoglykämie.**

### Literatur
Baum C, O'Flaherty JE (1999) Anesthesia for genetic, metabolic, and dysmorphic syndromes of childhood. Lippincott Williams & Wilkins, Philadelphia, p 7

Bolsin SN, Gillbe C (1985) Opitz-Frias syndrome. A case with potentially hazardous anaesthetic implications. Anaesthesia 40: 1189–1193

Burg G, Kunze J, Pongratz D et al. (Hrsg) (1990) Leiber – Die klinischen Syndrome, Bd 1, 7. Aufl. Urban & Schwarzenberg, München, S 1

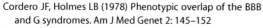

Cordero JF, Holmes LB (1978) Phenotypic overlap of the BBB and G syndromes. Am J Med Genet 2: 145–152

Furukawa CT, Hall BD, Smith DW (1972) The Aarskog syndrome. J Pediatr 81: 1117–1122

Jones KL, Smith DW (1975) The Williams elfin facies syndrome. A new perspective. J Pediatr 86: 718–723

Jones KL (1988) Smith's recognizable patterns of human malformation, 4th edn. Saunders, Philadelphia, pp 112–113

Vögtel D, Däumling S, Wintergerst U, Belohradsky BH, Stengel-Rutkowski S (1987) Das Hypertelorismus-Hypospadie-Syndrom (Greig-Syndrom). Pädiatr Prax 35: 319–322

# Abdominelles Aortenaneurysma (AAA)

## Oberbegriffe

Aneurysma, Bauchaorta, Arteriosklerose.

## Organe/Organsysteme

Gefäßsystem, Aorta.

## Inzidenz

Inzidenz von 1,5% bei Patienten >50 Jahre, Androtropie von 5:1, Altersgipfel um 65 Jahre. Rupturgefahr besteht bei ca. 10% pro Jahr bei Durchmesser <5 cm, >76% bei Durchmesser >7 cm. Die perioperative Letalität von rupturierten AAA liegt bei 50%, bei elektivem infrarenalem Bauchaortenersatz 2–4%. Intraoperative Okklusionszeiten >45 min erhöhen Morbidität und Letalität.

## Ätiologie

Multifaktorielle Ätiologie (genetische Disposition, biochemische, metabolische, mechanische und hämodynamische Faktoren), am häufigsten arteriosklerotisch bedingt.

## Verwandte Formen, Differenzialdiagnosen

Differenzialdiagnostisch sind andere Erkrankungen mit abdominaler oder Rückenschmerzsymptomatik auszuschließen.

## Symptome

Meist asymptomatisch, evtl. dumpfe Rückenschmerzen, solange das Aneurysma nicht rupturiert ist. Auftreten neuer abdominaler und Rückenschmerzen, Pulsationen zwischen Xiphoid und Nabel, intestinale Obstruktion, Thromboembolie sind akute Symptome mit dringlicher Op.-Indikation.

## Vergesellschaftet mit

Koronare Herzkrankheit (50%), Herzinsuffizienz (30–50%), COPD (30–40%), zerebrale Gefäßinsuffizienz (6%), chronisches Nierenversagen (5%).

## Anästhesierelevanz

Bei üblichem transperitonealem Zugang auf Eventerations-Sy achten. Große Blutverluste sind möglich und wahrscheinlich, massive Störung der Homöostase durch partielle Okklusion der unteren Körperhälfte.

Bei Versorgung mit transluminalen perkutanen Endografts (Stenteinlage):

Kontrollierte Hypotension oder kurzzeitige Induktion einer Bradykardie mit Adenosin unter Schutz eines eingeschwemmten temporären Herzschrittmachers zum Einsetzen des Stents notwendig. Schnelle und ausgeprägte Auskühlung des Patienten beachten. Postoperative Intensivüberwachung erforderlich.

### Spezielle präoperative Abklärung

Umfassende präoperative Abklärung (▶ s. Begleiterkrankungen), Ausmaß steht im umgekehrten Verhältnis zur Dringlichkeit der Operation.

### Wichtiges Monitoring

Routinemonitoring plus invasives Monitoring mit arterieller Blutdruckmessung bei wachem Patienten, zentraler Venekatheter, V5-EKG (insbesondere um kardiale Ischämien bei Nachlaststeigerung durch »cross-clamping« zu erkennen), pulmonalarterieller Katheter oder TEE bei Patienten mit vorausgegangenen Myokardischämien empfohlen.

*Aber:* Adäquates Volumenmanagement ist wichtiger als invasives Monitoring.

### Vorgehen

Ausreichende Prämedikation zur Stressabschirmung, β-Blocker weiterführen, ACE-Hemmer absetzen, perioperative Clonidingabe erwägen, mehrere großlumige Zugänge anlegen. Kardiozirkulatorische Stabilität während Einleitung und

Operation sowie die Vermeidung hypertensiver Phasen sind wichtiger als die Auswahl spezieller Medikamente. Zusätzliche Periduralanästhesie ist möglich, solange die empfohlenen Zeitintervalle zwischen Punktion und Gabe von Heparin eingehalten werden.

Einsatz von Nitroglyzerin bei Zeichen der Linksherzbelastung während »cross clamping«. Heparinisierung mit 100 IE/kg zur Verhinderung von Thrombenbildung während »cross clamping«. Vorausschauendes Volumenmanagement und Nierenprotektion durch optimierte Flüssigkeitstherapie sind essenziell für den Ausgang des Eingriffs. Fremdblutsparende Verfahren einsetzen, z. B. Cell-Saver. Großzügige Indikation zur Nachbeatmung.

🛇 **Cave**

**Okklusion der Adamkiewicz-Arterie (entspringt aus Aorta auf Höhe Th9) mit Ischämie des Rückenmarks. Tourniquet-Sy (Hyperkaliämie, Hyperkapnie, Azidose, Laktatanstieg) bei Wiederfreigabe der Perfusion zur unteren Körperhälfte, ggf. fraktionierte Perfusionsfreigabe oder erneutes Clamping der Aorta durch den Operateur.**

**Bei gedeckt rupturierten Aneurysmen: Vorsicht mit Stressfaktoren wie Einlage von Magensonde, Blasenkatheter oder Valsalva-Manöver.**

## Literatur

Brimacombe J, Berry A (1993) A review of anaesthesia for ruptured abdominal aortic aneurysm with special emphasis on preclamping fluid resuscitation. Anaesth Intensive Care 21: 311–323

Ernst CB (1993) Current concepts: abdominal aortic aneurysm. N Engl J Med 328: 1167–1172

Mangano DT (2000) Perioperative Medizin: Die Bedeutung arteriosklerotischer Erkrankungen. Anaesthesist 49: 171–173

Walther A, Bardenheuer HJ (2000) Das abdominale Aortenaneurysma. Anästhesiologische Besonderheiten und perioperatives Management bei konservativ chirurgischer Therapie. Anaesthesist 49: 690–703

# Achondroplasie

## Synonyme

Achondrodysplasie, Chondrodystrophie, Chondralloplasie, Osteochondrodysplasie, Chondrogenesis imperfecta, Parrot-Sy, Kaufmann-Sy, Zwergwuchs.

## Oberbegriffe

Missbildungen, Chondropathie, Osteochondrodysplasie, Zwergwuchs.

## Organe/Organsysteme

Knorpel, Skelett (Bewegungsapparat).

## Inzidenz

1:10.000 bis 1:40.000, Gynäkotropie.

## Ätiologie

Kongenital und hereditär mit autosomal-dominantem Erbgang. Bei 80–90% werden Neumutationen vermutet. Der Pathomechanismus beruht auf einer vorzeitigen Verknöcherung des metaphysären Knorpels. Andere Formen der Osteochondrodysplasie treten auch autosomal-rezessiv, X-chromosomal dominant oder X-chromosomal rezessiv auf.

## Verwandte Formen, Differenzialdiagnosen

Ollier-Sy, Silfverskjöld-Sy, Ribbing-Sy, Conradi-Hünermann-Sy, Pfaundler-Hurler-Sy, Ellis-van-Creveld-Sy, Leri-Sy, Vrolik-Sy, Scheuthauer-Marie-Sainton-Sy, Hanhart-Sy, Lamy-Maroteaux-Sy, Rotter-Erb-Sy, McKusick-Sy, Bartenwerfer-Sy, Kenny-Linarelli-Sy, Robinow-Silverman-Smith-Sy, Grebe-Sy, Kniest-Sy, Schmid-Sy, Kozlowski-Maroteaux-Spranger-Sy, Larsen-Sy, Vaandrager-Pena-Sy, thanatophore Dysplasie, Achondrogenesis, Osteogenesis imperfecta, campomele Dysplasie, fibröse Dysplasie, Osteopetrose (Albers-Schönberg-Erkrankung, Marmorknochenkrankheit), Osteopoikilie, Melorheostose, Dysostosen, Mukopolysaccharidosen, Mukolipidosen.

## Symptome

Unproportionierter Minderwuchs mit zu kurzen Extremitäten (Sitzriese) und normaler Rumpflänge, Zwergwuchs, Makrozephalie, Mikromelie, Veränderungen der Schädelbasis, Sattelnase.

Die geistige Entwicklung ist normal.

## Vergesellschaftet mit

Hydrozephalus bei zu engem Foramen magnum.

## Anästhesierelevanz

Verengte Nasenpassage und gelegentlich anatomisch veränderte Verhältnisse im Mundbereich. Wegen möglicher Einschränkung in der Beweglichkeit der Atlantookzipitalgelenke muss mit Intubationsschwierigkeiten gerechnet werden. Oft liegt eine höhere Infektanfälligkeit und eine Glukoseverwertungsstörung vor. Aufgrund der Malformationen besteht eine größere Gefahr für Lagerungsschäden.

### Wichtiges Monitoring

Pulsoxymetrie, Kapnographie, Blutzuckerkontrollen, ggf. invasive arterielle Blutdruckmessung, Pupillengröße und -reaktivität.

### Vorgehen

Eine vagolytische Prämedikation erscheint sinnvoll, ebenso die prophylaktische Gabe von Natrium citricum oder $H_2$-Rezeptorenblockern. Für die Intubation selbst sind alle Vorkehrungen zu treffen, damit bei Beatmungsproblemen eine genügende Oxygenation gewährleistet werden kann (verschiedene Spatel, Guedel-und Wendl-Tuben, Larynxmaske, alternative Intubationsverfahren). Gute Indikation für fiberoptische Technik, da bei dieser Erkrankung keine Einschränkung der Kooperationsfähigkeit vorliegt. Vor der Einleitung unbedingt ausreichend präoxygenieren (Pulsoxymetrie!). Nasotracheale Intubationen sollten entweder vermieden oder mit dünneren Tuben als üblich durchgeführt werden.

Aufgrund der Proportionen der Gliedmaßen können nichtinvasive Blutdruckmessungen mit Manschetten schwierig sein oder zu falschen Messwerten führen. Bei Hydrozephalus sollte die Gefahr einer Hirndrucksteigerung beachtet werden.

Es gibt keine Hinweise für den Vorteil eines speziellen Anästhesieregimes oder spezieller Medikamente. Auch rückenmarknahe Regionalanästhesien sind mit einer geringen Reduktion der sonst üblichen Dosierungen möglich (die Rumpflänge ist nahezu normal!).

 **Cave**
**Intubationsschwierigkeiten, atlantookzipitale Subluxation.**

## Literatur

Abel M (1989) Anästhesiologische Besonderheiten bei Kindern mit Syndromen und seltenen Erkrankungen. Springer, Berlin Heidelberg New York Tokio, S 52–55

Burg G, Kunze J, Pongratz D et al. (Hrsg) (1990) Leiber – Die klinischen Syndrome, Bd 1, 7. Aufl. Urban & Schwarzenberg, München, S 6–7

Castoniu J, Yee I, Halpern S (1992) Epidural anaesthesia for Caesarean section in an achondroplasic dwarf. Can J Anaesth 39: 708–711

Crawford M, Dutton DA (1992) Spinal anaesthesia for Caesarean section in an achondroplasic dwarf. Anaesthesia 47: 1007

Dworak DM, Rusnak RA, Morcos JJ (1993) Multiple trauma in the achondroplasic dwarf: an emergency medicine physician perspective case report and literature review. Am J Emerg Med 11: 390–395

McArthur RDA (1992) Obstetric anaesthesia in an achondroplasic dwarf at a regional hospital. Anaesth Intensive Care 20: 376–378

Monedero P, Garcia-Pedrajas F, Coca I et al. (1997) Is management of anesthesia in achondroplastic dwarfs really a challenge? J Clin Anesth 9: 208–212

Morrow MJ, Black IH (1998) Epidural anaesthesia for Caesarean section in an achondroplastic dwarf. Br J Anaesth 81: 619–621

Sisk EA, Heatley DG, Borowski BJ et al. (1999) Obstructive sleep apnea in children with achondroplasia:surgical and anesthetic consideration. Otolaryngol Head Neck Surg 120: 248–254

# Addison-Krankheit

### Synonyme

Primäre Nebennierenrindeninsuffizienz (NNI), Bronze(haut)krankheit, Melasma suprarenale. Bernard-Sergent-Sy bei vorwiegender gastroenteraler und/oder hämodynamischer Manifestation.

### Oberbegriffe

Endokrine Dysfunktion.

### Organe/Organsysteme

Nebennierenrinde, Endokrinium.

### Inzidenz

Keine Angaben verfügbar.

### Ätiologie

Heterogen. Erworbene Form (St. n. Adrenalektomie beidseits, NNR-Gewebeverlust durch Tumormetastasierung, septische Herde, medikamentös

(z. B. nach Etomidat), erbliche Form (X-chromosomal rezessiv).

*Pathomechanismus der primären NNI:* Die Störung ist in der Nebenniere lokalisiert. Ursache: Autoimmunerkrankungen, Tuberkulose, Einblutungen im Rahmen einer Sepsis (Verbrennungen, Durchblutungsstörungen durch Mikroembolien (HIT), selten Karzinome.

*Pathomechanismus der sekundären NNI:* Exogen zugeführte Kortikoide mit nachfolgender Suppression der hypothalamischen-hypophysären Nebennierenregulation führen zu nachfolgender Nebennierenhypoplasie.

Eine lebensbedrohliche Addison-Krise kann bei kurzfristigem Wegfall einer chronischen Kortikoidzufuhr entstehen.

### Verwandte Formen, Differenzialdiagnosen

Nicht zu verwechseln mit Addison-Biermer-Sy.

## Symptome

Die klinischen Symptome sind durch einen Mangel von Aldosteron und Kortisol gekennzeichnet. Klinische Symptome sind Adynamie, Muskelhypotonie, Erbrechen, Diarrhö, Gewichtsabnahme, orthostatische Kreislaufstörungen, Hypothermie.

Natriumverlust und verminderte Kaliumausscheidung führen zu einer Hyperkaliämie, Hypotension, Hypovolämie und infolge des Kortisolmangels zu Hypoglykämie. Durch Katecholamin- und Volumengabe ist kaum ein positiver Effekt zu erzielen. Bei Stress ist keine zusätzliche Bereitstellung von Katecholaminen möglich.

### Vergesellschaftet mit

Bräunliche Hautpigmentierung (typischerweise an Druckstellen und Handlinien), Bronzehaut. Apathie oder verstärkte Reizbarkeit.

In Kombination mit Hypoparathyreoidismus liegt ein H-A-M-Sy vor, in Kombination mit Hirnsklerose im Kindesalter ein Fanconi-Prader-Sy. Weitere mögliche Assoziationen gibt es mit Leukodystrophie (sog. Adrenoleukodystrophie), Hashimoto-Thyreose, Leberzirrhose.

### Therapie

Gabe von Hydrokortison 100 mg i.v., dann alle 6 h 50–100 mg i.v. Nach Stabilisierung der klinischen Symptomatik langsame Dosisreduktion über mehrere Tage bis zum Erreichen der Erhaltungsdosis von 30 mg/Tag.

## Anästhesierelevanz

Sekundäre Folgen beachten. Kein Verzicht auf spezielle Anästhetika.

### Spezielle präoperative Abklärung

Hormonspiegelbestimmung, Glukosetagesprofil, Elektrolyte.

### Wichtiges Monitoring

Invasives Monitoring, EKG, Relaxometrie, Temperatur, engmaschige Elektrolyt- und Blutzuckerkontrollen. Perioperative Intensivüberwachung.

### Vorgehen

Es gibt keine speziellen Einschränkungen für bestimmte Anästhesieverfahren. Bei ungenügender Substitution mit Kortikoiden ist das Ansprechen des Herz-Kreislauf-Systems auf vasoaktive Medikation (insbesondere auf Katecholamine) eingeschränkt. Wichtig ist eine engmaschige Überwachung des Volumen- und Elektrolytstatus mit rechtzeitiger und nachhaltiger Korrektur.

 **Cave**
**Succinylcholin führt zu zusätzlicher Kaliumfreisetzung.**

### Literatur

Breivik H (1996) Perianaesthetic management of patients with endocrine disease. Acta Anaesthesiol Scand 40: 1004–1015

Nicholson G, Burrin JM, Hall GM (1998) Peri-operative steroid application. Anaesthesia 53: 1091–1104

Pappert D, Sprenger M (1999) Anästhesie bei endokriner Dysfunktion. Anaesthesist 48: 485–503

Stoelting RK, Dierdorf SF (2002) Anesthesia and co-existing disease, 4th edn. Churchill Livingstone, New York, pp 426–429

# Adipositas permagna

### Synonyme

Übergewicht, Fettsucht, Obesitas, engl. »morbid obesity«.

## Oberbegriffe

Stoffwechselstörung, psychosomatische Erkrankung, Lebensgewohnheiten, Ernährungsgewohnheiten, Zivilisationskrankheit.

## Organe/Organsysteme

Haut, Subkutis, Herz-Kreislauf-System, Lunge, Leber.

## Inzidenz

1:20 bis 1:30 unter US-Amerikanern.

## Ätiologie

Genetische Faktoren werden vermutet, die Krankheit selbst ist jedoch erworben und hat vielfältige Ursachen. Dazu gehören u. a. Lebensgewohnheiten, psychosoziale Faktoren und endokrine Störungen. Generell liegt ein Missverhältnis zwischen kalorischer Aufnahme und Verbrauch vor (anhaltend positive Energiebilanz). Eine Abweichung bei der sog. »Futterverwertung« ist nicht nachgewiesen. Definitionsgemäß liegt ein Übergewicht bei einem BMI (»body mass index«) >25 kg/m² vor, eine krankhafte Adipositas besteht, wenn der BMI >30 kg/m² ist. Der BMI berechnet sich nach der Formel:

$$\text{Körpergewicht [kg]}/\text{Körperlänge}^2 \text{ [m}^2\text{]}$$

## Verwandte Formen, Differenzialdiagnosen

Pickwick-Sy (Schlafapnoe-Sy), Cushing-Sy, regionale Fettsucht (z. B. Madelung-Fetthals), Adipositas-Hyperthermie-Oligomenorrhö-Parotis-Sy (AHOP) vom Typ Fröhlich, juveniler Adiposogigantismus (Dystrophia adiposogenitalis), Adiposogynandrismus, Laurence-Moon-Biedl-Bardet-Sy (adiposohypogenitales Sy), Prader-Willi-Sy, Hypothyreose, Myxödem, hypothalamische Fettsucht.

## Symptome

Außer der offensichtlichen Zunahme des Körperumfangs und einzelner Bereiche (mit geschlechtsspezifischen und individuellen Variationen) gibt es wenig fassbare Symptome.

Folgende Befunde sind bei Adipositas häufig: eingeschränkte körperliche Beweglichkeit, restriktive Ventilationsstörungen, Belastungsdyspnoe, Hypoventilation mit Hyperkapnie, Schlafapnoe (v. a. beim Pickwick-Sy).

## Vergesellschaftet mit

*Abnutzung und Belastungserscheinungen des Herz-Kreislauf-Systems:* essenzielle Hypertonie, Arteriosklerose, koronare Herzkrankheit, Herzinsuffizienz, Varikosis, Thrombophlebitiden, Thromboseneigung.

*Abnutzung und Belastungserscheinungen des Skeletts und des Bewegungsapparates:* Senk- und Spreizfüße, Arthrosen vorwiegend im Bereich der Knie- und Hüftgelenke, Rückenschmerzen.

*Belastungserscheinungen des Stoffwechsels und der Exkretion:* Diabetes mellitus Typ 2, Glukosurie, Hyperurikämie (Gicht), Nephrolithiasis (Nierensteine), Hyperlipidämien.

*Belastungserscheinungen des Gastrointestinaltrakts:* Hiatushernien, Gallenblasen- bzw. Gallengangssteine, Pankreatitis.

*Sonstige:* intertriginöse Ekzeme an Hautfalten.

## Anästhesierelevanz

Das anästhesiologische Vorgehen nimmt Rücksicht auf die morphologischen, funktionellen und psychologischen Belastungen des sehr adipösen Patienten. Ein generelles Problem ist die hochgradige Gefährdung für Lagerungsschäden, ferner entstehen häufig Schwierigkeiten bei peripheren und zentralen Venenpunktionen.

Patienten mit einem BMI >35 kg/m² haben ein 2fach erhöhtes Risiko für die perioperative Mortalität: neben der allgemeinen Mortalität ein 7fach erhöhtes Risiko für Diabetes, zerebro- und kardiovaskuläre Erkrankungen und für einige Tumoren. Das Risiko für plötzlichen Herztod ist 40fach erhöht.

### Spezielle präoperative Abklärung

Die Untersuchungen sind darauf ausgerichtet, wichtige Organfunktionsparameter zu quantifizieren: Lungenfunktion, arterielle Blutgase, Kreislaufparameter (Ruhe- und/oder Belastungs-EKG), Kohlenhydrat- und Fettstoffwechsel (Blutzucker, Cholesterin und Triglyzeride), Leberfunktion (ALT, AST, γ-GT, Bilirubin, alkalische Phosphatase) und Nierenfunktion (Elektrolyte, Harnstoff, Kreatinin und Harnsäure).

### Wichtiges Monitoring

Kapnographie, Pulsoxymetrie, Relaxometrie, Blutzucker, Volumetrie.

## Vorgehen

Die Wahl des Anästhesieverfahrens ist auf die jeweiligen Organfunktionen abzustimmen. Die nahezu obligate restriktive Ventilationsstörung lässt Regionalanästhesieverfahren oft sinnvoll erscheinen. Bei besonders ungünstigen Formen der Fettverteilung können rückenmarknahe Anästhesietechniken erhebliche technische Probleme bereiten.

Generell sollten bevorzugt Anästhetika mit tendenziell kurzer Verweildauer im Fettdepot eingesetzt werden, z. B. Propofol, Etomidat, kurz wirksame Opioide (Alfentanil, Remifentanil), $N_2O$, Sevofluran oder Desfluran. Weniger günstig sind Barbiturate, Benzodiazepine und lang wirkende Opioide. Das Problem der Anreicherung im Fettdepot ist allerdings erst bei längerer Anwendung (repetitive oder kontinuierliche Applikation) relevant.

Enfluran und Sevofluran können bei adipösen Patienten eine höhere Fluoridbelastung hervorrufen, was bei eingeschränkter Nierenfunktion zu berücksichtigen ist. Bei der Dosierung der Muskelrelaxanzien ist nicht das Körpergewicht, sondern das Volumen der Kompartimente und die Muskelmasse maßgeblich. Für das kurzwirksame Vecuronium wurde eine verzögerte Elimination nachgewiesen.

Aufgrund einer erschwerten Einstellbarkeit des Kehlkopfs mit dem Laryngoskop muss mit Intubationsschwierigkeiten gerechnet werden. Vor allem bei vorhersehbaren Schwierigkeiten mit der Maskenbeatmung und Intubation besteht eine gute Indikation für die elektive wache fiberoptische Intubation. Bei der Anästhesieeinleitung und -ausleitung sollte gut präoxygeniert und eine Anti-Trendelenburg-Lagerung durchgeführt werden. Wenn eine fiberoptische Intubation im Wachzustand nicht möglich ist, ist eine »rapid-sequence induction« aufgrund des erhöhten Aspirationsrisikos bei erhöhtem abdominellem Druck und häufigen Nebenerkrankungen indiziert. Eine Adipositas, die bei kontrollierter Beatmung konstant zu Atemwegsdrücken über 20 mbar führt, ist eine relative Kontraindikation für die Larynxmaske.

Insbesondere im Falle von Gleithernien liegt eine erhöhte Aspirationsgefahr vor. In diesen Fällen sollten $H_2$-Rezeptorenblocker (z. B. 50 mg Ranitidin) oder ein Protonenpumpenhemmer (z. B. 40 mg Omeprazol) 60 min vor Narkoseeinleitung i.v. verabreicht werden.

Es sollten keine Narkosen mit Spontanatmung durchgeführt werden. Eine Erhöhung des PEEP und eine höhere Atemfrequenz helfen, v. a. bei Zwerchfellhochstand und Abdominaleingriffen, Atelektasen zu vermeiden.

### ⓘ Cave
**Larynxmaske bei erhöhten Atemwegsdrücken, Anästhetikaüberhang und Kältezittern (»shivering«) postoperativ.**

## Hinweis

Eine längere intensive postoperative Überwachung der Ventilation und Oxygenation und des Glukosestoffwechsels ist oft angebracht. Die Wirkung s.c. applizierter Medikamente (z. B. Analgetika) kann verzögert und schwer abschätzbar sein.

## Literatur

Adams JP, Murphy PG (2000) Obesity in anaesthesia and intensive care. Br J Anaesth 85: 91–108

Benumof JL (2002) Obstructive sleep apnea in the adult obese patient: implications for airway management. Anesthesiol Clin N Am 20: 789–811

Brodsky JB (2002) Positioning the morbidly obese patient for anesthesia. Obes Surg 12: 751–758

Chacon GE, Viehweg TL, Ganzberg SI (2004) Management of the obese patient undergoing office-based oral and maxillofacial surgery procedures. J Oral Maxillofac Surg 62: 88–93

Dominguez-Cherit G, Gonzales R, Borunda D et al. (1998) Anesthesia for morbidly obese patients. World J Surg 22: 969–973

Goldberg ME, Norris MC, Larijani GE et al. (1989) Preoxygenation in the morbidly obese: a comparison of two techniques. Anesth Analg 68: 520–522

Hunter JD, Reid C, Noble D (1998) Anaesthetic management of the morbidly obese patient. Hosp Med 59: 481–483

Oberg B, Poulsen TD (1996) Obesity: an anaesthetic challenge. Acta Anaesthesiol Scand 40: 191–200

Ogunnaike BO, Jones SB, Jones DB et al. (2002) Anesthetic considerations for bariatric surgery. Anesth Analg 95: 1793–1805

Patel J (1999) Anaesthesia for LSCS in a morbidly obese patient. Anaesth Intensive Care 27: 216–219

Schulzeck S, Gleim M, Palm S (2003) Anästhesie zur Sectio caesarea bei Adipositas. Anaesthesist 52: 787–794

Smith HL, Meldrum DJ, Brennan LJ (2002) Childhood obesity: a challenge for the anaesthetist? Paediatr Anaesth 12: 750–761

Weiss R, Dziura J, Burget TS et al. (2004) Obesity and the metabolic syndrome in children and adolescents. New Engl J Med 350: 2362–2374

# Adrenogenitales Syndrom (AGS)

## Synonyme
Kongenitales AGS.

## Oberbegriffe
Endokrinopathie, hormonelle Geschlechtsdifferenzierung.

## Organe/Organsysteme
Endokrines System, Gonaden, Urogenitalsystem.

## Inzidenz
Erstbeschreibung 1802. 1:5000 bis 1:12.000 Geburten weltweit, jedoch regionale Häufungen bekannt.

## Ätiologie
Autosomal-rezessiv vererbte Defekte der Nebennieren-Enzymsynthese. Betroffen sind 21-Hydroxylase (95%) (Chromosom 6p21.3), 11β-Hydroxylase (Chromosom 8q24.3), 3β-Hydroxysteroiddehydrogenase (Chromosom 1p13.1) und 17α-Hydroxylase. Betroffen ist die Kortisolproduktion (unkompliziertes AGS) und teilweise auch die Mineralokortikoidsynthese (AGS mit Salzverlust). Je nach zugrunde liegender Enzymopathie Zuordnung zu einem der Subtypen 1–5. Die Folge ist eine reaktiv gesteigerte ACTH-Sekretion der Hypophyse, eine Nebennierenhyperplasie und eine Überproduktion von adrenalem Androgen. Sonder- und Kombinationsformen dieser Krankheitsbilder sind bekannt.

## Verwandte Formen, Differenzialdiagnosen
Androgenproduzierende Tumoren (der Hoden, Ovarien, Nebennieren), Stein-Leventhal-Sy, idiopathischer Hirsutismus, Achard-Thiers-Sy.

## Symptome

Bei Mädchen: Pseudohermaphroditismus femininus, bei Jungen: Makrogenitosomie.

Leitsymptome des Hypokortisolismus und des Salzverlustes: Schwere Brechattacken mit ausgeprägten Störungen des Wasser-, Elektrolyt-, Blutzucker- und Säure-Basen-Haushalts, Abnahme des Körpergewichts, Herzrhythmusstörungen, Bewusstseinsstörungen, Krampfanfälle, Koma.

## Therapien
Hormonelle Therapie: Lebenslange Substitution von Gluko- und Mineralokortikoiden, Therapie der akuten NNR-Krise (Addison-Krise) mittels hochdosierter Glukokortikoide.

Chirurgische Therapie bei Mädchen mit AGS.

## Anästhesierelevanz

In Abhängigkeit vom primären Geschlecht und vom Beginn der pathologischen Androgeneinwirkung kommt es bei den Patienten zu einer unterschiedlich stark ausgeprägten intersexuellen Genitalentwicklung. Bei Infekten und in Stresssituationen droht besonders jungen Patienten mit Salzverlust-Sy ein deletärer Hypokortisolismus.

### Spezielle präoperative Abklärung
Blutbild, Elektrolyte, Blutzucker, Hydratationszustand, Kreislaufparameter (Lageabhängigkeit des Blutdrucks, Orthostase).

### Wichtiges Monitoring
Kreislaufparameter, ZVD, Elektrolytstatus, Blutzucker, Relaxometrie.

### Vorgehen
Essenziell ist die perioperative Sicherstellung einer ausreichenden Flüssigkeits-, Elektrolyt-, Kalorien- und Kortikoidzufuhr. Es gibt unterschiedlichste Empfehlungen zur Applikationsart, Dosierung und Dauer der perioperativen Kortikoidmedikation. Aus eigener Erfahrungen wird ein Vorgehen empfohlen, welches von der physiologischen Kortisolbasalsekretion ausgeht. Diese beträgt 12±3 mg/m² Körperoberfläche/24 h. Das erfordert eine Substitution mit Hydrokortison von parenteral 12 mg/m² KOF/24 h oder oral 20–25 mg/m² KOF/24 h.

Unter sog. »Stressbedingungen« kann eine 5- bis 10fache Dosis der Basalsekretion erforderlich sein, was bei größeren Eingriffen durchaus der Fall ist. Bei nachgewiesener NNR-Insuffizienz muss der perioperativ erhöhte Kortikoidbedarf während der je nach Eingriffsgröße 1–5 Tage dauernden postoperativen Phase gesichert werden. Gegen Ende der Substitutionsbehandlung sollte das Kortikoid ausschleichend dosiert werden.

Bei allen AGS-Patienten muss mit einer verstärkten Wirkung von Muskelrelaxanzien gerechnet werden.

### Literatur

Abel M, von Petrykowski W (1984) Perioperative Substitutionstherapie bei kindlichem adrenogenitalen Syndrom mit Salzverlust. Anaesthesist 34: 374–376

Baum C, O'Flaherty JE (1999) Anesthesia for genetic, metabolic, and dysmorphic syndromes of childhood. Lippincott Williams & Wilkins, Philadelphia Baltimore New York, pp 65–66

Knorr D, Schwarz HP, Müller OA (1994) Das kongenitale adrenogenitale Syndrom. Internist 35: 219–225

Laflin MJ (1977) Interaction of pancuronium and corticosteroids. Anesthesiology 47: 471–472

Petrykowski W von, Abel M, Brämswig J (1986/87) Schweres Hirnödem – Eine wenig bekannte Manifestation des Glukokortikoidmangels. Pädiatr Prax 34: 91–96

Yasmashita M (1989) Spinal anesthesia for an infant with congenital adrenal hyperplasia undergoing genitoplasty. Middle East J Anesthesiol 10: 211–214

# Aids – Erworbenes Immunschwächesyndrom

### Synonyme

Erworbenes Immunschwächesyndrom, engl.»acquired immune deficiency syndrome«, frz.»SIDA«, Human-immundeficiency-virus- (HIV-)Infektion mit Aids-definierenden Krankheiten, Lymphadenopathie-Sy, engl.»AIDS-related complex«.

### Oberbegriffe

Viruserkrankung, Immunopathie, Immundefekt.

### Organe/Organsysteme

T-Helferlymphozyten, Immunsystem, blutbildendes Knochenmark (Hämatopoese), ZNS.

### Inzidenz

Rasch ansteigende Infektions- und Erkrankungsfälle mit Häufungsschwerpunkten in Zentralafrika, Nordamerika und Europa. 1999 waren weltweit 34,3 Mio. Menschen mit HIV infiziert. In Deutschland wird die Rate von Neuinfektionen auf 2000–2500 pro Jahr geschätzt. Durch die Behandlung mit Azidothymidin sowie die Durchführung einer geplanten Sectio am wehenfreien Uterus konnte das intrapartale Infektionsrisiko für Kinder HIV-positiver Mütter deutlich gesenkt werden.

### Ätiologie

Infektion mit dem humanen T-lymphotropen Retrovirus (HIV). Der Erreger befällt vorwiegend T4-Helferzellen, Monozyten, Makrophagen durch Anheftung an CD4-Rezeptoren. Die virale RNS wird durch die im Virus enthaltene reverse Transkriptase in die DNS der Wirtszelle transkribiert. Nach Spaltung der Polyproteinstränge durch Protease erfolgt die Ausknospung und Reifung des infektiösen Virus, der eine sehr hohe Mutationsrate aufweist.

Höchstes Risiko für Virusübertragung bei Kontakt mit Blut, Samenflüssigkeit oder Vaginalsekret. Andere Körperflüssigkeiten enthalten das Virus in niedrigerer Konzentration. Vertikale Übertragung während der Schwangerschaft intrauterin oder intrapartal.

### Verwandte Formen, Differenzialdiagnosen

Lymphome, Immunmangelerkrankungen, Mycosis fungoides (Alibert-Bazin-Sy), Kaposi-Sarkom, Wegener-Granulomatose, chronisches familiäres Granulomatose-Sy, Kartagener-Sy.

## Symptome

Die mit der Erkrankung assoziierten Symptome sind unspezifisch, auf eine Störung der zellulären Immunabwehr hinweisend und von den Begleiterkrankungen abhängig. Die häufigsten Befunde sind: reduzierter Allgemeinzustand, Lymphadenopathie, erhöhte Infektanfälligkeit, Kachexie, Muskelschwäche. Die kongenitale Form umfasst einen Entwicklungsrückstand bis hin zur kraniofazialen Dysmorphie bei der Aids-Embryopathie.

### Labor

Virus- oder RNA-Nachweis. Lymphopenie, Neutropenie (Leukopenie), Anämie.

### Klassifikation und Stadieneinteilung

Die Centers for Disease klassifizieren die HIV-Erkrankung auf der Basis der klinischen Befunde und der Anzahl der CD4-Lymphozyten in Blut in die Stadien von A1 bis C3 (◘ s. Tabelle). Die Diagnose Aids bezeichnet das letzte klinische Stadium

C1-C3, mit dem Auftreten Aids-definierender Erkrankungen (Pneumocystis-carinii-Pneumonie, Toxoplasmose-Enzephalitis, Ösophagus- oder Atemwegs-Candidiasis, Zytomegalie) oder Aids-definierender Tumoren (Kaposi-Sarkom, multiple Myelome, Non-Hodgkin-Lymphom, Zervixkarzinom).

| CD-4- Zellen/µl | Klinische Kriterien | | |
|---|---|---|---|
| | A | B | C |
| | Asymptomatisch | Symptome | Symptome mit Aids |
| ≥499 | A 1 | B 1 | C 1 |
| 200–499 | A 2 | B 2 | C 2 |
| <200 | A 3 | B 3 | C 3 |

### Vergesellschaftet mit

▪ *Herzerkrankungen*: Perikarderguss, Myokarditis, dilatative Kardiomyopathie, KHK, pulmonaler Hypertonus, Herzrhythmusstörungen.

▪ *Lungenerkrankungen*: Pneumonien, Tumore, »lymphoid interstitial pneumonitis« (LIP), Pneumothorax.

▪ *Erkrankungen des ZNS*: HIV-Enzephalopathie, Toxoplasmoseinfektion, ZNS-Lymphome, Metastasen systemischer Lymphome, Hirnödem. Wesensveränderung durch Alkohol- oder Drogenabhängigkeit und Entzug.

▪ *Renale Beteiligung*: Proteinurie (nephrotisches Sy), Ödeme, Niereninsuffizienz.

▪ *Gastrointestinaltrakt*: Candidiasis, Diarrhö, Hepatosplenomegalie.

### Therapie

Inhibition der reversen Transkriptase und der Protease. Dreifachtherapie: »highly active antiretroviral therapy« (HAART). Antibiotika, Kortikosteroide, Pneumocystis-carinii-Pneumonieprophylaxe.

## Anästhesierelevanz

Aufgrund der zunehmenden Inzidenz der Erkrankung und verlängertem Krankheitsverlauf unter HAART ist eine steigende Zahl von Patienten mit Aids behandlungsbedürftig. Neben kleiner Chirurgie (Portanlage) umfassen chirurgische Eingriffe mittlerweile das gesamte operative Spektrum.

Bei an Aids erkrankten Patienten können alle Organsysteme betroffen sein und eine darauf abgestimmte anästhesiologische Betreuung erforderlich machen. Darüber hinaus sind vielfältige Interaktionen zwischen den antiretroviralen Medikamenten und Anästhetika zu beachten.

Anästhesisten haben ein besonders hohes Risiko einer Infektion mit dem HI-Virus. Unbedingt erforderlich ist ein Eigenschutz durch Tragen von Handschuhen und Schutzbrillen beim Umgang mit kontagiösem Material. Eine Stichverletzung mit einer kontaminierten Nadel hat je nach Viruslast des Patienten ein 0,31%iges Risiko einer HIV-Übertragung. Eine Postexpositionsprophylaxe innerhalb von 1–2 h nach der Verletzung wird dringend empfohlen.

### Spezielle präoperative Abklärung

Eine sorgfältige Erhebung des Erkrankungsstadiums mit Untersuchung aller Organsysteme ist unbedingt erforderlich (EKG, Thoraxröntgen, Blutbild, Funktionsparameter von Lunge, Nieren, Leber, ggf. Echokardiographie, neurologische Untersuchung). Darüber hinaus sind die Evaluation des Venenstatus und ein Ausschluss von Lymphomen im Mund, Hals und Mediastinum notwendig. Zusätzliche Informationen sind meist durch eine gezielte Anfrage beim behandelnden Arzt erhältlich. Ebenso ist die genaue Kenntnis des Therapieschemas erforderlich. Leidet der Patient an einer HIV-Enzephalopathie oder besteht persistierender Drogenabusus, ist die Geschäftsfähigkeit des Patienten festzustellen oder eine Betreuung einzurichten.

### Vorgehen

Bei der Wahl des Anästhesieverfahrens sind die Schwere der Begleiterkrankungen sowie die erhöhte Infektionsanfälligkeit unter Allgemeinanästhesie abzuwägen. Wird die Entscheidung für eine Regionalanästhesie getroffen, ist die Erhebung und Dokumentation eines neurologischen Status unbedingt erforderlich. Katheterverfahren sind mit einer hohen Infektionsrate assoziiert und nur bei klarer Indikationsstellung anzuwenden.

Perioperativ ist die antivirale Therapie fortzusetzen, die meist nüchtern eingenommen wird.

Fast alle zur Prämedikation verwendeten Benzodiazepine werden über das Zytochrom P450-System abgebaut. Die Interaktion mit Proteaseinhibitoren erhöht die Bioverfügbarkeit von Midazolam, so dass ein stärkerer Sedierungsgrad erzeugt wird. Temazepam, Nitrazepam und Lorazepam unterliegen kaum der Zytochrom P450-abhängigen Metabolisierung und sind zur Prämedikation besser geeignet, jedoch ist ihre lange Halbwertszeit (5–18 h) zu beachten. Etomidat, Cisatracurium, Remifentanil und Desfluran werden nicht durch das Zytochrom-P450-System metabolisiert und sind daher Anästhetika der Wahl bei antiretroviral behandelten Patienten. Grundsätzlich ist die Wirkung von Muskelrelaxanzien mittels Relaxometrie zu überprüfen.

Häufig besteht eine Candida-Ösophagitis mit der Gefahr von Reflux und Aspiration. Darüber hinaus ist die präoperative Einhaltung des Nüchternheitsgebotes bei einem Teil der Patienten mit multiplem Drogenabusus nicht zu gewährleisten. Die Ileusintubation bietet hier eine Herabsetzung des Aspirationsrisikos. Jedoch ist bei erhöhtem Hirndruck Succinylcholin kontraindiziert. Liegen pulmonale Tumoren vor, kann es intraoperativ zu einer plötzlichen Blutung oder Bronchusobstruktion kommen. Die Möglichkeiten zur Bronchoskopie und seitengetrennten Beatmung müssen daher vorhanden sein.

Bei Aids-Embryopathie sind Intubationsschwierigkeiten aufgrund von Lymphomen in Mund, Hals und Mediastinum möglich.

Bei Aids in der Schwangerschaft ist nach sorgfältiger neurologischer Untersuchung und Dokumentation für die Sectio die Regionalanästhesie als Verfahren der Wahl anzusehen.

🛈 **Cave**
**Punktion von Blutgefäßen ohne Abwurfmöglichkeit in Reichweite. Verwendung von Succinylcholin bei unbekanntem ZNS-Status.**

### Literatur

Avidan MS, Jones MN, Pozniak AL (2000) The implications of HIV for the anaesthetist and intensivist. Anaesthesia 55: 344–354
Deutsche AIDS Gesellschaft (DAIG) (1998) Rationale für die antiretrovirale Therapie. Konsensusempfehlungen zur Therapie der HIV-Infektion. Dtsch Ärztebl 95: 339–342
Eichler A, Eiden U, Kessler P (2000) Aids und Anästhesie. Anaesthesist 49: 1006–1017
Evron S, Glezerman M, Harow E et al. (2004) Human immunodeficiency virus: anesthetic and obstetric considerations. Anesth Analg 98: 503–511
Gershon RY, Manning-Wiliwmas D (1997) Anesthesia and the HIV-infected parturient: a retrospective study. Int J Obst Anesth 6: 76–81
Marion RW, Wiznia AA, Hutcheon G, Rubinstein A (1986) Human T-cell lymphotropic virus type III (HTLV-III) embryopathy: a new dysmorphic syndrome associated with intrauterine HTLV-III infection. Am J Dis Child 140: 638–640
Maz S, Lyons G (1990) Needlestick injuries in anaesthetists. Anaesthesia 45: 677–678
Schwartz D, Schwartz T, Cooper E, Pullerits J (1991) Anaesthesia and the child with HIV infection. Can J Anaesth 38: 626–633

# Akrofaziale Dysostosen

### Synonyme
Miller-Sy.

### Oberbegriffe
Genée-Wiedemann-Sy (beinhaltet u.a. Miller-Sy), Dysmorphie-Ss, kraniofaziale Missbildungen, Dysmelie-Ss, Akrodysplasie-Ss, Kieferbogen-Ss.

### Organe/Organsysteme
Mandibula, Maxilla, Sinnesorgane (Augen, Ohren), Gesichtsschädel, Extremitäten, Gastrointestinaltrakt, Nieren.

### Inzidenz
Erstbeschreibung 1979, sehr selten, bisher ca. 20 Fälle beschrieben.

### Ätiologie
Kongenital, mit autosomal-rezessivem Erbgang. Sehr variable phänotypische Ausprägung.

### Verwandte Formen, Differenzialdiagnosen
Ein Teil der Kieferbogensyndrome sind ähnlich, allen voran: Treacher-Collins-Sy, Nager-de-Reynier-Sy, Pillay-Orth-Sy, Franceschetti-Sy, Goldenhar-Sy, Hallermann-Sy, Smith-Theiler-Schachenmann-Sy.

## Symptome

Mandibulahypoplasie (Mikrogenie), Maxillahypoplasie (Mikrognathie), Unterlidkolobome, Ohrenmissbildungen (Ohrmuscheldysplasie, Mikrotie), Pseudohypertelorismus mit auffälligen supralateral verlaufenden Augenbrauen.

Extremitätenmissbildungen (Dysmelie) v. a. Ulnahypoplasie, Aplasie des 4. und 5. Strahls an den Händen, insgesamt verkürzte Gliedmaßen, Missbildungen des Harntraktes, Volvulus des Magens, Malrotation des Darmes.

In der Regel normale geistige Entwicklung und Intelligenz.

## Vergesellschaftet mit

Spaltbildungen (Lippen-Kiefer-Gaumen-Spalte), Hörschwäche, Herzvitien (bei 30%, meist Vorhof- und Ventrikelseptumdefekte, persisitierender Ductus arteriosus), Kryptorchismus, Pylorusstenose.

## Therapie

Von früher Kindheit bis zur Adoleszenz sind häufige Korrekturoperationen erforderlich.

## Anästhesierelevanz

Bereits bei Neugeborenen bestehen häufig Atmungsschwierigkeiten, bedingt durch die Anomalien des oberen Respirationstraktes; ferner Pylorusstenose und Refluxproblematik, die eine frühzeitige chirurgische Intervention erforderlich machen.

### Spezielle präoperative Abklärung

Röntgen von Gesicht und Halsorganen (*v. a. seitlich*), Echokardiographie zum Ausschluss von Herzvitien, Elektrolytstatus, Blutzucker und Hydratationszustand bei Pylorusstenose.

### Wichtiges Monitoring

Pulsoxymetrie, Kapnographie.

### Vorgehen

Die aufgrund der Gesichtsdysmorphien zu erwartenden Intubationsschwierigkeiten lassen sich auf die Dauer umgehen, wenn für Perioden häufiger Operationen eine temporäre Tracheotomie angelegt wird. Da für den ersten Eingriff diese noch nicht zur Verfügung steht, ist ein spezielles Vorgehen bei der Intubation (in Koniotomie- bzw. Tracheotomiebereitschaft) angezeigt. Wichtige Voraussetzungen hierbei sind: vorhandener intravenöser Zugang (obwohl meist schwierige Venenverhältnisse), Präoxygenierung, ausreichende instrumentelle Ausstattung und Erfahrung im Umgang mit diffizilen Atemwegen. Als eine mögliche Vorgehensweise ist die Verwendung eines geraden Spatels mit gleichzeitiger $O_2$-Insufflation (Oxyscope) und betont retroflektierter HWS beschrieben (**Vorsicht:** Gefahr einer atlantookzipitalen Subluxation!). Bei älteren, kooperativen Patienten ist die wache fiberbronchoskopische Intubation eine sinnvolle Alternative. Eine weitere Alternative ist die Beatmung über eine Larynxmaske oder die endotracheale Intubation über die Larynxmaske.

Begleitsymptome wie Elektrolyt- und Hydratationsstörungen machen eine differenzierte präoperative Infusions und Substitutionstherapie nötig. Ebenfalls erforderlich ist ein besonderes Vorgehen bei kardiovaskulären Problemen (Endokarditisprophylaxe).

Postoperativ ist (v. a. im Säuglings- und Kleinkindesalter) bei nicht-tracheotomierten Patienten mit mechanischen Atmungsproblemen zu rechnen, die eine adäquate Überwachung erfordern. Darüber hinaus gibt es keine Einschränkungen oder Besonderheiten im anästhesiologischen Vorgehen.

### Literatur

Nath G, Major V (1992) The laryngeal mask in the management of a paediatric difficult airway. Anaesth Intensive Care 20 : 518–520

Ogilvy-Stuart AL; Parsons AC (1991) Miller syndrome (postaxial acrofacial dysostosis): further evidence for autosomal reccessive inheritance and expansion of the phenotype. J Med Genet 28: 695–700

Richards M (1987) Miller's syndrome. Anaesthesia 42: 871–874

Stevenson GW, Hall SC, Bauer BS, Vicari FA, Seleny FL (1991) Anaesthetic management of Miller's syndrome. Can J Anaesth 38: 1046–1049

# Akute Porphyrien

## Subtypen

Akute intermittierende Porphyrie (Porphobilinogen-Deasaminase-Defekt).

Hereditäre Koproporphyrie (Koproporphyrinogen-Oxidase-Defekt).

Porphyria variegata (Protoporphyrinogen-Oxidase-Defekt).

## Synonyme

Pyrroloporphyria.

## Oberbegriffe

Stoffwechselstörung, Enzymdefekte der Porphyrinsynthese (Hämsynthese), Porphyrinopathie, Photodermatosen, Idiosynkrasie.

## Organe/Organsysteme

Blutbildendes Knochenmark, Leber, Stoffwechsel, Haut.

## Inzidenz

Akute intermittierende Porphyrie: Europa 1:20.000, Lappland 1:1000, Porphyria variegata bei weißen Südafrikanern 1:300; sonst insgesamt ca. 1:80.000 bis 1:100.000. Gynäkotropie 1:4. Letalität der Anfälle 9–30%.

## Ätiologie

Hereditär; autosomal-dominanter Erbgang. Es liegt eine erniedrigte Aktivität verschiedener Enzyme der Hämbiosynthese vor. Dies führt zu Porphyrinämie, Ablagerung von Porphyrinen in verschiedenen Organen und Porphyrinurie.

## Verwandte Formen, Differenzialdiagnosen

Alle anderen, überwiegend chronischen Porphyrien: Plumboporphyrie (= Doss-Porphyrie, Aminolävulinsäure-Dehydratase-Defekt, evtl. auch anästhesierelevant), kongenitale erythropoetische Porphyrie (Uroporphyrinogen-Kosynthase-Defekt), Porphyria cutanea tarda (Uroporphyrinogen-Decarboxylase-Defekt), erythropoetische Protoporphyrie (Ferrochelatase), Protocoproporphyria hereditaria, »mixed hepatic porphyria«.

Aufgrund der Ähnlichkeit im anästhesiologischen Vorgehen sind v. a. folgende Varianten von besonderer Bedeutung: Porphyria variegata und hereditäre Koproporphyrie.

*Ferner:* Schwermetallintoxikationen, Hexachlorbenzenintoxikation, δ-Aminolävulinsäureurie, akutes Abdomen, akute Appendizitis, psychiatrische Erkrankungen, Polyneuritis, Hämaturie, Landry-Sy, Meyer-Betz-Sy, Gamstorp-Sy, Poliomyelitis.

## Symptome

*Im akuten Anfall:* abdominale Koliken, Bauchschmerzen: »akuter Bauch«, Ileus, Fieber, hepatische Dysfunktionen, Polyneuritis, Paresen, Paralysen (bis zur Atemlähmung, ähnlich Guillain-Barré-Sy), Hyporeflexie, Tachykardie, Hypertension, psychische Veränderungen (akute toxische Psychose, Depression), Rotfärbung des Urins, Nausea, Vomitus, epileptiforme Synkopen.

*Labor:* erhöhte Transaminasen, Hypokaliämie, Hyponatriämie, Kreatinin- und Harnstoffanstieg, Anämie. Im Urin: δ-Aminolävulinsäure.

Wenn kein Anfall vorliegt, ist der Patient symptomarm. Hinweise kommen allenfalls aus der eigenen oder aus der Familienanamnese mit uncharakteristischen neurologischen oder psychiatrischen Episoden. Ein typischer anamnestischer Hinweis sind vorangegangene ergebnislose Laparoskopien oder Laparotomien.

Anfälle können durch folgende *Triggersubstanzen* ausgelöst werden:

- Antimalariamittel,
- Äthylalkohol,
- Barbiturate,
- Benzodiazepine,
- Blei,
- Carbromal,
- Clonazepam,
- Clonidin,
- Danazol,
- Diclofenac,
- Enfluran,
- Erythromycin,
- Etomidat,
- Flunitrazepam,
- Furosemid,
- Glutethimid,
- Griseofulvin,
- Hydantoin,
- Hydroxydion,
- Ketamin (?),
- Lidocain,
- Meprobamat,
- Metoclopramid,
- Nifedipin,
- Östrogene,
- orale Antikonzeptiva,
- Pancuronium,

- Pentazocin,
- Phenytoin,
- Rifampicin,
- Sulfonamide,
- Sulfonylharnstoffe,
- Theophyllin,
- Verapamil.

Psychischer und physischer Stress, Hunger, Infektionen und Alkohol begünstigen ebenfalls eine Anfallsentstehung.

## Vergesellschaftet mit
Epidermolysis bullosa dystrophica, Photodermatosen.

## Therapie
Symptomatisch, Unterbrechung des anfallauslösenden Mechanismus, Glukosezufuhr, Hämatin.

# Anästhesierelevanz

Bei der Wahl der Medikamente und Methoden ist auf die strikte Vermeidung von Triggersubstanzen zu achten (s. obige Liste). Symptomfreie latente Phasen können unvorhergesehen in einen akuten Schub übergehen. Hohe Letalität eines akuten Schubes.

## Spezielle präoperative Abklärung
Leberfunktion (Transaminasen, Bilirubin, AP, Cholinesterase), Nierenfunktion (Kalium, Harnstoff, Kreatinin, ggf. Clearancebestimmungen).

## Wichtiges Monitoring
Relaxometrie, zentraler Venendruck, Kontrolle von Diurese und Serumelektrolyten.

## Vorgehen
Im Allgemeinen werden Regionalanästhesien empfohlen, allerdings sind diese aus forensischen Gründen problematisch (Paresen, Paralysen). Geeignete Lokalanästhetika sind Bupivacain, Tetracain, Prilocain und Procain.

Bei Allgemeinanästhesien kann zur Einleitung auf Propofol zurückgegriffen werden (Ketamin ist fraglich). Volatile Anästhetika (außer Enfluran), Xenon und $N_2O$ gelten als wahrscheinlich sicher. Als Opioide können Fentanyl, Remifentanil oder Morphin (wahrscheinlich sicher: Alfentanil, Sufentanil, Pethidin), zur Relaxation Succinylcholin und als wahrscheinlich sicher Atracurium, Cisatracurium, Vecuronium und Rocuronium verwendet werden. Cholinesterasehemmer sind ebenfalls erlaubt.

Zur Behandlung hypertensiver Kreislaufzustände sind Nitroglyzerin, Natriumnitroprussid, Esmolol, Labetalol und Propranolol geeignet. Clonidin ist wahrscheinlich sicher. Unproblematische nichtsteroidale Analgetika sind Paracetamol, Acetylsalicylsäure, Indometacin und Ibuprofen. Sichere Antibiotika sind Penizilline und Cephalosporine. Zur Diuresesteigerung kann Etacrynsäure gegeben werden.

Auf eine adäquate Flüssigkeits- und Glukosezufuhr (2000 ml Glukose 20% in 24 h) ist zu achten. Gelegentlich zu beobachtende Elektrolytabweichungen wie z. B. Hyponatriämie rechtzeitig korrigieren.

Im Falle eines Anfalls kann mit einer Infusion von Hämatin (3–4 mg/kg/Tag) die Symptomatik günstig beeinflusst werden. Bei abdomineller Symptomatik (Koliken, Vomitus) sollte die Technik der sog. Ileusintubation (»rapid-sequence induction«) angewendet werden. Im Falle bestehender Paralysen ist die Relaxansdosierung anzupassen (Relaxometrie) und eine Nachbeatmung anzustreben. Der Therapieerfolg kann durch Kontrolle der Metabolitausscheidung im Urin (δ-Aminolävulinsäure) überwacht werden. Für eventuelle Notfälle und spätere Eingriffe sollte dem Patienten eine entsprechende Bescheinigung ausgestellt werden.

 Cave
Alle in Frage kommenden Triggersubstanzen (s. oben).

## Anmerkung der Autoren
Gerade zur Anästhesie bei akuter Porphyrie finden sich in der Literatur je nach Kulturraum graduell unterschiedliche, aber auch widersprüchliche Angaben. Wir haben uns an der Leitlinie der Deutschen Gesellschaft für Anästhesiologie und Intensivmedizin (DGAI) orientiert.

## Literatur
Böhrer H, Olthoff D, Roewer N, Schulte am Esch J (2002) Leitlinie zur Durchführung von Anästhesien bei Patienten mit Porphyrie. Anästhesiol Intensivmed 43: 485–489

Böhrer H, Schmidt H, Martin E (1992) Anästhesie und akute hepatische Porphyrien. Anästhesiol Intensivmed Notfallmed Schmerzther 27: 131–141

Harrison GG, Meissner PN, Hift RJ (1993) Anaesthesia for the porphyric patient. Anaesthesia 48: 417–421

Jensen NF, Fiddler DS, Striepe V (1995) Anesthetic considerations in porphyrias. Anesth Analg 80: 591–599

Kantor G, Rolbin SH (1992) Acute intermittent porphyria and caesarean delivery. Can J Anaesth 39: 282–285

Kasraie N, Cousins TB (1993) Propofol and the patient with hereditary coproporphyria. Anesth Analg 77: 862–863

Kroh UF, Frank M, Schwerk C, Doss MO (1993) Anästhesie mit Propofol bei einem exazerbierten Verlauf der akuten intermittierenden Porphyrie. Anästhesiol Intensivmed Notfallmed Schmerzther 28: 531–533

Kunitz O, Frank J (2001) Anästhesiologisches Management bei Patienten mit akuten Porphyrien. Anaesthesist 50/12: 957–969

Mason R (2001) Anaesthesia databook. A perioperative and peripartum manual, 3rd edn. Greenwich Medical Media, London, pp 407–413

Messmer M, Gerheuser F, Forst H (2004) Desfluran bei akuter intermittierender Porphyrie. Anaesthesist 53: 244–248

Pazvanska EE, Hinkov OD, Stojnovska LV (1999) Uneventful propofol anaesthesia in a patient with acute intermittent porphyria. Eur J Anaesthesiol 16: 485–492

Stoelting RK, Dierdorf SF (2002) Anesthesia and co-existing disease, 4th edn. Churchill Livingstone, New York, pp 455–460

# Albers-Schönberg-Syndrom

## Synonyme

Osteopetrose Albers-Schönberg, Marmorknochenkrankheit, Osteosklerose.

## Oberbegriffe

Dysmorphie, Gerinnungsstörung, Nervenläsionen.

## Organe/Organsysteme

Bewegungsapparat, Skelett, Hämatopoese, Nervensystem.

## Inzidenz

Nach Schätzungen zwischen 1:10.000 und 1:50.000.

## Ätiologie

Hereditär, autosomal-rezessiver oder dominanter Erbgang. Als Ursache der Erkrankung werden Störungen im Thyreokalzitoninstoffwechsel diskutiert. Sie sollen zu einem vorzeitigen Abbau noch unreifer Knochenstrukturen in den verschiedensten Skelettbereichen führen.

## Verwandte Formen, Differenzialdiagnosen

Lues connata, Rachitis, Vitamin-A-Intoxikation, Schwermetallintoxikationen (z. B. Blei, Strontium).

## Symptome

Ossifikationsstörung mit daraus resultierenden Skelettdeformitäten, Panzytopenie, sekundäre Nervenkompressionen.

## Vergesellschaftet mit

Anämie, Störungen des Kalzium- und Phosphorhaushalts, Anomalien der Atemwege, Thoraxdystrophien, kyphoskoliotische Wirbelsäulendeformationen sowie erhöhte Infektanfälligkeit.

## Therapien

Bei der infantilen (autosomal-rezessiv vererbten) Form Blutersatz, Splenektomie, systemische Gabe von Kortikosteroiden, hohe Dosen von Calcitriol, Knochenmarktransplantation. Keine spezifische Therapie der adulten Form.

## Anästhesierelevanz

Die Patienten fallen frühzeitig durch Trinkschwäche, eine Mangelentwicklung und Zeichen einer pathologischen Blutungsneigung auf. Häufig kommt es zur Ausbildung eines Makro- und/oder Hydrozephalus, einer anormalen Kieferentwicklung mit Zahnentwicklungsstörungen und dentogenen Infektionen. Eine erhöhte Knochenbrüchigkeit führt zu ossären Verdichtungen und deformierten Wirbelsäulen-, Stamm- und Extremitätenknochen. Durch die schweren Skelettveränderungen kommt es zu sekundären peripheren Nervenschädigungen. Schwere Infektionen führen nicht selten zu einem bereits im Kindes- und Jugendalter letalen Erkrankungsverlauf.

### Spezielle präoperative Abklärung

Bei chirurgischen Maßnahmen sollten vor Anästhesiebeginn hämatologische, klinisch-chemische, Thoraxröntgen- und EKG-Befunde vorliegen.

### Wichtiges Monitoring

EKG, Pulsoxymetrie, Kapnographie, Relaxometrie.

### Vorgehen

Mit Schwierigkeiten bei der Intubation ist zu rechnen. Besonders zu achten ist auf die Prophylaxe von intraoperativen Lagerungsschäden, die einerseits wegen der pathologischen Knochenbrüchigkeit und andererseits aufgrund verheilter früherer Frakturen möglich sind. Außerdem besteht die Gefahr von hypokalzämischen Herzfunktionsstörungen und Muskelkrämpfen sowie eine verlängerte Wirkungsdauer von Muskelrelaxanzien bzw. eine verzögerte Wirkung antagonisierender Substanzen. Postanästhetisch liegt eine Neigung zu sekundärer postoperativer respiratorischen Insuffizienz vor, begünstigt durch Anomalien der Atemwege, Thoraxdystrophien oder kyphoskoliotische Wirbelsäulendeformationen und eine erhöhte Infektanfälligkeit.

 **Cave**
**Lagerungsschäden, Herzrhythmusstörungen.**

### Literatur

Baum C, O'Flaherty JE (1999) Anesthesia for genetic, metabolic, and dysmorphic syndromes of childhood. Lippincott Williams & Wilkins, Philadelphia, pp 231–232

Bjorvatn K, Gilhous-Moe O, Aarskog D (1979) Oral aspects of osteopetrosis. Scand J Dent Res 7: 245–252

Katz J, Steward DJ (1993) Anesthesia and uncommon pediatric diseases, 2nd edn. Saunders, Philadelphia, pp 487

Manusov EG, Douville DR, Page LV, Trivedi DV (1993) Osteopetrosis (»marble bone« disease). Am Fam Physician 47: 175–180

Jones KL (1988) Smith's recognizable patterns of human malformation, 4th edn. Saunders, Philadelphia, pp 353–355

Leiber B (1990) Die klinischen Syndrome, Bd 1, 7. Aufl. Urban & Schwarzenberg, München, S 566–567

# Alkaptonurie

### Synonyme

Ochronose, Homogentisinsäureoxidase-Mangel, engl. »homogentisic aciduria«.

### Oberbegriffe

Stoffwechselkrankeiten, Enzymopathie, »inborn errors of metabolism«.

### Organe/Organsysteme

Bradytrophes Gewebe, Gelenke.

### Inzidenz

Häufigkeit 1:250.000, Androtropie. In einzelnen Bereichen der Slowakei beträgt die Genfrequenz aufgrund von genetischen Isolierungen der Bevölkerung bis zu 1:10.000 (Founder-Effekt). Autosomal-rezessiver Erbgang, wobei verschiedene voneinander unabhängige genetische Ursprünge der Krankheit vermutet werden.

### Ätiologie

Die Alkaptonurie (von griech. haptein, erfassen, und ouron, Harn) ist eine Anomalie des Aminosäurestoffwechsels. Die Krankheit ist gengebunden (Chromosom 3q2). In Folge einer verminderten oder fehlenden Aktivität der Vitamin-C-abhängigen Homogenitinsäure-1,2-Dioxigenase (HGD) kann beim Abbau von Phenylalanin und Thyrosin zu Maleylacetoacetat der Benzolring der Homogentinsäure nicht gesprengt werden. Dadurch unterbleibt die irreversible oxidative Spaltung. Homogenitinsäure wird im Urin ausgeschieden. Die braune bis schwarze Verfärbung des Urins durch Autooxidation bei längerem Stehen (Urina nigra) kann durch Alkalisierung beschleunigt werden.

### Verwandte Formen, Differenzialdiagnosen

Melaninurie bei metastatischen Melanomen der Leber, M. Addison, Porphyrie, Pseudogicht.

## Symptome

Dunkelbraunfärbung des Urins an der Luft aufgrund großer Mengen Homogentisinsäure. Die vermehrte Bildung von Melaninen durch Oxidation aus Homogenitinsäure führt gelegentlich zu Melaninablagerungen im bradytrophen Gewebe, besonders im Knorpel von Ohr und Nase (Ochronose). Am Auge schwärzen sich Lidknorpel, Sklera und oberflächliche Hornhautrandgebiete. Am Fundus findet man pigmentosaähnliche Flecken. Als weitere Zeichen der Ochondrose treten Schwellungen, Kalkablagerungen und Versteifungen der Wirbelsäule und von Sehnen und Bändern auf. Dies führt zu Bewegungseinschränkungen der großen Gelenke. Diese werden meist erst ab einem Alter von

30 Jahren symptomatisch, manchmal jedoch auch erst jenseits des 60. Lebensjahres. Es besteht eine Arthritis mit gichtartigen Schmerzanfällen (Pseudogicht), eine Neigung zur Nierensteinbildung, ein vermehrtes Vorkommen von Herzfunktionsstörungen (Cardiopathia ochronotica) und eine verstärkte Arteriosklerose. Die geistige Entwicklung ist nicht beeinträchtigt.

### Vergesellschaftet mit

Myokardinfarkte und Aneurysmabildung durch arteriosklerotische Veränderungen an den Gefäßen und Pigmentablagerungen an Herzklappen.

## Anästhesierelevanz

Bisher ist für die Alkaptonurie keine kausale Therapie bekannt, so dass auftretende Beschwerden rein symptomatisch behandelt werden müssen. Die im Alter zunehmende Versteifung von Gelenken, die eingeschränkte Halsbeweglichkeit und die reduzierte Mundöffnung können zu Intubationsschwierigkeiten führen.

### Spezielle präoperative Abklärung

Sorgfältige Abschätzung der Intubierbarkeit. Ausschluss einer Kardiomyopathie.

### Vorgehen

Wenn aufgrund der Anamnese oder der Voruntersuchung mit Intubationsschwierigkeiten zu rechnen ist (z. B. bei eingeschränkter Beweglichkeit der Halswirbelsäule oder des Kiefergelenks) sollte eine sorgfältig durchgeführte elektive fiberbronchoskopische Intubation des prämedizierten (ggf. analgosedierten) Patienten im Wachzustand in Betracht gezogen werden.

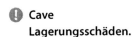 Cave

**Lagerungsschäden.**

### Literatur

Felbor U, Mutsch Y, Grehn F, Müller CR, Kress W (1999) Ocular ochronosis in alkaptonuria patients carrying mutations in the homogenisate 1,2-dioxygenase gen. Br J Ophthalmol 83: 680–683

Vagts DA, Becl CE (2004) Perioperatives Management bei einer Patientin mit Alkaptonurie – Eine Kasuistik. Anästhesiol Reanim 29: 55–58

# Allergische Diathese

### Synonyme

Allergie, Pseudoallergie, Anaphylaxie, anaphylaktoide Reaktion, Pseudoanaphylaxie, Unverträglichkeitsreaktion.

### Oberbegriffe

Atopie, Medikamentennebenwirkung, Idiosynkrasie.

### Organe/Organsysteme

Immunsystem, Haut, Gefäßsystem, Kreislaufsystem, Atmungsorgane.

### Inzidenz

1:20.000 Atopiker in der Normalbevölkerung. Allergische Zwischenfälle im Zusammenhang mit Anästhesien treten in der Größenordnung von 1:10.000 bis 20.000 auf. Schwere Fälle bis zum Kreislaufstillstand sind in 1:60.000 Fällen zu erwarten. Mortalität 3–6%.

### Ätiologie

Familiäre Häufung nachweisbar (autosomal-rezessiver Erbgang bei Trägern hoher IgE-Spiegel). Bei der anaphylaktischen Reaktion ist eine überschießende IgE-Antikörper-Bildung nach Exposition zum Antigen vorhanden; bei der anaphylaktoiden Reaktion wird eine direkte Mediatorfreisetzung (Histamin) aus basophilen Mastzellen mit nachfolgender Aktivierung des Komplementsystems angenommen.

### Verwandte Formen, Differenzialdiagnosen

Arzneimittelexanthem, Heuschnupfen (Pollinosen), Rhinitis vasomotorica, (allergisches) Asthma bronchiale, Neurodermitis (atopisches Ekzem), Urticaria factitia, angioneurotisches Ödem (Quincke-Ödem), Glottisödem, Fernand-Widal-Sy = Samter-Sy (Trias: Asthma, Acetylsalicylsäureallergie, Polyposis nasi).

## Symptome

Patienten mit allergischer Diathese haben außerhalb einer allergischen Episode keine eindeutige Symptomatik. Die Diagnose wird in der Regel anamnestisch oder durch eine unerwartete akute

Reaktion gestellt. Atopiker neigen vermehrt zu Störungen der Atmungsfunktion (Asthma, chronisch-obstruktive Pneumopathien), zu ekzemartigen Hauterscheinungen (oft im Zusammenhang mit Nahrungsmittelunverträglichkeiten), Neurodermitis, Kontaktekzemen, Heufieber, Heuschnupfen und allergischen bzw. pseudoallergischen Reaktionen nach Medikamenteneinnahme (auch als Panallergie).

Von anästhesiologischer Bedeutung ist eine oft ausgeprägte Überempfindlichkeit des Tracheobronchialsysytems auf mechanische Irritation (»hyperreactive airway disease«).

Die akzidentelle Exposition kann zu einer Allergiesymptomatik unterschiedlicher Ausprägung führen wie Hauterscheinungen (Urtikaria, Nesselsucht), Bronchospasmus, Status asthmaticus, Hypotonie, Tachykardie, Dyspnoe, Angst, Globusgefühl im Hals, Ödemen (angioneurotisches oder Quincke-Ödem), Kreislaufkollaps, Schock, Herz-Kreislauf-Stillstand. In Narkose kann ein Teil der Symptomatik fehlen.

Man unterscheidet 4 Schweregrade:
- Grad I: Flush, Urtikaria (nur Hautsymptome); *Therapie*: Antigenzufuhr beenden, Antihistaminika (H$_1$- und H$_2$-Blocker).
- Grad II: Tachykardie (Anstieg >20%), Blutdruckabfall (>20 mmHg), Dyspnoe, Nausea, Vomitus; *Therapie*: Antigenzufuhr beenden, Sauerstoff, aggressive Volumentherapie, Kortikosteroide, Theophyllin.
- Grad III: Kreislaufschock, Bronchospasmus; *Therapie*: Antigenzufuhr beenden, Adrenalin, Sauerstoff, aggressive Volumentherapie (Schocktherapie), Kortikosteroide, Theophyllin.
- Grad IV: Herz-Kreislauf-Stillstand, Atemstillstand; *Therapie*: kardiopulmonale Reanimation und obige Maßnahmen.

Die Häufigkeitsverteilung der Schweregrade bei anästhesieassoziierten allergischen Komplikationen beträgt: 10,1% für Grad I, 22,9% für Grad II, 62,6% für Grad III und 4,4% für Grad IV.

## Anästhesierelevanz

Im Zusammenhang mit Anästhesien treten allergische Zwischenfälle insbesondere mit Muskelrelaxantien (69%), Antibiotika (40%) und Latex (12%) auf. Etwas seltener sind Unverträglichkeit von Hypnotika (3,7%), Kolloiden (2,7%) und Opioiden (1,4%).

Bei anamnestisch bekannter allergischer Prädisposition ist eine Exposition auf potenzielle Allergene und deren Derivate zu unterlassen. Histaminfreisetzende Substanzen sollten möglichst vermieden werden. Geeignet sind u. a. Etomidat, Propofol, Inhalationsanästhetika, Ketamin und Opiode wie Fentanyl, Alfentanil, Remifentanil und Sufentanil, als Relaxanzien Pancuronium und v. a. Vecuronium und Rocuronium.

Auf einen hyperirritablen Respirationstrakt sollte Rücksicht genommen werden: Unnötige Bewegungen des Tubus vermeiden, Lidocaingel verwenden. Die In- und Extubation darf nur bei ausreichender Anästhesietiefe vorgenommen werden.

Kreuzallergien müssen beachtet werden (z.B. Penizilline mit Cephalosporinen).

Eine prophylaktische Anwendung von Histaminrezeptorenblockern vom Typ H$_1$ und H$_2$ (Dimetindenmaleat 0,1 mg/kg und Cimetidin 5 mg/kg i.v. 30 min vor Anästhesiebeginn) kann indiziert sein, wenn eine ausgesprochene Polyallergisierung vorliegt oder auf die Gabe eines möglichen Allergens (z. B. *Kontrastmittel*) nicht verzichtet werden kann. Darüber hinaus kann 15–20 min vor der Anästhesieeinleitung eine intravenöse Kortikoidgabe erfolgen, beispielsweise 500–1000 mg Methylprednisolon.

Die Behandlung einer anaphylaktischen oder anaphylaktoiden Reaktion ist unabhängig vom Mechanismus und orientiert sich ausschließlich am Schweregrad der jeweils vorherrschenden Symptomatik. Zusammenfassung der therapeutischen Vorgehensweise in der Reihenfolge zunehmender Invasivität:

1. Unterbrechung der Antigenzufuhr;
2. FIO$_2$ = 1,0;
3. Adrenalin i.v. (0,1–0,2 mg), bei Bedarf wiederholen;
4. Volumenzufuhr (forcierte Infusionstherapie mit isotoner Kristalloidlösung und Kolloiden zur Wiederherstellung und Aufrechterhaltung eines stabilen Kreislaufs);
5. adjuvante antiallergische Therapie (Antihistaminika, Kortikosteroide, z.B. Methylprednisolon 1–2 g i.v., Kalzium 1 g i.v.);

6. symptomatische Therapie (bei Bronchospasmus topische bzw. intravenöse Gabe von β-Sympathikomimetika, Bronchodilatatoren, Theophyllinderivaten);
7. kardiopulmonale Reanimation.

## Hinweis

Blutprobe sichern zur Festellung der Allergieursache und zur Bestimmung des IgE-Spiegels. Falls eine Histaminfreisetzung vermutet wird, kann diese durch Bestimmung von Methylhistamin im Urin oder von Tryptase im Serum nachgewiesen werden. Eine allergologische Abklärung (Prick- und Intrakutantests, Histaminreleasetest, Komplementfaktoren, RAST und ELISA) ist anzustreben. Allergiepass ausstellen bzw. ergänzen.

## Literatur

Bauli W, Fisy B, Otto G et al. (2001) Latexallergie. Perioperatives Management in der Anästhesie und Kardioanästhesie. Anaesthesist 50: 861–868

Biro P, Schmid P, Wüthrich B (1992) Lebensbedrohliche anaphylaktoide Reaktion nach Mannitol. Anaesthesist 41: 130–133

Castello R (2000) Generelle $H_1/H_2$-Blockade vor Narkoseeinleitung. Anaesthesist 51: 420–421

Fisher MM, Baldo BA (1998) Mast cell tryptase in anaesthetic anaphylactoid reactions. Br J Anaesth 80: 26–29

Goldberg M (1996) The allergic response and anesthesia. In: Gravenstein N, Kirby RR (eds) Complications in anesthesiology, 2nd edn. Lippincott-Raven, Philadelphia, pp 605–618

Kröll W (2003) Intraoperative Unverträglichkeitsreaktionen. In: List W, Osswald PM, Hornke I (Hrsg) Komplikationen und Gefahren in der Anästhesie, 4. Aufl. Springer, Berlin Heidelberg New York Tokio, S 499–507

Laxenaire MC (2003) Neuromuscular blocking drugs and allergic risk. Can J Anesth 50: 429–433

Levy JH (2004) Anaphylactic reactions to neuromuscular blocking drugs: are we making the correct diagnosis? Anesth Analg 98: 881–882

McKinnon RP, Wildsmith JAW (1995) Histaminoid reactions in anaesthesia. Br J Anaesth 74: 217–228

Mertes PM, Laxenaire MC (2002) Allergic reactions occurring during anaesthesia. Eur J Anaesthiol 19: 240–262

Mertes PM, Laxenaire MC, Alla F, Groupe d'Etudes des Réactions Anaphylactoïdes Peranesthésiques (2003) Anaphylactic and anaphylactoid reactions occurring during anesthesia in France in 1999–2000. Anesthesiology 99: 536–545

Müller-Werdan U, Werdan K (1997) Der anaphylaktische Schock. Anaesthesist 46: 549–563

Reducing the risk of anaphylaxis during anaesthesia. Abbreviated text (2002) Ann Fr Anesth Réanim 21 (Suppl 1): 7s–23s

Theissen JL (1995) Allergische und pseudoallergische Reaktionen in der Anästhesie. Anästhesiol Intensivmed Notfallmed Schmerzther 30: 3–12 und 71–76

Withington T, Fisher MM (1998) Anaphylactic and anaphylactoid reactions. Baillière's Clin Anaesthesiol 12: 301–323

# Alpha-1-Antitrypsin-Mangel

## Synonyme

Laurell-Eriksson-Sy, α1-Proteinase-Inhibitor-Mangel, engl. »alpha-1-antitrypsin deficiency«.

## Oberbegriffe

Enzymopathie.

## Organe/Organsysteme

Lunge, Atemwege, Leber, Nieren, Gastrointestinaltrakt.

## Inzidenz

1:5000 bis 1:10.000 (homozygote Merkmalsträger, sog. PiZZ). Es werden vorwiegend Nordeuropäer betroffen, wahrscheinlich weit unterschätzt, da die durchschnittliche Zeit bis zur Diagnosestellung über 7 Jahre beträgt.

## Ätiologie

Kongenital und hereditär mit autosomal-dominantem Erbgang (teils auch als rezessiv angegeben) mit variabler phänotypischer Ausprägung. Es wurden 24 Allele am Chromosom 14 lokalisiert. Das Glykoprotein α1-Antitrypsin ist ein spezifischer Proteaseninhibitor der Neutrophilenelastase. Es liegen 4 α1-AT-Proteinvarianten mit unterschiedlicher Ausprägung des Mangels vor. M bezeichnet die Normalanlage des Allels für den Proteasen-Inhibitor (Pi) in der väterlichen bzw. mütterlichen Erbanlage, Z steht für eine »Fehlversion«. Personen mit dem Merkmal PiMM sind gesund, mit dem Merkmal PiMZ heterozygot und Personen mit dem Merkmal PiZZ homozygot erkrankt.

Weitere Allele werden als V, S und O bezeichnet. Fehlen oder Aktivitätsverminderung auf unter 40% der Norm bewirkt eine fortschreitende Gewebszerstörung durch die Elastasenaktivität in Leber und Lunge. Eine Heterozygotie ist mit 1:25 sehr häufig, jedoch klinisch nicht manifest. Es wird angenommen, dass 1% aller Emphysematiker einen solchen Enzymdefekt aufweisen.

### Verwandte Formen, Differenzialdiagnosen

Chronische Bronchitis im Kindesalter, Lungenemphysem, Leberzirrhose.

### Beachte

Bei Beatmung »air trapping« wie bei Tracheomalazie, Fremdkörperaspiration, rezidivierende Polychondritis, mediastinale Raumforderung.

## Symptome

Cholestatische Hepatopathie im Neugeborenenbzw. Kindesalter (in 10% der Fälle Leberzirrhose und teilweise Leberzellkarzinom), frühzeitig obstruktives Bronchialemphysem im Erwachsenenalter (durch Nikotinabusus erhebliche Progredienz der pulmonalen Symptomatik), portale Fibrose.

### Labor

Plasmanormwert des $\alpha_1$-AT = 1,9–2,6 g/l, elektrophoretischer Nachweis. Eine pränatale Diagnostik ist möglich.

### Vergesellschaftet mit

Glomerulonephritis, rheumatoide Arthritis, Psoriasis, Spondylitis ankylosans (M. Bechterew), Uveitis, Cor pulmonale.

### Therapie

Intravenöse Applikation von $\alpha_1$-AT, wöchentlich 60 mg/kg KG; symptomatisch, Leber-, Lungenbzw. kombinierte Herz-Lungen-Transplantation.

## Anästhesierelevanz

Erwachsene Patienten haben ein ausgeprägtes Lungenemphysem mit Ateminsuffizienz unterschiedlichen Ausmaßes. Die Lungen-, Leber- und Nierenfunktion stellen die limitierenden Faktoren dar. Bei fortgeschrittener restriktiv-obstruktiver Lungenerkrankung sind die Patienten auf eine aufwendige Therapie (Bronchodilatatoren, Expektoranzien, Sauerstoff, Antibiotika) angewiesen, Maßnahmen, die perioperativ fortgesetzt werden müssen.

Spezielle Bedingungen und Behandlungsschemata gelten für große Eingriffe wie Organtransplantationen oder Lungenvolumenresektionen. Für andere Eingriffe müssen Methoden angewendet werden, die möglichst keine Einschränkung der kompromittierten Organfunktionen hervorrufen.

### Präoperative Abklärung

Thoraxröntgenaufnahme, Lungenfunktion, Blutgasanalyse, Blutbild, Leberfunktion, Gerinnungsstatus, Elektrolytstatus, Säure-Basen-Status, Plasmaproteine.

### Wichtiges Monitoring

Pulsoxymetrie, Kapnographie, Beatmungsdrücke, invasive Kreislaufüberwachung, Temperatur, Elektrolyt- und Säure-Basen-Status.

### Vorgehen

Empfehlungen zur Anästhesieführung sind sehr spärlich. Über Regionalanästhesien gibt es keine Fallberichte, aber man kann davon ausgehen, dass die Gerinnungsfunktion ein limitierender Faktor ist. Ferner kann bereits eine geringfügige Aktivitätsminderung der Atemmuskulatur zur Verschlechterung der Atmung führen.

Über Intubationsnarkosen liegen einige Berichte vor, die das Problem des »air trapping« (und dessen Folgen für den Kreislauf) in den Vordergrund stellen: Es wird empfohlen, dem mit Druckbegrenzung, kleinen Atemzugvolumina, niedriger Atemfrequenz und langer Exspirationszeit (I:E = 1:5) entgegenzuwirken. $N_2O$ ist wegen Drucksteigerung in Hohlräumen und pulmonaler Hypertonie kontraindiziert. Zur Einleitung sollte ausreichend präoxygeniert werden. Intermittierende Apnoephasen zur Verringerung des »air trapping« sind gelegentlich notwendig. Die Bevorzugung nicht oder wenig leberschädlicher Anästhetika (Benzodiazepine, Opioide, Isofluran, Sevofluran, Desfluran) versteht sich von selbst. Bei instabilem Kreislauf hilft der selektive Einsatz von vasoaktiven Substanzen und eine minutiöse Volumenkontrolle.

Postoperativ ist eine adäquate Überwachung der respiratorischen Funktion notwendig. Gegebenenfalls ist eine Nachbeatmung mit sorgfältigem Weaning erforderlich.

 **Cave**
Lachgas ($N_2O$), Barotrauma (Spannungspneumothorax), »air trapping«.

## Literatur

Abel M (1989) Anästhesiologische Besonderheiten bei Kindern mit Syndromen und seltenen Erkrankungen. Springer, Berlin Heidelberg New York Tokio, S 14–15

Baum C, O'Flaherty JE (1999) Anesthesia for genetic, metabolic, and dysmorphic syndromes of childhood. Lippincott Williams & Wilkins, Philadelphia, pp 20–21

Benumof JL (1998) Anesthesia and uncommon diseases, 4th edn. Saunders, Philadelphia, pp 163–164

Burg G, Kunze J, Pongratz D et al. (Hrsg) (1990) Leiber – Die klinischen Syndrome, Bd 1, 7. Aufl. Urban & Schwarzenberg, München, S 36–37

Myles PS, Weeks AM (1992) Alpha 1-antitrypsin deficiency: circulatory arrest following induction of anaesthesia. Anaesth Intensive Care 20: 358–362

Zollinger A, Pasch T (1998) Anaesthesia for lung volume reduction surgery. Curr Opin Anaesthesiol 11: 45–49

# Amyloidpolyneuropathie vom Typ 1

## Synonyme

Wohlwill-Andrade-Sy, familiäre Amyloidpolyneuropathie (portugiesischer Typ = Biotyp I), engl. »familial amyloid polyneuropathy«.

## Oberbegriffe

Amyloidose, Neuroamyloidose, Polyneuritis.

## Organe

ZNS, vegetatives (autonomes) Nervensystem, Bewegungsapparat, Herz-Kreislauf-System.

## Inzidenz

Gehäuft unter Portugiesen, sporadisch in Brasilien, Japan, USA, England. Erkrankungsbeginn im 2.–3. Lebensjahrzehnt.

## Ätiologie

Hereditär; autosomal-dominanter Erbgang mit variabler phänotypischer Ausprägung. Amyloideinlagerung im Nervengewebe vorwiegend im Bereich des Rückenmarks und des Sympathikus sowie in den erregungsleitenden Fasern des Myokards. Symmetrische, distal beginnende und zentralwärts aufsteigende Polyneuropathie.

## Verwandte Formen, Differenzialdiagnosen

Beri-Beri, andere Amyloidosen und Polyneuropathien, Syringomyelie, Guillain-Barré-Sy, Friedreich-Ataxie, Tabes dorsalis, Lepra, Pellagra.

## Symptome

*Neurologie:* distal einsetzende und aufsteigende Parästhesien, Dysästhesien, Thermanästhesie, Sensibilitätsausfälle und später motorische Lähmung. Die Sehnenreflexe bleiben relativ lange erhalten. Im Spätstadium kompletter Verlust der Schmerz-, Tast- und Tiefensensibilität. Muskelatrophien, Gangunsicherheit (Ataxie), Zungenatrophie, Dysphagie, Sprachstörungen, Verlust der Sphinkterkontrollen.

Trophische Störungen der betroffenen Segmente (Ulzera, Akroosteolyse).

*Labor:* pathologische Plasmaelektrophorese.

## Vergesellschaftet mit

Vegetative Regulationsstörungen (orthostatische Hypotonie), Rhythmusstörungen (paroxysmale supraventrikuläre Tachykardien, Überleitungsstörungen, AV-Block, totaler AV-Block mit Herzstillstand).

## Anästhesierelevanz

Im Vordergrund stehen die Auswirkungen der Muskelatrophie und die kardiovaskulären Funktionsstörungen.

### Spezielle präoperative Abklärung

Feststellung des neurologischen Ausgangsstatus, Zustand des Kreislaufs.

### Wichtiges Monitoring

EKG, Relaxometrie, ggf. invasive Blutdruckmessung.

### Vorgehen

Bei der Wahl des Anästhesieverfahrens ist zu bedenken, dass rückenmarknahe Regionalanästhesien forensische Probleme verursachen können, obwohl die Gefahr einer Exazerbation der neurologischen Störungen noch ungeklärt ist. Darüber hinaus ist eine anästhesiebedingte Sympathikolyse (z. B. bei Spinalanästhesie) bei der ohnehin erhöhten Tendenz zu Hypotonie und Rhythmusstörungen eher unerwünscht.

Die Wahl einer Allgemeinanästhesie erscheint sinnvoller. Bei Befall der Schlundmuskulatur (Dysphagie) besteht eine erhöhte Aspirationsgefahr während Ein- und Ausleitung. Deshalb ist die Prämedikation mit einem $H_2$-Rezeptorenblocker und die Durchführung einer »rapid-sequence induction« mit Krikoiddruck empfehlenswert. Wichtig ist dabei die Vermeidung einer exzessiven Kaliumausschüttung durch depolarisierende Muskelrelaxanzien. Die Anwendung nichtdepolarisierender Muskelrelaxanzien ist problemlos, sollte jedoch der vorhandenen Muskelmasse angepasst sein.

Die Kreislaufinstabilität ist mit einer großzügigen Volumensubstitution und mit peripher wirksamen Vasokonstriktoren behandelbar. Der Einsatz arrhythmogener Pharmaka sollte kritisch erwogen werden (Katecholamine, Halothan), andererseits kann u. U. die kontinuierliche Infusion von Dopamin (1,5–3 µg/kg/min) als humoraler Sympathikusersatz erforderlich werden. Es wird berichtet, dass Atropin bei Bradyarrhythmien nicht wirksam ist; evtl. wird ein Schrittmacher erforderlich. Lokalanästhesietechniken, die mit der systemischen Resorption größerer Mengen Lokalanästhetika einhergehen können, sind bei Verdacht auf Überleitungsstörungen gefährlich.

 **Cave**
**Succinylcholin, rückenmarknahe Regionalanästhesien, Lokalanästhetika, Halothan.**

### Literatur

Burg G, Kunze J, Pongratz D et al. (Hrsg) (1990) Leiber – Die klinischen Syndrome, Bd 1, 7. Aufl. Urban & Schwarzenberg, München, S 43–44

Castro Tavares J, Maciel L (1989) Anaesthetic management of a patient with familial amyloid polyneuropathy of the Portuguese type. Can J Anaesth 36: 209–211

# Amyotrophische Lateralsklerose (ALS)

### Synonyme

Myatrophe Lateralsklerose, ALS, Charcot-Sy II, Young-Sy, engl. »amyotropic lateral sclerosis«, progressive Bulbärparalyse (als Unterform der ALS).

### Oberbegriffe

Neurologische (neurodegenerative) Erkrankung, Neuropathie.

### Organe/Organsysteme

Motoneuronen, Rückenmark, Muskulatur, Bewegungsapparat.

### Inzidenz

1–3:100.000 in Deutschland pro Jahr, Alter meistens 50–70 Jahre, Männer : Frauen = 3:2; weltweite Prävalenz ca. 150.000.

### Ätiologie

Idiopathisch, sporadisch. Eine seltenere hereditäre Form (5%) ist als autosomal-dominant oder autosomal-rezessiv beschrieben worden. Zwei Gene sind bisher bekannt (Chromosom 21 und ALS-2-Gen). Beim Ersteren handelt es sich um eine Mutation des Gens der Superoxiddismutase 1 (SOD-1), das zu einem toxischen Protein umgewandelt wird. Die Hypothese des Funktionsverlustes von SOD-1 hat sich nicht bestätigt. Das ALS-2-Gen hat derzeit nur Bedeutung für nordafrikanische Familien. Zugrunde liegt immer eine fortschreitende Degeneration von Motoneuronen im Vorderhorn und von kortikospinalen Bahnen mit nachfolgender Muskelatrophie der betroffenen Bezirke.

### Verwandte Formen, Differenzialdiagnosen

Myopathie-Ss (Duchenne-Aran-Sy, Erb-Charcot-Sy), multiple Sklerose, Syringomyelie, Botulismus, Pseudobulbärparalyse, van-Bogaert-Scherer-Epstein-Sy, Dana-Sy, Hinterhorn-Sy, Karpaltunnel-Sy, Lher-Mitte-McAlpine-Sy, Pancoast-Sy, Parsonage-Turner-Sy, Strachen-Scott-Sy, SMON: »subacute myelo-optic neuropathy«.

## Symptome

Es ist ausschließlich das motorische Nervensystem betroffen. Progrediente Muskelschwäche und Muskelatrophien, meist beginnend an den Händen. Bulbärparalyse, Paresen, Hyperreflexie, allgemeine Tonuserhöhung, Faszikulationen bei generalisierter Denervierung, Dysphagie.

*Besonderheit:* Aussparung der Augen- und Sphinktermuskulatur. Die Empfindungen für Berührung, Schmerz und Temperatur, Sehen, Hören, Riechen und Schmecken sind normal.

### Therapie

Bisher ist keine ursächliche Therapie bekannt. Riluzol bewirkt eine Verlängerung der Lebenserwartung, indem es die zellschädigende Wirkung des Glutamat reduziert. Der dadurch verursachte Transaminasenanstieg kann bis zum 5fachen des Normwertes toleriert werden.

### Vergesellschaftet mit

Respiratorische Insuffizienz, häufig respiratorische Infekte (Dysphagie, Aspirationen).

## Anästhesierelevanz

Bei Bulbärparalyse und Schluckstörungen besteht erhöhtes Aspirationsrisiko.

### Spezielle präoperative Abklärung

Feststellung des neurologischen Ausgangsstatus, Thoraxröntgenaufnahme, Lungenfunktion, ggf. Blutgasanalyse.

### Wichtiges Monitoring

Pulsoxymetrie, Kapnographie, Volumetrie, Relaxometrie.

### Vorgehen

Die Prämedikation ist dem neurologischen Status anzupassen, insbesondere sollte eine medikamentös bedingte Verschlechterung der respiratorischen Insuffizienz vermieden werden. Daher sind Opioide und Benzodiazepine mit *Vorsicht* einzusetzen.

Bei einer Allgemeinanästhesie besteht eine erhöhte Gefahr einer Regurgitation von Mageninhalt im Sinne einer »stillen« Aspiration. Es empfiehlt sich die prophylaktische orale Gabe einer Pufferlösung (20–30 ml Natrium citricum 0,3-molar) oder eines $H_2$-Blockers vor der Narkoseeinleitung. Diese sollte als »rapid-sequence induction« erfolgen. Hierbei ist auf die Verwendung von Succinylcholin wegen einer möglichen verstärkten Kaliumfreisetzung zu verzichten. Nichtdepolarisierende Relaxanzien sind unbedenklich, neuromuskuläres Monitoring ist erforderlich.

Bei der Wahl der Anästhetika ist deren atemdepressorische Potenz in Rechnung zu stellen. Hoch-

dosierte Monoanästhesien sind weniger gut geeignet als die Kombination mehrerer Medikamente (»balancierte Anästhesie«). Ebenso sind kurzwirksame, gut steuerbare Substanzen zu bevorzugen.

Eine postoperative Nachbeatmung bis zur vollständigen Wiedererlangung des präoperativen Wachheitsgrades und einer suffizienten Spontanatmung ist angezeigt.

Entgegen vereinzelten Annahmen über eine Exazerbation der neurologischen Befunde nach rückenmarknahen Anästhesien gibt es Berichte über erfolgreiche Epiduralanästhesien bei dieser Erkrankung, insbesondere weil eine Kompromittierung der Atmungsfunktion vermieden werden konnte.

 **Cave**
**Succinylcholin, Anästhetika- und Relaxansüberhang, Aspiration.**

### Literatur

Burg G, Kunze J, Pongratz D et al. (Hrsg) (1990) Leiber – Die klinischen Syndrome, Bd 1, 7. Aufl. Urban & Schwarzenberg, München, S 416

Fitzal S (1992) Anästhesie bei neuromuskulären Erkrankungen. Anaesthesist 41: 730–742

Hara K, Sakura S, Saito Y et al. (1996) Epidural anesthesia and pulmonary function in a patient with amyotrophic lateral sclerosis. Anesth Analg 83: 8788–8789

Kochi T, Oka T, Mizuguchi T (1989) Epidural anesthesia for patients with amyotropic lateral sclerosis. Anesth Analg 68: 410–412

Kuisma MJ, Saarinen KV, Teirmaa HT (1993) Undiagnosed amyotropic lateral sclerosis and respiratory failure. Acta Anaesthesiol Scand 37: 628–630

Rowland L (2001) Amyotrophic lateral sclerosis. N Engl J Med 344: 1688–1700

Stevens RD (2001) Neuromuscular disorders and anesthesia. Curr Opin Anaesthesiol 14: 693–698

# Angioödem

### Synonyme

Angioneurotisches Ödem, Quincke-Sy, Bannister-Krankheit, Milton-Riesenurtikaria, Oedema cutis circumscriptum, engl. »hereditary angioneurotic edema« (HANE).

### Oberbegriffe

Enzymopathie, allergisch-angioneurotische Ödeme.

## Organe/Organsysteme

Kapillaren, Gefäßsystem, vegetatives Nervensystem, Haut (Unterhaut), Atemwege.

## Inzidenz

1:10.000.

## Ätiologie

Unterscheidung in hereditäre und histaminvermittelte Form.

Hereditäre Form mit autosomal-dominantem Erbgang. Es liegt eine erniedrigte (15% der Fälle) oder fehlende (85%) Aktivität des Komplement-C1-Esteraseinhibitors vor. Gelegentlich besteht ebenfalls eine abnormale fibrinolytische Funktion. Im akuten Anfall kommt es zu einer umschriebenen Gewebsschwellung mit kapillärem Leck (vermutlich durch inadäquate Komplementaktivierung und Ausschüttung vasoaktiver Substanzen). Auslösung durch geringfügige Traumen (häufiger in Stresssituationen wie Menses, Schwangerschaft, Fieber, Operationen), jedoch auch spontan.

Histaminvermittelte Form geht einher mit Allergien auf Medikamente, Chemikalien, Lebensmittel, Parasiten, inhalative Allergene. Als Auslöser kommen in Frage bekannte Histaminliberatoren wie Morphin, Codein, Kontrastmittel, Thiopental, Atracurium, Mivacurium. Ferner ist eine Auslösung möglich bei verschiedenen Immunkomplexerkrankungen, durch physikalische Stimuli wie Kälte, Hitze, Sonnenlicht, Druck, Sauerstoff, Wasser, Vibrationen, Salyzilate, ACE-Hemmertherapie; Parvoviren; Schlangenbiss, Hämodialysemembranen. Wenn gar kein Auslöser gefunden wird: »idiopathische« Form.

## Verwandte Formen, Differenzialdiagnosen

Urtikaria (Schwellung in Oberhaut), allergische Diathese, Nephrose-Ss (nephrotisches Sy), akute Nephritis, Hunt-Sy Typ I, Melkersson-Rosenthal-Sy, Ascher-Sy, Hench-Rosenberg-Sy.

## Symptome

Akute ödematöse Schwellungen der Haut und der Subkutis mit den Prädilektionsstellen Lippen, Augenlider, Gesicht, Extremitäten und Genitale, die in der Regel keinen Pruritus zeigen. Enorale Schwellungen von Zunge, Epiglottis, Glottis (inspiratorischer Stridor).

*Bei Asphyxie 15-30% Mortalität!*

*Weitere Begleiterscheinungen:* Kopfschmerzen (Migräne), Kolonspasmen, Abdominalschmerzen, Diarrhö, Nausea, Vomitus, Lungenödem, Polyurie.

## Vergesellschaftet mit

Asthma bronchiale, Menière-Sy.

## Therapie

Inhibitoren der Plasminogenaktivierung wie α-Aminocapronsäure, Tranexamsäure. Diese vermindern die Schwere der Attacken, verhindern sie jedoch nicht. Ferner Aprotinin und Androgenderivate (Danazol, anfangs 600 mg/Tag, Aufrechterhaltung mit 250–300 mg/Tag).

Kortikoide und Antihistaminika sind bei den hereditären Typen unwirksam, beim erworbenen Typ jedoch indiziert. Eine Prophylaxe oder Therapie mit direkter Substitution von C1-Inhibitor ist durch die Gabe von FFP (2–4 Einheiten) möglich. Pro Einheit wird der C1-Inhibitorplasmaspiegel um 1,25 mg/dl angehoben. Falls verfügbar, ist die Applikation eines gereinigten C1-Inhibitor-Präparates (2 Amp. Berinert) besser. Wirkbeginn 20–40 min nach der Infusion mit einer Wirkdauer von 1–4 Tagen.

## Präoperative Untersuchungen

Aufgrund der unterschiedlichen Therapien muss der Typ des Angioödems unbedingt präoperativ abgeklärt werden.

## Anästhesierelevanz

Im Vordergrund steht die Vermeidung von Ödemattacken. Geeignet ist die Fortführung einer medikamentösen Therapie (Danazol) und die prophylaktische Gabe von FFP (s. oben). Darüber hinaus sollten alle Maßnahmen möglichst wenig traumatisierend durchgeführt werden.

## Vorgehen

Zur Prämedikation sind Benzodiazepine gut geeignet. Alle Manipulationen im Gesicht und Nasen-Rachen-Raum sollten auf das Notwendigste reduziert und gewebeschonend durchgeführt werden. Daraus leiten einige Autoren eine Bevorzugung von Regionalanästhesietechniken ab oder sprechen sich zumindest für die Vermeidung einer Intubation aus. Dennoch sind praktisch alle gängigen Anästhesieverfahren erfolgreich angewendet worden; möglicherweise ist die Problematik der Gewebereizung durch die Intubation etwas überbewertet worden.

Wenn eine Allgemeinanästhesie durchgeführt werden soll, erscheint die Durchführung von Maskennarkosen als eine praktikable Vorgehensweise, sofern nicht eine Intubation wegen fraglicher Nüchternheit indiziert ist. Bei Intubationen reichlich Lidocain-Gel für Tuben und Katheter verwenden. Magensonden, ösophageale Temperatursonden u. Ä. sowie intratracheale Absaugung möglichst vermeiden.

Perioperativ ist eine adäquate Überwachung indiziert. Im Falle einer Attacke mit Beteiligung des Oropharynx sollten Sauerstoff und FFP appliziert werden. Sofern danach keine Besserung eintritt und Erstickung droht, ist die mechanische Sicherung der Atemwege zwingend (Intubation mit einem dünnen Tubus und Atemhilfe, ggf. Notkoniotomie).

🛇 **Cave**
**ACE-Hemmer.**

### Literatur

Dobroschke R, Georgi R, Krier C (1992) Akutes angioneurotisches Ödem auf ACE-Hemmer. Anästhesiol Intensivmed Notfallmed Schmerzther 27: 510–512

Eckert S, Eifrig B, Standl T (2000) Die perioperative Behandlung von Patienten mit hereditärem Angioödem (HAE) am Beispiel eines Jugendlichen mit Osteosynthese einer Oberschenkelfraktur. Anästhesiol Intensivmed Notfallmed Schmerzther 35: 776–781

Gambling DR, Douglas MJ (1998) Obstetric anesthesia and uncommon disorders. Saunders, Philadelphia London Toronto, pp 400–403

Maves KK, Weiler JM (1992) Angioedema of the tongue–cause? Anesth Analg 75: 645–646

Jensen NF; Weiler JM (1998) C1 esterase inhibitor deficiency, airway compromise, and anesthesia. Anesth Analg 87: 480–488

Mchaourab A, Sarantopoulos C, Stowe DF (1999) Airway obstruction due to late-onset angioneurotic edema from angiotensin-converting enzyme inhibition. Can J Anaesth 46: 975–978

Poppers PJ (1987) Anaesthetic implications of hereditary angioneurotic oedema. Can J Anaesth 34: 76–78

Spargo PM, Smith GB (1987) Herditary angioneurotic oedema, tracheal intubation and airway obstruction. Can J Anaesth 34: 540–541

Steinbach O, Schweder R, Freitag B (2001) C1-Esterase-Inhibitor bei ACE-Hemmer-induziertem schwerem Angioödem der Zunge. Anaesthesiol Reanimat 26: 133–137

Strantopoulos CD, Bratanow NC, Stowe DF, Kampine JP (2000) Uneventful propofol anesthesia in a patient with co-existing hereditary coproporphyria and hereditary angioneurotic edema. Anesthesiology 92: 607–609

Wernze H (1998) ACE-Hemmer-induzierte Angioödeme: Beachtenswerte neue Perspektiven für die Intensiv-/Notfallmedizin. Anästhesiol Intensivmed Notfallmed Schmerzther 33: 637–641

Wong DT, Gadsden JC (2003) Acute upper airway angioedema secondary to acquired C1 esterase inhibitor deficiency: a case report. Can J Anaesth 50: 900–903

# Apert-Syndrom

### Synonyme

Akrozephalosyndaktylie, Akrosphenosyndaktylie, Van-der-Hoeve-Sy, Carpenter-Sy.

### Oberbegriffe

Dysmorphien, Dysostosen, Schädelsynostosen, kraniomandibulofaziale Missbildungen, Kieferbogen-Ss.

### Organe

Gesichtsschädel, Skelett, Bewegungsapparat, ZNS.

### Inzidenz

1:100.000 bis 1:160.000 Lebendgeburten.

### Ätiologie

Kongenital, hereditär mit autosomal-dominantem Erbgang. Oft auch als Neumutation. Prämature Synostosen der Schädelnähte aufgrund iregulärer Brückenbildung zwischen Osteoblasteninseln.

### Verwandte Formen, Differenzialdiagnosen

Akrozephalosyndaktylie-Ss:Apert-Sy (Typ I), Crouzon-Sy (oder als Kombination: Apert-Crouzon-Sy) (Typ II), Chotzen (Saethre-Chotzen-)Sy (Typ III), Pfeiffer-Sy (Typ V), Poland-Sy, Klippel-Feldstein-Sy, Potter-Sy, Gruber-Sy, Enslin-Sy, Say-Gerald-Sy, François-Sy, Franceschetti-Sy, Dutescu-Grivu-Fleischer-Peters-Sy, Mohr-Sy, Dzierzynsky-Sy, Elschnig-Sy, Noack-Sy, Carpenter-Sy, Sakati-Nyhan-Sy, Goodman-Sy.

## Symptome

Akrozephalie, Skaphozephalie (Kahnschädel), Hypertelorismus, Exophthalmus, eingesunkene Nasenwurzel, Maxillahypoplasie (Mikrognathie), prominente Mandibula, hoher (gotischer) Gaumen, Gaumenspalte (30%), verschmolzene Halswirbel (71%),»Bambus-Trachea« (50%) mit Stenosen, Syndaktylie (Löffelhand, meist sind Finger 2–4 betroffen), Polydaktylie, Minderwuchs, geistige Retardierung, große, spät schließende Fontanellen.

Die Prognose ist abhängig vom Schweregrad der Fehlbildungen.

### Vergesellschaftet mit

Anomalien der Atemwege, Missbildungen des Urogenitaltraktes (Zystennieren), Niereninsuffizienz, Missbildungen des Gastrointestinaltrakts (Ösophagusatresie), Herzvitien, erhöhter Hirndruck.

## Anästhesierelevanz

Mit Intubationsschwierigkeiten, möglicher Hirndruckproblematik, hoher Rate an perioperativen respiratorischen Komplikationen (30%) rechnen.

### Spezielle präoperative Abklärung

Röntgen der Halsorgane (seitlich!), Nierenfunktionsparameter (Kreatinin, Harnstoff, Kalium im Serum).

### Wichtiges Monitoring

Pulsoxymetrie, Kapnographie, ggf. ZVD, Elektrolyte.

### Vorgehen

Aufgrund der häufigen postoperativen respiratorischen Probleme sollten Elektiveingriffe nach Infektionen der oberen Atemwege bis zu deren Ausheilung verschoben werden. Eine vagolytische Prämedikation ist sinnvoll, ebenso die prophylaktische Gabe von 0,3-molarem Natrium citricum (20–30 ml peroral) oder $H_2$-Rezeptorenblockern, mindestens 30, besser 60 min vor der Einleitung. Für die Intubation selbst sind alle Vorkehrungen zu treffen, dass bei Beatmungsproblemen eine ausreichende Oxygenation gewährleistet werden kann. Primär sollte die fiberoptische Intubation in Betracht gezogen werden. Eine Alternative insbesondere in der Notfallsituation stellt die Larynxmaske dar. In jedem Fall ausreichend präoxygenieren. Bei der Extubation erneute Gefahr von respiratorischen Problemen, insbesondere wegen des Auftretens einer manipulationsbedingten Schwellung von Zunge und Larynx. Patienten können Sekret wegen der versteiften Trachea schlecht abhusten. Deshalb sollte vor der Extubation eine sorgfältige Bronchialtoilette durchgeführt werden.

Eine verlängerte intensive postoperative Überwachung ist notwendig.

Bei kranioplastischen Eingriffen mit Hirndruck (**Cave:** Aspirationsgefahr) und größeren Blutverlusten rechnen (genügend intravenöse Zugänge anlegen, Blutkonserven bereithalten).

Bei Herzvitien geeignete Antibiotikaprophylaxe durchführen, bei Zystennieren eingeschränkte Nierenfunktion beachten.

 **Cave**

**Kaliumhaltige Lösungen, Succinylcholin, Sevofluran und Enfluran bei eingeschränkter Nierenfunktion (fortgeschrittene chronische Niereninsuffizienz).**

**Sorgfältige Wahl der geeigneten Tubusgröße, da Deformitäten der Atemwege mit fortschreitendem Alter zunehmen.**

**Nach Verschluss einer Gaumenspalte kann es zu Atemwegsobstruktionen kommen, die eine Tracheotomie (bis ca. 48%) notwendig machen!**

### Literatur

Baum C, O'Flaherty JE (1999) Anesthesia for genetic, metabolic, and dysmorphic syndromes of childhood. Lippincott Williams & Wilkins, Philadelphia Baltimore New York, p 26–27

Burg G, Kunze J, Pongratz D et al. (Hrsg) (1990) Leiber – Die klinischen Syndrome, Bd 1, 7. Aufl. Urban & Schwarzenberg, München Wien Baltimore, S 55–56

Carenzi B, Corso RM, Stellino V et al. (2002) Airway management in an infant with congenital centrofacial dysgenesia. Br J Anaesth 88: 726–728

Elwood T, Sarathy PV, Geiduschek JM et al. (2001) Respiratory complications during anaesthesia in Apert syndrome. Paediatr Anaesth 11: 701–703

Gibson SE (2001) Airway management in children with craniofacial anomalies. Med Health RI 84: 403–405

Jones AEP, Pelton DA (1976) An index of syndromes and their anaesthetic implications. Can Anaesth Soc J 23: 208

Lo LJ, Chen YR (1999) Airway obstruction in severe syndromic craniosynostosis. Ann Plast Surg 43: 258–264

Roche J, Frawley G, Heggie A (2002) Difficult tracheal intubation induced by maxillary distraction devices in craniosynostosis syndromes. Paediatr Anaesth 12: 227–234

Sculerati N, Gottlieb MD, Zimbler MS et al. (1998) Airway management in children with major craniofacial anomalies. Laryngoscope 108: 1806–1812

# Arthrogrypose

## Synonyme

Arthrogryposis multiplex congenita (AMC), Guerin-Stern-Sy, M. Stern, Rocher-Sheldon-Sy, M. Werthemann, »multiple congenital joint contractures«.

## Oberbegriffe

Angeborene multiple Gelenkerkrankung, Gelenkdysplasie, Gelenkaplasie.

## Organe/Organsysteme

Gelenke, Muskulatur, Bewegungsapparat, ZNS.

## Inzidenz

Weltweit 0,02–0,03% aller Neugeborenen. Die Lebensspanne kann normal sein, jedoch liegt bei ZNS-Mitbeteiligung eine 50%ige Mortalität im 1. Lebensjahr vor.

## Ätiologie

Die primär normal angelegte embryonale Muskulatur degeneriert im Fetalstadium durch fetale Akinesie aufgrund neurogener, muskulärer oder bindegewebiger Abnormalitäten beim Fetus oder aufgrund von Infektion, Medikamenten, Trauma oder Krankheit der Mutter.

Einteilung in 3 Typen:

- *Typ I:* Amyoplasie (nur Extremitäten befallen), autosomal-dominant;
- *Typen IIa und b:* zusätzlich kraniofaziale und viszerale Missbildungen;
- *Typ III:* zusätzlich ZNS betroffen.

## Verwandte Formen, Differenzialdiagnosen

Ullrich-Sy, Demarquay-Richet-Sy, Fevre-Languepin-Sy, Bonnevie-Ullrich-Sy, Schwartz-Jampel-Sy, Lamy-Maroteaux-Sy, Aurikuloosteodysplasie-Sy, Pillay-Orth-Sy, de Barsy-Moens-Dierckx-Sy, Conradi-Hünermann-Sy, Mietens-Weber-Sy, Edwards-Sy, Rotter-Erb-Sy, Turner-Kieser-Sy, Zellweger-Sy, Holtermüller-Wiedemann-Sy, Larsen-Sy, kongenitale Trismus-Ss (Freeman-Sheldon-Sy, Dutch-Kentucky-Sy, Hecht-Beals-Sy, Trismus-Pseudokamptodaktylie-Sy), Klippel-Feil-Sy, Apert-Sy.

## Symptome

Multiple, meist symmetrische Kontrakturen und Luxationen der Gelenke mit Fehlbildungen der Extremitäten, Muskelatrophien der betroffenen Gliedmaßen (Palmarflexion, lat. Pes equinovarus, Pferdefuß), fehlende Beugefurchen, jedoch auffällige Grübchen (frz. »fossettes cutanées«) an den betroffenen Gelenken, generalisierte Bindegewebsveränderungen.

Maxillofaziale Gesichtsdysmorphien (Mikrogenie, Makrotie, tiefliegende Augen).

Insgesamt dystrophisches Erscheinungsbild (engl. »wooden doll«, Marionette).

*Labor:* erhöhte CK im Serum.

## Vergesellschaftet mit

Maligne Hyperthermie (MH), Spaltbildungen, Herzvitien (ca. 10%, darunter Pulmonalstenose, persistierender Ductus arteriosus, Koarktation der Aorta), Urogenitaldysmorphien, Cutis laxa, Teleangiektasien, Wirbelsäulenanomalien (Skoliose, Spina bifida).

## Anästhesierelevanz

Erschwerte Gefäßpunktion wegen der Kontrakturen und erhöhte Gefahr für Lagerungsschäden. Mit Intubationsschwierigkeiten ist wegen ungenügender Mundöffnung, Mikrogenie, eingeschränkter Beweglichkeit der HWS und bei zusätzlichen Spaltbildungen zu rechnen. Darüber hinaus kann auch die Beatmung mit der Maske schwierig sein.

Nichtdepolarisierende Relaxanzien in üblicher Dosierung wirken häufig länger. Die Durchführung rückenmarknaher Regionalanästhesien kann bei Wirbelsäulendeformitäten sehr schwierig oder unmöglich sein. Oft besteht eine Tendenz zur arteriellen Hypotonie.

## Wichtiges Monitoring

Relaxometrie, Pulsoxymetrie, Kapnographie.

## Vorgehen

Eine Prämedikation mit Benzodiazepinen und die prophylaktische Gabe von 0,3-molarem Natrium citricum (20–30 ml peroral) oder $H_2$-Rezeptorenblockern sind sinnvoll. Für die Intubation selbst sind alle Vorkehrungen zu treffen, dass bei Beatmungsproblemen eine ausreichende Oxygenation gewährleistet werden kann. Primäre fiberoptische nasale Intubation erwägen. Immer ausreichend präoxygenieren. Eine kardiovaskuläre Depression sollte vermieden werden; es empfiehlt sich ein restriktiver Einsatz negativ-inotroper Medikamente. Oftmals ist eine geringere Barbituratdosis für die Anästhesieeinleitung nötig. Die Anwendung von Ketamin wird als vorteilhaft beschrieben.

Wegen der überdurchschnittlich häufigen Vergesellschaftung mit einer MH sollte (außer bei zweifelsfreiem MH-Ausschluss) auf Triggersubstanzen verzichtet werden. Dies gilt v. a. für depolarisierende Muskelrelaxanzien und volatile Anästhetika.

Bei Bedarf Endokarditisprophylaxe durchführen.

Wirbelsäulendeformitäten und ein Befall der Atemmuskulatur können zu restriktiven Ventilationsstörungen führen, die insbesondere postoperativ Atmungsprobleme verursachen.

 Cave

**Succinylcholin (MH-Triggerung und Kaliumfreisetzung), volatile Anästhetika, Lagerungsschäden.**

## Literatur

Alfonso I, Papazian O, Paez JC, Grossman JAI (2000) Arthrogryposis multiplex congenita. Int Pediatr 15: 197–204

Burg G, Kunze J, Pongratz D et al. (Hrsg) (1990) Leiber – Die klinischen Syndrome, Bd 1, 7. Aufl. Urban & Schwarzenberg, München, S 65–67

Gambling DR, Douglas MJ (1998) Obstetric anesthesia and uncommon disorders. Saunders, Philadelphia London, pp 438–440

Nguyen NH, Morvant EM, Mayhew JF (2000) Anesthetic management for patients with arthrogryposis multiplex congenita and severe micrognathia: case reports. J Clin Anesth 12: 227–230

Oberoi GS, Kaul HL, Gill IS, Batra RK (1987) Anaesthesia in arthrogryposis multiplex congenita: case report. Can J Anaesth 34: 288–290

Quance DR (1988) Anaesthetic management of an obstetrical patient with arthrogryposis multiplex congenita. Can J Anaesth 35: 612–614

Standl T, Wappler F (1996) Arthrogryposis multiplex congenita: Spezielle anästhesiologische Aspekte. Anästhesiol Intensivmed Notfallmed Schmerzther 31: 53–57

# Aspirinunverträglichkeit

## Synonyme

Samter-Krankheit, Fernand-Widal-Sy, Widal-Abrami-Lermoyez-Sy, engl. »aspirin induced asthma« (AIA), »aspirin triad«.

## Oberbegriffe

Medikamentenintoleranz, Allergie, Atopie, chronischer Infekt.

## Organe/Organsysteme

Nasenrachenraum, Atemwege, Immunsystem.

## Inzidenz

Hauptmanifestationsalter 20–40 Jahre, Gynäkotropie. Rund 20% aller Arzneimittelunverträglichkeiten gehen zu Lasten der nichtsteroidalen Analgetika/Antirheumatika (NSAID, NSAR). 4–19% aller Asthmatiker haben eine NSAID-Unverträglichkeit. Bei zusätzlichem Vorliegen einer Poliposis nasi steigt diese Inzidenz auf 14–23%.

## Ätiologie

Über die unmittelbare Krankheitsursache liegen keine Angaben vor. Der Pathomechanismus ist möglicherweise nicht immunologisch bedingt, sondern beruht auf einer Hemmung der Zyklooxygenaseaktivität und damit der Umwandlung von Arachidonsäure in Prostaglandine in der Bronchialmuskulatur.

Im Vordergrund steht die chronische Sinusitis (Pansinusitis) mit Polypenwachstum und Obstruktion der Sekretabflusswege aus den Nasennebenhöhlen. Im späteren Verlauf manifestiert sich die asthmatische Komponente. Die Acetylsalicylsäureunverträglichkeit ist ebenfalls ein Spätsymptom und kann nach vorhergehender unproblematischer Einnahme auftreten. Triggersubstanzen sind: Acetylsalicylsäure, Diclofenac, Ibuprofen, Indometacin, Ketoprofen, Ketorolac und Piroxicam. Paradoxerweise werden einige ASS-Derivate wie Natriumsalizylat und Salizylamid toleriert, vermutlich weil sie die Zyklooxygenase nicht inhibieren.

### Verwandte Formen, Differenzialdiagnosen

Allergische Diathese, Atopie, Asthma bronchiale, Anstrengungsasthma, allergisches Asthma, chronische Nasennebenhöhleninfekte anderer Ursache (z. B. bakteriell), Arzneimittelexanthem, Heuschnupfen (Pollinosen), Rhinitis vasomotorica, Neurodermitis (atopisches Ekzem), Urticaria factitia, angioneurotisches Ödem (Quincke-Ödem), chronische Emphysembronchitis, zystische Fibrose, Mendelson-Sy, Alveolitis, mechanische Beatmungskomplikationen (Tubusabknickung, Tubusverlegung, Cuffhernie).

## Symptome

*Trias:* Asthma, Acetylsalicylsäureunverträglichkeit, Polyposis nasi.

*Weitere Symptome:* chronische Rhinitis, Rhinitis vasomotorica, Niesattacken, Rhinorhö, verstopfte Nase, Hyposmie, Anosmie.

*Bei Aspirineinnahme:* Bronchospasmus, Exantheme, Rhinorhö, Konjunktivitis, Kreislaufkollaps, Herz-Kreislauf- und Atemstillstand.

Endoskopischer und radiologischer (CT) Erkrankungsnachweis, außerdem Provokationstests (Rhinomanometrie nach lokaler ASS-Instillation).

### Labor

BSG-Erhöhung, positiver Intrakutantest mit Acetylsalicylsäure (ASS), vermehrt Eosinophile im Nasensekret.

### Vergesellschaftet mit

Chronisch rezidivierende Infekte der oberen Atemwege vorwiegend im Nasenrachenraum, Sinusitiden (Sinusitis maxillaris, ethmoidalis, frontalis und sphenoidalis), Schlafstörungen, Pharyngitis sicca.

### Therapie

Antibiotika, Kortikosteroide (in 60% der Fälle chronische Steroidmedikation), Antiasthmatika ($\beta_2$-Sympathikomimetika, Theophyllinderivate), Pansinusoperation, Polypektomie, Op. nach Caldwell-Luc. Die operative Sanierung bringt oft eine Besserung der asthmatischen Komponente, allerdings mit hoher Rezidivrate.

## Anästhesierelevanz

Im Vordergrund stehen die Probleme der Atmung/Beatmung und die Frage der postoperativen Schmerztherapie.

### Spezielle präoperative Abklärung

Allergie- bzw. Unverträglichkeitstestung auf NSAID und ggf. auf relevante Anästhetika (Pricktest, Intrakutantest).

Lungenfunktionsprüfung mit und ohne Bronchodilatatoren, Thoraxröntgenaufnahme.

### Wichtiges Monitoring

Pulsoxymetrie, Atemwegsdrücke, Kapnographie, EKG. Bei kontrollierter Hypotension (s. unten) zusätzlich: invasive Blutdruckmessung, Blutgasanalysen, Säure-Basen-Status, Diurese.

### Vorgehen

Eine vorbestehende antiasthmatische Medikation muss perioperativ fortgesetzt werden. Dies gilt insbesondere für die Kortikosteroide, die ggf. der Stresssituation angepasst werden müssen. Vor der Anästhesieeinleitung 125–500 mg Prednisonäquivalent i.v. Eine generelle prophylaktische $H_1$- und $H_2$-Rezeptorenblockade wird nicht empfohlen.

Es empfiehlt sich eine leicht sedative Prämedikation mit Benzodiazepinen, die allerdings im Falle extrem behinderter Nasenatmung unter pulsoxymetrischer Überwachung erfolgen sollte.

Bei der Wahl der Anästhesieverfahren sollte den Lokal- bzw. Regionalanästhesieverfahren der Vorzug gegeben werden. Dies ist jedoch bei der operativen Behandlung des Leidens (Nasennebenhöhlenausräumung) nicht möglich.

Bei Allgemeinanästhesien sind Intubationsnarkosen üblich. Es sollten möglichst nur Anästhetika verwendet werden, die eher nicht mit anaphylaktoiden Risiken behaftet sind (z. B. Etomidat, Propofol, Vecuronium, Fentanyl, volatile Anästhetika), sofern keine expliziten Kontraindikationen bekannt sind. Es gibt keine Hinweise, die für eine Bevorzugung einer bestimmten Anästhesiemethodik sprechen. Bei ausgeprägter asthmatischer Symptomatik hat sich die Einleitung mit Ketamin, ergänzt mit einem Benzodiazepin, bewährt. Ein Beatmungsmodus mit verlängerter Exspiration (I:E=1:2) und einer etwas höheren Atemfrequenz (18–22/min) bewährt sich im Falle zu hoher Atemwegsdrücke.

Aufgrund der unübersichtlichen Verhältnisse im Operationsgebiet und der Blutungsneigung der ödematösen und extrem vulnerablen Schleimhäute wird die Pansinusoperation gelegentlich unter kontrollierter Hypotension durchgeführt. Diese kann mit Natriumnitroprussid, Phentolamin oder Nitroglyzerin durchgeführt werden (▶ s. weiterführende Literatur). Eine Prämedikation mit ACE-Hemmern kann sinnvoll sein, um einen anschließenden Reboundeffekt abzuschwächen. Als Alternative zur kontrollierten Hypotension kann eine totale intravenöse Anästhesie (TIVA) unter Vermeidung volatiler Anästhetika erwogen werden; dabei bleiben die Gefäße im Operationsgebiet trotz Normotension eher konstringiert, und die Visibilität für den Operateur ist gewährleistet. Bei Anästhesieende ist wegen der üblichen Nasentamponade nur Mundatmung möglich; die Extubation sollte erst erfolgen, wenn der Patient der Aufforderung, über den Mund zu atmen, nachkommen kann.

Die (postoperative) Schmerztherapie ist grundsätzlich ohne ASS und sicherheitshalber ohne NSAID zu gestalten. Über Paracetamol liegen widersprüchliche Berichte vor (sowohl Toleranz als auch Unverträglichkeit), sodass diese Substanz nicht ohne weiteres als Ausweichmöglichkeit empfohlen werden kann. Bei Bedarf können Opioide eingesetzt werden, wobei patientenkontrollierte Applikationsformen bevorzugt werden sollten.

Symptomatik und Vorgehen bei Auslösung einer anaphylaktoiden Reaktion s. Allergische Diathese.

 **Cave**

Nichtsteroidale Analgetika/Antirheumatika (NSAID) wie Acetylsalicylsäure, Diclofenac, Ibuprofen, Indometacin, Ketoprofen, Ketorolac und Piroxicam.

**Beachte**

Wichtig ist, die Patienten über ihre Unverträglichkeit aufzuklären und von unkontrollierter Selbstmedikation abzuhalten.

## Literatur

R. Castello (2002) Generelle H$_1$/H$_2$-Blockade vor Narkoseeinleitung. Anaesthesist 51: 420–421

Celiker V, Basgul E (2003) Anaesthesia in aspirin-induced asthma. Allergol Immunpathol (Madr.) 31: 338–341

Haddow, GR, Riley E, Isaacs R, McSharry R (1993) Ketorolac, nasal polyposis, and bronchial asthma: a cause of concern. Anesth Analg 76: 420–422

Larsen R, Kleinschmidt S (1995) Die kontrollierte Hypotension. Anaesthesist 44: 291–308

McKinnon RP, Wildsmith JAW (1995) Histaminoid reactions in anaesthesia. Br J Anaesth 74: 217–228

Müller-Werdan U, Werdan K (1997) Der anaphylaktische Schock. Anaesthesist 46: 549–563

Novak-Jankovic V, Paver-Erzen V, Podboj J, Suskovic S (1995) A comparison of intravenous and inhalational maintenance anaesthesia for endoscopic procedures in the aspirin intolerance syndrome. Eur J Anaesthesiol 12: 345–349

Pasch T (1993) Indikationen, Effektivität und Grenzen der kontrollierten Hypotension. Klin Anästhesiol Intensivther 43: 89–95

Power I (1993) Aspirin-induced asthma. Br J Anaesth 71: 619–621

Tasch MD (2001) Corticosteroids and anesthesia. Curr Op Anaesthesiol 15: 377–381

Theissen JL, Zahn P, Theissen U, Brehler R (1995) Allergische und pseudoallergische Reaktionen in der Anästhesie. Anästhesiol Intensivmed Notfallmed Schmerzther 30: 3–12 und 71–76

Withington DE (1994) Allergy, anaphylaxis and anaesthesia. Can J Anaesth 41: 1133–1139

# Asthma bronchiale

## Synonyme

Asthma, Bronchialasthma.

## Oberbegriffe

(Chronische) obstruktive Lungenerkrankung (COPD), Atopie, hyperreagibles Tracheobronchialsystem, psychosomatische Erkrankungen.

## Organe/Organsysteme

Bronchiolen, Atemwege, Respirationstrakt, Lungen, Thorax, Herz-Kreislauf-System.

## Inzidenz

1:20 bis 1:50, Prävalenz 3–5%, ansteigende Mortalität, z. Zt. bei 1,6:100.000.

## Ätiologie

Familiäre Häufung; konstitutionell. Es liegt eine gesteigerte Reaktionsbereitschaft des Respirationstraktes auf verschiedene Noxen (mechanische, chemische, physikalische, pharmakologische, humorale, nervale und psychische Reize) oder bei Anstrengung vor, die sich in spastischer Bronchokonstriktion, Schleimhautschwellung, Hypersekretion und Dyskrinie in Folge submuköser Entzündung äußert. Der Trigger löst eine Entzündungsreaktion mit Degranulation von Mastzellen und Aktivierung von Eosinophilen und Makrophagen aus.

### Besondere Formen

Status asthmaticus, akuter Bronchospasmus.

### Verwandte Formen, Differenzialdiagnosen

Anstrengungsasthma, allergisches Asthma, Bronchospasmus, chronische Emphysembronchitis, zystische Fibrose, Pneumonie, ARDS, Mendelson-Sy, Alveolitis, allergische Diathese, mechanische Beatmungskomplikationen (Tubusabknickung, Tubusverlegung, Cuffhernie), Samter-Sy = Fernand-Widal-Sy (Trias: Asthma, Acetylsalicylsäureallergie, Polyposis nasi).

### Beachte

4–19% aller Asthmatiker haben eine Überempfindlichkeit für Acetylsalicylsäurederivate (Aspirin®) und nichtsteroidale Analgetika/Antirheumatika (NSAID, NSAR).

## Symptome

### Schweregrade

1. Symptomatische Form (Erkrankung nur durch Provokationstest nachweisbar),
2. unter Therapie symptomlose Form,
3. trotz Therapie symptomatische Form.

*Mögliche Symptome:* Tachypnoe, Belastungsdyspnoe, Ruhedyspnoe, Atemnotattacken (v. a. in der Nacht während Überwiegen des Parasympathikus), Orthopnoe, chronisch persistierender Husten, auskultatorisch Giemen und Pfeifen, Thoraxexkursionen in die Inspirationslage verschoben (»air trapping«).

Lungenfunktion mit pathologischen Werten: FEV1 und »peak flow« erniedrigt.

*Status asthmaticus:* trotz medikamentöser Therapie anhaltende schwerste obstruktive Ventilationsstörung mit drohender oder schon vorliegen-

der respiratorischer Dekompensation (Zyanose, Erschöpfung der Atemmuskulatur, pathologische Blutgaswerte, Hypoxie, Hyperkapnie oder Hypokapnie bei kompensatorischer Hyperventilation).

### Vergesellschaftet mit

Cor pulmonale (Rechtsherzüberlastung, Rechtsherzversagen, Arrhythmien), Allergien, Urtikaria, Pneumothorax, Barotrauma, respiratorische Infekte.

### Therapie

Broncholytika ($\beta_2$-Sympathomimetika, Theophyllinderivate), Kortikoide.

Im Status asthmaticus: Adrenalin, Sauerstoff, maschinelle Beatmung.

## Anästhesierelevanz

Giemen tritt in ca. 14% aller Patienten nach Einleitung auf (6% bei Patienten ohne Asthmaanamnese, 25% mit Asthmaanamnese). Ein Bronchospasmus tritt in ca. 1:600 Anästhesien auf, Vorkommen ist nicht vorhersagbar.

### Spezielle präoperative Abklärung

Lungenfunktionsprüfung im Sinne einer Abklärung des Schweregrades der Erkrankung und Überprüfung bzw. Optimierung der Therapie. Wichtige Parameter sind die statischen und dynamischen Lungenvolumina vor und nach pharmakologischer Broncholyse, Fluss-Volumen-Kurven, Compliance, Thoraxröntgenaufnahme, Blutgasanalyse, Säure-Basen-Status, ggf. Ventilations-Perfusions-Szintigraphie.

Abklärung der Herz-Kreislauf-Funktion: EKG, Echokardiographie (v. a. rechtes Herz, Lungenkreislauf), ggf. Abklärung der $O_2$-Transportkapazität (Hb/Hkt, Blutgasanalyse, Herzminutenvolumen). Sorgfältige Anamnese, insbesondere der Medikamenteneinnahme.

### Wichtiges Monitoring

Volumetrie, Beatmungsdrücke, Pulsoxymetrie, Kapnographie, ggf. Relaxometrie.

### Vorgehen

Eine medikamentöse Therapie ist vor dem Eingriff fortzusetzen, evtl. auf parenterale Applikationsform umzustellen. Dosieraerosole zur topischen Medikation sollten bei Bedarf in den OP mitgenommen werden, da sie auch via Trachealtubus applizierbar sind. Eine strenge präoperative Nikotinabstinenz von mindestens 12 h ist angebracht. Bei allergischer Genese ist auf die Vermeidung von Noxen zu achten. Eine anxiolytische Prämedikation mit einem Benzodiazepin ist vorteilhaft (Vorsicht! Gefahr einer Überdosierung bei drohender Ateminsuffizienz!). Eine Alternative ist die Kombination Promethazin mit Atropin, wobei der Nutzen der Vagolyse mit Atropin wegen der notwendigen Dosis und der Gefahr der Sekreteindickung umstritten ist. Manche Autoren empfehlen deshalb die inhalative Applikation von Ipratropiumbromid (Atrovent®).

Alle Maßnahmen sind auf eine eventuelle negative Beeinflussung der Atmungsfunktion zu überprüfen. Aufgrund der zentralen Bedeutung der tracheobronchialen Reizung für die Auslösung bronchokonstriktorischer Reaktionen sind Anästhesiemethoden ohne tracheale Intubation vorteilhaft. Sofern sie für den Patienten und den Eingriff geeignet sind, sollten Regionalanästhesieverfahren bevorzugt werden. Bei Manipulationen an den Atemwegen ist eine ausreichende Narkosetiefe unbedingt nötig (In- und Extubation in tiefer Inhalationsnarkose und Spontanatmung). Grundsätzlich sollte eine zu flache Narkose vermieden werden, ebenso die Anwendung histaminfreisetzender oder parasympathikomimetisch wirkender Pharmaka. Empfohlen werden Etomidat, Ketamin (sehr gut geeignet!), Propofol, Benzodiazepine, Fentanyl, volatile Anästhetika, Vecuronium, Rocuronium und Pancuronium.

Problematisch sind Cholinesterasehemmer, Morphin, Pethidin, Thiopenthal. Succinylcholin ist zwar nicht kontraindiziert, kann jedoch zu Histaminfreisetzung führen und sekundär eine Bronchokonstriktion fördern. Atracurium und Mivacurium haben den Vorteil der kurzen Wirksamkeit (ggf. ermöglichen sie, auf eine Antagonisierung zu verzichten), sie können jedoch ebenfalls Histamin freisetzen. Unbedingt notwendig ist die Erwärmung und Befeuchtung der Atemgase (»Low-flow-Anästhesie«, Befeuchter). Eine individuelle Einstellung der Beatmungsparameter mit Austestung des intrinsischen PEEP, verlängertem Exspirium und optimalem Flow ist angebracht

(Erfolgskriterium: beste Oxygenation bei tiefstem Mitteldruck).

Bei absehbaren respiratorischen Schwierigkeiten in der Ausleitungsperiode kann eine Nachbeatmung indiziert sein.

 **Cave**

**Tracheobronchiale Irritation, Histaminfreisetzung, Parasympathikotonus, Opioid- und Relaxansüberhang. Keine elektiven Eingriffe bei Infekten der Atemwege.**

## Literatur

Arakawa H, Takizawa T, Tokuyama K et al. (2002) Efficacy of inhaled anticholinergics and anesthesia in treatment of a patient in status asthmaticus. Asthma 39: 77–80

Bremerich DH (2000) Anästhesie bei Asthma bronchiale. Anästhesiol Intensivmed Notfallmed Schmerzther 35: 545–558

Gal TJ (2004) Airway hyperreactivity: evolving therapeutic and anesthetic perspectives. IARS 2004 review course lectures. Anesth Analg (Suppl): 31–39

Gambling DR, Douglas MJ (1998) Obstetric anesthesia and uncommon disorders. Saunders, Philadelphia, pp 119–123

Habre W, Scalfaro P, Sims C et al. (1999) Respiratory mechanics during sevoflurane anesthesia in children with and without asthma. Anesth Analg 89: 1177–1181

Hurford WE (2000) The bronchospastic patient. Int Anesthesiol Clin 38: 77–90

Jalowy A, Peters J, Groeben H (1998) Stellenwert der bronchialen Hyperreagibilität in der Anästhesiologie. Anästhesiol Intensivmed Notfallmed Schmerzther 33: 150–162

Maslow AD, Regan MM, Israel E et al. (2000) Inhaled albuterol, but not intravenous lidocaine, protects against intubation-induced bronchoconstriction in asthma. Anesthesiology 93: 1198–1204

Mougdil GC (1997) The patient with reactive airway disease. Can J Anaesth 44: 77–89

Mutlu GM, Factor P, Schwartz DE, Sznajder JI (2002) Severe status asthmaticus: management with permissive hyperkapnia and inhalation anesthesia. Crit Care Med 30: 477–480

Rooke GA, Choi JH, Bishop MJ (1997) The effect of isoflurane, halothane, sevoflurane, and thiopental/nitrous oxide on respiratory system resistance after tracheal intubation. Anesthesiology 86: 1294–1299

Sarma VJ (1992) Use of ketamine in acute severe asthma. Acta Anaesthesiol Scand 36: 196–107

Scalfaro P, Sly PD, Sims C, Habre W (2001) Salbutamol prevents the increase of respiratory resistance caused by tracheal intubation during sevoflurane anesthesia in asthmatic children. Anesth Analg 93: 898–902

Seebauer A, Achauer A, Schwender D (1998) Astma bronchiale. Anaesthesist 47: 788–802

Stieglitz S, Groeben H, Peters J (2001) Lokalanästhetika und bronchiale Hypereagibilität. Anästhesiol Intensivmed Notfallmed Schmerzther 36: 599–607

# Atypische Cholinesterase

## Synonyme

Cholinesterasemangel-Sy, Pseudocholinesterasemangel.

## Oberbegriffe

Enzymopathie, atypische Medikamentenwirkung, Eliminationsstörung.

## Organe/Organsysteme

Motorische Endplatte, neuromuskuläre Übertragung, Leber, Metabolismus.

## Inzidenz

Heterozygot 1:25, homozygot 1:2500 Patienten, Geschlechterverteilung 1:1.

## Ätiologie

Hereditär und kongenital. Autosomale Vererbung über 4 Allele mit hetero- oder homozygoter Kombination. Im Serum ist eine Variante der Acylcholin-Acylhydrolase vorhanden, die Succinylcholin nur langsam oder praktisch nicht abbauen kann (Anenzymie). Von den 10 bekannten phänotypischen Varianten haben 6 eine verminderte Aktivität. Eine klinische Relevanz liegt erst bei einer Verminderung der Enzymaktivität auf unter 30% vor.

## Verwandte Formen, Differenzialdiagnosen

Symptomatischer Cholinesterasemangel nach chronischer Hepatitis, Leberzirrhose, Leberversagen (z. B. nach hepatotoxischen Vergiftungen), Kachexie, Hypoproteinämie, Wilson-Sy, terminale Niereninsuffizienz, Tumorerkrankungen, Zytostatikatherapie (Chemotherapie), Phase-II-Block (Dualblock), überdosierungs- oder antibiotikabedingter Relaxansüberhang, Opiatüberhang, Hypokapnie, Myopathien, Glykogenosen, familiäre periodische Lähmung, häufige Dialysen, SHT, Apoplexie, Lambert-Eaton-Rook-Sy.

## Symptome

Siehe unten.

## Anästhesierelevanz

Außerhalb der Anästhesie hat die »Erkrankung« keine praktische Bedeutung und ist symptomlos. Wer nie Succinylcholin injiziert bekommen hat, bietet infolgedessen keine anamnestischen Hinweise. Ein Verdacht kann höchstens aus der Familienanamnese abgeleitet werden. Typischer Hinweis ist ein längerer postoperativer Wachzustand bei kompletter Muskellähmung (Paralyse) mit Beatmungspflichtigkeit.

Eine Bestätigung der Erkrankung ist möglich durch die Hemmungsbestimmung mit Dibucain (für den Phänotyp A der Enzymvariante) oder Natriumfluorid (für den Phänotyp F, die sog. fluoridresistente Variante). Eine Differenzierung der Isoenzyme ist gelelektrophoretisch möglich. Bei hepatisch bedingtem symptomatischen Cholinesterasemangel ist die Serumcholinesterase erniedrigt, ferner sind die meisten Leberfunktionsparameter pathologisch (Syntheseleistungen: Hypalbuminämie, Gerinnungsstörungen), außerdem liegen pathologische Organmanifestationen vor wie Leberzirrhose, Hyperaldosteronismus, Aszites etc. Neugeborene haben eine Aktivität von 50%, Säuglinge ab 2 Wochen normale Erwachsenenwerte. Im letzten Trimenon der Gravidität bis 6 Wochen nach Entbindung um 20–30% reduzierte Pseudocholinesteraseaktivität.

### Spezielle präoperative Abklärung

Bestimmung der Enzymaktivität bei anamnestisch begründetem Verdacht (s. oben), bei hepatischer Genese Bestimmung der Leberfunktionsparameter.

### Wichtiges Monitoring

Relaxometrie, Volumetrie, Pulsoxymetrie, Kapnographie.

### Vorgehen

Bei anamnestisch bekanntem Cholinesterasemangel muss auf die Anwendung von depolarisierenden Muskelrelaxanzien (Succinylcholin) und Mivacurium verzichtet werden. Hingegen können andere nichtdepolarisiernde Muskelrelaxanzien in üblicher Dosierung verwendet werden. Diese dürfen mit Cholinesterasehemmern (Neostigmin, Pyridostigmin) antagonisiert werden, vorausgesetzt, es ist vorher kein Succinylcholin gegeben worden (**Vorsicht:** Wirkungsverstärkung und Dualblock!).

Die akzidentelle Feststellung eines Cholinesterasemangels geschieht typischerweise am Ende von Allgemeinanästhesien nach Anwendung von Succinylcholin, wenn eine unerwartete und anhaltende postoperative Apnoe vorliegt. Nach Ausschluss differenzialdiagnostischer Möglichkeiten sollte bis zur Erlangung einer ausreichenden Muskelkontraktionsfähigkeit eine geeignete Sedierung (oder Fortführung der Narkose) vorgenommen werden, um dem Patienten die Totalrelaxation bei erhaltenem Bewusstsein zu ersparen (»locked-in syndrome«). Eine mehrstündige Nachbeatmung (8–10 h) ist oft erforderlich.

Mit der exogenen Zufuhr eines gereinigten Serumcholinesterasepräparates (Behring) kann eine schnellere Hydrolyse des Succinylcholins erreicht werden, allerdings bestehen hierbei allergologische und infektiöse Risiken wie bei allen von Spendern gewonnenen und gepoolten Plasmapräparaten.

## Beachte

Bei grenzwertiger Aktivitätsverminderung der Pseudocholinesterase (ca. 30%) ist mit einer Interaktion des Succinylcholins mit Propranolol oder Fluoriden (Letztere nach längerer Enfluranexposition) möglich.

## Hinweis

Bei der hereditären Form sollte die Enzymausstattung der Blutsverwandten abgeklärt werden. Für den Patienten ist eine Bescheinigung auszustellen.

 **Cave**

Succinylcholin, »awareness«. Cholinesterasehemmer, wenn vorher Succinylcholin appliziert wurde. Verlängerte Überwachung nach Antagonisierung von Mivacurium notwendig.

## Literatur

Baraka A (1995) Test dose for prediction of mivacurium sensitivity in the patient with atypical plasma cholinesterase. Anesthesiology 83: 1371–1372

Benzer A, Luz G, Oswald E et al. (1992) Succinylcholine-induced prolonged apnea in a 3-week-old newborn: treatment with human plasma cholinesterase. Anesth Analg 74: 137–138

Breucking E (1989) Neurologische und neuromuskuläre Erkrankungen (Myasthenia gravis, M. Parkinson) und Cholinesterasemangel. Anästh Intensivmed 30: 326–333

Davis L, Britten JJ, Morgan M (1997) Cholinesterase. Its significance in anaesthetic practice. Anaesthesia 52: 244–260

Donen N (1987) Use of atracurium in a patient with plasma cholinesterase deficiency. Can J Anaesth 34: 64–66

Hickey DR, O'Connor JP, Donati F (1987) Comparison of atracurium and succinylcholine for electroconvulsive therapy in a patient with atypical plasma cholinesterase. Can J Anaesth 34: 280–283

Jensen FS, Skovgaard LT, Viby-Mogensen J (1995) Identification of human plasma cholinesterase variants in 6688 individuals using biochemical analysis. Acta Anaesthesiol Scand 39: 157–162

Jensen FS, Viby-Mogensen J (1995) Plasma cholinesterase and abnormal reaction to succinylcholine: twenty years' experience with the Danish Cholinesterase Research Unit. Acta Anaesthesiol Scand 39: 150–156

Pantuck EJ (1993) Plasma cholinesterase: gene and variations. Anesth Analg 77: 380–386

Ragasa J, Shah NK, Crystal D, Bedford RF (1989) Plasma cholinesterase levels in cancer patients treated with chemotherapy. Anesth Analg 68: S 229

Weindlmayr-Goettel M, Sipos E et al. (1991) Ein Fall von Serumcholinesterase-Anenzymie. Anaesthesist 40: 638–640

# Basedow-Krankheit

### Synonyme

Hyperthyreoidismus, Thyreotoxikose, Flajani-Krankheit, Glotzaugenkrankheit; »Graves' disease«, »Begbie's disease«, »Parry's disease«, »Marsh's disease«, »exophthalmic goiter«.

### Oberbegriffe

Endokrine Dysfunktion, Autoimmunthyreopathie.

### Organe/Organsysteme

Schilddrüse, Endokrinium, Immunsystem.

### Inzidenz

Die Häufigkeit des Krankheitsbildes ist rückläufig.

### Ätiologie

Vermehrte Sekretion unphysiologisch gesteigerter Mengen von Schilddrüsenhormonen, meist in einem autonomen Adenom innerhalb einer bestehenden Struma. Zunächst Kompensation durch eine Schilddrüsenunterfunktion, dann jedoch periphere Hyperthyreose.

### Differenzialdiagnose

Thyreotoxikose, medikamenteninduzierte Thyreotoxikose (z. B. Amiodarone)

## Symptome

Klassische Symptomtrias (sog. Merseburger-Trias): Struma, Hyperthyreose und Exophthalmus.

Gesteigerte motorische Unruhe, Schwitzen, Wärmeintoleranz, feinschlägiger Tremor, Gewichtsverlust. Kardiovaskuläre Effekte können sich mit Vorhofflimmern, Herzinsuffizienz und koronarer Herzkrankheit manifestieren. Ferner führt die periphere Vasodilatation zu einer relativen Hypovolämie und Senkung des diastolischen Blutdrucks. Die thyreotoxische Krise ist die extreme Form der Hyperthyreose und durch Temperaturdysregulation (Fieber), Exsikkose, Vorhofflimmern, Herzversagen, Schock und Koma gekennzeichnet.

### Vergesellschaftet mit

Allgemeine muskuläre Schwäche, Hypokaliämie, Hypophosphatämie, gelegentlich Thrombozytopenie, paroxysmale Tachykardieattacken.

### Therapie

Die medikamentöse thyreostatische Therapie erfolgt vorwiegend mit Thiouracilderivaten oder Carbimazol, jedoch wird die Blockade der Thyroxinsynthese erst nach 6–8 Wochen wirksam. Darüber hinaus ist die partielle oder totale Strumektomie Therapie der Wahl.

## Anästhesierelevanz

Patienten, die sich während einer hyperthyreoten Stoffwechsellage oder thyreotoxischen Krise einer Notfalloperation unterziehen müssen, haben eine deutlich erhöhte perioperative Morbidität und Mortalität. Daher ist ein adäquates anästhesiologisches Management erforderlich. Die anästhesiologische Betreuung im Rahmen einer Strumektomie oder anderer chirurgischer Eingriffe kann durch Intubationsschwierigkeiten erheblich beeinflusst werden. Im Rahmen korrektiver Augenmuskeloperationen zur Behebung des Exophtalmus kann sowohl eine Lokal- als auch eine Allgemeinanästhesie erforderlich sein.

### Spezielle präoperative Abklärung

Erfassung von möglichen Organbeteiligungen (EKG) und zu erwartenden Intubationsschwierigkeiten. Thoraxröntgenaufnahme in 2 Ebenen zum Ausschluss einer Verlegung der Trachea durch eine Struma. Bei retrosternal lokalisierter Struma muss nach den Zeichen eine Kompression der V. cava gesucht werden. Mittels indirekter Laryngoskopie kann die Stimmbandbeweglichkeit erfasst und dokumentiert werden. Laborparameter: Trijodthyronin (T3), Thyroxin (T4), TSH.

### Wichtiges Monitoring

EKG, Temperatur, Elektrolyte, Relaxometrie. Bei hyperthyreoter Stoffwechsellage (Notfalleingriffe) invasives Kreislaufmonitoring.

### Vorgehen

Im Rahmen der Prämedikation muss die medikamentöse Therapie mit Thyreostatika und/oder β-Blockern fortgesetzt werden. Eine präoperative Sedierung mit Benzodiazepinen oder Chlorpromazin trägt zur perioperativen Ausgeglichenheit der Patienten bei und reduziert den intraoperativen Bedarf an Hypnotika, jedoch muss bei bestehender

Atemwegsobstruktion durch die Struma eine mögliche Atemantriebsminderung und drohende Hypoxie durch Dosisreduktion und sorgfältige Überwachung des sedierten Patienten ausgeschlossen werden. Das Vorgehen zur Anästhesieeinleitung richtet sich nach dem Risiko für eine schwierige Intubation. Verfahren der Wahl ist die fiberoptisch kontrollierte Intubation des spontan atmenden, wachen, leicht sedierten Patienten. Bei der Strumektomie sollte ein flexibler Woodbridge-Tubus oder ein vorgekrümmter Endotrachealtubus verwendet werden.

Bei der Narkoseeinleitung sollte Ketamin aufgrund seiner kardiovaskulären Nebenwirkungen mit eventueller Verstärkung einer Tachykardie und Hypertension nicht verwendet werden. Auch Halothan sollte aufgrund seiner proarrythmogenen Eigenschaften nicht verabreicht werden. Bei hyperthyreoter Stoffwechsellage sind Clearance und Verteilungsvolumen von Propofol erhöht, sodass die Dosierung angepasst werden muss. Das Ausmaß des über den Standard hinausgehenden Monitorings richtet sich nach der Organbeteiligung sowie der Stoffwechsellage. Die nicht therapierte hyperthyreote Stoffwechsellage erfordert ein invasives Monitoring zur genauen Blutdrucküberwachung, zusätzlich die zentralvenöse Druckmessung.

Bei der Lagerung zur Strumektomie ist auf den guten Schutz der Augen vor Druckschäden und Austrocknen zu achten. In der Regel sind die Arme nach Abdeckung des Operationsgebietes nur noch eingeschränkt zu erreichen, sodass auf sichere Fixierung und ausreichenden gesicherte Venenzugänge geachtet werden muss. Eine postoperative Gefährdung des Patienten kann durch eine Nachblutung mit nachfolgender Komprimierung der Atemwege auftreten, daher müssen die logistischen Voraussetzungen für eine zügige Reintubation geschaffen sein. In einigen Fällen kann durch Mitentfernung der Epithelkörperchen eine Hypokalzämie auftreten, die sich klinisch mit Somnolenz und gesteigerter Krampfneigung manifestiert.

Ist ein operativer Eingriff bei thyreotoxischer Krise erforderlich, muss ein erweitertes hämodynamisches Monitoring eingesetzt und symptomatisch therapiert werden, bis die kausale Behandlung greift. Zur Kontrolle der Tachykardie sind kurzwirksame β-Blocker geeignet. Eine eventuell bestehende Hyperthermie muss mit Maßnahmen

zur Kühlung therapiert werden. Eine intensivmedizinische Überwachung des Patienten ist zwingend erforderlich.

 **Cave**

**Zu starke Sedierung mit nachfolgender Hypoxie bei Atemwegsobstruktion. Ketamin, Halothan, Atropin, Katecholamine. Die Gabe von Amiodaron und von jodhaltigen Kontrastmitteln ist kontraindiziert. Augenverletzungen bei Lagerung für Strumektomie.**

### Literatur

Breivik H (1996) Perianaesthetic management of patients with endocrine disease. Acta Anaesthesiol Scand 40: 1004–1015
Farling PA (2000) Thyroid disease. Br J Anaesth 85: 15–28
Pappert D, Sprenger M (1999) Anästhesie bei endokriner Dysfunktion. Anaesthesist 48: 485–503
Roper A, Lauven PM, Lehmann L (1999) Über- und Unterfunktion der Schilddrüse aus Sicht des Anästhesisten. Anästhesiol Intensivmed Notfallmed Schmerzther 34: 34–37
Tsubuokawa T, Yamamoto K, Kobayashi T (1998) Propofol clearance and distribution volume increase in patients with hyperthyroidism. Anesth Analg 87: 195–199

# Bechterew-Krankheit

### Synonyme

v.-Bechterew-Krankheit, ankylosierende Spondylitis (Spondylarthritis ankylopoetica), Spondylitis ankylosans, Bechterew-Marie-Strümpell-Krankheit.

Nicht zu verwechseln mit »Strümpell's disease«, »Strümpell-Leichsenstern disease«, »Marie-Strümpell disease«, »Strümpell-Marie disease«.

### Oberbegriffe

Rheumatologische Krankheiten, Spondylarthropathien.

### Organe/Organsysteme

Bewegungsapparat, Wirbelsäule, Hüftgelenke, Iliosakralgelenke, Rippengelenke, Atmungsorgane.

### Inzidenz

Androtropie von 3:1, beginnt meist vor dem 30. Lebensjahr, familiäre Häufung (90% HLA-B-27-positiv). Man geht heute davon aus, dass das Geschlechterverhältnis eher ausgeglichen ist, da die Erkrankung bei Frauen aufgrund der diagnostischen Möglichkeiten vor 20–30 Jahren häufiger übersehen worden ist.

### Ätiologie

Die Ursache ist unbekannt. Fraglich rheumatische, entzündliche, chronische Erkrankung der Wirbelsäule, die in Schüben verläuft.

### Verwandte Formen, Differenzialdiagnosen

Reitersyndrom, juvenile rheumatoide Arthritis, enteropathische Arthropathien.

## Symptome

Schmerzen und Steifheit der Wirbelsäule und des Thorax (meist nachts und morgens), eingeschränkte Beweglichkeit von Hals-, Brust- und Lendenwirbelsäule. Bei Mitbeteiligung der großen Gliedmaßengelenke reaktive Muskelspasmen, Verlust der Lendenlordose, Schmerzen im Iliosakralgelenk.

### Vergesellschaftet mit

Konjunktivitis und Uveitis (ca. 25%), Lungenfibrose in den Oberlappen, Kardiomegalie und Reizleitungsstörungen (ca. 10%), Aortenklappeninsuffizienz.

## Anästhesierelevanz

Bei rückenmarknaher Regionalanästhesie liegen sehr schwierige Punktionsverhältnisse vor. Im Notfall ist zügiges Atemwegsmanagement erforderlich.

### Spezielle präoperative Abklärung

Seitenaufnahme der Halswirbelsäule, eine eventuelle kardiale Beteiligung mit Echokardiographie untersuchen, Lungenfunktion.

### Wichtiges Monitoring

Pulsoxymetrie, Volumetrie, Atemwegsdrücke.

### Vorgehen

Soweit technisch machbar ist regionalanästhesiologischen Verfahren der Vorzug zu geben. Bei Allgemeinanästhesien ist an schwierige oder unmögliche direkte Laryngoskopie zu denken. Einerseits kommen Verfahren ohne die Notwendigkeit einer Laryngoskopie in Frage wie Larynxmaske oder Intubationslarynxmaske sowie die fiberoptische Intubation. Für Letztere sollte aus Sicherheitsgründen das Vorgehen im Wachzustand unter topischer Lokalanästhesie oder unter Analgosedierung bevorzugt werden. Die fiberoptische Wachintubation sollte auch bei Regionalanästhesien bereit gehalten werden. Bei Tracheotomien den translaryngealen Zugang nach Fantoni erwägen.

Postoperativ ist aufgrund restriktiver Lungenfunktionsstörungen ggf. an eine Intensivüberwachung und prolongierte Nachbeatmung zu denken.

Perioperativ sollte zur Stressabschirmung eine chronische Kortikosteroidmedikation angemessen fortgesetzt werden (▶ s. Kapitel »Rheumatoide Arthritis«).

 **Cave**

**Atemwegsschwierigkeiten, Kreislaufinstabilität bei Aortenklappeninsuffizienz, Lagerungsschäden, postoperative Ateminsuffizienz.**

### Literatur

Benumof JL (1998) Anesthesia and uncommon diseases. 4th edn. Saunders, Philadelphia London Toronto, pp 402–407

Mason R (2001) Anaesthesia databook, 3rd edn. Greenwich Medical Media, London, pp 36–40

Reeker W, Sader R, Hauck R, Kochs E (1999) Translaryngeale Tracheostomie bei Morbus Bechterew und Guillain-Barré-Syndrom. Anästhesiol Intensivmed Notfallmed Schmerzther 34: 665–667

# Charcot-Marie-Tooth-Hoffmann-Syndrom

### Synonyme

Peroneale Muskelatrophie, Charcot-Marie-Amyotrophie (Muskeldystrophie), heredodegenerative neurale Muskelatrophie, Atrophia musculorum progressiva neurotica sive neuralis, engl. »peroneal muscular atrophy«, hereditäre motorisch-sensible Neuropathie (HMSN) Typ I und II.

### Oberbegriffe

Myopathie, neurale Muskelatrophie-Ss, Polyneuropathie.

### Organe/Organsysteme

Muskulatur, Bewegungsapparat, ZNS, Atmungsorgane.

### Ätiologie

Häufigkeit 1:2500, Erstmanifestation vorwiegend vor dem 30. Lebensjahr. Hereditär mit überwiegend autosomal-dominantem (gelegentlich autosomal-rezessivem oder X-chromosomalem) Erbgang. Als Pathomechanismus liegen degenerative Veränderungen an peripheren Nerven und am Rückenmark mit nachfolgender Atrophie der betroffenen Muskulatur zugrunde. Histopathologisch findet sich eine Demyelinisierung sensorischer und motorischer Nerven mit Axondegeneration bis in den Hinter- und Vorderhornbereich des Rückenmarks.

### Verwandte Formen, Differenzialdiagnosen

Polyneuropathien verschiedener Genese, Rosenberg-Chutorian-Sy, Déjerine-Sottas-Sy (HMSN Typ III), Duchenne-Aran-Sy, Brossard-Kaeser-Sy, Biemond-Sy Typ II, Welander-Sy, Curschmann-Steinert-Batten-Sy, Roussy-Lévy-Sy, Friedreich-Ataxie, Gerstmann-Sy Typ II, Refsum-Sy, Syringomyelie.

| HMSN IA (CMT 1A) | Autosomal-dominant |
|---|---|
| HMSN IB (CMT 1B) | Autosomal-dominant |
| HMSN IC (CMT 1C) | Autosomal-dominant |
| HMSN X1 (CMT X1) | X-chromosomal-dominant |
| HMSN Typ II A–D (CMT 2A–D) | Autosomal-dominant |
| HMSN Typ III (Déjerine-Sottas, CMT 3) | Autosomal-dominant, autosomal-rezessiv |
| HMSN Typ IV A–C (CMT 4A–C) | Autosomal-rezessiv |
| HMSN Typ LOM | Autosomal-rezessiv |
| HMSN Typ V | Autosomal-dominant |
| Hereditär neuralgische Amyotrophie (HNA) | Autosomal-dominant |
| Hereditär motorische Neuropathie (HMN II und V) | Autosomal-dominant |
| Hereditär sensible Neuropathie (HSN I) | Autosomal-dominant |
| Hereditäre Neuropathie mit Neigung zu Druckläsionen (HNPP) | Autosomal-dominant |

**Einteilung der hereditären motorisch-sensiblen Neuropathien (HMSN) bzw. des Charcot-Marie-Tooth-Syndroms (CMT) und verwandter Formen. (Nach Ginz et al. 2001)**

| Neuropathieformen | Vererbungsmodus |
|---|---|
| Hereditäre motorisch-sensible Neuropathie Typ 1 | |

## Symptome

Aufsteigende und symmetrische Lähmungen der Fuß- und Unterschenkelmuskulatur (v. a. im Versorgungsgebiet des N. peronaeus), Spitzfuß, Hohlfuß (Pes equinovarus), Hammerzehe, »Storchenbeine«, Gangstörung (»Steppergang«), Hypo- bzw. Areflexie, fibrilläre Muskelzuckungen, Parästhesien.

Verlangsamung der Nervenleitgeschwindigkeit (auch im nichtbetroffenen Gebiet). Im späteren Verlauf auch Übergreifen auf die obere Extremität (Krallenhand), Intentionstremor.

### Vergesellschaftet mit

Vasomotorische Labilität, Akrozyanose, Kontrakturen, Kälteempfindlichkeit, Kyphoskoliose, Polyzythämie, Exophthalmus, Optikusatrophie, Augenmuskellähmungen, Schwachsinn (selten), Friedreich-Ataxie.

Uneinheitliche Angaben über Arrhythmieneigung (AV-Block) und Kardiomyopathie. Eine autonome Neuropathie (mit Ausnahme von verminderter Schweißproduktion im betroffenen Areal) ist nicht zu erwarten

## Anästhesierelevanz

Das anästhesiologische Vorgehen richtet sich nach dem Ausmaß der Erkrankung und den Organbeteiligungen. Eine Exazerbation der Erkrankung ist während der Schwangerschaft oder oraler Kontrazeptivamedikation möglich (hormonell bedingte neuronale Ödembildung).

### Spezielle präoperative Abklärung

Neurologischer Status, Thoraxröntgenaufnahme, Lungenfunktion, Elektrolyte im Serum, Ausschluss einer Kardiomyopathie.

### Wichtiges Monitoring

Relaxometrie, Kapnographie, Volumetrie.

### Vorgehen

Es gibt nur wenig Erfahrungen über Regionalanästhesien bei dieser Erkrankung, sodass diesbezüglich keine nachteiligen Berichte vorliegen. Aufgrund der neurologischen Vorerkrankung ist die forensische Problematik bei rückenmarknahen Anästhesien zu beachten. Trotzdem kann insbesondere beim Vorliegen einer respiratorischen Einschränkung eine rückenmarknahe Technik angewendet werden, so z. B. eine Epiduralanästhesie oder eine vorsichtig titrierte Spinalanästhesie über einen Mikrokatheter.

Bei Allgemeinanästhesien sollte (wie bei allen Myopathien) auf die Verwendung depolarisierender Muskelrelaxanzien verzichtet werden, um eine übermäßige Kaliumfreisetzung zu vermeiden. Dies gilt v.a. während Phasen akuter Exazerbation. Laut Literaturangaben ist dennoch Succinylcholin häufig ohne Probleme eingesetzt worden. Ein eindeutiger Zusammenhang mit maligner Hyperthermie (MH) ist nicht herzustellen, es gibt aber einzelne Berichte von hypermetabolischen Symptomen unter dem Einsatz von volatilen Anästhetika. Daher ist die Wahl einer MH-triggerfreien Anästhesie ratsam.

Vereinzelt sind Allgemeinanästhesien erfolgreich mit Propofol im Rahmen einer totalen intravenösen Anästhesie (TIVA) mit und ohne nichtdepolarisierende Muskelrelaxantien durchgeführt worden. Es sind sowohl eine verminderte Wirkung als auch länger anhaltende Nachwirkung von nichtdepolarisierenden Muskelrelaxantien beschrieben worden. Erstere ist vermutlich auf eine hypothetische »up-regulation« der Azetylcholinrezeptoren zurückzuführen. Die Aussagekraft der Relaxometrie ist im Fall einer Beteiligung des Messortes (N. ulnaris) in Frage zu stellen. In jedem Fall erscheint es ratsam, Allgemeinanästhesieverfahren zu bevorzugen, die ohne Muskelrelaxation durchgeführt werden können (z. B. Larynxmaske).

Falls eine Kardiomyopathie vorliegt, sollte die Gabe tendenziell negativ-inotroper und arrhythmogener Pharmaka unterbleiben. Die gelegentliche Assoziation mit einem AV-Block lässt die Bereitstellung von Vagolytika und eines externen Schrittmachers ratsam erscheinen. Mit respiratorischen Problemen ist bei Beteiligung der Atemmuskulatur zu rechnen. Deshalb setzt in der Ausleitungsphase der Übergang zur Spontanatmung und die Extubation den strengen Nachweis einer ausreichenden Atemtätigkeit voraus. Es gibt keine Hinweise, die eine Verwendung von Cholinesterasehemmern in Frage stellen. Mit der Notwendigkeit einer prolongierten Nachbeatmung rechnen! Bei ausgeprägter sensorischer Neuropathie kann der postoperative Analgesiebedarf gering sein.

 **Cave**
**Atemdepressive (Prä)medikation bei respiratorischen Symptomen, Relaxansüberhang, Succinylcholin.**

### Literatur

Antognini JF (1992) Anaesthesia for Charcot-Marie-Tooth disease: a review of 86 cases. Can J Anaesth 39: 398–400

Fiacchino F, Grandi L, Ciano C, Sghirlanzoni A (1995) Unrecognized Charcot-Marie-Tooth disease: diagnostic difficulties in the assessment of recovery from paralysis. Anesth Analg 81: 199–201

Fitzal S (1992) Anästhesie bei neuromuskulären Erkrankungen. Anaesthesist 41: 730–742

Ginz HF, Ummenhofer WC, Erb T, Urwyler A (2001) Die hereditäre motorisch-sensible Neuropathie: Charcot-Marie-Tooth-Erkrankung. Anästhesiologisches Management – ein Fallbericht und eine Literaturübersicht. Anaesthesist 50: 767–771

Greenberg RS, Parker SD (1992) Anesthetic management for the child with Charcot-Marie-Tooth disease. Anesth Analg 74: 305–307

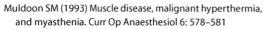

Muldoon SM (1993) Muscle disease, malignant hyperthermia, and myasthenia. Curr Op Anaesthesiol 6: 578–581

Naguib M, Samarkandi AH (1998) Response to atracurium and mivacurium in a patient with Charcot-Marie-Tooth disease. Can J Anaesth 45: 56–59

Reah G, Lyons GR, Wilson RC (1998) Anaesthesia for Caesarean section in a patient with Charcot-Marie-Tooth disease. Anaesthesia 53: 586–588

Pogson D, Telfer J, Wimbush S (2000) Prolonged vecuronium neuromuscular blockade associated with Charcot-Marie-Tooth neuropathy. Br J Anaesth 85: 914–917

# CHARGE-Syndrom

### Synonyme

CHARGE-Assoziation, CHARGE-Komplex. Das Akronym kommt von den Hauptbefunden bzw. betroffenen Organen:»coloboma, heart anomaly, choanal atresia, retardation, genital and ear anomalies«.

### Oberbegriffe

Dysmorphien.

### Organe/Organsysteme

Sinnesorgane, Herz, Atemwege, Genitalorgane.

### Inzidenz

Sporadisch auftretend, ca. 200 dokumentierte Fälle sind bekannt.

### Ätiologie

Hereditär und kongenital, autosomal-dominanter Erbgang. Es wird eine Störung der embryonalen Organdifferenzierung zwischen dem 35. und 38. Tag der Schwangerschaft angenommen.

### Verwandte Formen, Differenzialdiagnosen

Wenn keine Vererbung vorliegt, dann wird von CHARGE-Assoziation gesprochen, sofern mindestens 3 der namengebenden Hauptbefunde vorhanden sind. Die Komponenten können auch einzeln oder unvollständig auftreten.

## Symptome

Choanalatresie, ein- oder beidseitig (100%). Augensymptome (80%): okuläre Kolobome, Mikrophthalmie, Anophthalmie. Kardiale Missbildungen (64%): Fallot-Tetralogie, »double-outlet ventricle«, Truncus arteriosus, ASD, VSD, AV-Kanal, Aortenbogenmissbildungen. Psychomotorische Retardierung (bis zu 94%).

Genitalhypoplasie (74%), wobei Frauen fertil bleiben. Ohrensymptome: Helixmissbildung, Schwerhörigkeit.

### Vergesellschaftet mit

Spaltbildungen, hoher sog. gotischer Gaumen, Ösophagusatresie, tracheoösophageale Fisteln, renale Missbildungen, antimongoloide Lidachse, sog. »Steckkontaktnase«, muskuläre Hypotonie.

## Anästhesierelevanz

Beim Neugeborenen kann die Choanalatresie allein schon lebensbedrohlich sein. Solange keine ungehinderte Nasenpassage vorliegt, sollte keine sedative Prämedikation ohne adäquate Überwachung der Vitalfunktionen angewendet werden. Generell impliziert die Choanalatresie v. a. das Problem der perioperativen Freihaltung der Atemwege. Andererseits wird gerade diese früh chirurgisch beseitigt, was zu einer dramatischen Verbesserung der postoperativen Atemwegssituation führt.

### Spezielle präoperative Abklärung

Atemwegs- und kreislaufrelevante Malformationen müssen vor einer Anästhesie abgeklärt sein.

### Wichtiges Monitoring

Pulsoxymetrie, Kapnographie, invasives hämodynamisches Monitoring.

### Vorgehen

Die Choanalatresie ist v. a. bei der Anästhesieeinleitung problematisch, da sie bei der inhalativen Einleitung mit Maskenbeatmung hinderlich ist. Demgegenüber wird die Beatmung mit Larynxmasken oder Endotrachealtuben von der Choanalatresie unbeeinflusst. Allerdings sind gelegentlich andere die Laryngoskopie und Intubation erschwerende Befunde vorhanden, wie Spaltbildungen und ein anterior gelegener Larynx. In diesen Fällen – die allerdings bei sorgfältiger präanästhesiologischer Untersuchung auffallen sollten – ist mit erheblichen Intubationsschwierigkeiten zu rechnen. Im Detail muss sich das anästhesiologische Vorgehen nach der vorliegenden Dysmorphie richten. In jedem Fall sollte vor Intubationsnarkosen gut präoxygeniert werden und die Ausrüstung für alternative Intubations- bzw. Beatmungsmethoden (fiberoptisch, retrograd, blind nasal, Larynxmaske etc.) bereitgestellt werden. Darüber hinaus kommen auch videooptisch erweiterte Techniken in Frage, wie die Intubation mit dem Videolaryngoskop oder dem Videostilett.

Andere Anästhesieverfahren wie Ketaminnarkosen mit erhaltener Spontanatmung, Regionalanästhesien und periphere Nervenblockaden können bei entsprechenden Voraussetzungen (keine respiratorische Probleme, keine Gerinnungsstörungen, keine progredienten neurologischen Erkrankungen, genügende Kooperationsfähigkeit des Patienten) eine Alternative zur Allgemeinanästhesie bzw. Intubationsnarkose sein.

Bei Herzvitien ist eine Endokarditisprophylaxe anzusetzen, das anästhesiologische Vorgehen richtet sich nach Art und Schweregrad der kardialen Malformation und der hämodynamischen Stabilität.

 **Cave**
**Sedative Prämedikation bei Choanalatresie.**

### Literatur

Mason R (2001) Anaesthesia databook. A perioperative and peripartum manual, 3rd edn. Greenwich Medical Media, London, pp 96–98

Sculerati N, Gottlieb MD, Zimbler MS et al. (1998) Airway management in children with major craniofacial anomalies. Laryngoscope 108: 1806–1812

Stack CG, Wyse RK (1991) Incidence and management of airway problems in the CHARGE Association. Anaesthesia. 46: 582–585

Van den Abbeele T, Francois M, Narcy P (2002) Transnasal endoscopic treatment of choanal atresia without prolonged stenting. Arch Otolaryngol Head Neck Surg 128: 936–940

Vas L, Naregal P, Karmarkar SM (1997) Maxillary hypoplasia with unsuspected choanal atresia. Paediatr Anaesth 7: 465–467

# Cherubismussyndrom

### Synonyme

Cherubinismus, M. Jones.

### Oberbegriffe

Unterkiefer- und/oder Oberkieferdysmorphie, mandibuläre und/oder maxilläre Missbildung.

### Organe/Organsysteme

Mandibula, Gesichtsschädel.

### Inzidenz

Sehr selten, insgesamt nur 211 Literaturangaben in der Medline von 1964 bis 2002.

### Ätiologie

Hereditär (nichtkongenital), autosomal-dominanter Erbgang (Chromosom 4p16.3), Penetranz bei Männern 100%, bei Frauen 50–70%. Vereinzelt auch autosomal-rezessiv oder Spontanmutation. Fibröse Dysplasie, Osteoklastome oder Riesenzellgeschwülste der betroffenen Kieferanteile. Erkrankungsbeginn meist im Kleinkindesalter, später Regression, Verlauf in Schüben, Pathogenese unvollständig aufgeklärt.

### Verwandte Formen, Differenzialdiagnosen

Fibröse Dysplasie, Myxödem, Hand-Schüller-Christian-Sy, Histiozytosis X, maligne Retikulozytose, Osteomyelitis der Kiefer, Zahnzysten, Adamantinome, Akromegalie, Jaffe-Lichtenstein-Sy, Gorlin-Goltz-Sy, M. Paget, Osteoklastome.

## Symptome

Schmerzlose beidseitige Auftreibung der Mandibula und/oder der Maxilla durch fibröse Gewebemassen mit ausgeprägter Vaskularisierung, Makrogenie, Progenie, Makrognathie. Gelegentlich wachsen groteske Pausbacken. Weitere Veränderungen sind: Bulbusverdrängung und Blickrichtung nach oben (Engelsgesicht), unregelmäßige Zahnstellung, frühzeitiger Milchzahnverlust. Isolierter Oberkieferbefall ist bisher nicht beschrieben.

## Therapie

Allgemein akzeptierte Therapiestrategien existieren nicht.

## Anästhesierelevanz

Es sind erhebliche Probleme bei der Maskenbeatmung zu erwarten, außerdem ist mit Intubationsschwierigkeiten zu rechnen. Bei sehr ausgeprägter Symptomatik kann auch der spontan atmende Patient durch Obstruktion der Atemwege gefährdet sein. Ein ebenfalls erhöhtes Risiko für Atemwegsprobleme besteht nach der Ausleitung von Allgemeinanästhesien, da komplette Obstruktion der Nase möglich ist.

### Präoperative Abklärung

Röntgen der Atemwege, Gerinnungsfunktion.

### Wichtiges Monitoring

Pulsoxymetrie, Kapnographie.

### Vorgehen

Eine deutlich sedierende Prämedikation sollte vermieden werden, statt dessen erscheint eine vagolytische Prämedikation sinnvoll, ebenso die prophylaktische Gabe von Natrium citricum oder $H_2$-Rezeptorenblockern. Für die Intubation selbst sind alle Vorkehrungen zu treffen, damit bei Beatmungsproblemen eine genügende Oxygenation gewährleistet werden kann (verschiedene Spatel, Guedel- oder Wendl-Tuben, Larynxmaske, alternative Intubationsverfahren). Gute Indikation für fiberoptische Technik, da bei dieser Erkrankung keine Einschränkung der Kooperationsfähigkeit vorliegt. Vor der Einleitung unbedingt ausreichend präoxygenieren (Pulsoxymetrie!).

Vermehrte Blutungsneigung beachten.

### Literatur

Battaglia A, Merati A, Magit A (2000) Cherubism and upper airway obstruction. Otolaryngol Head Neck Surg 122: 573–574

Yalcin S, Yalcin F, Soydinc M et al. (1999) Gingival fibromatosis combined with cherubism and psychomotor retardation: a rare syndrome. J Periodontol 70: 201–204

# Chromosomale Aberrationen

### Inzidenz

Systematische Untersuchungen an Abortmaterial bis zur 20. Schwangerschaftswoche zeigten bei etwa 50–60% der Fälle Chromosomenaberrationen.

### Ätiologie

Unterbleibt die Trennung der beiden haploiden Chromosomensätze einer normalen Eizelle (»nondisjunction«), so führt die nachfolgende Verschmelzung mit einem normalen haploiden Spermiengenom zu einer Trisomie. Diese ist als autosomale oder gonosomale Trisomie möglich. Die meisten Trisomien enden mit einem Frühabort vor der 12. Gestationswoche.

## Symptome

Intrauterin lebens- bzw. entwicklungsfähig und klinisch bedeutsam werden in der Regel die folgenden Trisomien:

- Trisomie 13 (Patau-Sy): Mikrozephalus, LKG-Spaltbildungen, Mikrognathie, abnorme Hämoglobine;
- Trisomie 18 (Edwards-Sy): nahezu jeder Patient mit Herzvitium, Mikrognathie, sehr begrenzter Lebenserwartung;
- Trisomie 21 (Down-Sy): betrifft das kleinste menschliche Autosom und hat interessanterweise die besten Entwicklungschancen (▶ s. Down-Sy);
- Trisomie 22: Mikrozephalus, Kiefer-Gaumen-Spaltbildungen, Mikrognathie, Herzvitien.

Heterosomale (gonosomale) Trisomien, z. B. das Klinefelter-Sy mit XXY-Zustand, werden nur zu einem sehr geringen Anteil ausgetragen. Die Diagnose wird nicht selten erst im Schulkind- oder Adoleszentenalter gestellt, wenn der entwickelte Phänotypus an eine Chromosomenaberration denken lässt.

Auf die große Zahl struktureller Chromosomenaberrationen soll hier nur exemplarisch hingewiesen werden.

Bei den seltenen chromosomalen Deletionen (4p, 5p, 18q, 21q, 22q), die beispielsweise in Erkrankungen wie Aniridie-Wilms-Tumor-Assoziation,

Cat-eye-Sy, Turner-Sy vorkommen, sind folgende Anomalien anzutreffen:

Minderwuchs, mentale Defizienzen, Herzfehler, Krampfleiden, faziale Dysmorphien wie ophthalmologische Defekte, LKG-Spaltbildungen, Makroglossie und HNO-Erkrankungen.

## Anästhesierelevanz

Eine stridoröse Atmung kann Hinweis auf eine Laryngomalazie oder auf Intubationshindernisse (z. B. eine subglottische Verengung) sein. Die Tubusgröße sollte dann bewusst klein gewählt werden (u. U. primär sehr weiche Silikontuben zur Vermeidung einer weiteren Trachealtraumatisierung verwenden). Bei diesen Patienten führten häufige koronare Herzanomalien und Aortenisthmusstenosen (mit hypertensiven Kreislaufparametern) zur Ablehnung von Ketaminanästhesien. Die Lebenserwartung von Patienten mit chromosomalen Deletionen ist meist erheblich verkürzt.

### Literatur

Hatch DJ, Summer E (1981) Neonatal anaesthesia and perioperative care. Current topics in anaesthesia, 2nd edn. Arnold, London, vol 5, p 258

Katz J, Steward D (1987) Anesthesia and uncommon pediatric diseases. Saunders, Philadelphia, p 273

Leao JC, Bargman GJ, Neu RL, Kajii T, Gardner LI (1967) New syndrome associated with partial deletion of short arms of chromosome no 4. JAMA 202: 434–437

Stehling L, Zauder HL (1980) Anesthetic implications of congenital anomalies in children. Appleton Century-Crofts, New York

Wertelecki W, Gerald PS (1971) Clinical and chromosomal studies of the 18q-syndrome. J Pediatr 78: 44–57

# Chronisches familiäres Granulomatosesyndrom

## Synonyme

Chronisch-septische frühkindliche Granulomatose, Dysphagozytose-Sy, engl. »chronic granulomatous disease, progressive septic granulomatosis, fatal granulomatuos disease of childhood«.

## Oberbegriffe

Immunschwäche, chronische Infektionskrankheit.

## Organe/Organsysteme

Lymphatisches System, Lungen, Atemwege, Haut, Gastrointestinaltrakt.

## Inzidenz

1:1 Mio., Androtropie.

## Ätiologie

Hereditär mit überwiegend X-chromosomalem (65%), teilweise autosomal-rezessivem (34%) Erbgang (seltener autosomal-dominant) und mit variabler Ausprägung. Bei der gonosomalen Form können Frauen symptomlose Konduktorinnen sein. Der Pathomechanismus beruht auf einer Verminderung der NADPH-vermittelten intrazellulären Bakterienabwehr der Neutrophilen und Monozyten. Diese verbreiten die phagozytierten (katalasepositiven) Erreger im Organismus, ohne sie vernichten zu können.

## Verwandte Formen, Differenzialdiagnosen

Immundefekt-Ss, Tuberkulose (M. Koch), Garré-Sy, atypische septische Granulomatose mit IgA-Mangel, Sarkoidose, Kartagener-Sy, Hyper-IgE-Sy, DiGeorge-Sy, Nezelhof-Sy, Wegener-Granulomatose, Goodpasture-Sy, Hodgkin-Sy.

## Symptome

Häufig rezidivierende, langwierige Infektionen, granulomatöser Befall diverser Organe (Lungen: Bronchiektasen, Empyem, Fibrose, Bronchopneumonie; Skelett: Osteomyelitis; Strikturen im Gastrointestinaltrakt und in den Harnwegen; Abszesse in Lymphknoten und allen parenchymatösen Organen), Fieber, Kieferhöhleninfekte (Sinusitiden), Hepatosplenomegalie.

*Labor:* mäßige Leukozytose, γ-Globuline normal, Anämie.

*Mikrobiologischer Nachweis:* Blutkulturen sind meist negativ, jedoch fallen Abszesspunktate positiv aus.

Typische Erreger sind Staphylokokken (Staphylococcus aureus), Pseudomonas, Aspergillus, Nocardia.

## Vergesellschaftet mit

Typisch sind die Sekundärfolgen der häufigen Infekte: restriktive und obstruktive Lungenerkrankung, chronisch-progressive Niereninsuffizienz (aufgrund von Strikturen, nephrotoxischen Antibiotika), Hepatomegalie (95 %).

## Therapie

Chirurgische Herdsanierung (Exzision, Débridement, Drainage), langwierige Antibiotikatherapien (Penizillinderivate, Trimethoprim, Aminoglykoside, Antimykotika), Leukozytentransfusionen und z. Zt. noch experimentell: Knochenmarktransplantation, Gentherapie.

## Anästhesierelevanz

Von besonderer anästhesiologischer Relevanz sind die aktuelle Lungenfunktion, die Nierenfunktion und ein eventueller Befall des Nervensystems.

### Spezielle präoperative Abklärung

Thoraxröntgenaufnahme (2 Ebenen), Lungenfunktion, Blutgasanalyse, Differenzialblutbild, Nierenfunktionsparameter (Kreatinin, Harnstoff, Elektrolyte im Serum und Harn, Clearence-Bestimmungen), neurologischer Ausgangszustand.

Bei Skelettbefall Untersuchung der Wirbelsäule auf osteomyelitische Herde.

### Wichtiges Monitoring

Pulsoxymetrie, Kapnographie, Volumetrie. Bei reduzierter Nierenfunktion häufige Kontrollen des Elektrolyt- und Säure-Basen-Status.

### Vorgehen

Aufgrund der Kontaminationsgefahr im Rückenmarkbereich sind rückenmarknahe Regionalanästhesien in der Regel nicht indiziert. Allgemeinanästhesien erfordern einen hohen Grad an Aufmerksamkeit für pulmonale Probleme. Sowohl bei thorakalen Eingriffen als auch bei unilateralen Lungenabszessen empfiehlt sich die Intubation mit doppellumigen Tuben; sie erlauben eine seitengetrennte Bronchialtoilette. Voraussetzung hierfür ist allerdings ein Mindestalter, ab welchem solche Tuben eingesetzt werden können. Ferner sollte die Gelegenheit der Intubationsnarkose für eine fiberbronchoskopische Exploration und Reinigung der Atemwege genutzt werden.

Spezielle Probleme und besondere technische Anforderungen ergeben sich aus den anderen Or-

ganerkrankungen: bei Osteomyelitis Lagerungsprobleme, bei Niereninsuffizienz Eliminationsverzögerung von Anästhetika, Elektrolytentgleisung, Volumenüberlastung, Anämie etc. Sie machen eine Anpassung des anästhesiologisches Vorgehens und des Monitorings notwendig. Bei Strikturen im Bereich des Gastrointestinaltrakts ist mit einer verzögerten Magenentleerung zu rechnen (Aspirationsgefahr!). In diesem Fall empfiehlt sich eine »rapid-sequence induction« unter Anwendung des Krikoiddrucks und eine entsprechende Prämedikation.

Invasive Kathetertechniken (ZVK) sollten auf das unentbehrliche Mindestmaß begrenzt werden.

 **Cave**
**Rückenmarknahe Katheteranästhesien, bronchogene Kontamination.**

## Literatur

Burg G, Kunze J, Pongratz D et al. (Hrsg) (1990) Leiber – Die klinischen Syndrome, Bd 1, 7. Aufl. Urban & Schwarzenberg, München, S 293
Jones AEP, Pelton DA (1976) An index of syndromes and their anaesthetic implications. Can Anaesth Soc J 23: 209
Miller FL, Mann DL (1990) Anesthetic management of a pregnant patient with the hyperimmunoglobulin E (Job's) syndrome. Anesth Analg 70: 454–456
Wall RT, Buzzanell CA, Epstein TA, Malech HL, Melnick D, Pass HI, Gallin JI (1990) Anesthetic considerations in patients with chronic granulomatous disease. J Clin Anesth 2: 306–311

# Conn-Syndrom

## Synonyme

Conn-Louis-Sy, primärer Hyperaldosteronismus, »potassium losing nephritis«.

## Oberbegriffe

Endokrine Dysfunktion.

## Organe/Organsysteme

Nebennierenrinde, Niere, endokrines System.

## Inzidenz

Bei ca. 0,5–1 % der Hypertoniker liegt ein primärer Hyperaldosteronismus vor.

### Ätiologie

Die vermehrte Produktion von Aldosteron kann durch ein Adenom, eine Hyperplasie oder ein Karzinom der Nebenniere verursacht sein. Im Gegensatz dazu können systemische Erkrankungen wie Herzinsuffizienz, hepatische Zirrhose oder nephrotisches Syndrom das Renin-Angiotensin-System stimulieren und zum sekundären Hyperaldosteronismus führen.

Bei Herzinsuffizienz führt die intrahepatische Verlangsamung des Blutflusses zu einem verminderten Abbau von Aldosteron und damit zu einem prolongierten Effekt. Bei einer genetisch übertragbaren Form der Nebennierenhyperplasie kommt es aufgrund einer Stimulation mittels ACTH zum Hyperaldosteronismus.

## Symptome

Aldosteron bewirkt im distalen Tubulus eine erhöhte Natriumrückresorption und Kaliumsekretion. Infolge der Natrium- und Wasserretention kommt es zur Hypertonie, begleitet von massiver Hypokaliämie und Alkalose. Klinische Manifestationen der Hypokaliämie können Muskelschwäche, Ileus, Muskelkrämpfe und selten eine Rhabdomyolyse sein.

### Vergesellschaftet mit

Herzrhythmusstörungen durch vermehrte myozytäre Zellautomatismen und verzögerte Repolarisation unter Hypokaliämie, diffuse Parästhesien, Proteinurie.

Im Kindesalter Wachstumsverzögerung, Entwicklungsrückstand.

### Therapie

Primäre operative Beseitigung der Ursache, Volumenersatz und Kaliumsubstitution. Spironolakton als kompetitiver Aldosteronantagonist wirkt erst mit einer Latenz von 2 Wochen. Der genetisch bedingte Hyperaldosteronismus ist mittels Gabe von Dexamethason supprimierbar und führt zur Regression der Nebennierenhyperplasie.

## Anästhesierelevanz

Die anästhesiologische Betreuung des Patienten ist im Rahmen der Adrenalektomie als primäre Therapie des Conn-Sy erforderlich.

### Spezielle präoperative Abklärung

EKG, Blutgasanalyse, Elektrolytstatus. Abschätzung des intravaskulären Volumens. Abklärung des geplanten operativen Zugangswegs.

### Wichtiges Monitoring

Arterielle Kanülierung zur invasiven Blutdruckmessung und Kontrolle von Elektrolyt- und Säure-Basen-Haushalt. EKG, Relaxometrie, Temperatur, zentraler Venendruck, Blutzucker.

### Vorgehen

Das Vollbild des unbehandelten Conn-Sy erfordert die Normalisierung des intravasalen Volumens sowie die langsame Kaliumsubstitution über mehrere Stunden unter Intensivüberwachung. Bei Vorbehandlung mit antihypertensiven Medikamenten muss diese je nach Wirkdauer frühzeitig vor einer elektiven Adrenalektomie abgesetzt werden. Eine Absprache mit dem Operateur über die Lagerung des Patienten und eventuelle intraoperative Umlagerungen ist notwendig.

Die Durchführung einer Allgemeinanästhesie in Kombination mit einer Epiduralanästhesie ist sowohl bei der offenen Laparatomie als auch bei der laparoskopisch durchgeführten Operation sinnvoll.

Bei der Wahl der Anästhetika ist die Interaktion von Inhalationsanästhetika und Muskelrelaxanzien zu bedenken, durch die eine mögliche verlängerte Wirkdauer der neuromuskulären Blocker aufgrund einer bestehenden Hypokaliämie und metabolischen Alkalose zusätzlich verlängert werden kann. Die Applikation von Halothan birgt aufgrund der Sensibilisierung des Myokards gegenüber Katecholaminen und Theophyllin ein zusätzliches Risiko für Herzrhythmusstörungen.

Darüber hinaus muss der Interaktion von Anästhetika mit der üblicherweise lang wirksamen antihypertensiven Therapie Rechnung getragen werden. Bei der Durchführung einer totalen intravenösen Anästhesie unter Verwendung von Propofol kann eine erhebliche Hypotension eintreten.

Im Rahmen einer Adrenalektomie besteht intraoperativ ein erhöhtes Risiko für Herzrhythmusstörungen. Unbedingt muss eine Normokaliämie angestrebt werden. Bei der Manipulation an der Nebenniere kann es zu einer Ausschüttung von

Katecholaminen kommen, die die Gabe von kurz wirksamen Vasodilatatoren erforderlich macht. Auch liegt bei etwa 50% der Patienten infolge der chronisch bestehenden Hypokaliämie, die eine antagonistische Wirkung auf die Insulinsekretion hat, eine gestörte Glukosetoleranz vor, die insbesondere im Rahmen der perioperativen Stressreaktion manifest werden kann.

Bei bilateraler Adrenalektomie ist der Ersatz von Mineralokortikoiden erforderlich, gelegentlich auch bei unilateraler Adrenalektomie, da es zu einem temporären Hypoadrenalismus kommen kann. Hydrocortison i.v. und später oral oder Fludrocortison p.o. ist erforderlich.

**Cave**

Iatrogene Hyperkaliämie durch zu rasche Substitution, hypertone Hyperhydratation, Bradyarrthymien und Hypotonie durch die gemeinsamen Wirkungen von Anästhetika und Antihypertensiva.

### Literatur

Breivik H (1996) Perianaesthetic management of patients with endocrine disease. Acta Anaesthesiol Scand 40: 1004–1015

Ganguly A (1998) Primary hyperaldosteronism. N Engl J Med 339: 1328–1334

Gordon RD, Shelley AK, Tunny TJ, Stowasser M (1992) Primary aldosteronism: hypertension with a genetic basis. Lancet 340: 159–161

Pappert D, Sprenger M (1999) Anästhesie bei endokriner Dysfunktion. Anaesthesist 48: 485–503

Winship SM, Winstanley JHR, Hunter JM (1999) Anaesthesia for Conn's syndrome. Anaesthesia 54: 569–574

# Cornelia-de-Lange-Syndrom I

### Synonyme

Lange-Sy, Brachmann-de Lange-Sy (Amsterdamer Degenerationstyp, engl. »dwarfism«).

### Oberbegriffe

Dysmorphien, kraniomandibulofaziale Missbildung, Retardierungsminderwuchs.

### Organe/Organsysteme

Mandibula, Maxilla, Gesichtsschädel, Schädel, Skelett, ZNS.

### Inzidenz

1:50 000, 66% Sterblichkeit im 1. Lebensjahr.

### Ätiologie

Kongenital. Ein autosomal-rezessiver oder -dominanter Erbgang ist möglich. Vereinzelt wurden Veränderungen am Chromosom 3 beobachtet (Duplikation oder partielle Trisomie). Grundlage der Erkrankung ist eine multiple embryonale Entwicklungsstörung und Hirnunterentwicklung.

### Verwandte Formen, Differenzialdiagnosen

Wolf-Sy, Leprechaunismus, Mietens-Weber-Sy, Russel-Sy, Silver-Sy, tricho-rhino-phalangeales Sy, Juberg-Hayward-Sy, William-Beuren-Sy, Hand-Fuß-Uterus-Sy, Holt-Oram-Sy, Lejeune-Sy, Rubinstein-Sy, Patau-Sy, Edwards-Sy, Franceschetti-Sy, Bonnevie-Ullrich-Sy, Freemann-Sheldon-Sy, Ullrich-Feichtiger-Sy, Pfaundler-Hurler-Sy, Aarskog-Sy, embryopathisches Alkoholismus-Sy, Hajdu-Cheney-Sy, Austin-Sy, Down-Sy, Osteogenesis imperfecta.

Nicht zu verwechseln mit Cornelia-de-Lange-Sy Typ II.

## Symptome

Minderwuchs (50%), charakteristische Physiognomie (Clownähnlichkeit), Brachymikrozephalie (93%), Hypertelorismus, Mandibulahypoplasie, Mikrognathie (97%), hoher Gaumen, Makroglossie (97%), Synophrys (zusammengewachsene dichte Augenbrauen), tiefer Nasensattel, tiefer Haaransatz, Hypertrichose bzw. Hirsutismus (97%), Oligophrenie, psychomotorischer Entwicklungsrückstand (100%).

Gelegentlich auftretende Befunde: Zahnanomalien, proximal verschobener Daumenansatz, Syndaktylie, Polyphalangie, mongoloide Lidachse, Kontraktur des Unterarmes, Dysgenitalismus.

### Vergesellschaftet mit

Spaltbildungen, Wirbeldeformitäten, intestinale Fehlbildungen, Hiatushernien, Ileussymptomatik (Malrotation, Pylorusstenose), Herzvitien (vorwiegend Ventrikelseptumdefekt) (29%), endokrine Störungen (Hypopituitarismus, Schilddrüsen- und NNR-Fehlfunktion), psychische Tendenz zur Autoagressivität, erhöhtes Risiko für Infekte.

## Anästhesierelevanz

Mögliche Defekte der Blutbildung, des Endokriniums und des Immunsystems.

Mit hoher Wahrscheinlichkeit sind Beatmungsbzw. Intubationsschwierigkeiten zu erwarten. Bedingt durch den geistigen Entwicklungsrückstand, liegt eine reduzierte Kooperationsfähigkeit vor, besonders erschwert durch agressives und autistisches Verhalten.

Es besteht eine erhöhte Aspirationsneigung, welche durch anästhesiologische Maßnahmen begünstigt werden kann.

### Spezielle präoperative Abklärung

Blutbild, Gerinnung, Elektrolyte, Thoraxröntgen, Echokardiographie.

### Wichtiges Monitoring

Pulsoxymetrie, Kapnographie, auf richtige Größe der Blutdruckmanschette achten.

### Vorgehen

Eine prononcierte (sedative) Prämedikation erleichtert das Vorgehen, ferner empfiehlt sich die Gabe von Vagolytika und die prophylaktische Gabe von Natrium citricum oder H2-Rezeptorenblockern. Wegen der erhöhten Aspirationsgefahr ist eine »rapid sequence induction« unter Anwendung des Krikoiddrucks durchzuführen. Für die Intubation selbst sind alle Vorkehrungen zu treffen, damit bei Beatmungsproblemen eine genügende Oxygenation gewährleistet werden kann (verschiedene Spatel, Guedel-, Wendl-Tuben, Larynxmaske, alternative Intubationsverfahren: blind nasale, retrograde, fiberoptische Intubation, ggf. Koniotomie). Vorsicht bei der Retroflexion der HWS (atlantookzipitale Subluxationsgefahr).

Vor der Einleitung unbedingt ausreichend präoxygenieren (pulsoxymetrische Kontrolle). Wegen der Unterarmkontrakturen sollte der Lagerung besonderes Augenmerk gewidmet werden.

Mit inadäquaten Arzneimittelwirkungen rechnen (z. B. Agitation nach Neuroleptika, Somnolenz nach Metoclopramid). Es wird auch über einen auffallend geringen Anästhetikumbedarf berichtet. Eine sukzessiv titrierende Dosierung der Anästhetika ist daher empfehlenswert.

Die postoperative Periode ist ebenfalls durch eine erhöhte Aspirationsgefahr gekennzeichnet. Die Extubation sollte tendenziell spät und nach gesicherter Wiedererlangung der Schutzreflexe erfolgen.

Bei Herzvitien ist eine Endokarditisprophylaxe durchzuführen.

**Cave**
**Die klinische Ausprägung der Herzvitien unterliegt einer hohen Variationsbreite und ist manchmal schwer zu erkennen.**

### Literatur

Corsini LM, De Stefano G, Porrasi MC et al. (1998) Anaesthetic implications of Cornelia de Lange syndrome. Paediatr Anaesth 8: 159–161

Papadimos TJ, Marco AP (2003) Cornelia de Lange syndrome, hyperthermia and a difficult airway. Anaesthesia 58: 924–925

Sargent WW (1991) Anesthetic management of a patient with Cornelia de Lange syndrome. Anesthesiology 74: 1162–1163

Tsusaki B, Mayhew JF (1998) Anaesthetic implications of Cornelia de Lange syndrome. Paediatr Anaesth 8: 181

Veall GR (1994) An unusual complication of Cornelia de Lange syndrome. Anaesthesia 49: 409–410

# Crigler-Najjar-Syndrom

### Synonyme

Kongenitaler familiärer nichthämolytischer Ikterus, idiopathische Hyperbilirubinämie, Arias-Sy (Subtyp 2), engl. »congenital nonhemolytic jaundice«, Glukuronyltransferase-Defizit.

### Oberbegriffe

Enzymopathie, Enzephalopathie, enzymopathische Schwachsinn-Ss, Hyperbilirubinämie-Ss, Kernikterus-Ss.

### Organe/Organsysteme

Basalganglien, ZNS, Leber, Haut.

## Inzidenz

Weniger als 50 Fälle in den USA, weniger als 200 weltweit bekannt.

## Ätiologie

Subtyp 1 (schwere frühe Form): kongenital, autosomal-rezessiver Erbgang. Die Glukuronyltransferase (Uridindiphosphatglukuronyl-Transferase) fehlt in der Leber völlig (Anenzymie), und das Bilirubin kann nicht konjugiert werden. Die Lebenserwartung beträgt meist nur 1 Jahr.

Subtyp 2 = Arias-Sy (leichtere späte Form): kongenital, autosomal-dominanter Erbgang mit nur partiellem Mangel an Glukuronyltransferase (5–10% der Normalaktivität).

## Verwandte Formen, Differenzialdiagnosen

Physiologischer Neugeborenenikterus, M. haemolyticus neonatorum = Pfannenstiel-Sy, Halbrecht-Sy, Gallengangatresie, Gilbert-Lereboullet-Sy (»Gilbert's disease«), Meulengracht-Sy, Rotor-Sy, Dubin-Johnson-Sy, angeborene Leberzirrhose, konnatale Hepatitis, Medikamenten- und Muttermilchunverträglichkeit, Hypothyreose, Sepsis, Toxoplasmose.

## Symptome

Schwerer Neugeborerenenikterus (v. a. Subtyp 1) mit Hyperbilirubinämie (Erhöhung des indirekten Bilirubins), Bilirubin-Enzephalopathie (Kernikterus) mit Degeneration der Ganglienzellen und konsekutiven neuropsychologischen Veränderungen.

*Labor:* indirektes Bilirubin deutlich erhöht. Die Leberfunktionsparameter sind normal.

## Vergesellschaftet mit

Zahnschmelzhypoplasie, meist mit ausgeprägten Zahnschäden (Karies), Gingivitis.

## Therapie

Phototherapie (450 nm, 10–12 h/Tag, mit zunehmendem Alter abnehmende Effektivität), Plasmapherese und Eiweißsubstitution, Protoporphyrin, Barbiturate bei Subtyp 2 (Enzyminduktion). Die einzige kausale und kurative Therapie ist die Lebertransplantation.

# Anästhesierelevanz

Der häufigere Fall einer anästhesiologischen Betreuung bei dieser Erkrankung ist die Anästhesie für eine Lebertransplantation oder gegebenenfalls die einer vorangehenden Zahnsanierung. Dabei dürfte meist ein Subtyp 2 (Arias-Sy) vorliegen, da beim Typ 1 die Patienten selten das Erwachsenenalter erreichen. Das anästhesiologische Vorgehen ist im Wesentlichen darauf ausgerichtet, einen Anstieg des Bilirubins zu vermeiden.

Bei einer Lebertransplantation gelten spezielle Anästhesieanforderungen.

## Spezielle präoperative Abklärung

Bilirubinwerte, Serumproteine (Albumin), bei differenzialdiagnostischer Unklarheit auch Leberfunktionsparameter (Gerinnungswerte, Fibrinogen, ALT, AST, γ-GT, AP), Blutbild (inklusive Thrombozyten), neurologischer Status. Infektionen sollten vorher ausgeschlossen oder behandelt werden (Infektparameter, Auskultation, Thoraxröntgenaufnahme).

## Wichtiges Monitoring

Häufige Bilirubinkontrollen, Blutgasanalysen, Kontrollen des Elektrolyt- und Säure-Basen-Status. Pulsoxymetrie, Kapnographie, evtl. kontinuierliche invasive Kreislaufüberwachung, ZVD.

## Vorgehen

Eine medikamentöse Behandlung und eine laufende Phototherapie ist perioperativ (ggf. sogar intraoperativ) fortzusetzen. Stressfaktoren sind auf ein Mindestmaß zu beschränken, ebenso sollte ein längeres Fasten vermieden werden. Fehlt die Zeit, den Patienten optimal für den Eingriff vorzubereiten (Notfalloperation), können bei bedrohlichen Bilirubinwerten eine Plasmapherese und Proteinsubstitution durchgeführt werden. Eine Hämolyse ist unbedingt zu vermeiden.

Wichtig ist die Konstanthaltung der Homöostase; Hyperkapnie, Azidose, Hypertension, Hyperosmolarität können eine Bilirubineinlagerung in das ZNS fördern. Medikamente mit hoher Proteinbindung können Bilirubin verdrängen und zum Anstieg des Serumwertes führen. Vor allem gelten Sulfonamide, Cephalosporine und Röntgenkontrastmittel als bedenklich.

Bei Notwendigkeit einer Antibiotikabehandlung kann auf Ampizillin oder Gentamyzin ausgewichen werden. Anästhetika sind dagegen (soweit sie daraufhin untersucht wurden) problemlos. Dies gilt für Barbiturate, volatile Anästhetika, Opiate und alle gängigen Muskelrelaxanzien. Bei Barbituraten ist aufgrund einer Enzyminduktion mit einer verminderten Wirkung zu rechnen (▶ s. Therapie).

🚫 **Cave**
**Sulfonamide, Cephalosporine, Kontrastmittel.**

## Literatur

Baum VC, O'Flaherty JE (1999) Anesthesia for genetic, metabolic, and dysmorphic syndromes of childhood. Lippincott Williams & Wilkins, Philadelphia, p 72

Burg G, Kunze J, Pongratz D et al. (Hrsg) (1990) Leiber – Die klinischen Syndrome, Bd 1, 7. Aufl. Urban & Schwarzenberg, München, S 162–163

Prager MC, Johnson KL, Ascher NL, Roberts JP (1992) Anesthetic care of patients with Crigler-Najjar syndrome. Anesth Analg 74: 162–164

# Crouzon-Syndrom

## Synonyme

Dysostosis cranio-(orbito-)facialis.

## Oberbegriffe

Missbildungen, Dysmorphien, Dysostose, Schädelsynostose, Kieferbogen-Ss.

## Organe/Organsysteme

Gesichtsschädel, Skelett, Sinnesorgane (Augen, Ohren), ZNS.

## Ätiologie

Kongenital, hereditär, autosomal-dominanter Erbgang. Auch als Neumutation auftretend (25%). Die Gesichtsschädelmissbildungen sind durch prämature Synostosen der Schädelnähte bedingt.

## Verwandte Formen, Differenzialdiagnosen

Andere Kieferbogen-Ss, Apert-Sy, Enslin-Sy, Franceschetti-Sy, Gorlin-Cohen-Sy, Ullrich-Fremerey-Dohna-Sy, Sforzini-Sy, Greig-Sy, HMC-Sy.
*Beachte:* Das Crouzon-Sy kann kombiniert mit dem Apert-Sy auftreten (Apert-Crouzon-Sy).

## Symptome

Akrozephalie, Exophthalmus, Strabismus, Innenohrschwerhörigkeit, Sehnervenatrophie, Erblindung (Amaurose), Papageienschnabelnase, Maxillahypoplasie, enger (gotischer) Gaumen. Häufig werden Kopfschmerzen angegeben.
Im Röntgen sog. Wabenschädel.

## Vergesellschaftet mit

Apert-Sy, Herzvitien, geistige Retardierung (ist jedoch nicht obligat).

## Anästhesierelevanz

Mit Beatmungs- und Intubationsschwierigkeiten ist zu rechnen.

### Spezielle präoperative Abklärung

Röntgen der Halsorgane (seitlich), Ausschluss einer Hirndrucksteigerung.

### Wichtiges Monitoring

Pulsoxymetrie, Kapnographie, Beobachtung der Pupillengröße und -lichtreaktion.

### Vorgehen

Eine vagolytische Prämedikation erscheint sinnvoll, ebenso die prophylaktische Gabe von Natrium citricum oder $H_2$-Rezeptorenblockern. Für die Intubation selbst sind alle Vorkehrungen zu treffen, damit bei Beatmungsproblemen die Oxygenation gewährleistet werden kann (verschiedene Spatel, Guedel- und Wendl-Tuben, Larynxmaske, fiberoptische Intubation, ggf. Koniotomie). Insbesondere die Larynxmaske spielt beim Management des schwierigen Atemwegs bei Kindern eine wichtige Rolle. Ausreichend präoxygenieren. Eine Allgemeinanästhesie kann »per inhalationem« in halbsitzender Position eingeleitet werden, danach Rückenlage mit prononcierter Retroflexion der HWS (Schulterunterlagerung). Bei der Extubation erneute Gefahr von respiratorischen Problemen, insbesondere im Falle einer manipulationsbedingten Schwellung von Zunge und Larynx.
Eine geeignete postoperative Überwachung und Nachbeatmung ist bis zur völligen Restitution der Schutzreflexe angebracht.

Bei kranioplastischen Eingriffen mit größeren Blutverlusten rechnen (genügend intravenöse Zugänge anlegen, Blutkonserven bereithalten).

Aufgrund der erhöhten Gefahr einer Hirndrucksteigerung ist eine fortlaufende neurologische Kontrolle angebracht.

Bei Eingriffen in Kopfnähe auf guten Lidschluss achten (Exophthalmus!).

Bei Herzvitien geeignete Antibiotikaprophylaxe durchführen.

### Literatur

Roche J, Frawley G, Heggie A (2002) Difficult tracheal intubation induced by maxillary distraction devices in craniosynostosis syndromes. Paediatr Anaesth 12: 227–234

Stocks RM, Egerman R, Thompson JW, Peery M (2002) Airway management of a severely retrognathic child: use of the laryngeal mask airway. Ear Nose Throat J 81: 223–226

# Curschmann-Batten-Steinert-Syndrom

### Synonyme

Atrophische (dystrophische) Myotonie, kongenitale myotone Dystrophie, Dystrophia myotonica familiaris, Batten-Steinert-Deleage-Sy, de Lange-Sy, Curschmann-Batten-Sy, Curschmann-Steinert-Sy, Rossolimo-Curschmann-Batten-Steinert, myotonische Dystrophie, Rossolimo-Curschmann-Batten-Steinert-Sy, »Steinert's disease«.

### Oberbegriffe

Dystone Myopathie, Muskeldystrophie.

### Organe/Organsysteme

Muskulatur, Bewegungsapparat, ZNS.

### Inzidenz

1:8000. Das Curschmann-Batten-Steinert-Sy ist die häufigste primäre Myopathie und zeigt ein wechselndes Manifestationsalter und eine Androtropie im Verhältnis von 5:1.

### Ätiologie

Hereditär, autosomal-dominanter Erbgang (Chromosom 19, variable Verlängerung des CTG-Nukleotidtripletts) mit vielfältiger phänotypischer Manifestation. Der Schweregrad nimmt innerhalb Familien in aufeinander folgenden Generationen zu. Der zugrunde liegende Pathomechanismus in der Muskelzelle ist immer noch weitgehend ungeklärt.

### Verwandte Formen, Differenzialdiagnosen

Erb-Goldflam-Sy, Denny-Brown-Sy, Eulenburg-Sy, Werner-Sy, Charcot-Marie-Tooth-Hoffmann-Sy, Myositis fibrosa generalisata, Rieger-Sy, iridodentales-Sy Weyers, Paramyotonia congenita.

### Beachte

Ähnlichkeit der Erkrankung (und des anästhesiologischen Vorgehens) mit Thomsen-Sy (Myotonia congenita) und Duchenne-Muskeldystrophie.

## Symptome

Progrediente Muskelschwäche und Muskelschwund in umschriebenen Bezirken: Augenlidmuskulatur = Ptose; Gesichtsmuskulatur = Hypomimie; Schlund- und Kehlkopfmuskeln = Dysphagie, Schluckstörung, Sprachstörung; Nacken- und Halsmuskulatur = gestörte Kopfhaltung; Schultergürtel, Handmuskulatur, untere Extremität. Facies myotonica, »floppy infant«, Entwicklungsverzögerung und mentale Retardierung möglich.

Typisch ist die myotone Muskelwulstbildung nach Betätigung eines Muskels (verzögerte Muskelentspannung).

Neurologische Zeichen: Parästhesien, Kribbeln, Reflexminderung (Hyporeflexie bis Areflexie).

Erkrankungsnachweis im EMG (CK und Kreatinin sind normal oder leicht erhöht), ferner histologisch und klinisch.

Herzmuskelbeteiligung: Rhythmusstörungen, selten Kardiomyopathie.

### Vergesellschaftet mit

Psychische Alteration (Apathie, depressive Verstimmung, Reizbarkeit, Demenz), reduzierter AZ/EZ (Fettgewebsschwund), Alopezie (Haarausfall), Katarakt, Retinopathie, Gonadenatrophie (Amenorrhö), Nebennierenrindeninsuffizienz, vasomotorische Störungen (Akrozyanose), herdförmige Kardiomyopathie, Arrhythmien (Adams-Stokes-Anfälle, »plötzlicher Herztod«). Eine Neigung zur malignen Hyperthermie wird angenommen.

Bei Dysphagie häufige respiratorische Infekte wegen »stiller« Aspirationen.

## Anästhesierelevanz

Aspirationsrisiko, maligne Hyperthermie, Relaxansüberhang.

### Spezielle präoperative Abklärung

Thoraxröntgenaufnahme, Lungenfunktion, Ausschluss einer Kardiomyopathie (Echokardiographie), Langzeit-EKG bei Arrhythmieverdacht, Elektrolyte im Serum.

### Wichtiges Monitoring

EKG, Elektrolytkontrollen, Pulsoxymetrie, Kapnographie, Volumetrie, kontinuierliche Temperaturkontrolle, ZVD, Relaxometrie, ggf. Pulmonalarterienkatheter.

### Vorgehen

Die Auslösung einer myotonen Reaktion ist unbedingt zu vermeiden. Die Folge wären Kontrakturen, Rhabdomyolyse, Kaliumfreisetzung. Daher sollte auf depolarisierende Muskelrelaxanzien (Succinylcholin) generell verzichtet werden. Dies gilt auch wegen der (fraglichen) Gefährdung einer malignen Hyperthermie (MH). Das anästhesiologische Vorgehen sollte insgesamt »triggerfrei« erfolgen, also auch ohne volatile Anästhetika.

Eine gute Alternative bieten intravenöse Anästhesieformen mit Propofol, Benzodiazepinen, Opioiden usw. Thermische und mechanische Reize sollten möglichst vermieden werden. Die perioperative Gabe von Dantrolen ist nicht nur im Hinblick auf eine MH-Gefährdung interessant, sondern v. a. zur Prophylaxe myotoner Reaktionen. Die Dosierung entspricht derjenigen der MH-Prophylaxe: 2,5 mg/kg i.v.

Bei Anästhesieende sollte die Muskelkraft weit genug wiederhergestellt sein, um postoperative pulmonale Komplikationen zu vermeiden. Das erfordert eine differenzierte (relaxometrisch kontrollierte) Dosierung kurz wirksamer nichtdepolarisierender Relaxanzien (z. B. Mivacurium, Atracurium, Vecuronium). Die Gabe von Cholinesterasehemmern ist bei myotonen Muskelerkrankungen kontraindiziert wegen der Gefahr eines Depolarisationsblocks (Gefahr der Atemlähmung!). Stattdessen ist im Bedarfsfall eine Nachbeatmung anzustreben. Bei Befall der Larynxmuskulatur ist mit einer erhöhten Aspirationsgefahr zu rechnen, daher besondere Vorsicht bei Einleitung (Krikoiddruck) und Extubation.

Erfahrungen über rückenmarknahe Regionalanästhesien sind spärlich, sie erscheinen aber prinzipiell möglich. In einer Fallbeschreibung über die epidurale Applikation von 2 mg Morphin wird über eine deutliche postoperative Atemdepression berichtet. Diese wird auf eine erhöhte Empfindlichkeit des Atemzentrums auf rückenmarknah applizierte Opioide zurückgeführt. Das Lokalanästhetikum sei gut vertragen worden. Falls die Atemmuskulatur betroffen ist, muss eine Ausbreitung der motorischen Blockade bis in den Innervationsbereich der Interkostalmuskulatur (Th 10) vermieden werden.

Über gute Erfahrungen mit Nalbuphin i.v. zur postoperativen Analgesie wurde berichtet.

🛑 Cave

**Succinylcholin, Cholinesterasehemmer (Prostigmin, Pyridostigmin), negativ inotrope Pharmaka, Relaxansüberhang, volatile Anästhetika, »shivering« = Kältezittern, Hypothermie.**

### Literatur

Benumof JL (1998) Anesthesia and uncommon diseases. 4th edn. Saunders, Philadelphia, pp 325–330

Burg G, Kunze J, Pongratz D et al. (Hrsg) (1990) Leiber – Die klinischen Syndrome, Bd 1, 7. Aufl. Urban & Schwarzenberg, München, S 202–204

Fitzal S (1992) Anästhesie bei neuromuskulären Erkrankungen. Anaesthesist 41: 730–742

Ogawa K, Iranami H, Yoshiyama T et al. (1993) Severe respiratory depression after epidural morphine in a patient with myotonic dystrophy. Can J Anaesth 40: 968–970

Rosenkranz T (2003) Myopathien – Was muss der Anästhesist wissen? Anästhesiol Intensivmed Notfallmed Schmerzther 38: 483–488

Walpole AR, Ross AW (1992) Acute cord prolaps in an obstetric patient with myotonia dystrophica. Anaesth Intensive Care 20: 526–528

Wappler F (2003) Aktuelle Aspekte der Anästhesie bei neuromuskulären Erkrankungen. Anästhesiol Intensivmed Notfallmed Schmerzther 38: 495–499

White DA, Smyth DG (1989) Continuous infusion of propofol in dystrophia myotonica. Can J Anaesth 36: 200–203

Wruck G, Tryba M (1989) Vecuronium bei Dystrophia myotonica (Curschmann-Steinert). Anaesthesist 38: 255–258

# Cushing-Syndrom

### Synonyme

Hyperkortisolismus, Crooke-Apert-Gallais-Sy, Apert-Cushing-Sy, basophiler Hyperpituitarismus, Incenko-Cushing-Krankheit.

### Oberbegriffe

Endokrine Dysfunktion.

### Organe/Organsysteme

Nebennierenrinde, Niere, endokrines System.

### Ätiologie

Der Hyperkortisolismus ist Folge einer endogenen Überproduktion oder resultiert aus einer exogenen Zufuhr hoher Dosen von Glukokortikoiden, durch welche die endokrine Steuerung der Hormonsynthese aus dem Gleichgewicht gerät. Ein ACTH-unabhängiger primärerer endogener Hyperkortisolismus wird häufig durch kortisolproduzierende NNR-Tumoren (bei Erwachsenen Adenome, bei Kindern überwiegend Karzinome) verursacht, seltener durch eine Hyperplasie der Nebennierenrinde. Zu einem sekundären endogenen Hyperkortisolismus führen die Überproduktion von ACTH in einem Mikroadenom des Hypophysenvorderlappens (Morbus Cushing) oder die ektope paraneoplastische ACTH-Produktion in kleinzelligen Bronchialkarzinomen oder Karzinoiden.

### Verwandte Formen, Differenzialdiagnosen

Paraneoplastische Ss, adrenogenitales Sy.

## Symptome

Stammfettsucht und »Vollmondgesicht« sind typische physiognomische Merkmale, die Hypercholesterinämie typisches laborchemisches Merkmal in Folge eines aktivierten Fettstoffwechsels. Die Haut ist pergamentartig verdünnt und sehr leicht verletzbar. Bei 85% der Patienten liegen eine arterielle Hypertonie und erhöhte Wasserretention vor. Bei ausgeprägtem Hyperkortisolismus kann die Störung der Knochenmatrixproduktion und Kalziumabsorption zu einer ausgeprägten Osteoporose mit schmerzlosen Spontanfrakturen führen. Darüber hinaus besteht meist eine diabetogene Stoffwechsellage.

Typischerweise ist die zirkadiane Rhythmik der Kortisonausschüttung gestört. Die androgenen Nebeneffekte des Kortisons führen bei Frauen zu Virilismus, Hirsutismus sowie Störung des Menstruationszyklus. Bei Kindern kann es zum Wachstumsstillstand kommen. Eine Erniedrigung des Serumkaliumspiegels durch die Überproduktion von Mineralkortikoiden ist im Rahmen des Cushing-Sy selten.

### Therapie

Bei Tumoren der NNR ist die Adrenalektomie Therapie der Wahl, beim hypothalamisch-hypophysären M. Cushing muss die transnasale oder transsphenoidale operative Entfernung des Adenoms erfolgen. Bei inoperablen NNR-Karzinomen und paraneoplastischer ektoper ACTH-Sekretion wird die Kortisolsynthese durch Gabe von adrenostatischen Substanzen (Ketoconazol und Octreotid) blockiert.

## Anästhesierelevanz

Die anästhesiologische Betreuung der Patienten ist sowohl im Rahmen der primär chirurgischen Therapie erforderlich als auch während der Versorgung pathologischer Frakturen, die bei ca. 1/3 der Patienten auftreten. Eine besondere Anforderung an das anästhesiologische Vorgehen stellt der transsphenoidale Hypophyseneingriff im Hinblick auf die Lagerung und einen möglicherweise auftretenden Diabetes insipidus dar.

Die vergesellschaftet auftretenden Zustände Hypertonus und Diabetes erfordern eine besondere Aufmerksamkeit, da sie die perioperative Mortalität des Patienten erhöhen. Perioperativ ist die sorgfältige Überwachung und Substitution von Kortison erforderlich, um eine mögliche Addison-Krise diagnostizieren und therapieren zu können.

Das Eintreten einer Schwangerschaft bei manifestem Cushing-Sy ist selten, jedoch wird nicht selten während der Schwangerschaft ein zuvor stummes Adenom des Hypophysenvorderlappens klinisch auffällig und erfordert die chirurgische Therapie vor der Entbindung, da die medikamentöse Therapie nicht erstrebenswert und die Mortalität für Fetus und Mutter deutlich erhöht ist.

## Spezielle präoperative Abklärung

Diagnostik und Abschätzung der Schwere bestehender Begleiterkrankungen und deren Organmanifestationen. Regulierung eines bestehenden Diabetes mellitus, effektive Kontrolle des Blutdrucks, Herstellung einer Isovolämie und eines ausgeglichenen Elektrolytstatus.

## Wichtiges Monitoring

Blutzucker, EKG, Relaxometrie, Temperatur, zentraler Venendruck. Je nach Ausmaß der kardialen Funktionseinschränkung erweitertes hämodynamisches Monitoring.

## Vorgehen

Die minutiöse, vorsichtige Lagerung des Patienten ist unabdingbar, um Lagerungsschäden an Haut und Knochen zu verhindern. Entsprechendes Lagerungsmaterial muss in ausreichender Menge und Qualität bereitgestellt sein. Die Wahl des Anästhetikums richtet sich nach Art und Schwere der vorliegenden Begleiterkrankungen.

Bei der transsphenoidalen Tumorresektion muss mit starken Schwankungen des Blutdrucks nach nasaler Injektion von adrenalinhaltigen Lösungen gerechnet werden, sodass eine invasiv-arterielle Blutdruckmessung sinnvoll ist. Aufgrund der Nähe des Operationsgebietes zum Sinus cavernosus und der A. carotis interna ist ein plötzlicher Verlust von größeren Blutmengen möglich. Die präoperative Anlage großlumiger Venenzugänge ermöglicht den schnellen Ausgleich eines Volumendefizits.

Selten intraoperativ, jedoch regelmäßig postoperativ tritt ein temporärer Diabetes insipidus auf, sodass die Anlage eines Harnblasenkatheters unerlässlich ist. Insbesondere am Ende der Operation ist es erforderlich, Pharynx und Magen von Blut- und Gewebeansammlungen zu befreien. Bei erhöhter Lagerung des Oberkörpers muss an die Gefahr einer Luftembolie gedacht werden. Glukokortikoide sollten in Absprache mit dem Operateur und Endokrinologen substituiert werden. In einigen Fällen wird die erfolgreiche Adenomresektion durch einen abgesunkenen ACTH-Spiegel am Morgen nach der Operation nachgewiesen. Eine perioperative Glukokortikoidgabe zur Prophylaxe einer Addison-Krise würde diesen Nachweis unmöglich machen.

Bei uni- oder bilateraler Adrenalektomie ist immer eine perioperative Glukokortikoidsubstitution erforderlich. Mit Beginn der Resektion werden 100 mg Hydrokortison i.v. alle 24 h gegeben, diese Dosis wird über 3 oder 6 Tage bis zu einer Erhaltungsdosis von 20-30 mg reduziert. Ab dem 3. postoperativen Tag sollte zusätzlich $\alpha$-Fludrokortison gegeben werden in einer Dosierung von 0,05-0,1 mg am Tag. Die Dosierung muss an die Kortikoidproduktion der Restnebenniere angepasst werden.

Die bilaterale Adrenalektomie ist mit einem erhöhten Risiko eines Pneumothorax verbunden, sodass vor Wundverschluss danach gesucht und gegebenenfalls drainiert werden sollte. Bei 10% der Patienten besteht neben dem Cushing-Sy ein nicht diagnostizierter Tumor der Hypophyse. Dieser potenziell invasive Tumor kann unter dem Abfall des Kortisonspiegels nach der Operation an Größe zunehmen und sich klinisch in Form einer Hyperpigmentierung durch Stimulation der Melanozyten und in massiver ACTH-Produktion (Nelson-Sy) manifestieren.

 **Cave**

**Auslösung von Herzrhythmusstörugen durch Hypokaliämie, verstärkte Sensibilität für Muskelrelaxanzien.**

## Literatur

Benumof JL (1998) Anesthesia and uncommon diseases. 4th edn. Saunders, Philadelphia, pp 250–251

Czirjak S, Bezzegh A, Gal A, Racz K (2002) Intra- and postoperative plasma ACTH-concentrations in patients with Cushing's disease cured by transphenoidal pituitary surgery. Acta Neurochir 144: 971–977

Mason R (2001) Anaesthesia databook. A perioperative and peripartum manual, 3rd edn. Greenwich Medical Media, London, pp 112–114

Mellor A, Harvey RD, Pobereskin LH, Sneyd JR (1998) Cushing's disease treated by trans-sphenoidal adenomectomy in mid-pregnancy. Br J Anaesth 80: 850–852

Pappert D, Sprenger M (1999) Anästhesie bei endokriner Dysfunktion. Anaesthesist 48: 485–503

# Dermatomyositis

## Synonyme

Myositis, Polymyositis, Neuromyositis, Wagner-Unverricht-Günther-Sy, »weißfleckige Lilakrankheit«, »idiopathic inflammatory myopathy« (IIM), Dermatomyositis sine Myositis, »amyopathic dermatomyositis«.

## Oberbegriffe

Kollagenose, Myopathie, Fibrositis-Ss, Poikilodermie, rheumatische Erkrankungen.

## Organe/Organsysteme

Haut, Muskeln, Muskulatur (Bewegungsapparat), Bindegewebe; Befall praktisch aller Organe möglich, insbesondere des Ösophagus und der Lunge.

## Inzidenz

In den USA ca. 5,5 Fälle auf 1 Mio. Einwohner, Tendenz steigend. Gynäkotropie.

## Ätiologie

Hereditär; eine familiäre Disposition ohne klar definierten Erbgang liegt vor. Die Erkrankung ist mit dem HLA-B8-Antigen assoziiert. Sie kann im Rahmen eines paraneoplastischen Sy auftreten, auch infektiöse oder medikamenteninduzierte Ursachen werden diskutiert. Frauen sind doppelt so häufig betroffen wie Männer, der Erkrankungsbeginn liegt überwiegend im 4.–5. Lebensjahrzehnt. Die betroffenen Gewebe werden atrophisch und ödematös. Die Pathogenese ist bisher insgesamt nur unzureichend verstanden.

## Verwandte Formen, Differenzialdiagnosen

Muskeldystrophie-Ss, Sklerodermie, Sklerödem, M. Raynaud, Petges-Clejat-Sy, Münchmeyer-Sy (Myositis ossificans progressiva), Sylvest-Sy, Trichinose, Rothmund-Sy, Cockayne-Sy, Dercum-Sy, Rothmann-Makai-Sy, Oppenheim-Urbach-Sy, Profichet-Sy, »Stiff-man-Sy«, Werner-Sy, Psoriasis, Pfeifer-Weber-Christian-Sy, Feer-Sy, Herxheimer-Sy, Pellagra, Still-Sy, Pseudo-Lupuserythematodes-Sy, Ayerza-Sy, Hutchinson-Gilford-Sy, Progerie-Ss, Becker-Kiener-Sy, rheumatoide Arthritis (PCP), Myokarditiden, Endangiitis obliterans.

## Symptome

Diffuse oder segmentäre Bewegungsschmerzen, progressive proximale symmetrische Muskelschwäche und -atrophie, Muskelsklerose, Pigmentationen, Teleangiektasien, Ödeme und (lilafarbene) Erytheme, periorbitales Ödem, Hypomimie, erhöhte Plasmaspiegel der Muskelenzyme, abnormale Befunde bei Elektromyographie und -biopsie.

Funktionelle Störungen und Veränderungen der betroffenen Organe:

- Herz: Myokarditis, Arrhythmien;
- Gastrointestinaltrakt: Dysphagie, Spasmen, Hepatosplenomegalie;
- Lungen: Pneumonien;
- Nieren: Nephrose, (Glomerulo)nephritis;
- Nervensystem: Neuralgien, psychische Veränderungen;
- Skelett: Atrophien, Osteoporose, Gelenkdeformierungen;
- Augen: Retinitis, Netzhautblutungen;
- Knochenmark: Anämie, Infektanfälligkeit.

## Vergesellschaftet mit

Malignome (7%), v. a. Genitaltumoren bei Frauen. Bei Kindern können Kalzifizierungen und Kontrakturen auftreten, wenn sie keine regelmäßige Physiotherapie erhalten.

## Therapie

Hoch dosierte Kortikosteroide.

# Anästhesierelevanz

Das anästhesiologische Vorgehen ist prinzipiell auf die individuellen Organfunktionen des Patienten abzustimmen.

## Spezielle präoperative Abklärung

*Wichtige Organfunktionen:* EKG, Echokardiographie, Lungenfunktion, Leberfunktion, Blutbildung, Nierenfunktionsparameter (Seumkreatinin, Harnstoff, Elektrolyte).

Das Monitoring muss die gleichen Organfunktionen erfassen.

## Vorgehen

Alle Maßnahmen sollten mit dem reduzierten Allgemeinzustand des Patienten im Einklang stehen.

Die meist adynamen Patienten sind oft dehydriert (Dysphagie). Das erfordert die Herstellung einer Isovolämie. (*Vorsicht:* Keine genügende kardiale Reserve, evtl. eingeschränkte Nierenfunktion). Es sollten Anästhetika mit geringer negativ inotroper Wirkung verwendet werden, ggf. kann eine kardiovaskuläre Stimulation (z. B. mit Dopamin, 1,5–3 µg/kg/min) indiziert sein.

Möglicherweise wird die muskuläre Beteiligung überbewertet, jedenfalls sollte Succinylcholin bei Immobilität, Nierenfunktionsstörungen und Kardiomyopathie nicht verwendet werden. Die Dosierung der nichtdepolarisierenden Relaxanzien ist dem Zustand der Muskulatur im Sinne einer Reduktion anzupassen. Die Anwendung von Acetylcholinesterasehemmern ist umstritten. Besser ist die Verwendung kurz wirksamer Medikamente (Mivacurium, Atracurium, Vecuronium) und ein Verzicht auf deren Antagonisierung (relaxometrische Kontrolle).

Vor allem bei pulmonaler Beteiligung ist mit einer Nachbeatmung und Intensivüberwachung zu rechnen. Bei allen invasiven Maßnahmen ist auf größtmögliche Sterilität zu achten (erhöhte Infektanfälligkeit). Bei chronischer Kortikoidmedikation ist eine perioperative Substitution erforderlich, die unter anderem von der Größe des operativen Eingriffs abhängt (◘ s. Kortikoidsubstitutionsschema bei »Rheumatoide Arthritis«).

### Literatur

Benumof JL (1998) Anesthesia and uncommon diseases. 4th edn. Saunders, Philadelphia, pp 357–358, 412–413

Burg G, Kunze J, Pongratz D et al. (Hrsg) (1990) Leiber – Die klinischen Syndrome, Bd 1, 7. Aufl. Urban & Schwarzenberg, München, S 178–179

Bahk JH, Han SM, Kim SD (1999) Management of difficult airways with a laryngeal mask airway under propofol anaesthesia. Paediatr Anaesth 9: 163–166

Jones AEP, Pelton DA (1976) An index of syndromes and their anaesthetic implications. Can Anaesth Soc J 23: 209

Mair P, Mitterschiffthaler G, Hohlböck E (1989) Neuromuskuläre Blockade mit Vecuronium bei Dermatomyositis. Anaesthesist 38: 626–628

Stoelting RK, Dierdorf SF (2002) Anesthesia and co-existing disease, 4th edn. Churchill Livingstone, New York, pp 513–514

# Dévic-Syndrom (Neuromyelitis optica)

### Synonyme

Neuromyelitis optica (Erb-Dévic), Dévic-Gault-Sy, Ophthalmoneuromyelitis.

### Oberbegriffe

Transverse Myelitis, Querschnitts-Sy, Paraplegie, autonome Hyperreflexie.

### Organe/Organsysteme

Zentrales Nervensystem.

### Inzidenz

Seltene Komplikation in der Schwangerschaft mit allgemein schlechter Prognose, niedrige Inzidenz im Kindesalter. In Ostasien häufiger als in Europa.

### Ätiologie

Inflammatorische Erkrankung des Rückenmarks, die eine funktionelle Transsektion des Rückenmarks bewirkt. Ursache infektiös (z. B. nach Herpes-zoster-Infektion) oder autoimmunologisch. Eine genetische Disposition wird vermutet, wobei die Mechanismen weitgehend ungeklärt sind.

### Verwandte Formen, Differenzialdiagnosen

Multiple Sklerose, Balos konzentrische Sklerose, akute disseminierte Enzephalomyelitis.

## Symptome

Häufig Prodrome wie bei einem grippalen Infekt. Krankheit beginnt mit Sehstörungen (Zentralskotome), Augenschmerzen, Kopfschmerzen, akute Erblindung infolge Neuritis des N. opticus beiderseits sowie akuter Querschnittsmyelitis (gleichzeitig oder getrennt). Die Ausfälle sind von der Höhe des Querschnitts abhängig, manchmal liegen dissoziierte Empfindungsstörungen vor. Rückenschmerzen, progressive Paralyse.

### Vergesellschaftet mit

Hohes Risiko für Harnwegsinfekte, autonome Hyperreflexie, bei Schwangeren: Anämie, Neigung zu Frühgeburtlichkeit.

## Anästhesierelevanz

Je nach Querschnittshöhe autonome Dysregulationen mit lebensbedrohlicher Hypertension und Bradykardie bis zu Krampfanfällen und zerebraler Hämorrhagie.

### Spezielle präoperative Abklärung

Neurostatus, aktueller Zustand des Herz-Kreislauf-Systems.

### Vorgehen

Bei Indikationen zur Sectio caesarea oder anderen Eingriffen an der unteren Körperhälfte bieten sich Spinal- oder Epiduralanästhesie an, da hiermit die die autonome Hyperreflexie unterstützenden Reflexbögen unterbrochen werden, wobei die Epiduralanästhesie noch eine bessere Steuerung des Blutdruckverhaltens ermöglicht. Auch nach einer Allgemeinanästhesie ist die Ausbildung einer transversen Myelitis beschrieben worden, sodass die Beteiligung des Rückenmarks kein Ausschlusskriterium für eine rückenmarknahe Regionalanästhesie ist.

Bei Allgemeinanästhesie ist Succinylcholin bei bestehendem Querschnitt kontraindiziert (Hyperkaliämie, Herz-Kreislauf-Stillstand). Die Reaktion der Muskulatur auf nichtdepolarisierende Muskelrelaxanzien ist normal.

 **Cave**
**Autonome Hyperreflexie, Kreislaufdysregulation.**

### Literatur

Abouleish E (1980) Hypertension in a paraplegic parturient. Anesthesiology 53: 348–349
Berghella V, Spector T, Trauffer P, Johnson A (1996) Pregnancy in patients with preexisting transverse myelitis. Obstet Gynecol 87: 809–812
Gunaydin B, Akcali D, Alkan M (2001) Epidural anaesthesia for Caesarean section in a patient with Devic's syndrome. Anaesthesia 56: 565–567
Gutowski NJ, Davies AO (1993) Transverse myelitis following general anaesthesia. Anaesthesia 48: 44–45
Hunter JM (1996) Anaesthesia for the patient with neuromuscular disease – myasthenia and other neuromuscular diseases. In: Prys-Roberts C, Brown BR (eds) International practice of anaesthesia, vol 1. Butterworth-Heinemann, Oxford, pp 93/1–93/11

# Diabetes mellitus im Kindesalter

### Oberbegriffe

Endokrinopathie, Stoffwechselstörung.

### Organe/Organsysteme

Pankreas, Inselzellen, Gefäße, peripheres Nervensystem.

### Inzidenz

Der Diabetes mellitus ist die häufigste endokrinologische Erkrankung im Kindesalter (etwa 0,2% der Schulkinder). Eine deutliche Zunahme an Diabetes mellitus beider Typen erkrankter Kinder wird beobachtet.

### Ätiologie

Die überarbeitete Definition durch WHO und American Diabetes Association nimmt Bezug auf die Ätiologie der Erkrankung. Ursache des Typ-1-Diabetes ist eine Zerstörung der Insulin-produzierenden β-Zellen des Pankreas. Dem Typ-2-Diabetes liegt die Produktion eines defekten Insulins zugrunde mit der Folge einer Störung der zellulären Glukoseaufnahme und -verwertung, einer verminderten Fettsynthese und -speicherung sowie einer Supprimierung der Eiweißsynthese. Darüber hinaus erfolgte die Festlegung neuer Grenzwerte des Nüchternblutzuckers (Blutglukose >5,6–6,1 mmol/l). Unterschieden wird zwischen einem manifesten Diabetes (erhöhter Nüchternblutzucker) und einer gestörten Glukosetoleranz (erhöhter Blutzucker nach Glukosebelastung).

### Verwandte Formen, Differenzialdiagnosen

Genetische Erkrankungen: »maturity-onset diabetes of the young« (MODY), Pankreatitis nach viraler Infektionen und Zerstörung der B-Zellen (Cocksackie, Mumps, Röteln, Zytomegalie). Mit Diabetes assoziierte Erkrankungen (zystische Fibrose), Endokrinopathien mit einer Überproduktion von gegenregulatorischen Hormonen (Kortison, Wachstumshormon, Glukagon, Katecholamine), metabolisches Syndrom.

Bei der Erstmanifestation eines kindlichen Diabetes mellitus kann neben der Ketoazidose auch ein abdominelles Beschwerdebild im

Vordergrund stehen (DD: Appendizitis, Pankreatitis).

## Symptome

Polydipsie, Polyurie, Polyphagie mit Gewichtsverlust, Hyperglykämie. Die Erkrankung fällt meist im Rahmen eines akuten Infekts auf.

## Vergesellschaftet mit

Im Rahmen der Erstmanifestation bei 10–20% der Patienten schwere Ketoazidose. Langfristige mikrovaskuläre Schäden (diabetische Retinopathie, diabetische Nephropathie, ischämische Kardiomypathie), Neuropathie, makrovaskuläre Schäden (Arteriosklerose).

## Therapie

Die Therapie des Typ-2-Diabetes besteht bei vorhandener Rest-Insulinproduktion aus einer Diät und oralen Antidiabetika. Bei unzureichender Produktion muss Insulin substituiert werden. Als Faustregel für die Berechnung einer vollständigen Insulinsubstitution gilt: 0,5–1,0 IE/kg/24 h. Mittels standardisierter oder intensivierter Insulintherapie wird eine möglichst gute Einstellung des Blutzuckertagesspiegels erreicht. Insbesondere bei Kindern muss die Therapie an die Lebensgewohnheiten angepasst sein, um eine gute Compliance und damit die Prävention von langfristigen Schäden zu erreichen. Zunehmend finden Insulinpumpen Verwendung. Neue Ansätze mit inhalierbarem Insulin sind eine Entwicklung zur weniger invasiven Therapie. Therapieziel ist langfristig ein konstanter Anteil von glykolisierten Hämoglobin $A_{1c}$ unter 7%.

## Anästhesierelevanz

Durch eine Operation kommt es sowohl regional als auch systemisch zu einer Sympathikusstimulierung, einer vermehrten Kortisol- und Somatotropin (STH)-Ausschüttung und damit zu einer hyperglykämischen Stoffwechsellage. Darüber hinaus beeinflussen fast alle Anästhetika den Glukosemetabolismus.

Postoperativ haben Diabetiker eine erhöhte Gefahr von Wundheilungsstörungen, Anastomoseninsuffizienzen und Infekten. Sepsis ist eine wesentliche Ursache der deutlich erhöhten Mortalität. Bei ketoazidotischer Stoffwechsellage besteht eine perioperative Mortalität von bis zu 15%.

Die Therapie mit oralen Antidiabetika oder Insulin kann den Glukosemetabolismus intraoperativ beeinflussen und auch bei angepasster Dosierung kann eine Hypoglykämie auftreten und bei sedierten oder anästhesierten Patienten unbemerkt bleiben. Reduzierte Lungenvolumina bei schlecht therapierten Patienten können die Einleitung per Inhalationem beeinflussen.

### Spezielle präoperative Abklärung

Essenziell ist die gründliche Anamneseerhebung über Erkrankung und Art der Therapie. Begleiterkrankungen müssen systematisch ausgeschlossen werden. Liefert die Anamnese Hinweise für eine unzureichende Therapie, ist die Kontrolle mittels Blutzuckertagesprofil und die Bestimmung von Hb $A_{1c}$ sowie Glukose und Ketonkörpern im Urin erforderlich. Eine weitere Möglichkeit bieten kontinuierliche Blutglukose-Monitoringsysteme.

Präoperativ muss der Glukose- und Säure-Basen-Haushalt kontrolliert und umgehend therapiert werden, wenn eine der folgenden Störungen vorliegt:

- *Dehydratation:* meist liegen Hyperglykämie und Glukosurie vor. Sie ist durch isotone NaCl-Lösung unter strengen Blutzucker- und Serumelektrolyt- und insbesondere Kaliumkontrollen auszugleichen.
- *Ketoazidose:* ist meist Folge einer hyperglykämiebedingten Dehydratation. Die Therapie erfolgt mit Volumenzufuhr (20–40 ml/kg innerhalb der 1. Stunde), Insulin (0,1 E/kg Bolus, dann 0,1 E/kg/h) und ggf. Kalium unter engmaschiger Verlaufskontrolle von Säure-Basen-Status, Blutzucker- und Elektrolytkonzentration. Unbedingt vermieden werden muss die zu rasche Absenkung des Blutzuckers, da ein Hirnödem die Folge sein kann.
- *Hypoglykämie:* erfordert wenn möglich die Zufuhr von oralen Glukosetrinklösungen. Bei asymptomatischer Hypoglykämie wird Glukose als Dauerinfusion mit 5–10 mg/kg/min gegeben. Bei bereits eingetretener Bewusstseinsstörung wird zunächst ein Bolus von 200 mg/kg gegeben, gefolgt von einer Dauerinfusion mit 10 mg/kg/min unter mindestens stündlicher Blutzuckerkontrolle.

**Wichtiges Monitoring**

Blutzucker, Elektrolyte, Säure-Basen-Status. Geeigneter Gefäßzugang für regelmäßige Kontrollen.

**Vorgehen**

Wenn immer möglich sollte eine Regionalanästhesie durchgeführt werden. Neben dem geringeren metabolischen Effekt durch Stressblockade sind frühe Mobilisation, weniger Thrombosen und ein früherer Beginn der Nahrungsaufnahme im Vergleich zur Allgemeinanästhesie von Nutzen für die Patienten. Wegen der erhöhten Komplikationsgefahr durch Infektionen sollten spezifische periphere Nervenblockaden einer neuroaxialer Blockierung vorgezogen werden.

Diabetische Patienten sollten auf dem Operationsplan immer an erste Stelle gesetzt werden, um lange Nüchternzeiten zu vermeiden. Oral therapierte Kinder müssen bei größeren, das Niveau der ambulanten Chirurgie übersteigenden Eingriffen auf Altinsulin und intravenöse Glukosezufuhr umgestellt werden. Diabetische Kinder erhalten eine Glukoseinfusion (10 %, 2–4 ml/kg/h). Die kontinuierliche Insulinzufuhr mittels Perfusor ist der Bolusgabe vorzuziehen. Initial werden 0,05 E/kg/h Insulin gegeben, bei Blutzucker >180 mg/dl = 10 mmol/l wird die Dosierung auf 0,07 E/kg/h erhöht, bei Blutzuckerwerten <90 mg/dl = 5 mmol/l auf 0,03 E/kg/h erniedrigt. Bis zum Operationsbeginn muss der Blutzucker regelmäßig kontrolliert werden. Subkutane Insulinapplikationen sind nicht zu empfehlen, da die Blutspiegel nicht vorhersagbar sind. Mischinfusionen aus Glukose und Insulin sind pharmakologisch nicht stabil.

Bei Notfalloperationen mit gleichzeitigem Bestehen einer Stoffwechselentgleisung muss der Stoffwechsel präoperativ so weit wie möglich optimiert werden.

Intraoperativ besteht neben der Gefährdung des Patienten durch Hyperglykämie ebenso die Gefahr einer unbemerkten Hypoglykämie. Aus diesem Grunde darf niemals die Gabe von Insulin ohne gleichzeitige Glukosezufuhr erfolgen. Bewährt ist das modifizierte Alberti-Regime, das aus 50% Glukose und 0,25–0,5 IE Insulin/ml sowie Kalium besteht. Jedoch ist die Applikation dieser hyperosmolaren Lösung über einen zentralvenösen Katheter erforderlich. Intraoperativ sind mindestens einstündliche Blutzuckerkontrollen notwendig. Bei Werten >180 mg% wird zusätzlich Altinsulin in einer Dosierung von 0,10–0,15 IE/kg gegeben. Auch auf eine Hypoglykämie und Ketoazidose muss mittels Blutgasanalysen geachtet werden. Postoperativ wird die Insulinmedikation durch ein Blutzuckertagesprofil und durch Kontrollen des Urins (Zucker, Ketonkörper) überprüft. Möglichst bald sollte die enterale Ernährung wieder aufgenommen werden.

 **Cave**
**Unbemerkte, anhaltende Hypoglykämie in Allgemeinanästhesie. Keine »permissive Hyperglykämie«.**

### Literatur

Alberti KG, Zimmet PZ for the WHO consultation (1998) Definition, diagnosis and classification of diabetes mellitus and its complications. Part 1: Diagnosis and classification of diabetes mellitus provisional report of a WHO consultation. Diabet Med 15: 539–553

Jöhr M (2001) Kinderanästhesie. 5. Aufl. Urban & Fischer, München, S 116

Kaufman FR, Devgan S, Roe TF, Costin G (1996) Perioperative management with prolonged insulin infusion versus subcutaneous insulin in children with type I diabetes mellitus. J Diabet Complic 10: 6–11

McAnulty GR, Robertshaw HJ, Hall GM (2000) Anaesthetic management of patients with diabetes mellitus. Br J Anaesth 85: 80–90

McAnulty GR, Robertshaw HJ, Berge D, Barnado P, Hall GM (1999) Insulin concentrations from stored glucose-insulin-potassium (‚GIK') solutions: an improved system. Br J Anaesth 82 (Suppl 1): 129

Niranjan V, McBrayer DG, Ramirez LC, Raskin P, Hsia CC (1997) Glycemic control and cardiopulmonary function in patients with insulin-dependent diabetes mellitus. Am J Med 103: 504–513

Steinberger J, Daniels SR (2003) Obesity, insulin resistance, diabetes, and cardiovascular risk in children: an American Heart Association scientific statement from the Atherosclerosis, Hypertension, and Obesity in the Young Committee (Council on Cardiovascular Disease in the Young) and the Diabetes Committee (Council on Nutrition, Physical Activity, and Metabolism). Circulation 107: 1448–1453

# Down-Syndrom

### Synonyme

Trisomie 21, Mongolismus, M. Langdon-Down.

### Oberbegriffe

Chromosomenanomalie, Trisomie.

## Organe/Organsysteme

Skelett, Muskulatur (Bewegungsapparat), ZNS, Haut.

## Inzidenz

1:660 Neugeborene.

## Ätiologie

Kongenital überzähliges Chromosom 21. Im Falle einer balancierten Translokation kann eine Vererbung vorliegen. Prädisponierender Faktor: Alter der Mutter bei der Konzeption.

## Verwandte Formen, Differenzialdiagnosen

Myxödem, Klein-Waardenburg-Sy, Smith-Lemli-Opitz-Sy, Bartenwerfer-Sy, Franceschetti-Sy, Greig-Sy, Mende-Sy, Kramer-Pollonow-Sy, Zellweger-Sy, Angelmann-Sy, andere Trisomien (v. a. Trisomie 14).

# Symptome

Minderwuchs, mongoloide Lidachsen, Brachyzephalie, Epikanthus, Klinodaktylie, Vierfingerfurche, Sandalenlücke, Irishypoplasie, Linsenhypoplasie, Makroglossie, Dysodontie, tief liegende Nasenwurzel, geistige Retardierung (Schwachsinn in 75%, Idiotie in 20% der Fälle), muskuläre Hypotonie.

## Vergesellschaftet mit

Atemwegsinfekte, Herzvitien (40–60%; Ostiumprimum-Defekte, AV-Kanal, Fallot-Tetralogie), Missbildungen des Magen-Darm-Trakts (ösophagotracheale Fistel, subglottische Verengung, Spaltbildungen, Instabilität der Atlantookzipitalgelenke (20%), Pancreas anulare, Duodenalatresie, Analatresie), Disposition zu Leukämien, M. Alzheimer, Epilepsie (10%), Kryptorchismus.

## Therapien

Physiotherapie, Antibiotika wegen der häufigen Atemwegsinfekte.

# Anästhesierelevanz

Bei Säuglingen und Kleinkindern häufig Trinkschwäche. Erhöhte Gefahr für Neugeborenenkrämpfe, Auskühlung (wegen Muskelhypotonie, Hypothyreose) und von Hypoglykämien. Habituell arterielle Hypotonie. Neigung zu bakteriellen Infekten (IgM-Mangel), v. a. im Respirationstrakt und Urogenitaltrakt. Wegen der Atemwegsinfekte ist perioperativ mit respiratorischen Problemen zu rechnen.

Erhöhte renale Natriumverluste wegen tubulärer Unreife sind möglich. Die Kooperationsfähigkeit ist meist reduziert.

Bei Patienten mit Down-Sy besteht ein erhöhtes Risiko für eine atlantoaxiale Instabilität, die eine Relevanz bei der Intubation besitzen kann.

## Spezielle präoperative Abklärung

Blutbild (Infektparameter), Thoraxröntgenaufnahme, Ausschluss oder Nachweis von Herzvitien, Nierenfunktionsparameter (Kreatinin, Harnstoff, Osmolarität und Elektrolyte im Serum). Die Meinungen hinsichtlich der Notwendigkeit einer seitlichen HWS-Röntgenaufnahme gehen auseinander.

## Wichtiges Monitoring

Temperatur, Pulsoxymetrie, regelmäßige Blutzuckerkontrollen.

## Vorgehen

Bei Kleinkindern mit reduziertem EZ prä- und perioperativ parenterale oder, besser, enterale (Sonden)ernährung. Ein der Kooperationsunwilligkeit angepasstes Vorgehen wählen, z. B. orale oder rektale Benzodiazepinprämedikation. Einleitung per inhalationem oder mit Ketamin i.m. Bei Spaltbildungen, Makroglossie und/oder Mandibulahypoplasie mit Intubationsschwierigkeiten rechnen und entsprechende personelle und instrumentelle Vorkehrungen treffen. Relativ dünnere Tuben auswählen. In der Regel kann man einen geringeren Relaxansbedarf einkalkulieren.

Bei Herzvitien Endokarditisprophylaxe durchführen.

 **Cave**
**Atlantookzipitale Subluxation bei der Laryngoskopie.**

## Literatur

Abel M (1989) Anästhesiologische Besonderheiten bei Kindern mit Syndromen und seltenen Erkrankungen. Springer, Berlin Heidelberg New York Tokio, S 73–77

Baum C, O'Flaherty JE (1999) Anesthesia for genetic, metabo-
   lic, and dysmorphic syndromes of childhood. Lippincott
   Williams & Wilkins, Philadelphia, pp 84–86
Burg G, Kunze J, Pongratz D et al. (Hrsg) (1990) Leiber – Die kli-
   nischen Syndrome, Bd 1, 7. Aufl. Urban & Schwarzenberg,
   München, S 187–189
Cohen WI (1998) Atlantoaxial instability. What's next? Arch Pe-
   diatr Adolesc Med 152: 119–122
Frei Fj, Erb T, Jonmarker C, Sümpelmann R, Werner O (2004)
   Kinderanästhesie, 3. Aufl. Springer, Heidelberg, S 288–
   289
Jöhr M (2001) Kinderanästhesie, 5. Aufl. Urban & Fischer, Mün-
   chen, S 273–274
Jones AEP, Pelton DA (1976) An index of syndromes and their
   anaesthetic implications. Can Anaesth Soc J 23: 210
Mitchell V, Howard R, Facer E (1995) Down's syndrome and
   anaesthesia. Paediatr Anaesth 5: 379–384
Pueschel SM (1998) Should children with Down syndrome be
   screened for atlantoaxial instability? Arch Pediatr Adolesc
   Med 152: 123–125

# Duchenne-Muskeldystrophie

## Synonyme

Duchenne-Erb-von-Leyden-Sy, progrediente (progressive) pseudohypertrophische Muskeldystrophie, fazioskapulohumerale bzw. Extremitätengür-
tel-Muskeldystrophie.

## Oberbegriffe

Myodystrophie, Myopathie.

## Organe/Organsysteme

Muskulatur, Bewegungsapparat.

## Inzidenz

1:3300 bis 1:18.000 männliche Geburten. Damit ist
dies eine der häufigsten Erbkrankheiten. Erkrankungsbeginn ab dem 2.–6. Lebensjahr.

## Ätiologie

Hereditär mit rezessiv X-chromosomalem (gono-
somalem) Erbgang. Frauen sind symptomlose
Überträgerinnen und nur selten und weniger betroffen. Es wird ein Defekt der Muskelzellmembran
angenommen, der zur fortschreitenden Degeneration und zum Untergang von Muskelzellen mit Er-
satzfibrolipomatose führt.

## Verwandte Formen, Differenzialdiagnosen

Andere Muskeldystrophien (v. a. von-Leyden-Mo-
ebius-Sy, Becker-Kiener-Sy), spinale Muskelatro-
phie (Werdnig-Hoffmann-Sy = SMA Typ I und II,
Wohlfahrt-Kugelberg-Welander-Sy = SMA Typ III),
Wagner-Unverricht-Sy, Polymyositis-Ss, atypische
Cholinesterase.

Nicht zu verwechseln mit: Duchenne-Aran-Sy,
Duchenne-Erb-Plexuslähmung.

## Symptome

Muskelschwäche (Hypotonie) der Beckengürtel-
und Oberschenkelmuskulatur, spätere Ausbreitung
auf Rumpf und obere Extremitäten (Schwäche der
Atemmuskulatur!), Gehschwäche, Hyperlordosie-
rung der LWS, Pseudohypertrophien (Gnomenwa-
den), abgehobene Schulterblätter (Scapula alata).
Bei Befall der Gesichtsmuskeln ensteht Hypomimie
und »Tapirgesicht«.

Typisch ist das Emporklettern am eigenen Kör-
per (Gowers-Manöver).

Im Spätstadium kommen Kontrakturen hinzu.
Die Lebenserwartung liegt bei ungefähr 15–20 Jahren.

## Labor

Erhöhte Serumwerte für die Muskelenzyme, v. a.
CK, ALT, AST und LDH. Die CK-MB-Isoenzyme
sind für kardiale Fragestellungen nicht aussagefä-
hig.

## Vergesellschaftet mit

Kardiomyopathie (EKG-Veränderungen: hohes
R rechts-präkordial, tiefes Q links-präkordial),
Arrhythmieneigung (v. a. Tachyarrhythmien), Mi-
tralklappenprolaps, respiratorische Insuffizienz (re-
striktive Ventilationsstörung), Skelettdeformitäten
(Kyphoskoliose), (fragliche) Neigung zur malignen
Hyperthermie (MH).

## Therapie

Physiotherapie, Verapamil (umstritten).

## Anästhesierelevanz

Hyperkaliämiegefährdung, erhöhtes MH-Risiko.

## Spezielle präoperative Abklärung

Pulmonalrespiratorischer Status (Thoraxröntgenaufnahme, Lungenfunktion), kardialer Status (EKG, Echokardiographie), Muskelenzyme und Myoglobin im Serum, Nierenfunktionsparameter (Kreatinin, Harnstoff, Elektrolyte im Serum, ggf. Clearancebestimmungen).

## Wichtiges Monitoring

EKG, Pulsoxymetrie, Kapnographie, Volumetrie, kontinuierliche Temperaturkontrolle, Relaxometrie, ZVD, ggf. Pulmonalarterienkatheter, Blutgasanalysen, Säure-Basen-Status.

## Vorgehen

Bei der Wahl des Anästhesieverfahrens und der Medikamente ist darauf zu achten, dass Atmung und Kreislauf nicht beeinträchtigt werden. Dies impliziert Vermeidung oder Reduzierung negativ inotroper Pharmaka, zurückhaltende Dosierung von Barbituraten, Benzodiazepinen und volatilen Anästhetika. Auf die Gabe von Succinylcholin sollte verzichtet werden, einerseits wegen der gesteigerten Empfindlichkeit der Muskelmembranen (Hyperkaliämie, Rhabdomyolyse, Myoglobinämie), andererseits wegen der (fraglichen) MH-Gefährdung.

Bei Anästhesieende sollte die Muskelkraft so weit wie möglich wiederhergestellt sein, um postoperative pulmonale Komplikationen zu vermeiden. Das erfordert eine differenzierte (relaxometrisch kontrollierte) Dosierung kurz wirksamer nichtdepolarisierender Relaxanzien. Bei einer Antagonisierung mit Cholinesterasehemmern ist die arrhythmogene Wirkung des Atropin in Rechnung zu stellen (evtl. ausweichen auf Glykopyrrolat). Gegebenenfalls ist eine Nachbeatmung anzustreben.

Bei Befall der Larynxmuskulatur ist mit einer erhöhten Aspirationsgefahr zu rechnen, daher besondere Vorsicht bei der Einleitung (»rapid-sequence induction«, Krikoiddruck) und Extubation. Wenn möglich Regionalanästhesien bevorzugen.

> **Cave**
> Succinylcholin, Atropin, negativ-inotrope Pharmaka, Relaxansüberhang, Opiatüberhang.

## Literatur

Abel M (1989) Anästhesiologische Besonderheiten bei Kindern mit Syndromen und seltenen Erkrankungen. Springer, Berlin Heidelberg New York Tokio, S 121–127

Adams DC, Heyer EJ (1997) Problems of anesthesia in patients with neuromuscular disease. Anesthesiol Clin North Am 15: 673–689

Benumof JL (1998) Anesthesia and uncommon diseases. 4th edn. Saunders, Philadelphia, pp 319–322

Burg G, Kunze J, Pongratz D et al. (Hrsg) (1990) Leiber – Die klinischen Syndrome, Bd 1, 7. Aufl. Urban & Schwarzenberg, München, S 509–511

Fitzal S (1992) Anästhesie bei neuromuskulären Erkrankungen. Anaesthesist 41: 730–742

Frankowski GA, Johnson JO, Tobias JD (2000) Rapacuronium administration to two children with Duchenne's muscular dystrophy. Anesth Analg 91: 27–28

Goresky GV, Cox RG (1999) Inhalation anesthetics and Duchenne's muscular dystrophy. Can J Anesth 46: 525–528

Jöhr M (2001) Kinderanästhesie, 5. Aufl. Urban & Fischer, München, S 283–284

Le Corre F, Plaud B (1998) Neuromuscular disorders. Curr Op Anaesthesiol 11: 333–337

Morris P (1997) Duchenne muscular dystrophy: a challenge for the anaesthetist. Paediatr Anaesth 7: 1–4

Norman B (2000) Dystrophia myotonica and succinylcholine. Anaesthesia 55: 504

Obata R, Yasumi Y, Suzuki A et al. (1999) Rhabdomyolysis in association with Duchenne's muscular dystrophy. Can J Anesth 46: 564–566

Rosenkranz T (2003) Myopathien – Was muss der Anästhesist wissen? Anästhesiol Intensivmed Notfallmed Schmerzther 38: 483–488

Stelzner J, Kretz FJ, Rieger A, Reinhart K (1993) Anästhetikainduzierter Herzstillstand. Anaesthesist 42: 44–46

Stevens RD (2001) Neuromuscular disorders and anesthesia. Curr Opin Anasthesiol 14: 693–698

Wappler F (2003) Aktuelle Aspekte der Anästhesie bei neuromuskulären Erkrankungen. Anästhesiol Intensivmed Notfallmed Schmerzther 38: 495–499

White RJ, Bass S (2001) Anaesthetic management of a patient with myotonic dystrophy. Paediatr Anaesth 11: 494–497

# EEC-Syndrom

## Synonyme

Anhydrosis hypotrichotica, hypohidrotische ekto-dermale Dysplasie, Christ-Siemens-Syndrom, Anhidrosis congenitalis, Polydysplasie ectodermique, Guilford-Sy, Jacquetsches Sy, Christ-Siemens-Touraine-Sy, Gesichts-Hand-Fuß-Spalten-Sy, kongenitale anhydrotische ektodermale Dysplasie, engl. »ectrodactyly ectodermal dysplasia« und »clefting syndrome«.

## Oberbegriffe

Ektodermaldysplasie (ED), Dysmorphie, kraniomandibulofaziale Missbildung.

## Organe/Organsysteme

Oberkiefer, Unterkiefer, Gesichtsschädel, Extremitäten, Sinnesorgane, Herz, Haut, ZNS, Nieren, Urogenitaltrakt, Atemwege, Zähne, Nägel, Schweißdrüsen.

## Inzidenz

Bis 1992 wurden ca. 180 Fälle beschrieben. Die hypohidrotische ektodermale Dysplasie (Christ-Siemens-Touraine-Sy, HED) ist die häufigste Form mit einer Inzidenz von 1–7:100.000; Buben sind bei dieser Form mehr betroffen als Mädchen. Für das EEC-Sy sind derzeit in Deutschland weniger als 20 Fälle bekannt.

## Ätiologie

Kongenital mit autosomal-dominantem und X-chromosomalem Erbgang mit variabler phänotypischer Ausprägung, selten auch rezessiv. Ein sporadisches Auftreten ohne familiäre Anamnese wurde ebenfalls beschrieben. Daraus resultiert eine Gruppe vererbter Störungen ektodermaler Strukturen, von denen bisher mehr als 150 Formen beschrieben worden sind. Die Abgrenzung der einzelnen Varianten geschieht heute durch den Nachweis der beteiligten Gene.

## Verwandte Formen, Differenzialdiagnosen

Mit Lippen-Kiefer-Gaumen-Spalte vergesellschaftete ED: Hay-Wells-Sy (= Ankyloblepharon-Ektodermaldysplasie-Clefting-Sy = AEC-Sy), Ectrodactyly-ectodermal-dysplasia-clefting- (EEC-)Sy, Rapp-Hodgkin-Sy, Berndorfer-Sy, F-Sy, Grauhan-Sy, Goltz-Gorlin-Sy, hypohydrotische s Onychodentodysplasie-Sy, Ito-Sy, DLS-Sy, Cockayne-Sy, Marshall-Sy, Naegeli-Sy I, XTE-Sy, Helweg-Larsen-Sy.

Kieferbogen-Ss wie: Franceschetti-Sy I, Goldenhar-Sy, Hallermann-Sy, Wildervanck-Sy I und II, Ullrich-Feichtiger-Sy, Ullrich-Fremerey-Dohna-Sy, okulodentodigitales Sy, okulootovertebrales Sy, iridodentales Sy, dentofaziales Sy, Rubinstein-Sy, Lejeune-Sy, Russel-Sy I, Dutescu-Grivu-Fleischer-Peters-Sy, François-Sy III, Rutherford-Sy, Lenz-Sy.

## Symptome

*Trias:* Ektrodaktylie (Spalthand, Syndaktylie, Klinodaktylie, Spaltfuß, Klumpfuß), Ektodermaldysplasie (zarte, dünne, atrophische Haut, helle Behaarung, spärliche Augenbrauen und Wimpern, Zahnanomalien, Hypohidrose oder Anhidrose, verminderte Speichelproduktion), Spaltbildungen (ein- oder doppelseitige Lippen-Kiefer-Gaumen-Spalte).

*Außerdem:* Augensymptome (Blepharitis, Konjunktivitis, Keratitis, Photophobie beim EEC-Sy), Tränenganganomalien, Ankyloblepharon beim AEC-Sy), Ohrmuscheldysplasie, Taubheit, raue Stimme, Oligophrenie (nicht obligat), Urogenitaldysmorphien (Hypospadie), Nieren- bzw. Harnwegsanomalien (Nierenaplasie, Doppelnieren, Hydronephrose), Herzvitien.

## Vergesellschaftet mit

Malnutrition, hochgradige Verletzlichkeit der Haut, häufig respiratorische Infekte durch vermindertes Flimmerepithel in der Schleimhaut der Atemwege, Asthma, Fieber durch eingeschränkte Temperaturregulation.

## Therapie

Häufig kommt es zu Operationen, um diverse Missbildungen zu korrigieren, v. a. frühzeitige Korrektur der Gesichtsspalten im Säuglingsalter, in erster Linie zur besseren Ernährung und sekundär aus kosmetischer Indikation.

## Anästhesierelevanz

Die extreme Vielfalt der Missbildungen und Funktionsstörungen erfordert eine individuelle Anpassung der perioperativen Maßnahmen. Typische

Probleme ergeben sich v. a. aus den Gesichtsdysmorphien, die regelmäßig Intubationsschwierigkeiten verursachen, den respiratorischen Infekten sowie der Anhidrose oder Hypohidrose, die mit einer Temperaturregulationsstörung einhergehen.

## Spezielle präoperative Abklärung

Erfassung der Missbildungen und ihrer funktionellen Auswirkungen (Echokardiographie, Sonographie, Nierenfunktionsparameter, Thoraxröntgenaufnahme).

## Wichtiges Monitoring

Pulsoxymetrie, Kapnographie, Herz-Kreislauf-Überwachung (je nach kardialer Beteiligung), kontinuierliche Temperaturmessung.

## Vorgehen

Zur Prämedikation eignen sich Benzodiazepine oral. Keine Vagolytika, ferner sollten subkutane Injektionen vermieden werden. Die anfangs nicht gut gedeihenden Patienten sollten adäquat rehydriert werden, gelegentlich ist auch mit einem Blutzuckerabfall zu rechnen. Die Haut und v. a. die Augen sind sehr verletzlich und müssen sorgfältig geschützt werden.

Wegen der zu erwartenden schwierigen Intubation sollten alle Vorkehrungen getroffen werden, damit eine adäquate Oxygenierung gewährleistet bleibt (präoxygenieren, geeignetes Instrumentarium für alternative Techniken bereithalten). Die laryngoskopische Einstellung der Glottis gelingt besser, wenn man die Spalte in der oberen Zahnreihe mit einer gefalteten Kompresse überbrückt.

Bei der Wahl des Anästhesieverfahrens gibt es keine speziellen Einschränkungen. Zu bedenken ist, dass reine Inhalationsnarkosen mit hochdosierten volatilen Anästhetika über eine generalisierte Vasoplegie zu gesteigerten Wärmeverlusten führen.

🛑 **Cave**
**Atropin (und andere Vagolytika), Temperaturentgleisung, Hypoglykämie, Lagerungsschäden. Neugeborene mit ED sollten nicht in den Brutkasten gelegt werden.**

## Literatur

Burg G, Kunze J, Pongratz D et al. (Hrsg) (1990) Leiber – Die klinischen Syndrome, Bd 1, 7. Aufl. Urban & Schwarzenberg, München, S 207–208

Choong YY, Norazlina B (2001) Ectrodactary, ectodermal dysplasia, and cleft lip-palate syndrome. Med J Malaysia 56: 88–91

Diaz JH (2000) Perioperative management of children with congenital phakomatoses. Paediatr Anaesth 10: 121–128

Johnson SE, Tatum SA, Thomson LL (2002) Pierre Robin sequence in a patient with ectrodactyly-ectodermal dysplasia-clefting syndrome: a case report and review of the literature. Int J Pediatr Otorhinolaryngol 66: 309–131

Mizushima A, Satoyoshi M (1992) Anaesthetic problems in a child with ectrodactyly, ectodermal dysplasia and cleft lip/palate. The ECC syndrome. Anaesthesia 47: 134–140

# Ehlers-Danlos-Syndrom

## Synonyme und Subtypen

Meekeren-Ehlers-Danlos-Sy, Fibrodysplasia elastica generalisata, Arthrochalasis multiplex congenita, Sack-Barabas-Sy, Dermatosparaxis, Danlos' disease. Mittlerweile werden 10 verschiedene Formen unterschieden (die histologisch ausgeprägteste und daher anästhesiologisch bedeutsamste Form ist der »arteriell-ekchymotische« Typ IV).

## Oberbegriffe

Kollagendysplasie, Bindegewebserkrankung, Mesenchymose.

## Organe/Organsysteme

Bindegewebe, Muskulatur, Gelenke, Bewegungsapparat, Gefäßsystem, Herz-Kreislauf-System.

## Ätiologie

Hereditär, autosomal-dominanter (4 Subtypen), autosomal-rezessiver (2 Subtypen) und X-chromosomaler (1 Subtyp) Erbgang. Häufigkeit ca. 1:500–5000. Aufgrund der reduzierten Lebenserwartung (Median 48 Jahre) sind es stets jüngere bis mittelalte Patienten.

Der Erkrankung liegen Enzymdefekte mit Synthese- und/oder Vernetzungsstörungen des Typ-III-Kollagens zugrunde. Beim Typ IV (ca. 4% der Fälle) liegen autosomal-dominant vererbbare Mutationen auf dem Chromosom 2 vor. Die Blutungsneigung beruht auf einer vermuteten Störung der Thrombozyten/Endothel-Interaktion.

| Einteilung der wichtigsten Subtypen des Ehlers-Danlos-Syndrom. (Nach Dubois et al. 2001) | | |
|---|---|---|
| Subtyp | Defektes Kollagen | Vererbungsmodus |
| Typ I (gravis) | Typ V | Autosomal-dominant |
| Typ IV (ekchymotisch oder Sack-Barabas) | Typ III | Autosomal-dominant oder autosomal-rezessiv |
| Typ VIIc (Dermatosparaxis) | Typ I | Autosomal-rezessiv |
| Typ VIII (periodontal) | Unbekannt | Autosomal-dominant |

### Verwandte Formen, Differenzialdiagnosen

Marfan-Sy, Chalacoderma, de-Barsy-Moens-Dierckx-Sy, Berlin-Sy, Rotter-Erb-Sy, uveoarthrochondrales Sy, Gottron-Sy, Larsen-Sy, Turner-Sy.

## Symptome

Dünne und hyperelastische Haut (Atrophodermie, Cutis laxa), Keloidbildung, extrem überstreckbare Gelenke (Hypermobilität), Teleangiektasien, rezidivierende Blutungen, Hypotonie der Muskulatur. Häufig typische Gesichtsmorphologie mit schmaler, dünner Nase, schmalen Lippen, prominenten Augen, blauen Skleren, fehlenden Ohrläppchen, Haarausfall.

Die Diagnose des Typ IV lässt sich durch Hautbiopsien, Fibroblastenkulturen und mit einem erniedrigten Serum-Prokollagen-III-Aminopeptidspiegel stellen.

### Vergesellschaftet mit

Hernien, Osteoporose, Netzhautablösung (Amotio retinae), Tinnitus, Spontanpneumothorax, Varikosis, Zwergwuchs, Kyphoskoliose, kardiovaskuläre Komplikationen (Aorteninsuffizienz, Mitralklappenprolaps, Aneurysmaentstehung und -ruptur, extra- und intrakranielle ischämische Komplikationen, v. a. Dissektion der A. carotis), generelle Neigung zur Ruptur von Hohlorganen (Darm, Uterus), okkulte gastrointestinale Blutungen, gehäuft Leistenhernien, Keratokonus.

## Anästhesierelevanz

### Spezielle präoperative Abklärung

Blutbild (Hämoglobin, Hämatokrit, Thrombozyten erniedrigt wegen gastrointestinalen Blutungen), Gerinnungsparameter, Ausschluss von Pneumothorax oder Aortenaneurysma (Thoraxröntgenaufnahme, Echokardiographie).

### Wichtiges Monitoring

Pulsoxymetrie, Atemwegsdrücke. Bei kardiovaskulären Begleiterkrankungen ggf. invasives Kreislaufmonitoring einsetzen.

### Vorgehen

Genügend Blutkonserven und Blutbestandteile bereithalten. Rückenmarknahe Regionalanästhesien gelten als kontraindiziert. Dies gilt nicht nur bei laborchemisch nachweisbaren Koagulationsstörungen, sondern prinzipiell aufgrund der vaskulären Fragilität. Einzelne Berichte über die erfolgreiche Anwendung von rückenmarknahen Anästhesien im Rahmen von vaginalen oder operativen Entbindungen rechtfertigen deren routinemäßige Anwendung nicht. Andernfalls ist eine gründliche Risiko-Nutzen-Analyse auf individueller Basis vorzunehmen. Dabei ist zu berücksichtigen, dass starkes Pressen unter der Geburt ebenfalls zu gefährlichen Rupturen (Gefäße, Uterus) führen kann.

Die Intubation sowie das Legen von Magensonden und Urinkathetern müssen schonend erfolgen. *Vorsicht* beim intratrachealen Absaugen (erhöhte Vulnerabilität und Blutungsgefahr). Antibiotikaprophylaxe bei Herzvitien durchführen. Bei kopfnahen Eingriffen Augen niemals zukleben, sondern mit Salbe schützen. Generell sowenig Haut wie möglich mit Pflastern bekleben. Bei der Extubation sollten Husten und Pressen möglichst vermieden werden. Bei der vorwiegend kutanen Form (Typ VIIc) können selbst Handlungen mit normalem Kraftaufwand wie das Halten einer Gesichtsmaske zu Hautläsionen und Hämatombildung führen. Unbedingt ist auf die Vermeidung von Scherkräften zu achten.

Postoperativ eine mindestens 12-stündige intensive Überwachung vorsehen.

## Beachte

Invasive Kathetertechniken und Messmethoden haben ein höheres Blutungsrisiko. Hämatome im Bereich der Atemwege können zur Obstruktion führen. Allgemein besteht eine schlechtere und verzögerte Wundheilung. Mit postoperativen Blutungskomplikationen und ggf. der Notwendigkeit von Revisionseingriffen muss gerechnet werden.

### ⚠ Cave

**Blutdruckanstieg (Rupturgefahr bei Aneurysmen), hohe Beatmungsdrücke (Barotrauma, Pneumothorax), rückenmarknahe Regionalanästhesien, intramuskuläre Injektionen, Gefäßlazeration und Blutungen bei Einlage von invasiven Gefäßkathetern, Blutsperre (Tourniquet), Lagerungsschäden.**

## Literatur

Abel M (1989) Anästhesiologische Besonderheiten bei Kindern mit Syndromen und seltenen Erkrankungen. Springer, Berlin Heidelberg New York Tokio, S 78–80

Brighouse D, Guard B (1992) Anaesthesia for Caesarean section in a patient with Ehlers-Danlos syndrome type IV. Br J Anaesth 69: 517–519

Burg G, Kunze J, Pongratz D et al. (Hrsg) (1990) Leiber – Die klinischen Syndrome, Bd 1, 7. Aufl. Urban & Schwarzenberg, München, S 208–212

Campbell N, Rosaeg OP (2002) Anesthetic management of a parturient with Ehlers Danlos syndrome type IV. Can J Anesth 49: 493–496

Dubois PE, Veyckemans F, Ledent MM et al. (2001) Anaesthetic managment of a child with type VIIc Ehlers-Danlos syndrome. Acta Anaesthesiol Belg 52: 21–24

Eichler FA, Paul M (1999) Lebensbedrohliche perioperative Komplikationen bei Ehlers-Danlos Syndrom mit Dissektion der A. carotis interna. Anästhesiol Intensivmed Notfallmed Schmerzther 34: 720–722

Mason R (2001) Anaesthesia databook. A perioperative and peripartum manual, 3rd edn. Greenwich Medical Media, London, pp 162–166

Price CM, Ford S, St John Jones L, Murday V (1996) Myocardial ischaemia associated with Ehlers-Danlos syndrome. Br J Anaesth 76: 464–466

# Emery-Dreifuss-Muskeldystrophie

### Synonyme

EDMD, humeroperoneale Muskeldystrophie mit Frühkontrakturen und Kardiomypathie.

### Oberbegriffe

Myopathien, muskuläre Dystrophien.

### Organe/Organsysteme

Muskulatur, Bewegungsapparat Herz.

### Ätiologie

Es liegt ein X-chromosomal-rezessiver Erbgang vor. Der Gen-Ort liegt am distalen langen Arm (Xq28).

### Verwandte Formen, Differenzialdiagnosen

»Rigid spine syndrome«, muskuläre Dystrophie Typ Becker, muskuläre Duchenne-Dystrophie.

## Symptome

Klinische Manifestation im Vorschulalter. Entwicklung von Beugekontrakturen in den Ellbogengelenken, an der Achillessehne und Nackenmuskulatur. Muskelschwäche zunächst in humeroperonealer Verteilung, spätere Schwäche der Hüft- und Knieextensoren. Spitzfuß.

*Labor:* im Serum leicht erhöhte Kreatinkinase.

### Vergesellschaftet mit

Störung des kardialen Reizleitungssystems, Kardiomyopathie.

## Anästhesierelevanz

Neben Notfalleingriffen erfordern elektive Operationen wie z. B. orthopädische Korrekturen des Bewegungsapparates eine anästhesiologische Betreuung der Patienten. Die kardiale Beteiligung kann sich in einer AV-Überleitungsstörung mit Bradykardieneigung manifestieren. Bei klinisch symptomfreien Patienten findet sich häufig ein AV-Block Grad I. Das Auftreten von Vorhofflimmern ist möglich. Eine reduzierte oder ausbleibende Antwort auf elektrische oder mechanische Stimulation ist beschrieben worden. Darüber hinaus kann eine

Kardiomyopathie mit eingeschränkter linksventrikulärer Funktion vorliegen.

Die Punktion zur Spinal- oder Periduralanästhesie kann durch Kontrakturen der lumbalen Paravertebralmuskulatur erschwert sein.

In der Regel liegt bei den Patienten mit EDMD kein intellektuelles Defizit vor, jedoch erfordern häufig beschriebene mentale Dysbalancen eine einfühlsame Patientenführung.

### Spezielle präoperative Abklärung

Kardiologische Diagnostik: EKG, Ausschluss einer Kardiomyopathie. Bei Patienten mit implantierten Schrittmachern Überprüfung der Schrittmacherfunktion. Gerinnungsdiagnostik, ggf. Kontrolle der oralen Antikoagulation bei Herzrhythmusstörungen. Festlegung der perioperativen Antikoagulation bei geplanter Regionalanästhesie.

### Wichtiges Monitoring

EKG, bei Verwendung von Muskelrelaxanzien: Relaxometrie.

### Vorgehen

Das anästhesiologische Vorgehen muss in Abhängigkeit von der geplanten Operation und dem mentalen Zustand des Patienten festgelegt werden. Eine sorgfältige Evaluation der oberen Atemwege, insbesondere der möglichen Nackenflexion ist wesentlich. Die Durchführung von regionalanästhesiologischen Verfahren kann durch bestehende Kontrakturen oder skoliotische Verformungen der Wirbelsäule erheblich erschwert sein. Hier kann die Anlage einer Regionalanästhesie nach Einleitung der Allgemeinanästhesie Lagerungsschwierigkeiten vermindern. Vor Beginn der Operation ist besondere Sorgfalt auf die korrekte Lagerung und Polsterung des Patienten zu legen.

Es wird empfohlen, keine Substanzen zu verwenden, die eine maligne Hyperthermie triggern können. Insbesondere ist Succinylcholin aufgrund einer möglichen Hyperkaliämie mit nachfolgendem Herzstillstand kontraindiziert. Externe Schrittmacher müssen vor Beginn der Anästhesie verfügbar sein.

**❗ Cave**

**Lagerungsschäden. Das Ausmaß der kardialen Beteiligung korreliert nicht mit dem Grad der**
**▼**

Skelettmuskelerkrankung. Weibliche Konduktorinnen im höheren Lebensalter haben ein erhöhtes kardiales Risiko, auch wenn muskuläre Symptome fehlen. Die Maximaldosen von Lokalanästhetika müssen v. a. bei Patienten mit geringem Körpergewicht beachtet werden.

### Literatur

Aldwinckle RJ, Carr AS (2002) The anesthetic management of a patient with Emery-Dreifuss muscular dystrophy for orthopedic surgery. Can J Anesth 49: 467–470

Fishbein MC, Siegel RJ, Thompson CE, Hopkins LC (1993) Sudden death of a carrier of X-linked Emery-Dreifuss muscular dystrophy. Ann Intern Med 119: 900–905

Jensen V (1996) The anaesthetic management of a patient with Emery-Dreifuss dystrophy. Can J Anaesth 43: 968–971

Morrison P, Jago RH (1991) Emery-Dreifuss muscular dystrophy. Anaesthesia 46: 33–35

Shende D, Agarwal R (2002) Anaesthetic management of a patient with Emery-Dreifuss muscular dystrophy. Anaesth Intensive Care 30: 372–375

Voit T, Krogmann O, Lenard HG et al. (1988) Emery-Dreifuss muscular dystrophy: disease spectrum and differential diagnosis. Neuropediatrics 19: 62–71

# Epidermolysis bullosa

### Synonyme und Subtypen

Aktuelle Einteilung der Epidermolysis bullosa in 4 Gruppen:

Epidermolysis bullosa simplex, junktionale Epidermolysis bullosa, Epidermolysis bullosa dystrophica und Epidermolysis bullosa acquisita.

Früher gebräuchliche Synonyme: Koebner-Sy, Ogna-Sy, Cockayne-Touraine-Sy, Pasini-Sy, Herlitz-Sy, Bart-Sy, Hallopeau-Siemens-Sy, Nicolas-Moutot Charlet-Sy, Mendes-da Costa-van der Valk-Sy.

### Oberbegriffe

Dermatosen, Genodermatosen, mukokutane Erkrankung.

### Organe/Organsysteme

Haut, Schleimhäute, Respirationstrakt, Gastrointestinaltrakt.

### Inzidenz

Epidermolysis bullosa simplex: Prävalenz variiert von Land zu Land und abhängig von der Lokalisation; generell gute Prognose, 1–2:100.000 an Händen und Füßen betroffen, 2:1 Mio. generalisiert, 5–10:1 Mio. herpetiforme Form (schlechteste Prognose).

Junktionale Epidermolysis bullosa: ca. 2:100.000, schlechte Prognose, hohe Todesrate im frühen Lebensalter.

Epidermolysis bullosa dystrophica: 21,4:1 Mio., sehr variable Prognose.

Epidermolysis bullosa acquisita: 0,17–0,26:1 Mio. in Westeuropa.

## Ätiologie

Epidermolysis bullosa simplex: Mechanisch induzierte Blasenbildung innerhalb der Epidermis durch Lyse basaler Keratinozyten, fast immer autosomal-dominant vererbt.

*Junktionale Epidermolysis bullosa:* Mechanisch induzierte Blasenbildung in der Lamina lucida der Basalmembran, autosomal-rezessiv, Unterscheidung in 3 Gruppen (lethaler Herlitz-Subtyp, benigner non-Herlitz-Subtyp, mit Pylorusatresie [nur gelegentlich Überlebende]).

*Epidermolysis bullosa dystrophica:* Mechanisch induzierte Blasenbildung direkt unterhalb der Lamina densa der Basalmembran, autosomal-dominant (milde Ausprägung) oder autosomal-rezessiv (schwere Ausprägung) vererbt, Mutation des Gens für Typ-VII-Kollagen.

*Epidermolysis bullosa acquisita:* IgG-Autoantikörper gegen Typ-VII-Kollagen.

## Verwandte Formen, Differenzialdiagnosen

Lyell-Sy (Epidermolysis toxica acuta), Pemphigus vulgaris, bullöses Pemphigoid, Weber-Cockayne-Sy.

## Symptome

Pemphigoide Blasenbildung, Entzündung und Nekrosen der Haut und Schleimhäute nach geringfügigen Traumen, teilweise mit Narbenbildung, Kontrakturen, Zahndefekte.

## Vergesellschaftet mit

Reduzierter Allgemeinzustand, Hypovolämie, Elektrolytstörungen, Infektanfälligkeit, Amyloidose, Nierenfunktionsstörungen, Anämie, Gerinnungsstörungen. Beziehungen zu Porphyrien sind nicht sicher nachgewiesen.

## Therapien

Hochdosierte Kortikosteroide, plastisch-chirurgische Korrekturen, Phenytoin, Azathioprin.

## Anästhesierelevanz

Bei Narbenbildungen im Rachenraum und Atemwegen mit Intubationsschwierigkeiten rechnen. Durch Kontrakturen kann auch die Mundöffnung reduziert sein. Es besteht eine erhöhte Infektionsgefahr.

### Spezielle präoperative Abklärung

Blutbild (bei Chemotherapie mit Knochenmarkdepression rechnen), Elektrolytstatus, Nierenfunktionsparameter, Thoraxröntgen bzw. Röntgen der Atemwege, Infektionsstatus, Ernährungsstatus, ösophagealer Reflux.

### Wichtiges Monitoring

Invasive Blutdruckmessung, ZVD, Elektrolytstatus im Serum.

### Vorgehen

Grundsätzlich ist ein möglichst gewebeschonendes atraumatisches Vorgehen anzustreben. Intensive Polsterung des OP-Tisches, Druckstellen vermeiden. Augensalbe verwenden und nicht die Augen zukleben. Verzicht auf selbstklebende EKG-Elektroden und solche mit Adhäsionspaste. Lokalisation des Pulsoxymeters bei längeren Operationen regelmäßig wechseln. Sehr restriktive Anwendung von Hautpflastern (möglichst Fixation mit Gazebinden). Empfohlen wird die Bevorzugung von Methoden, die ohne Intubation und Maskenbeatmung auskommen. Wenn dennoch intubiert werden muss, sollten dünne und flexible (»von Gleitmittel triefende«) Tuben eingelegt werden, evtl. auf Cuff verzichten. Für die Laryngoskopie den gebogenen Macintosh-Spatel ohne Aufladen der Epiglottis benutzen.

Weitgehende Unterlassung von invasiven Manipulationen wie intratracheales Absaugen, Einbringung von Urinkathetern, Magensonden etc.

Sehr sinnvoll ist eine perioperative antibiotische Abschirmung.

Kortikosteroide perioperativ mit einer angepassten Dosis substituieren, z. B. in Anlehnung an das von Nicholson et al. (1998) beschriebene Vorgehen (▶ s. Kapitel »Rheumatoide Arthritis«). Danach wird die Dosis über Tage schrittweise bis zum präoperativen Wert reduziert.

Die Anwendung von Regionalanästhesietechniken ist umstritten (beachte Möglichkeit der Thrombozytopenie), lokale Infiltration nicht empfohlen.

Gegebenenfalls Aspirationsprophylaxe durchführen.

 **Cave**

Druckstellen, Lagerungsschäden, nicht zwingend indizierte invasive Maßnahmen. Adäquate Schmerztherapie bei Blasenbildung beachten.

### Literatur

Ames WA, Mayou BJ, Williams K (1999) Anaesthetic management of epidermolysis bullosa. Br J Anaesth 82: 746–751

Culpepper TL (2001) Anesthetic implications in epidermolysis bullosa dystrophica. AANA J 69: 114–118

Griffin RP, Mayou BJ (1993) The anaesthetic management of patients with dystrophic epidermolysis bullosa. Anaesthesia 48: 810–815

Hallel-Halevy D, Nadelman C, Chen M, Woodley DT (2001) Epidermolysis bullosa acquista:update and review. Clin Dermatol 19: 712–718

Holzman RS, Worthen HM, Johnson KL (1987) Anaesthesia for children with junctional epidermolysis bullosa (letalis). Can J Anaesth 34: 395–399

Iohom G, Lyons B (2001) Anaesthesia for children with epidermolysis bullosa: a review of 20 years' experience. Eur J Anaesthesiol 18: 745–754

Jones AEP, Pelton DA (1976) An index of syndromes and their anaesthetic implications. Can Anaesth Soc J 23: 210

Mason R (2001) Anaesthesia databook. A perioperative and peripartum manual, 3rd edn. Greewich Medical Media, London, pp 170–172

Nicholson G, Burrin JM, Hall GM (1998) Peri-operative steroid application. Anaesthesia 53: 1091–1104

Ochsenfahrt C, Maier B, Konrad F (2004) Notfalleinsatz aufgrund hämorrhagischer Blasenbildung im oberen Respirationstrakt eines Säuglings bei dystrophischer Epidermolysis bullosa Hallopeau-Siemens. Anästhesiol Intensivmed Notfallmed Schmerzther 39: 20–23

Patch MR; Woodey RD (2000) Spinal anaesthesia in a patient with epidermolysis bullosa dystrophica. Anaesth Intensive Care 28: 446–448

Prasad K, Chen L (1989) Anesthetic management of a patient with bullous pemphigoid. Anesth Analg 69: 537–540

# Epilepsie

### Synonyme

Fallsucht.

### Oberbegriffe

Neurologische Erkrankung, Krampfleiden.

### Organe/Organsysteme

ZNS.

### Inzidenz

5:1000 bis 10:1000, ca. 80 Mio. Menschen weltweit sind betroffen.

### Ätiologie

Folgen sehr unterschiedlicher Schädigungen zentraler und peripherer Nervenzellen wie peripartale Asphyxie, Geburtstrauma, Tumor, Trauma, Meningitis und Enzephalitis. Progredienz und Prognose variiert auch innerhalb der einzelnen Erkrankungsgruppen sehr ausgeprägt.

### Verwandte Formen, Differenzialdiagnosen

Hypoglykämie, Eklampsie, Pseudokrämpfe, nichtepileptische Krämpfe.

## Symptome

Fokale, generalisierte Krämpfe.

### Vergesellschaftet mit

Gelegentlich geistige Retardierung.

### Therapien

In 80% der Fälle erfolgreiche medikamentöse antiepileptische Therapie (Phenytoin, Carbamazepin, Valproinsäure, Ethusuximid, Barbiturate, Felbemat, Gabapentin und Vigabatrin).

N.-vagus-Stimulation bei therapierefraktärer Epilepsie. Chirurgische Resektion eines identifizierten Fokus.

### Spezielle präoperative Abklärung

Zur Präzisierung der anästhesiologischen Vordiagnostik ist die Vorgeschichte zu erfragen: Anfallursache, -typ, -häufigkeit und -verlauf, vorbestehende Medikationen, zusätzliche Behinderungen wie geistige Retardierungen, Sprachdefekte, Störungen der sensorischen Funktionen, Begleitkrankheiten, akute Infekte. Bei Kenntnis dieser Befunde werden evtl. eine EEG-Kontrolle, endokrinologische Zusatzuntersuchungen, spezielle Blutbildparameter, Leber- und Nierenfunktionswerte sowie

Spiegelbestimmungen von Antiepileptika notwendig.

## Wichtiges Monitoring

Pulsoxymetrie, Kapnographie.

## Vorgehen

Erst die Synopsis aller anamnestischer Daten und Befunde ermöglicht die Festlegung des individuell günstigsten Prämedikations- und Anästhesieverfahrens. Handelt es sich um Patienten mit zentralen oder peripheren Lähmungen (spastische, choreoathetotische und ataktische Formen), ergeben sich zusätzliche anästhesieassoziierte Probleme wie Intubationsschwierigkeiten und Lagerungsschäden (bei instabiler Halswirbelsäule), erhöhtes Aspirationsrisiko, Hyperkaliämien bei der Anwendung von depolarisierenden Muskelrelaxanzien, pulmonale und kardiovaskuläre Funktionseinschränkungen.

Eine antiepileptische Dauermedikation sollte perioperativ weitergeführt werden. Zu beachten ist ein schneller Abbau zahlreicher Anästhetika (sog. »Thiopentaltoleranz« oder barbituratbedingte Enzyminduktion) und eine postoperativ erhöhte Phenytointoxizität. Propofol kann verwendet werden. Es hat sogar krampfdurchbrechende Eigenschaften im Status epilepticus. Zu vermeiden sind alle Medikamente und Bedingungen, die zu einer erhöhten ZNS-Aktivität führen können (Methohexital, Propanidid, Enfluran und inadäquate Beatmungsfolgen wie Hypoxie oder Hypokapnie). Besonders in der postoperativen Periode muss auf einen ausreichenden antikonvulsiven Schutz geachtet werden.

Bei der Epilepsiechirurgie bietet sich Etomidat zur Elektrokortikographie an.

### ⊕ Cave

Methohexital, Propanidid, Enfluran, Hypoxie, Hypokapnie.

## Literatur

Chapman DP, Giles WH (1997) Pharmacologic and dietary therapies in epilepsy: conventional treatments and recent advances. South Med J 90: 471–480

International League Against Epilepsy (ILAE) Commission Report (1997). The epidemiology of the epilepsies: future directions. Epilepsia 38: 614–618

Komatsu H, Taie S, Endo S et al. (1994) Electrical seizures during sevoflurane anesthesia in two pediatric patients with epilepsy. Anesthesiology 81: 1535–1537

Kofke WA, Tempelhoff R, Dasheiff RM (1997) Anesthetic implications of epilepsy, status epilepticus, and epilepsy surgery. J Neurosurg Anesthesiol 9: 349–372

Mason R (2001) Anaesthesia databook. A perioperative and peripartum manual, 3rd edn. Greenwich Medical Media, London, pp 176–181

Sommer HJ, Drager M, Brandt U, Opitz A (1999) Anesthesiology and intensive care during epilepsy surgery in children and adolescents. Neurol Res 21: 535–540

Yamada Y, Doi K, Sakura S, Saito Y (2002) Anesthetic management for a patient with Jansky-Bielschowsky disease. Can J Anesth 49: 81–83

# Eulenburg-Krankheit (Paramyotonia congenita)

## Synonyme

Paramyotonia congenita Eulenburg, PMC, Paramyotonia congenita intermittens.

## Oberbegriffe

Neuromuskuläre Erkrankungen.

## Organe/Organsysteme

Bewegungsapparat, Skelettmuskulatur.

## Ätiologie

Autosomal-dominanter Gendefekt am Chromosom 17, welcher die α-Untereinheit des Na-Kanals im Skelettmuskel betrifft. Bei Kälte steigt die Natrium-Leitfähigkeit, was zu einer Absenkung des Ruhemembranpotentials führt. Unter diesen Bedingungen wird die Auslösung von Aktionspotentialen erheblich erleichtert, was sich klinisch als Myotonie manifestiert. Andererseits kann das Membranpotential auch soweit abgesenkt werden, dass die Muskelzellmembran unerregbar wird und eine Paralyse eintritt.

## Verwandte Formen, Differenzialdiagnosen

Adynamia episodica hereditaria, Myotonia congenita.

## Symptome

In der Regel durch Kälte auslösbare intermittierende Muskelstarre besonders an der Gesicht- und Handmuskulatur mit nachfolgend schlaffer Parese. Im Gegensatz zur Myotonia congenita wird die Steifheit und Schwäche durch Bewegung verstärkt (sog. paradoxe Myotonie). Besserung der Symptomatik bei Wärme.

*Diagnostik:* Elektromyographie zeigt pathologische Spontanaktivität in Form niederfrequenter Spontanentladungen für die Dauer von Minuten mit nachfolgender Muskelrelaxation.

## Anästhesierelevanz

Anlass für die Anästhesie ist häufig die Durchführung einer Muskelbiopsie.

### Wichtiges Monitoring

Temperatur, Relaxometrie, Elektrolytstatus.

### Vorgehen

Insbesondere in solchen Fällen, in denen die endgültige Diagnose nicht gestellt ist, sollte eine triggerfreie Anästhesie durchgeführt werden, um das Risiko einer malignen Hyperthermie auszuschalten. Bei Patienten, die an Paramyotonia congenita erkrankt sind, ist die Vermeidung einer Hypothermie von größter Wichtigkeit. Dazu ist eine Anhebung der Temperatur im Operationssaal obligat. Insbesondere vor Beginn der Operation muss die Auskühlung des Patienten verhindert werden. Chirurgische Desinfektionslösungen sowie Infusionslösungen sollten gewärmt verwendet werden. Der Einsatz von Heizdecken und Wärmematten wird dringend empfohlen.

Darüber hinaus ist eine Störungen der Kaliumhomöostase mit Hyper- und Hypokaliämie möglich.

 **Cave**
**Bei Schwangeren droht die Gefahr eines kälteinduzierten Aborts. Die Kontrolle der Ausbreitung einer Regionalanästhesie darf nicht mit Eis erfolgen.**

### Literatur

Benumof JL (1998) Anesthesia and uncommon diseases. 4th edn. Saunders, Philadelphia London Toronto, pp 330

Chitayat D, Etchell M, Wilson RD (1988) Cold-induced abortion in paramyotonia congenita. Am J Obstet Gynecol 158: 435–436

Grace RF, Roach VJ (1999) Caesarean section in a patient with paramyotonia congenita. Anaesth Intensive Care 27: 534–537

Wappler F, Scholz J, von Richthofen V et al. (1998) Inzidenz der Disposition zur malignen Hyperthermie bei Patienten mit neuromuskulären Erkrankungen. Anästhesiol Intensivmed Notfallmed Schmerzther 33: 373–380

# Familiäre periodische Lähmung

### Synonyme

Kaliummangel-Sy, familiäres Hypokaliämie-Sy, engl. »familial periodic paralysis«.

### Oberbegriffe

Periodische Lähmungs-Ss, Elektrolytentgleisung.

### Organe/Organsysteme

Wasser-Elektrolyt-Haushalt, Muskeln, Nervensystem.

### Inzidenz

1:125.000, Androtropie von 3–4:1.

### Ätiologie

Hereditär mit autosomal-dominantem Erbgang. Es kommen Mutation auf Chromosom 1q31-32 und 17q23 vor. Davon betroffen sind in variabler Kombination Elektrolytkanäle der Muskelzellmembranen, wie der ATP-sensitive Kaliumkanal, der Kalziumkanal (L-Typ der $\alpha$1-Untereinheit des Dihydroperidinrezeptors) und der Natriumkanal ($\alpha$1-Untereinheit). Der Pathomechanismus beruht auf einer abnormalen Erleichterung des insulinvermittelten Kaliumtransports aus dem Extrazellulärraum in die Muskelzellen. Dieser Vorgang führt zu Hypokaliämie und Verminderung der Membranpolarisation.

### Verwandte Formen, Differenzialdiagnosen

Andere Kaliummangelzustände verschiedener Genese, schlaffe Lähmungen anderer Genese, Schwartz-Bartter-Sy, Abderhalden-Kaufmann-Sy, Toni-Debré-Fanconi-Sy, Lightwood-Albright-Sy, Albright-Hadorn-Sy, Cushing-Sy, Conn-Sy, Pseudo-Conn-Sy, hepatokardiales Sy, diabetische Azidose, Westphal-Sy, normokaliämische periodische Lähmung, Achor-Smith-Sy.

## Beachte

Bei der familiären hyperkaliämischen Lähmung (Adynamia episodica Gamstorp, engl. »hyperkaliemic periodic paralysis«) und der familiären normokaliämischen Lähmung liegt trotz gegenteiligem Pathomechanismus eine ähnliche Symptomatik vor.

## Symptome

Intermittierende Hypokaliämie (Werte unter 3,8 mmol/l) nach Stressituationen (Infekte, Operationen, Angstzustände, Kälte, Anstrengung, Menstruation etc.). Als weitere Auslöser gelten Kohlenhydrate, Katecholamine, Natriumglutamat, Natriumchlorid, Kodein, Schwermetalle. Anfallsweise auftretende Muskelschwäche und Paresen, Adynamie, Reflexminderung, respiratorische Insuffizienz (in 10% der Fälle mit letalem Ausgang), Arrhythmie, Blutdruckanstieg, Diureserückgang. Sporadische Hyperkaliämiephasen sind auch beschrieben worden. Die Muskelschwäche ist am stärksten in den Extremitäten ausgeprägt, weniger am Zwerchfell und im Versorgungsgebiet der motorischen Hirnnerven.

Charakteristisch sind die EKG-Veränderungen: U-Welle in II und $V_2$–$V_4$, flache T-Wellen und ST-Senkungen.

Die Symptomatik manifestiert sich im Allgemeinen nach Erreichen des Adoleszenzalters.

## Vergesellschaftet mit

Dilatative Kardiomyopathie, Arrhythmien, metabolische (renale) Alkalose, evtl. Myopathie-Ss, möglicherweise auch maligne Hyperthermie.

## Therapie

Kohlenhydratarme Diät und orale Kaliumsubstitution, insbesondere vor bevorstehenden Anstrengungen und Stresssituationen. Im Anfallstadium teils massive Kaliumzufuhr (bis 40 mmol/h). Aldactone, Azetazolamid und eine metabolische Azidose scheinen protektiv zu sein.

## Anästhesierelevanz

### Spezielle präoperative Abklärung

Perioperativ engmaschige Elektrolyt-, besonders Kaliumkontrollen und Überwachung des Säure-Basen-Status.

### Wichtiges Monitoring

Relaxometrie (Relaxansbedarf ist in der Regel erniedrigt), Temperatur, ZVD, evtl. Pulmonalarterienkatheter.

### Vorgehen

Wichtig ist die gezielte Kaliumsubstitution schon bei geringfügiger Abweichung von der Norm (bis 40 mmol/h; darüber besteht erhöhte Arrhythmiegefahr) unter engmaschigen Serumkaliumkontrollen. Werte unter 3,0 mmol/l gelten als potenziell anfallsauslösend und müssen unbedingt vermieden werden. Besonders gut geeignet sind säuernde Kaliumpräparate (z. B. Kaliumchlorid).

Grundsätzlich sollte der Patient gegen Stressfaktoren aller Art so weit wie möglich abgeschirmt werden. Zur Prämedikation ist die Anxiolyse und Sedierung mit Benzodiazepinen geeignet. Bei der Wahl des Anästhesieverfahrens ist v. a. auf eine genügende Abschirmung gegen die endogenen Katecholamine zu achten. Dies lässt sich im Prinzip mit allen gängigen Anästhesieverfahren erreichen. Weniger geeignet ist die Verwendung von Halothan und Ketamin. Bei Epiduralanästhesien sollte auf den Zusatz von Adrenalin zum Lokalanästhetikum verzichtet werden. Ebenfalls wichtig ist die Vermeidung von Hypothermie.

Aufgrund der möglichen Muskelschwäche empfehlen einige Autoren einen generellen Verzicht auf Muskelrelaxanzien. Allerdings ist bei erfolgreicher Kaliumsubstitution gegen die relaxometrisch kontrollierte Anwendung von nichtdepolarisierenden Muskelrelaxanzien nichts einzuwenden. Es ist jedoch mit einem verminderten Relaxansbedarf zu rechnen. Aus Gründen der Membranstabilität sollte hingegen auf die Verwendung von Succinylcholin verzichtet werden. Letzteres ist auch im Hinblick auf die vereinzelt beschriebene Assoziation mit maligner Hyperthermie bzw. positivem Halothan-Koffein-Kontrakturtest sinnvoll. Dies obwohl wiederholt von problemlose Inhalationsanästhesien und Succinylcholinanwendungen berichtet wurde.

Postoperativ kann aufgrund der muskulär bedingten respiratorischen Insuffizienz eine Fortführung der maschinellen Beatmung indiziert sein. Auf jeden Fall sollte die Überwachung auf 24–48 h ausgedehnt werden, was eine ambulante Behandlung ausschließt.

**Cave**

**Stress, metabolische Alkalose, Insulin, Gluko-
kortikoide, Mineralokortikoide (Ausnahme:
Triamcinolon), schnell zugeführte Kohlenhydrate, Katecholamine (insbesondere β-Mimeti-
ka), MH-Triggersubstanzen.**

## Literatur

Benumof JL (1998) Anesthesia and uncommon diseases,
    4th edn. Saunders, Philadelphia, pp 330–335

Fitzal S (1992) Anästhesie bei neuromuskulären Erkrankun-
    gen. Anaesthesist 41: 730–742

Hofer C, Zalunardo MP, Zollinger A (2001) Total intravenous
    anaesthesia in a patient with familial hypokalaemic peri-
    odic paralysis. Anaesthesia 56: 1082–1085

Lema G, Urzua J, Moran S, Canessa R (1991) Successful anes-
    thetic management of a patient with hypokalemic familial
    periodic paralysis undergoing cardiac surgery. Anesthesio-
    logy 74: 373–375

Mason R (2001) Anaesthesia databook. A perioperative and
    peripartum manual, 3rd edn. Greenwich Medical Media,
    London, pp 188–193

Neman GG, Kopman AF (1993) Dyskalemic periodic paralysis
    and myotonia. Anesth Analg 76: 426–428

Rajabally YA, El Lahawi M (2002) Hypokalemic periodic paraly-
    sis associated with malignant hyperthermia. Muscle Nerve
    25: 453–455

Robinson JE, Morin VI, Douglas MJ, Wilson RD (2000) Familial
    hypokalemic periodic paralysis and Wolff-Parkinson-White
    syndrome in pregnancy. Can J Anesth 47: 160–164

Stoelting RK, Dierdorf SF (2002) Anesthesia and co-existing
    disease, 4th edn. Churchill Livingstone, New York, pp 521–
    522

Stoneham MD, Moody RA (1993) Spinal anaesthesia for famili-
    al hypokalaemic paralysis. Eur J Anaesthesiol 10: 375–377

Thiel A, Wagner M, Behr R, Hempelmann G (1993) Anästhesie
    bei familiärer hyperkaliämischer Lähmung. Anästhesiol In-
    tensivmed Notfallmed Schmerzther 28: 125–127

Viscomi CM, Ptacek LJ, Dudley D (1999) Anesthetic manage-
    ment of familial hypokalemic periodic paralysis during par-
    turition. Anesth Analg 88: 1081–1082

# Freeman-Sheldon-Syndrom

## Synonyme

Kraniokarpotarsale Dystrophie (Dysplasie), engl. »whistling face syndrome«, »whistling face-windmill vane hand syndrome«, franz. »syndrome carpotarsien«, Freeman-Sheldon-Spektrum.

Nach revidierter Klassifikation (1996): distale Arthrogrypose Typ 2A.

## Oberbegriffe

Arthrogrypose, angeborene multiple Gelenkerkrankung, Gelenkdysplasie, Gelenkaplasie.

## Organe/Organsysteme

Gelenke, Muskulatur, Bewegungsapparat, ZNS.

## Inzidenz

Erstbeschreibung 1938, selten, keine geschlechtlich bevorzugte Penetranz.

## Ätiologie

Angeboren, z. T. autosomal-dominant oder rezessiv vererbt, meist aber sporadisch.

Neuerdings Beschreibung eines Typ 2B mit Lokalisierung auf Chromosom 11p15.5-pter.

## Verwandte Formen, Differenzialdiagnosen

Ullrich-Sy, Demarquay-Richet-Sy, Fevre-Languepin-Sy, Bonnevie-Ullrich-Sy, Schwartz-Jampel-Sy, Lamy-Maroteaux-Sy, Aurikulo-Osteodysplasie-Sy, Pillay-Orth-Sy, de Barsy-Moens-Dierckx-Sy, Conradi-Hünermann-Sy, Mietens-Weber-Sy, Edwards-Sy, Rotter-Erb-Sy, Turner-Kieser-Sy, Zellweger-Sy, Holtermüller-Wiedemann-Sy, Larsen-Sy, kongenitale Trismussyndrome (Dutch-Kentucky-Sy, Hecht-Beals-Sy, Trismus-Pseudokamptodaktylie-Sy), Klippel-Feil-Sy, Apert-Sy.

## Symptome

Multiple Kontrakturen und Luxationen der Gelenke mit Fehlbildungen der Hände und Füße (Klumpfüße), Patienten scheinen zu pfeifen, Mikrostomie, flaches Gesicht, unterentwickelte Nasenknorpel, prominente Wangen, dünne Lippen, hoher Gaumen, Mikrognathie, Mikroglossie, narbenähnliche Zeichnung über dem Kinn (»H« oder »V«), Strabismus, Blepharophimose, Sprachstörungen, Schluckstörungen, respiratorische Komplikationen, Epikanthus. Insgesamt sehr heterogene Manifestation des Syndroms.

## Vergesellschaftet mit

Maligne Hyperthermie (MH).

## Anästhesierelevanz

Erschwerte Gefäßpunktion wegen der Kontrakturen und erhöhte Gefahr für Lagerungsschäden. Mit Intubationsschwierigkeiten ist wegen ungenügender Mundöffnung, Mikrogenie, eingeschränkter Beweglichkeit der HWS und bei zusätzlichen Spaltbildungen zu rechnen. Darüber hinaus kann auch die Beatmung mit der Maske schwierig sein.

Nichtdepolarisierende Relaxanzien in üblicher Dosierung wirken tendenziell länger. Die Durchführung rückenmarknaher Regionalanästhesien kann bei Wirbelsäulendeformitäten sehr schwierig oder unmöglich sein. Oft besteht eine Tendenz zur arteriellen Hypotonie.

### Wichtiges Monitoring

Relaxometrie, Pulsoxymetrie, Kapnographie.

### Vorgehen

Eine Prämedikation mit Benzodiazepinen und die prophylaktische Gabe von 0,3-molarem Natrium citricum (20–30 ml peroral) oder $H_2$-Rezeptorenblockern sind sinnvoll. Für die Intubation selbst sind alle Vorkehrungen zu treffen, dass bei Beatmungsproblemen eine ausreichende Oxygenation gewährleistet werden kann. Primäre fiberoptische nasale Intubation erwägen, ist aber auch nicht immer erfolgreich! Immer ausreichend präoxygenieren.

Eine kardiovaskuläre Depression sollte vermieden werden; es empfiehlt sich ein restriktiver Einsatz negativ-inotroper Medikamente. Oftmals ist eine geringere Barbituratdosis für die Anästhesieeinleitung nötig. Wegen der überdurchschnittlich häufigen Vergesellschaftung mit einer MH sollte (außer bei zweifelsfreiem MH-Ausschluss) auf Triggersubstanzen verzichtet werden. Dies gilt v. a. für depolarisierende Muskelrelaxanzien und volatile Anästhetika. Bei Bedarf Endokarditisprophylaxe durchführen.

Wirbelsäulendeformitäten und ein Befall der Atemmuskulatur können zu restriktiven Ventilationsstörungen führen, die insbesondere postoperativ Atmungsprobleme verursachen.

🛈 **Cave**
**Succinylcholin (MH-Triggerung und Kaliumfreisetzung), volatile Anästhetika, Lagerungsschäden.**

## Literatur

Alfonso I, Papazian O, Paez JC, Grossman JAI (2000) Arthrogryposis multiplex congenita. Int Pediatr 15: 197–204

Cruickshanks GF, Brown S, Chitayat D (1999) Anesthesia for Freeman-Sheldon syndrome using a laryngeal mask airway. Can J Anesth 46: 783–787

Gambling DR, Douglas MJ (1998) Obstetric anesthesia and uncommon disorders. Saunders, Philadelphia, pp 438–440

Nguyen NH, Morvant EM, Mayhew JF (2000) Anesthetic management for patients with arthrogryposis multiplex congenita and severe micrognathia: case reports. J Clin Anesth 12: 227–230

Oberoi GS, Kaul HL, Gill IS, Batra RK (1987) Anaesthesia in arthrogryposis multiplex congenita: case report. Can J Anaesth 34: 288–290

Quance DR (1988) Anaesthetic management of an obstetrical patient with arthrogryposis multiplex congenita. Can J Anaesth 35: 612–614

Standl T, Wappler F (1996) Arthrogryposis multiplex congenita: Spezielle anästhesiologische Aspekte. Anästhesiol Intensivmed Notfallmed Schmerzther 31: 53–57

# Friedreich-Ataxie

## Synonyme

Spinozerebellare Ataxie, spinale Heredoataxie, Friedreich-Tabes.

## Oberbegriffe

Dysraphie-Ss, Myopathie-Ss, Muskelatrophie-Ss.

## Inzidenz

1:50.000, Prävalenz 1:25.000 bis 1:50.000, in Deutschland ca. 1600 Fälle.

## Organe/Organsysteme

ZNS, Muskulatur (Bewegungsapparat), Sinnesorgane (Augen, Ohren).

## Ätiologie

Hereditär mit autosomal-rezessivem Erbgang (Chromosom 9, Mutation im Sinne einer Trinukleotidexpansion) und variabler phänotypischer Manifestation. Auch eine autosomal-dominante Form wurde beschrieben. Der Funktionsverlust des Proteins Frataxin führt zu einer Störung in der Atmungskette. Der genaue Mechanismus ist jedoch noch nicht klar. Im Verlauf kommt es zu einer Rückenmarkatrophie mit progredienter Degeneration und Gliose der spinozerebellären und kortikospinalen Bahnen sowie der Hinterstränge (Tractus spinocerebellaris).

## Verwandte Formen, Differenzialdiagnosen

Andere Ataxie-Ss, Roussy-Lévy-Sy, Pierre-Marie-Sy II, Hunt-Sy III, Richard-Rundle-Sy, multiple Sklerose, Lues (Tabes dorsalis), Kleinhirntumoren, amaurotische Schwachsinn-Ss, Louis-Bar-Sy, Abetalipoprotein-Sy, Behr-Sy, Refsum-Sy, van Bogaert-Scherer-Epstein-Sy, Dana-Sy, Déjerine-Sottas-Sy, familiäres kortikostriatozerebelläres Sy, Kuru-Sy, Scholz-Sy, Thévenard-Sy, Thomas-Sy, Westphal-von Leyden-Sy, Flynn-Aird-Sy, Friedman-Roy-Sy, Rosenberg-Chutorian-Sy, Jeunne-Tommasi-Freycon-Nivelon-Sy, Wohlwill-Andrade-Sy, Charcot-Marie-Tooth-Hoffmann-Sy.

## Symptome

Ataxie = schwere Gangstörung und choreiforme Bewegungsstörung, Areflexie (80%), Hyperreflexie (20%), Pyramidenzeichen (positives Babinski-Phänomen), Sensibilitätsstörung, Nystagmus, Sprachstörung, Spastik, Wesensänderung, Demenz.

Muskelatrophien zuerst an den Füßen (Hohlfuß, Krallenzehen), später an den Händen (Überstreckung im Handgelenk).

## Vergesellschaftet mit

Skelettdeformitäten (Kyphoskoliose, Spina bifida), psychoorganisches Sy, Demenz, Optikusatrophie mit Amaurose (Blindheit), Taubheit, hypertrophe Kardiomyopathie (90%!), Herzklappenfehler, Reizleitungsstörungen mit Arrhythmien (»plötzlicher Herztod«), Akrozyanose, Diabetes mellitus, Katarakt, Atembeschwerden, Dysphagie.

## Anästhesierelevanz

Das anästhesiologische Vorgehen hat die Vulnerabilität der atrophischen und nicht mehr adäquat belasteten Muskulatur sowie die eingeschränkten kardiopulmonalen Organfunktionen zu berücksichtigen.

### Spezielle präoperative Abklärung

Neurologischer Status, Thoraxröntgenaufnahme in 2 Ebenen, Lungenfunktion, EKG, Echokardiographie, Elektrolytstatus.

### Wichtiges Monitoring

Relaxometrie, Pulsoxymetrie, regelmäßige Elektrolytkontrollen, invasive Blutdruckmessung, zentralvenöser Druck, Pulmonalarterienkatheter.

### Vorgehen

Die Anwendung regionalanästhesiologischer Anästhesietechniken kann aus forensischen Gründen problematisch sein. Dennoch wurden sie erfolgreich angewendet und haben den Vorteil, weniger mit der Atmungsfunktion zu interferieren. Gerade bei bestehender Dysphagie, Schluckstörungen und Ventilationsstörungen erscheint die Allgemeinanästhesie als weniger gut geeignet. Im Falle einer Allgemeinanästhesie sollte zur Vermeidung einer Aspiration eine »rapid-sequence induction« mit Rocuronium angewendet werden. Geeignete Relaxanzien sind außerdem Vecuronium und Atracurium.

Anästhetika mit arrhythmogener Eigenschaft wie Halothan sollten nicht angewendet werden. Ebenfalls Vorsicht ist geboten bei Theophyllinderivaten, vasoaktiven Pharmaka, Atropin (und Analoga), Cholinesterasehemmern. Negativ inotrop wirkende Pharmaka bzw. Anästhetika sollten zurückhaltend eingesetzt werden. Gut geeignet sind Etomidat, Opioide und Benzodiazepine.

Endokarditisprophylaxe bei Klappenvitien durchführen.

Eine adäquate postoperative Überwachung und Nachbeatmung ist bei Relaxansüberhang (z. B. wenn eine Antagonisierung bedenklich erscheint) oder bei nicht ausreichender Ventilation angezeigt.

🚨 **Cave**

Succinylcholin, Halothan, arrhythmogene Faktoren.

### Literatur

Alon E, Waespe W (1988) Epiduralanästhesie bei einer Patientin mit Friedreichscher Ataxie. Reg Anaesth 11: 58–60

Baum C, O'Flaherty JE (1999) Anesthesia for genetic, metabolic, and dysmorphic syndromes of childhood. Lippincott Williams & Wilkins, Philadelphia, pp 117–118

Benumof JL (1998) Anesthesia and uncommon diseases. 4th edn. Saunders, Philadelphia, p 10

Burg G, Kunze J, Pongratz D et al. (Hrsg) (1990) Leiber – Die klinischen Syndrome, Bd 1, 7. Aufl. Urban & Schwarzenberg, München, S 259–260

Campbell AM, Finlay GA (1989) Anaesthesia for a patient with Friedreich's ataxia and cardiomyopathy. Can J Anaesth 36: 89–93

Finlay GA, Campbell AM (1992) Spinal anesthesia and Friedreich's ataxia. Anesth Analg 74: 311–312

Fitzal S (1992) Anästhesie bei neuromuskulären Erkrankungen. Anaesthesist 41: 730–742

Gordon N (2000) Friedreich's ataxia and iron metabolism. Brain Dev 22: 456–458

Mason R (2001) Anaesthesia databook. A perioperative and peripartum manual, 3rd edn. Greenwich Medical Media, London, pp 200–202

Puccio H, Koenig M (2000) Recent advances in the molecular pathogenesis of Friedreich ataxia. Hum Mol Genet 9: 887–892

Schulz JB, Dehmer T, Schols L et al. (2000) Oxidative stress in patients with Friedreich ataxia. Neurology 55: 1719–1721

# Fruchtwasserembolie

### Synonyme

Engl. »amniotic fluid embolism«.

### Oberbegriffe

Gravidität, Schwangerschaftstoxikose, peripartale Komplikation.

### Organe/Organsysteme

Fruchtblase, Plazenta, Uterus, Kreislauf, Lungenkreislauf, Gerinnung.

### Inzidenz

1:20.000 (USA), 1:80.000 (Großbritannien). Die Mortalität für die Mutter liegt bei 86% (50% in der 1. Stunde nach Symptombeginn!) und 40% für den Feten. Ist in 7,6% der Fälle Ursache für die perinatale mütterliche Mortalität.

### Ätiologie

Die unmittelbare Ursache liegt im Übertritt von Fruchtwasser und Mekonium in den mütterlichen Kreislauf. Während der Geburt können Eihautrisse und die Insertionsfläche der Plazenta eine Fruchtwassereinschwemmung ermöglichen. Andere Ursachen sind: Wundfläche bei Sectio caesarea, Amniozentese, Abortausräumung, Schwangerschaftsabbruch (Interruptio). Die Folgen sind Lungenembolie mit Fruchtwasserbestandteilen (pulmonale mikrovaskuläre Obstruktion), pulmonale Hypertension und Rechtsherzüberlastung (gelegentlich Linksherzversagen). Die Einschwemmung von Gewebsthromboplastin aus fetalen Epithelzellen löst durch Aktivierung der extrinsischen Gerinnungskaskade eine Verbrauchskoagulopathie (disseminierte intravasale Gerinnung = DIC) aus.

Als prädisponierende Faktoren gelten höheres mütterliches Alter, Makrosomie, kurzer Wehenverlauf mit starker Wehentätigkeit, Oxytocinstimulation, Multiparität und operative Geburt.

### Verwandte Formen, Differenzialdiagnosen

Totale Spinalanästhesie, zu hoher Epiduralblock, Lokalanästhetikaintoxikation, Eklampsie, HELLP-Sy, Myokardinfarkt, Lungenembolie, Uterusruptur, Amphetaminintoxikation, Pneumothorax, allergische Reaktion, intrakranielle Aneurysmaruptur, Anaphylaxie nach Oxytocin, septischer Schock, Transfusionszwischenfall.

## Symptome

*Prodrome:* Angst, Unruhe, Schüttelfrost, Nausea, Erbrechen, Husten.

*Hauptsymptome:* Die klinische Diagnose wird grundsätzlich durch Ausschluss gestellt. Typisch ist die Trias Hypoxie (Zyanose), Hypotension und Gerinnungsstörung (83%) im Zusammenhang mit geburtshilflichen Maßnahmen. Im weiteren Verlauf Dyspnoe, Tachykardie, Arrhythmie, Einflussstauung, zerebrale Krämpfe, gestaute Halsvenen und Lungenödem als Zeichen einer rechts- und/oder linksventrikulären Dysfunktion. In schweren Fällen kann es innerhalb weniger Minuten zu einem Herz-Kreislauf-Stillstand kommen.

*Spätfolgen:* ARDS, Multiorganversagen.

*Labor:* Hypoxie, metabolische Azidose, Hypokapnie, Indizes der disseminierten intravasalen Gerinnung (Fibrinogen erniedrigt, Thrombozytopenie, Fibrinspaltprodukte, positiver Äthanoltest,

AT-III-Mangel, Koagulopathie), Hämolyse, Hämorrhagie.

Selbst eine Post-mortem-Diagnosesicherung ist schwierig; beweisend sind der Nachweis von fetalem Muzin in den mütterlichen Pulmonalgefäßen oder von Zink-Koproporphyrin I im mütterlichen Plasma.

## Anästhesierelevanz

Der Anästhesist begegnet der Erkrankung entweder wenn er anästhesiologische Maßnahmen an der Patientin vornimmt (geburtshilfliche Anästhesie bzw. Analgesie für Schnittentbindung oder auch für Spontangeburt) oder wenn er nach akut eingetretener Fruchtwasserembolie an der Reanimation und Intensivtherapie beteiligt ist.

Von eminenter Bedeutung ist die Differenzialdiagnose einer Lokalanästhetikaüberdosierung bzw. -intoxikation (z. B. durch Intravasalinjektion bei Epiduralanästhesie, Pudendusblock). Oft ist die Fruchtwasserembolie mit einer Uterusatonie assoziiert.

### Vorgehen

Frühzeitige aggressive Initialtherapie im Sinne der Sicherung oder Wiederherstellung der vitalen Organfunktionen Kreislauf und Atmung. Hierzu gehören: Intubation, Beatmung mit $F_IO_2 = 1{,}0$, adäquate Volumenzufuhr, vasoaktive und positiv-inotrope Medikamente. Anschließend Stabilisierung der Hämostase und Bekämpfung der Verbrauchskoagulopathie mit FFP, Fibrinogen, ggf. AT-III und Aprotinin. Normalisierung des Säure-Basen- und Wasser-Elektrolyt-Haushalts und Sicherstellung einer ausreichenden Nierenfunktion (Dopamin 2–3 µg/kg/min; Schleifendiuretika, z. B. Furosemid). Bei stabilen Kreislaufverhältnissen können zur Entlastung des (rechten) Herzens Vasodilatatoren eingesetzt werden.

Bei der häufig ebenfalls vorhandenen Uterusatonie ist die Gabe von Uterotonika erforderlich. Eine hoch dosierte Glukokortikoidtherapie wird von einigen Autoren empfohlen. Weder die gelegentlich vorgeschlagene niedrig dosierte Gabe von Heparin noch eine antifibrinolytische Behandlung haben sich als anerkannte Vorgehensweisen etabliert.

Ein invasives Kreislaufmonitoring ist wegen der Schwere der Erkrankung notwendig. Wegen des plötzlichen Beginns der Symptomatik kann es nur parallel zur Behandlung installiert werden; die Reanimationsmaßnahmen haben immer Vorrang. Eine notwendige Entbindung (Notsektio) hat gleichfalls Priorität. Mit erheblichen Blutungskomplikationen ist zu rechnen, daher sind genügend Venenzugänge zu schaffen und Blutkomponenten bereitzustellen. Eine Intensivbehandlung ist in der Folge unerlässlich. Beim Vollbild der Erkrankung droht ein Multiorganversagen, wobei das ARDS im Vordergrund steht.

## Literatur

Awad IT, Shorten GD (2001) Amniotic fluid embolism and isolated coagulopathy: atypical presentation of amniotic fluid embolism. Eur J Anaesthesiol 18: 410–413

Davies S (1999) Amniotic fluid embolism and isolated disseminated intravascular coagulation. Can J Anesth 46: 456–459

Davies S (2001) Amniotic fluid embolus: a review of the literature. Can J Anesth 48: 88–98

Elliott RH, Rees GB (1990) Amphetamine ingestion presenting as eclampsia. Can J Anaesth 37: 130–133

Gambling DR, Douglas MJ (1998) Obstetric anesthesia and uncommon disorders. Saunders, Philadelphia, pp 136–139

Gei AF, Vadhera RB, Hankins GDV (2003) Embolism during pregnancy: thrombus, air, and amniotic fluid. Anesthesiol Clin North Am 21: 165–182

Gürke B, Bremerich DH, Engels K et al. (2001) Die Fruchtwasserembolie als geburtshilflicher Notfall – Darstellung des Syndroms anhand eines Falles mit fatalem Ausgang. Anästhesiol Intensivmed Notfallmed Schmerzther 36: 247–249

Kretzschmar M, Zahm DM, Remmler K et al. (2003) »Anaphylactoid syndrome of pregnancy«. Pathophysiologische und therapeutische Aspekte der Fruchtwasserembolie (»anaphylactoid syndrome of pregnancy«) anhand einer Kasuistik mit letalem Ausgang. Anaesthesist 52: 419–426

Noble WH, St-Amand J (1993) Amniotic fluid embolus. Can J Anaesth 40: 971–980

# Fruktoseintoleranz

## Synonyme

Hereditäre Fruktoseunverträglichkeit, Fruktosämie, Fruktosemalabsorptions-Sy.

## Oberbegriffe

Enzymopathie (Anenzymie), Hypoglykämie-Ss, MellJturie-Ss, Stoffwechselkrankheit, Idiosynkrasie, Fehlinfusion (iatrogen).

## Organe/Organsysteme

Leber, Fruktose- bzw. Kohlenhydratstoffwechsel.

## Inzidenz

1:20.000.

## Ätiologie

Hereditär mit autosomal-rezessivem Erbgang. Bei homozygoten Merkmalsträgern besteht ein Ausfall der Aldolase B, wodurch der Fruktoseabbau blockiert ist. Das führt zur Intoxikation mit Fruktose-1-phosphat.

## Verwandte Formen, Differenzialdiagnosen

Andere Melliturie-Ss, benigne Fruktosurie (Lävulosurie), Galaktoseintoleranz, Glykogenose Typ I, bakterielle Erkrankungen (Sepsis, Lues), Zytomegalie, Mononukleose, Hepatitis und andere Virusinfektionen, Hyperinsulinismus und andere Hypoglykämie-Ss, Methylalkoholintoxikation.

## Symptome

Außerhalb der Anästhesie und Intensivtherapie gibt es nur sehr diskrete anamnestische Hinweise: Abneigung gegen fruktosehaltige Speisen (Obst), auffälliges Fehlen von Karies.

Symptome der *chronischen* Intoxikation sind: Anorexie, Vomitus, Gedeihstörungen (Dystrophie), Wachstumsstörungen, psychomotorische Retardierung, Hepatomegalie, Leberfunktionsstörungen (Ödeme, Aszites, Gerinnungsstörungen), Nierenfunktionsstörungen.

Symptome der *akuten* Intoxikation: Übelkeit, Erbrechen, Bauchschmerzen, Schock (Hypotonie, Tachykardie, Kreislaufzentralisation), Leberversagen, Nierenversagen, Hypoglykämie, metabolische Azidose, Bewusstseinsstörung, Koma.

*Labor:* Hypoglykämie, Laktatanstieg, metabolische Azidose, Phosphatabfall, pathologische Leberparameter und Gerinnungswerte (DIC), Fruktosämie, Fruktosurie.

Erkrankungsnachweis mittels Fruktosebelastungstest.

## Anästhesierelevanz

Für den anästhesiologischen Alltag ist die Fruktoseintoleranz bedeutungslos, solange eine konventionelle perioperative Infusionstherapie ohne Glukoseaustauschstoffe durchgeführt wird. Die Gefahr einer (teils letal verlaufenden) Unverträglichkeitsepisode ergibt sich erst, wenn im Rahmen einer parenteralen (und ggf. einer enteralen) Ernährung Fruktose oder Sorbit zugeführt werden. In eingeschränktem Maße gilt dies auch für Xylit, das teilweise auch in den Pentosephosphatzyklus eingeht. Als Trägerlösungen für Medikamente sind diese Substanzen obsolet. Eine generelle Kontraindikation gegen Glukoseaustauschstoffe ist daraus nicht abzuleiten, da sie eine sinnvolle Ernährungstherapie bei Glukoseverwertungsstörungen sowie bei Azidoseneigung und hohen Kaliumverlusten (sekundärer Hyperaldosteronismus) ermöglichen.

Ein anamnestischer Ausschluss einer Fruktoseintoleranz ist generell nicht möglich bei Säuglingen, Kleinkindern oder Personen, bei denen eine Anamnese nicht erhoben werden kann (z. B. bei Bewusstlosigkeit, psychiatrischen Erkrankungen, Fremdsprachigkeit, sonstigen Kommunikationsproblemen). Der Verdacht auf eine Erkrankung kann bei Erwachsenen mit einem Belastungstest verifiziert werden.

## Vorgehen

Im Fall einer akuten Unverträglichkeitsreaktion (z. B. nach versehentlicher Substratzufuhr) sofortiges Beenden der Infusion und symptomatische Therapie: Schockbehandlung, Maßnahmen zur Protektion der vitalen Organfunktionen und kontinuierliche Glukosezufuhr unter engmaschiger Kontrolle der Blutzuckerwerte. Eine Koagulopathie (disseminierte intravasale Gerinnung, Thrombozytopenie) muss frühzeitig therapiert werden: FFP, Fibrinogen, ggf. AT-III. Normalisierung des Säure-Basen- und Wasser-Elektrolyt-Haushalts und Sicherstellung einer ausreichenden Nierenfunktion (Dopamin 2–3 µg/kg/min, Diuretika).

Ein letaler Ausgang ist bei Überschreitung einer Fruktosedosis von 30 g/h zu erwarten.

Bescheinigung ausstellen und Blutsverwandte untersuchen bzw. aufklären.

**⏺ Cave**
**Hypoglykämie, Glukoseaustauschstoffe: Fruktose, Sorbit, Xylit, Saccharose.**

## Literatur

Ahnefeld FW, Schmitz JE (1986) Substrate in der Infusions- und Ernährungstherapie. Infusionstherapie – Ernährungstherapie. Kohlhammer, Stuttgart, S 41–51

Burg G, Kunze J, Pongratz D et al. (Hrsg) (1990) Leiber – Die klinischen Syndrome, Bd 1, 7. Aufl. Urban & Schwarzenberg, München, S 262

Fauth U, Halmagyi M (1991) Ätiologie, Pathophysiologie und klinische Bedeutung der hereditären Fruktoseintoleranz. Infusionstherapie 18: 213–222

Katz J, Benumof JL, Kadis LB (1990) Anesthesia and uncommon diseases, 3rd edn. Saunders, Philadelphia, pp 14–17

Otten A, Wagner F, Wolf H (1988) Tödliche Gefahr durch Fruktoseinfusionen. Anästh Intensivmed 29: 314–316

# Gaucher-Krankheit

## Synonyme

Morbus Gaucher, Gaucher-Schlangenhaufer-Sy, Lipidhistozytose vom Kerasintyp, Glukozerebridose; Glukozerebrosidase (GCR).

## Oberbegriffe

Enzymopathie, Gangliosidose, Zerebrosidose, Lipidosen (Sphingolipidose), Speicherkrankheiten, Thesaurismosen.

## Organe/Organsysteme

ZNS, Lunge, Leber, Milz, Skelettsystem.

## Inzidenz

Im Mittel 1:40.000, neuronopathische Form 1:100.000. Weniger als 10.000 Menschen weltweit betroffen, ca. 2000 davon in Deutschland. Häufiger in der aschkenasisch-jüdischen und türkischen Bevölkerung (1:1000). Damit ist die Gaucher-Krankheit die häufigste Form der Lipidosen.

## Ätiologie

Hereditär mit autosomal-rezessivem Erbgang (pränatale Diagnose möglich). Es liegt eine verminderte Aktivität der Glukosylceramidase und intrazelluläre Speicherung von Glukosylceramid (Glukozerebrosid) vor, insbesondere in Leber, Knochenmark und Milz. Bei frühem Auftreten schwerer Verlauf.

## Verwandte Formen, Differenzialdiagnosen

Andere mit einer Hepatosplenomegalie einhergehende Speicherkrankheiten: Wilson-Sy, Glykogenosen (v.-Gierke-Sy), Lipidosen (z. B. Niemann-Pick-Sy, Tay-Sachs-Sy), Cholesterinlipidose (Hand-Schüller-Christian-Sy), Hämochromatose, Malaria.

## Symptome

Die heutige Klassifizierung erfolgt in 2 Gruppen: *1. nicht-neuronopathisch (ehemals Typ 1)*, betrifft alle Altersgruppen, variierender Schweregrad; *2. neuronopathisch (ehemals Typ 2 und 3)*, akute Verlaufsform, betrifft Kinder und verläuft rasch tödlich; neuronopathisch-chronische Verlaufsform tritt in der frühen bis späten Kindheit auf und verkürzt die Lebenserwartung.

Bei der neuronopathischen Form gibt es primäre ZNS-Erkrankung, ansonsten finden sich typische Speicherzellen (»Gaucher-Zellen«) in Lunge, Leber, Milz, Skelettsystem und Bindegewebe. Eine biochemische Identifikation ist durch Bestimmung von Fibroblasten- und Leukozytenenzymmuster möglich. Die histologische Diagnose kann durch Nachweis von typischen Speicherzellen im Knochenmark erfolgen.

Kardinalsymptome der juvenilen Form sind progredienter Zerebralabbau, bronchopulmonale Infekte und Hepatosplenomegalie. Klinische Unterscheidung in chronisch viszerale Form, akute neuropathische Form und subakute neuropathische Form.

Neben einer unspezifischen Hyperpigmentation der Haut und Hepatosplenomegalie können pathologische Frakturen aufgrund von Osteolysen und Osteonekrose klinisch imponieren. Darüber hinaus kann ein Hypersplenismus mit Anämie und Thrombozytopenie symptomatisch werden.

## Vergesellschaftet mit

Sekundäre Anämie. Gelegentlich finden sich Hinweise auf einen Aszites oder eine portale Hypertension. Kalzifizierende konstriktive Perikarditiden sowie Kalzifikationen der Aorta ascendens und der Mitralklappe sind beschrieben.

## Therapien

Adulter Typ (Typ I): regelmäßige Infusionstherapie mit modifizierter humaner Glukozerebrosidase (Aglucerase, Ceredase; aus menschlicher Plazenta; für die jährliche Versorgung eines Patienten werden ca. 20.000 Plazenten benötigt, derzeit Therapie für ca. 1000 Patienten weltweit. Rekombinantes Enzym ersetzt langsam die humane Form). Eine Verbesserung der Symptome nach Knochenmarktransplantation wurde beschrieben. Durch die Gabe der Substanz OGT-918 (N-butyldeoxynojirimycin) scheint eine Verlangsamung der Akkumulationsrate der Glykolipide erreichbar zu sein. Die Prognose der juvenilen Form ist früh infaust. Somatische Gentherapie hatte bisher keinen Erfolg.

## Anästhesierelevanz

Typische Eingriffe mit erforderlicher anästhesiologischer Betreuung sind Splenektomie, Knochenmarktransplantation, Versorgung von Frakturen sowie verschiedene nicht primär mit der Erkrankung assoziierte Operationen.

### Spezielle präoperative Abklärung

Ziel der präoperativen Vorbereitung ist es, das Ausmaß der Organbeteiligung genau zu erfassen, insbesondere inwieweit das ZNS beteiligt ist. Vor allem stellen sich Fragen nach zentral bedingten Schluckstörungen und Anhaltspunkten für eine erschwerte Intubation durch Glukozerebrosidablagerung in den oberen Atemwegen. Eine Splenomegalie kann einen Hypersplenismus zur Folge haben, der in Thrombozytopenie, hämolytischer Anämie und Leukopenie resultiert. Liegt eine Thrombozytopenie vor, kann durch Gabe von Desmopressin ein Anstieg der Thrombozytenzahl erreicht werden. Bei Patienten unter Aglucerasetherapie kann die Thrombozytenzahl im Normbereich liegen, allerdings ist auch eine Verschlechterung der Blutgerinnung aufgrund eines Defizits der Faktoren V, VIII, IX, XI und XII möglich. Präoperativ müssen Blut- und Thrombozytenpräparate bereitgestellt werden. Eine retikuläre Zeichnung im Thoraxröntgenbild kann ein Hinweis auf eine Lungenspeicherung sein. Zusammen mit einem durch die Hepatomegalie bedingten Zwerchfellhochstand führen diese Veränderungen meist zu erheblichen Einschränkungen der Lungenfunktion. Darüber hinaus muss untersucht werden, ob eine pulmonale Hypertonie oder eine Beteiligung der Herzklappen vorliegt.

### Wichtiges Monitoring

Pulsoxymetrie, Kapnographie, Atemwegsdruck, erweitertes hämodynamisches Monitoring beim Vorliegen einer pulmonalen Hypertonie.

### Vorgehen

Das anästhesiologische Management muss an die Anforderungen der Operation angepasst sein und die Besonderheiten der Erkrankungen berücksichtigen. Wenn möglich, sollte der Patient von den Vorteilen einer Regionalanästhesie profitieren, jedoch kann die neurologische Beteiligung eine Allgemeinanästhesie zwingend erforderlich machen. Vor Durchführung einer rückenmarknahen Anästhesie muss eine Gefährdung des Patienten durch Blutungen aufgrund einer Thrombozytopenie oder pathologischen Blutgerinnung ausgeschlossen sein. Die sorgfältige neurologische Befundung und Dokumentation des Patienten vor der Anästhesie ist dringend zu empfehlen. Ist eine Allgemeinanästhesie erforderlich, muss bei der Narkoseeinleitung aufgrund des erhöhten intraabdominellen Druckes durch Hepatosplenomegalie mit einem erhöhten Aspirationsrisiko gerechnet werden. Dementsprechend sollte eine »rapid sequence induction« durchgeführt werden. Die Lagerung der Patienten muss der vermehrten Knochenbrüchigkeit und verminderten Gelenkbeweglichkeit gerecht werden. Zentralnervös bedingte Schluckstörungen gehen für die gesamte perioperative Phase mit einem erhöhten Aspirationsrisiko einher. Ist mit erhöhtem Blutverlust zu rechnen (z. B. bei orthopädischen Operationen) sollte eine Blutaufbereitung mittels maschineller Auto- bzw. Retransfusion durchgeführt werden. Beim Vorliegen einer Thrombozytopenie und möglicherweise pathologischer Plättchenfunktion sollte die postoperative Schmerztherapie unter Verzicht auf nichtsteroidale Analgetika durchgeführt werden.

 **Cave**

**Lagerungsschäden, Aspiration, Blutungsneigung.**

### Literatur

Amir G, Ton N (1999) Pulmonary pathology in Gaucher's disease. Hum Pathol 30: 666–670

Baum VC, O'Flaherty JE (1999) Anesthesia for genetic, metabolic, and dysmorphic syndromes of childhood. Lippincott, Williams & Wilkins, Philadelphia Baltimore New York, pp 121-122

Dell'Oste C, Vincenti F (1997) Anaesthetic management of children with type II and III Gaucher disease. Minerva Pediatr 49: 495–498

Ehlen C, Heintges T, Niederau C (1995) Diagnose und Therapie des Morbus Gaucher. Med Klin 90: 284–290

García Collada JC, Pereda Marín RM, Garrote Martínez AI et al. (2003) Subarachnoid anesthesia in a patient with type I Gaucher disease. Acta Anaesthesiol Scand 47: 106–109

Gillis S, Hyam E, Abrahamov A et al. (1999) Platelet function abnormalities in Gaucher disease patients. Am J Hematol 61: 103-106

Granovsky-Grisaru S, Aboulafia Y, Diamant YZ et al. (1995) Gynecologic and obstetric aspects of Gaucher's disease: a survey of 53 patients. J Obstet Gynecol 172: 1284-1290

Mason R (2001) Anaesthesia databook. A perioperative and peripartum manual, 3rd edn. Greenwich Medical Media, London, pp 203-204

Sherer Y, Dulitzki M, Levy Y et al. (2002) Succsessful pregnancy outcome in a patient with Gaucher's disease and antiphospholipid syndrome. Ann Haematol 81: 161-163

Tobias JD, Atwood RA, Lowe , Holcomb GW (1993) Anesthetic considerations in the child with Gaucher disease. J Clin Anesth 5: 150-153

# Glykogenosen

## Synonyme

Glykogenspeicherkrankheiten.

## Subtypen

I: Hepatorenale Glykogenose van-Creveld-van-Gierke: autosomal-rezessiv, Nüchternhypoglykämie infolge Glukose-6-Phosphatase-Mangel, normales Glykogen, Leberinsuffizienz, hämorrhagische Diathese, Nephromegalie, Infantilismus, Hornhautdystrophie.

II: Generalisierte Glykogenose Pompe: generalisiert, maligne, α-1,4-Glukosidase-Mangel, normales Glykogen, Anreicherung überall, Exitus im Säuglingsalter.

III: Debrancher-Glykogenose Forbes-Cori: autosomal-rezessiv, Mangel an Amylo-1,6-Glukosidase, abnormales Glykogen, Glykogenablagerung in Leber, Muskel (selten), Herz (selten); Forbes-Hers-Glykogenose: nur Ablagerung in der Leber, weitere Typen III B–F.

IV: Amylopektinose Anderson, leberzirrhotische, retikuloendotheliale Glykogenose: α-1,4-Glucan- und α-1,4-Glucan-6-glykosyl-Transferase-Mangel, abnormes Glykogen, Ablagerung in Leber und RES von Milz und Lymphknoten.

V: muskuläre Glykogenose McArdle-Schmid-Pearson: autosomal-rezessiv, α-Glucan-Phosphorylase-Mangel, generalisierte Myasthenie, Myalgie, Myoglobinurie.

VI: Leberglykogenose Hers, Typ a: relativ gutartig, Ablagerung in der Leber, leichter Minderwuchs, Stammfettsucht, adrenalinresistente Hypoglykämie und Hyperlipidämie; Typ b: generalisierter Phosphorylasemangel, ähnelt McArdle.

VII: Phosphofruktokinasemangel.

VIII: X-chromosomale Glykogenose Typ I: Phosphorylase-b-Kinase-Mangel, Deregulierung des Enzyms, Hepatomegalie, Wachstumsretardierung, Hyperlipoproteinämie, induzierte Hyperketose, mildeste Verlaufsformen der Glykogenosen.

IX: X-chromosomale Glykogenose Typ II (Xp22.2-p22.1): Phosphorylase-b-Kinase-Mangel, defiziente Enzymaktivität, Hepatomegalie und Wachstumsretardierung stehen mehr im Vordergrund als bei Typ VIII

## Oberbegriffe

Thesaurismosen, Enzymopathie, im weiteren Sinne auch Myopathie-Ss.

## Organe/Organsysteme

Muskulatur, Bewegungsapparat, Leber, ZNS, Herz, Stoffwechsel.

## Inzidenz

1:100.000.

## Ätiologie

Pathophysiologisch beruht die Erkrankung auf einem Mangel oder Defekten verschiedener Enzyme, die für Auf- und Abbau von Glykogen benötigt werden. Das führt zur Speicherung von Glykogen oder Glykogenvorstufen in den betroffenen Organen.

## Verwandte Formen, Differenzialdiagnosen

Gangliosidosen, Galaktosämie-Sy, Pfaundler-Hurler-Sy, Fukosidose-Ss, Leberzirrhose, Mauriac-Sy, Gaucher-Sy, Debré-Sy, Pepper-Sy, Landing-Sy, Harris-Sy, McQuarrie-Sy, Cochrane-Sy, Bigler-Hsia-Sy.

## Symptome

Je nach Subtyp stehen verschiedene Symptome im Vordergrund.

I: massive Hepatomegalie, Xanthome, »Puppengesicht«, hypoglykämische Attacken (Nausea, Vomitus, Schwitzen, Krämpfe, Koma), Hyperlipidämie, Azidose

II: Makroglossie, Kardiomegalie, progrediente Myokardinsuffizienz, Muskelhypotonie, mäßiggradige Hepatomegalie

III: wie Typ I, jedoch milder und mit Muskelbeteiligung

IV: Leberzirrhose, Aszites, Hepatosplenomegalie, Minderwuchs, Osteoporose, Ikterus (Hyperbilirubinämie), Glykolabilität

V: Muskelhypotonie, Muskelschmerzen, rasche Ermüdbarkeit, Myoglobinurie

VI: Hepatomegalie, Minderwuchs, Stammfettsucht, Glykolabilität, Hyperlipidämie

VII: wie Typ V, Glukose- und Fruktoseutilisationsstörung

VIII: (evtl. IX) mäßiggradige Hepatomegalie, Glykolabilität

## Anästhesierelevanz

Das anästhesiologische Vorgehen hat folgenden Problemen Rechnung zu tragen:

- Intubationsschwierigkeiten (v. a. bei Typ II),
- Hypoglykämieneigung,
- muskuläre Hypotonie, Muskelkrämpfe,
- gestörte Leber-, Nierenfunktion,
- Herzmuskelinsuffizienz,
- Infektanfälligkeit mit Neigung zur Stoffwechselentgleisung,
- Zwerchfellhochstand und restriktive Ventilationsstörung,
- Koagulopathien (Gerinnungsstörungen, Blutungsneigung).

### Spezielle präoperative Abklärung

Aufgrund der Verschiedenheit der Subtypen und der anästhesiologischen Konsequenzen, die sich daraus ableiten, ist an erster Stelle die Zuordnung der Symptomatik zu klären. Darüber hinaus sind (teils nach Subtyp) folgende Untersuchungen sinnvoll: Stoffwechselparameter (v. a. Blutzuckertagesprofil), Infektparameter, Leber- und Nierenfunktionsparameter (Bilirubin, Gerinnungswerte, Transaminasen, Kreatinin, Harnstoff, Elektrolyt- und Säure-Basen-Status, Laktat), Harnsäure, Blutbild, Thoraxröntgenaufnahme, Echokardiographie, Abdomensonographie.

### Wichtiges Monitoring

Relaxometrie, Pulsoxymetrie, Kapnographie, regelmäßige Blutzuckerkontrollen, invasive Blutdruckmessung, ZVD.

### Vorgehen

Es variiert nach Subtyp und orientiert sich an der jeweiligen Symptomatik. Generell ist ein invasives Monitoring mit häufigen Kontrollen der vitalen Parameter indiziert.

Außer einer Kontraindikation für Succinylcholin bei Typ V werden keine Restriktionen für bestimmte Anästhetika empfohlen. Die Relaxometrie empfiehlt sich wegen der Muskelschwäche und aufgrund der häufig vorliegenden Eliminationsstörung. Grundsätzlich ist eine verlängerte bzw. verstärkte Relaxanswirkung einzukalkulieren.

Kardiozirkulatorisch depressiv wirkende Substanzen sollten zurückhaltend eingesetzt werden (v. a. bei Kardiomyopathie bzw. Typ II).

Ein präoperatives Fasten ist unbedingt zu vermeiden, ggf. sollte kontinuierlich eine niedrigprozentige Glukoselösung (5%) infundiert werden.

 **Cave**

**Hypoglykämien, Ringer-Laktat (bei Laktatazidose bzw. Typ IV), Succinylcholin (v. a. bei Typ V wegen Hyperkaliämie, Myoglobinurie), Tourniquetanwendung (Blutsperre).**

### Literatur

Abel M (1989) Anästhesiologische Besonderheiten bei Kindern mit Syndromen und seltenen Erkrankungen. Springer, Berlin Heidelberg New York Tokio, S 97–100

Baum C, O'Flaherty JE (1999) Anesthesia for genetic, metabolic, and dysmorphic syndromes of childhood. Lippincott Williams & Wilkins, Philadelphia, pp 126–128

Benumof JL (1998) Anesthesia and uncommon diseases. 4th edn. Saunders, Philadelphia London Toronto, pp 338–344

Fitzal S (1992) Anästhesie bei neuromuskulären Erkrankungen. Anaesthesist 41: 730–742

Ing RJ, Cook DR, Bengur RA et al. (2004) Anaesthetic management of infants with glycogen storage disease type II: a physiological approach. Paediatr Anaesth 14: 514–519

Jöhr M (2001) Kinderanästhesie, 5. Aufl. Urban & Fischer, München, S 286

Katz J, Shenkman Z, Sela M et al. (1997) Oral manifestations and anesthesia considerations in a child with glycogen disease type 1b: case report. Pediatr Dent 19: 123–126

Mohart D, Russo P, Tobias JD (2002) Perioperative management of a child with glycogen storage disease type III undergoing cardiopulmonary bypass and repair of an atrial septal defect. Paediatr Anaesth 12: 649–654

Stoelting RK, Dierdorf SF (2002) Anesthesia and co-existing disease, 4th edn. Churchill Livingstone, New York, pp 462–464

# Goldenhar-Syndrom

## Synonyme

Okuloarikuläres (vertebrales) Sy, Goldenhar-Gorlin-Sy.

## Oberbegriffe

Missbildung, kraniomandibulofaziale Dysmorphie, Kieferbogen-Ss, okulodentale Ss.

## Organe/Organsysteme

Sinnesorgane (Augen, Ohren), Mandibula, Maxilla, Gesichtsschädel, Wirbelsäule.

## Inzidenz

Sehr selten, unsichere Inzidenz (1:3000–5000 bis 1:50.000 Geburten), Androtropie 2:1. Seit dem ersten Golfkrieg zeichnet sich in den USA eine fragliche Zunahme durch Chemikalienexposition von Soldaten ab.

## Ätiologie

Ätiologie unbekannt, Kongenital mit vermutetem autosomal-rezessiven Erbgang. Uni- (70%) oder bilaterale Entwicklungs- bzw. Differenzierungsstörung des 1. und 2. Kiemenbogens und der 1. Kiemenfurche mit entsprechender Malformation der daraus entstehenden Gesichtsanteile. Entstehung nach mütterlicher Exposition von Chemikalien oder Virusinfekt ebenfalls möglich.

## Verwandte Formen, Differenzialdiagnosen

Franceschetti-Sy, Wildervanck-Sy I und III, okulootovertebrales Sy, Stiling-Türk-Duane-Sy, Elschnig-Sy, Hennebert-Sy I, Berndorfer-Sy.

## Symptome

Meist unilaterale Gesichtshypoplasie, epibulbäres (Lipo) dermoid, Aurikularanhänge, Ohrmuscheldysplasie, Ohrmuscheldystopie, Mikrotie, Gehörgangsatresie, hoher (gotischer) Gaumen, Makrostomie, Mikrogenie, Maxillahypoplasie, Zahnanomalien, Astigmatismus, antimongoloide Lidachse, HWS-Fehlbildungen, z. B. Okzipitalisierung von C1 (Atlas).

## Vergesellschaftet mit

Spaltbildungen (quere Gesichtsspalte), Fazialisparese, Mikrophthalmie, Anophthalmie, Herzvitien (20%), Analatresie, einseitige Lungenhypoplasie (oder -aplasie), Hydrozephalus, Klippel-Feil-Sy (33%), Nierendefekte, Allergien.

Die geistige Entwicklung verläuft meist normal.

## Anästhesierelevanz

Mit großer Wahrscheinlichkeit ist mit Intubationsschwierigkeiten zu rechnen. Diese sind einerseits durch Gesichtsmalformationen und andererseits durch die eingeschränkte Retroflexion der HWS bedingt. Bei hypoplastischer Mandibula rutscht die Zunge über den Kehlkopfeingang zurück, sodass der Kehlkopf nach vorn verlagert erscheint, gleichwohl aber in normaler Position ist.

### Spezielle präoperative Abklärung

Röntgen von Thorax und Hals (fragliche Lungenhypoplasie, Anatomie der HWS und der Atemwege), Ausschluss von Herzvitien (Echokardiographie), Hydrozephalus, Evaluierung des schwierigen Atemwegs, evtl. Score nach Janssens und Hartstein bestimmen.

### Wichtiges Monitoring

Pulsoxymetrie, Kapnographie, Beatmungsdrücke.

### Vorgehen

Die prophylaktische Gabe von Natrium citricum oder $H_2$-Rezeptorenblockern ist zur Aspirationsprophylaxe empfehlenswert. Für die Intubation selbst sind alle Vorkehrungen zu treffen, damit bei Beatmungsproblemen eine ausreichende Oxygenation gewährleistet werden kann (verschiedene Spatel, Guedel- und Wendl-Tuben, Larynxmaske, alternative Intubationsverfahren: blind nasale, retrograde Intubation, ggf. Koniotomie). Die fiberoptische Intubationstechnik ist bei kooperativen Patienten eine gute Alternative, insbesondere hilft sie, die mitunter gefährliche HWS-Retroflexion zu vermeiden. Die Stützautoskopie (z. B. nach Kleinsasser) ist auch als hilfreich beschrieben worden. Vor der Einleitung unbedingt präoxygenieren.

Bei der Extubation erneute Gefahr von respiratorischen Problemen, möglicherweise durch manipulationsbedingte Schwellung von Zunge und Larynx.

Bei Herzvitien Endokarditisprophylaxe durchführen.

Bei Hydrozephalus die Gefahr einer Hirndrucksteigerung beachten.

 **Cave**

**Atlantookzipitale Subluxation bei forcierter Retroflexion der HWS.**

### Literatur

Bahk JH, Han SM, Kim SD (1999) Management of difficult airways with a laryngeal mask airway under propofol anaesthesia. Paediatr Anaesth 9: 163–166

Chen PP, Cheng CK, Abdullah V, Chu CP (2001) Tracheal intubation using suspension laryngoscopy in an infant with Goldenhar's syndrome. Anaesth Intensive Care 29: 548–551

Janssens M, Hartstein G (2001) Management of the difficult intubation. Eur J Anaesthesiol 18: 3–12

Kaymak C, Gulhan Y, Ozcan AO et al. (2002) Anaesthetic approach in a case of Goldenhar's syndrome. Eur J Anasthesiol 19: 836–838

Madan R, Trikha A; Venkataraman RK et al. (1990) Goldenhar's syndrome: an analysis of anaesthetic management. A retrospective study of seventeen cases. Anaesthesia 45: 49–52

Schwarz U, Weiss M (2001) Endotracheale Intubation bei Patienten mit Pierre-Robin-Sequenz. Erfolgreicher Einsatz eines Video-Intubationslaryngoskops. Anaesthesist 50: 118-121

# Grey-Platelet-Syndrom (GPS)

### Synonyme

»Gray platelet sy«, »Grey platelet sy«, »alpha-storage pool deficiency«.

### Oberbegriffe

Thrombozyten, Funktionsstörung, Blutgerinnung.

### Organe/Organsysteme

Angeborene qualitative Thrombozytenfunktionsstörung, Erstbeschreibung 1971.

### Inzidenz

Sehr selten, Frauen und Männer bisher gleich häufig betroffen, Unklarheit über Vererbungsgang, da sowohl betroffene Kinder von gesunden Eltern als auch Weitergabe an die nächste Generation bekannt sind. Vermutet wird am ehesten ein autosomal-rezessiver Erbmodus.

### Ätiologie

Peripherer Blutausstrich zeigt reduzierte Anzahl Granula und vermehrt Vakuolen, wodurch das »graue« Erscheinungsbild der Thrombozyten entsteht. Das Defizit an $\alpha$-Granula (mit den Inhaltsstoffen v.-Willebrand-Faktor, Fibrinogen, Thrombospondin) führt zu verminderter Aggregationsfähigkeit der Thrombozyten trotz Vorhandensein von Kollagen und Thrombin. Die anderen Gerinnungsfunktionen bleiben normal. Die ebenfalls vorliegende Thrombozytopenie ist meist Folge der verkürzten Lebensdauer der Thrombozyten.

### Verwandte Formen, Differenzialdiagnosen

Glanzmann-Krankheit (Thrombasthenie), Bernard-Soulier-Sy, Ehlers-Danlos-Sy, Chediak-Higashi-Sy, Wiskott-Aldrich-Sy, Hermanky-Pudlak-Sy, Storage-Pool-Sy I–III, DD: Pseudo-Grey-Platelet-Sy.

## Symptome

Hämorrhagische Diathese, Thrombozytopenie, abnormale Thrombozytenmorphologie. Spontane lebensbedrohliche Blutungen sind selten. Patienten haben oft Anamnese mit häufigem Nasenbluten, leichter Hämatombildung, Ekchymosen und Menorrhagien.

Labor: pathologisches Thrombelastogramm.

### Vergesellschaftet mit

In der Regel eigenständig, selten vergesellschaftet mit Hämophilie A, Marfan- oder Goldenhar-Sy. Häufig assoziiert ist eine Myelofibrose.

## Anästhesierelevanz

Extrem hohe Blutverluste bei operativen Eingriffen mit Bedarf an Blutprodukten (Erythrozytenkonzentrate, Thrombozytenkonzentrate), eingeschränkte Anwendbarkeit von Regionalanästhesien.

### Spezielle präoperative Abklärung

Thrombelastogramm, Blutungszeit empfohlen.

## Wichtiges Monitoring

Blutverlust, Volumenstatus.

## Vorgehen

Transfusion von Thrombozytenkonzentraten prä-operativ. Andere Therapien wie Splenektomie, Kortikoid- oder Gammaglobulingabe haben nicht zu einer Funktionssteigerung der Thrombozyten für chirurgische Eingriffe geführt. Für die Anwendung von Desmopressin liegen bisher widersprüchliche Ergebnisse vor.

### ❗ Cave

Rückenmarknahe Regionalanästhesieverfahren können auch bei Thrombozytenzahlen >100.000 mm$^{-3}$ (GL$^{-1}$) nicht empfohlen werden. Zurückhaltung mit Medikamenten, die die Thrombozytenfunktion beeinträchigen können wie Salizylate, NSAID. Vorsicht mit Phenothiazinen, halbsynthetischen Penicillinen und Hydroxyäthylstärke.

## Literatur

Aronson I, Du Toit JMG, Jacobs P (1994) Grey platelet syndrome. Lancet 344: 1233–1234

Drouin A, Favier R, Masse JM et al. (2001) Newly recognized cellular abnormalities in the gray platelet syndrome. Blood 98: 1382–1391

Laskey AL, Tobias JD (2000) Anesthetic implications of the grey platelet syndrome. Can J Anesth 47: 1224–1229

Levy-Toledano S, Caen JP, Breton-Gorius J et al. (1981) Gray platelet syndrome: alpha-granule deficiency. Its influence on platelet function. J Lab Clin Med 98: 831

Raccuglia G (1971) Gray platelet syndrome. A variety of qualitative platelet disorder. Am J Med 51: 818

# Guillain-Barré-Syndrom

## Synonyme

Kussmaul-Landry-Guillain-Barré-Sy, Guillain-Barré-Strohl-Sy, akute autoimmune Neuropathie, akute entzündliche demyelinisierende Polyradikuloneuropathie (»acute inflammatory demyelinating polyradiculoneuropathy«: AIDP), akute entzündliche Polyneuropathie (oder Polyradikuloneuropathie).

Variante: Miller-Fisher-Sy (Fisher-Sy, Miller-Fisher-Variante, Ophthalmoplegie-Ataxie-Areflexie-Sy, Polyradikuloneuritis Typ Fisher).

## Oberbegriffe

Autoimmunkrankheiten, neurologische Erkrankungen (Polyneuropathien), Infektionskrankheiten.

## Organe/Organsysteme

Peripheres Nervensystem, autonomes Nervensystem, Muskulatur, Bewegungsapparat.

## Inzidenz

1–2:100.000 Einwohner, Erkrankungsgipfel zwischen 20. und 30. sowie zwischen 50. und 60. Lebensjahr, Mortalität <5%.

## Ätiologie

Akute inflammatorische Autoimmunneuritis, die durch eine über T-Zellen vermittelte Immunantwort gegen peripheres Myelin ausgelöst wird. Dies führt zu einer Demyelinisierung der peripheren Nerven und Nervenwurzeln. Oftmals geht dem Krankheitsbeginn eine virale oder bakterielle Infektion, ein operatives Trauma, eine Immunisierung (Impfung), ein Lymphom oder eine Toxinexposition (Vincristin, Carbimazol, Amitriptylin, Alkohol, Schwermetalle, Organophosphate) voraus. In ca. 50% der Fälle grippaler, in ca. 20% enteraler Infekt (Campylobacter jejuni), weitere Assoziationen: Herpes simplex- (HSV), Cytomegalie- (CMV) und Ebstein-Barr-Viren (EBV), Mykoplasmen und Chlamydien, Borrelien. Latenzzeit ca. 1–3 Wochen. Eine gewisse Prädisposition liegt bei verändertem Immunstatus vor.

## Verwandte Formen, Differenzialdiagnosen

Myasthenia gravis, dyskaliämische Lähmungen, akute Polyneuropathien (exotoxisch, porphyrisch, diphtherisch), akute Rückenmarkerkrankungen im Stadium des spinalen Schocks, ventrale Hirnstammprozesse, Poliomyelitis, »critical illness polyneuropathy«.

## Symptome

Progressive Muskelschwäche der Extremitäten, beginnend an den Beinen, Verlust der Sensibilität, Verlust der tiefen Sehnenreflexe, im schwereren Verlauf Schwäche der Atemmuskulatur und Dysfunktionen des autonomen Nervensystems.

Bei Miller-Fisher-Sy (schwere Verlaufsform) akuter Beginn von Okulomotoriusdysfunktionen, Ataxie (durch periphere sensorische Dysfunktionen hervorgerufen), Verlust der Tiefensensibilität bei relativ erhaltener Kraft der Extremitäten- und Rumpfmuskulatur, Atonie und Sensibilitätsverlust der Gesichtsmuskulatur. Kann bis zu totaler Plegie mit Beatmungspflichtigkeit bei vollständiger Wachheit gehen. Plötzliche Todesfälle bei autonomer Dysregulation sind beschrieben.

### Vergesellschaftet mit

Hodgkin-Lymphom, HIV-Infektion (Frühphase), Nierentransplantation, systemischer Lupus erythematodes. Selten kommt es zu erhöhtem intrakraniellem Druck, paralytischem Ileus, Hypo- oder Hyperhydrosis (Pandysautonomie).

### Therapie

Hauptsächlich symptomatisch, Immunglobulie, Plasmapherese.

## Anästhesierelevanz

Große Blutdruckschwankungen, plötzliche periphere Vasokonstriktion, Ruhetachykardie, Reizleitungsstörungen, Arrhythmien, Orthostasestörungen, Gefahr respiratorischer Insuffizienz, Schluckstörungen, Aspirationsgefahr bei Muskelschwäche im Pharynxbereich, Atelektasenbildung.

### Spezielle präoperative Abklärung

Diagnosesicherung über Liquordiagnostik: zytoalbuminäre Dissoziation (Zellzahl normal, Eiweiß im Liquor erhöht), Blutgasanalyse, neurologischer Status.

### Wichtiges Monitoring

Invasive Blutdruckmessung, zentraler Venendruck, Relaxometrie (zu beachten ist, dass die Stimulation der Nerven distal der Schädigungsstelle erfolgt, wodurch die Messung zu einer falschen Sicherheit verleiten kann).

### Vorgehen

Für die Narkoseeinleitung »rapid-sequence induction« mit Rocuronium in Erwägung ziehen. Succinylcholin ist kontraindiziert (Kaliumfreisetzung).

Postoperativ ist eine Nachbeatmungsmöglichkeit dringend vorzusehen.

Patienten sind häufig hypovolämisch. Vasokonstriktoren vorsichtig dosieren, da ihre Wirkung nicht abschätzbar ist.

Nichtsteroidale Analgetika sind oftmals wirkungslos. Rückenmarknahe Regionalanästhesien werden nicht empfohlen, periphere Leitungsanästhesien sind unter Beachtung der Gesamtsituation möglich.

 Cave
**Succinylcholin, Überschätzung der relaxometrisch festgestellten Muskelkraft.**

### Literatur

Mori M, Kuwabara S, Fukutake T et al. (2001) Clinical features and prognosis of Miller Fisher syndrome. Neurology 56: 1104–1106

Reeker W, Sader R, Hauck R, Kochs E (1999) Translaryngeale Tracheostomie bei Morbus Bechterew und Guillain-Barré-Syndrom. Anästhesiol Intensivmed Notfallmed Schmerzther 34: 665–667

Schwab S, Krieger D, Müllges W et al. (1999) Neurologische Intensivmedizin. Springer, Berlin Heidelberg New York Tokio, S 680–689

# Hallermann-Streiff-François-Syndrom

## Synonyme

Okulomandibulofaziale Dyszephalie, Okulomandibulodyskranie mit Hypotrichosis, François-Dyszephalie.

## Oberbegriffe

Missbildung, Dysmorphie, okulodentale Ss, Kieferbogen-Ss, ektodermale Dysplasie.

## Organe/Organsysteme

Mandibula, Gesichtsschädel, Sinnesorgane (Augen, Ohren), Bewegungsapparat.

## Inzidenz

Etwas mehr als 100 in der Literatur beschriebene Fälle.

## Ätiologie

Kongenital mit fraglich hereditärem (evtl. autosomal-rezessivem) Erbgang oder autosomaldominanter Neumutation. Entwicklungsstörung im Bereich der ersten beiden Kiemenfurchen mit Missbildungen der daraus enstehenden Organe.

## Verwandte Formen, Differenzialdiagnosen

Hutchinson-Gilford-Sy, Smith-Theiler-Schachenmann-Sy, Lenz-Sy, Nager-de Reynier-Sy, Rubinstein-Sy, Down-Sy, Pierre-Robin-Sy, Ullrich-Fremerey-Dohna-Sy.

## Symptome

Brachyzephalie, Skaphozephalie, Mikrophthalmie, mongoloide Lidachse, Mikrogenie, Zahnanomalien (Dysodontie), hoher enger (gotischer) Gaumen, »Vogelgesicht«, Hypotrichose, Minderwuchs.

## Vergesellschaftet mit

Katarakt, Strabismus, Syndaktylie, Hüftdysplasie, Skoliose, Hypogenitalismus, Kryptorchismus, Hautatrophie.

In der Regel besteht eine normale geistige Entwicklung.

## Anästhesierelevanz

Mit erheblichen Intubationsschwierigkeiten ist zu rechnen, weil die Gesichtsmalformationen ein konventionelles laryngoskopisches Einstellen des Larynx nahezu unmöglich machen. Bei Wirbelsäulendeformitäten sind restriktive Ventilationsstörungen möglich, ferner liegt eine erhöhte Gefahr für Lagerungsschäden bei Skoliose vor. Bei Säuglingen Verlegung der oberen Atemwege wegen Glossoptose möglich.

## Wichtiges Monitoring

Pulsoxymetrie, Kapnographie.

## Vorgehen

Insbesondere bei kooperativen Patienten kann man mit einer rückenmarknahen Regionalanästhesie die zu erwartenden Intubationsprobleme umgehen, sofern nicht Wirbelsäulenanomalien dieser Technik entgegenstehen. Im Falle einer Allgemeinanästhesie bieten sich Verfahren mit erhaltener Spontanatmung (Ketamin) oder Maskennarkosen an. Letztere stellen allerdings besondere Anforderungen an die Geschicklichkeit des Anästhesisten.

Ist eine Intubation unumgänglich, sollte primär eine elektive fiberoptische transnasale Intubation bei erhaltener Spontanatmung und unter einer geeigneten Prämedikation versucht werden. Für die Intubation selbst sind alle Vorkehrungen zu treffen, dass bei Beatmungsproblemen eine ausreichende Oxygenation gewährleistet werden kann (verschiedene Spatel, Guedel- und Wendl-Tuben, Larynxmaske, blind nasale bzw. retrograde Intubation, ggf. Koniotomie).

 **Cave**
**Relaxation ohne Sicherung der Atemwege.**

## Literatur

Baum C, O'Flaherty JE (1999) Anesthesia for genetic, matabolic, and dysmorphic syndromes of childhood. Lippincott Williams & Wilkins, Philadelphia, p 133

Burg G, Kunze J, Pongratz D et al. (Hrsg) (1990) Leiber – Die klinischen Syndrome, Bd 1, 7. Aufl. Urban & Schwarzenberg, München, S 304–305

Cohen MM (1991) Hallermann-Streiff syndrome: a review. Am J Med Genet 41: 488–499

Stoelting RK, Dierdorf SF (2002) Anesthesia and co-existing disease, 4th edn. Churchill Livingstone, New York, pp 540–541

Wiedermann HR, Dibbern H (1980) Hallermann-Streiff-Fran-
cois-Syndrome. Med Welt 31: 134–135

# Hämolytisch-urämisches Syndrom

## Synonyme

HUS, Gasser-Sy, engl. »haemolytic uraemic syndrome«, »red cell fragmentation syndrome«.

## Oberbegriffe

Autoimmunerkrankung, Nephropathie, Urämie, Niereninsuffizienz, Hämolyse, Anämie, Ikterus.

## Organe/Organsysteme

Nieren, Erythrozyten, Thrombozyten, Gerinnungssystem, Wasser-Elektrolyt-Haushalt; sekundär werden praktisch alle Organe betroffen.

## Inzidenz

Häufigste Ursache für Niereninsuffizienz bei Kindern. In den USA ca. 8 E.-coli-Infekte auf 100.000 Einwohner, ca. 5% dieser Infekte führen zu HUS. In Frankreich 0,7 Fälle auf 100.000 Kinder.

## Ätiologie

Die Erkrankung ist erworben, jedoch ist eine genetische Prädisposition anzunehmen. Im Anschluss an bakterielle Infekte (enterohämorrhagische E. coli 0157:H7) durch Lebensmittel oder direkte Übertragung oder Virusinfekte (v. a. bei Enteroviren, Coxsackie) kommt es zur Bildung von Autoantikörpern gegen eigene Erythrozyten (Hämolyse), zur Sekretion von Exotoxinen (Verotoxin) und zur Freisetzung thromboplastischer Komponenten (Verbrauchskoagulopathie, disseminierte intravasale Gerinnung). Durch eine thrombotische Mikroangiopathie entstehen bilaterale Nierenrindennekrosen (ggf. mit akuter Niereninsuffizienz).

Schwere Verläufe bis zum Multiorganversagen sind möglich. Über einen Zusammenhang mit oralen Antikonzeptiva und Schwangerschaft wurde berichtet. Die antibiotische Therapie oder der medikamentöse Versuch, die Darmperistaltik zu reduzieren, führen bei Diarrhö zu einem erhöhten Risiko für HUS.

Sporadische Fälle waren möglicherweise mit Faktor-H-Mangel (Leberenzym, das die Komplementfreisetzung mitreguliert) und Typ II der mesangiokapillären Glomerulonephritis assoziiert.

## Verwandte Formen, Differenzialdiagnosen

Thrombotisch-thrombozytopenische Purpura Moschcowitz, Kassabach-Merritt-Sy, andere Hämolyse- und Ikterus-Ss, Goodpasture-Sy, Crush-Sy, Leptospirosen, Weil-Krankheit, Lederer-Brill-Sy, Juhel-Renoy-Sy, Meyer-Betz-Sy, Marchiafava-Micheli-Sy.

## Symptome

*Prodrome:* Zeichen einer akuten Virusinfektion (Gastroenteritis, respiratorischer Infekt, »Grippe«).

Nach kurzem Intervall klassische Trias: Nierenversagen, Hämolyse, Thrombozytopenie.

Je nach Schweregrad *zusätzlich:* Ikterus (Hyperbilirubinämie), Anämie, Oligurie, Anurie, Hyposthenurie, Proteinurie, Hämoglobinurie, Hämaturie, Urämie, Ödeme, Hypertension, hämorrhagische Diathese (Koagulopathie mit Purpura, Petechien), neurologische Störungen (Desorientiertheit, Hemiparese, Koma), abdominale Symptomatik (Erbrechen, Diarrhö, Kolitis), Hepatosplenomegalie, Ergussbildungen (Pleuraerguss, Perikarderguss, Aszites), Lungenödem, Entgleisung des Wasser-Elektrolyt- und Säure-Basen-Haushalts (Störung der Homöostase).

*Verlauf:* variabel von Restitution bis zum Multiorganversagen (Nieren, Herz-Kreislauf-System, ZNS, Lunge, Leber).

## Therapie

Alle Maßnahmen dienen der Wiederherstellung der Homöostase und der kompromittierten Organfunktionen: Volumen- und Elektrolytbilanzierung, Dialyse, Substitution (Erythrozyten, Gerinnungsfaktoren, Thrombozyten), symptomatische Therapie der neurologischen Störungen (Krampfprophylaxe, Sedierung), Oxygenation (Beatmung).

## Anästhesierelevanz

Das anästhesiologische Vorgehen richtet sich nach den individuellen Befunden und berücksichtigt den jeweils aktuellen Zustand der Homöostase und Organfunktionen.

## Spezielle präoperative Abklärung

Umfassendes Screening der Vitalparameter und Organfunktionen: EKG, Kreislaufparameter, Thoraxröntgenaufnahme, Neurologie, Nierenfunktion (Kreatinin, Harnstoff, Elektrolyt- und Säure-Basen-Status, Osmolarität im Serum, bei erhaltener Diurese Clearancebestimmungen), Gerinnungssystem (Quick, PTT, Fibrinspaltprodukte, Äthanoltest), Blutbild, Leberfunktion, Hämolyseparameter (freies Hämoglobin, Haptoglobin, LDH), Lokalisierung und Quantifizierung von Ergüssen.

## Wichtiges Monitoring

Umfassendes Monitoring der Vitalparameter (EKG, invasive Blutdruckmessung, zentraler Venendruck, evtl. Pulmonalarterienkatheter), häufige Kontrollen des Elektrolyt- und Säure-Basen-Status, Blutgase, Pulsoxymetrie, Kapnographie, Relaxometrie.

## Vorgehen

Die Vorgehensweise ist variabel und orientiert sich an der vorherrschenden Befundkonstellation. Allgemeine Vorgaben sind: vorsichtig dosierte Prämedikation mit kurz wirkenden Sedativa (Midazolam) und Aspirationsprophylaxe (20–30 ml 0,3-molares Natrium citricum peroral oder $H_2$-Rezeptorenblocker und Metoclopramid i.v.).

Regionalanästhesien sind in der Regel weniger gut geeignet (Gerinnungsstörungen, neurologische Befunde). Allgemeinanästhesien sind mit Anästhetika durchzuführen, die am wenigsten mit den vorliegenden Organstörungen interferieren. Gut geeignet ist beispielsweise eine balancierte Anästhesie mit Etomidat, Desfluran, Isofluran, Midazolam, Opioid, Rocuronium, Atracurium. Generell empfiehlt sich eine Dosisreduktion entsprechend der Metabolisierungs- und Eliminationsfähigkeit des Organismus.

Bei der Narkoseeinleitung ausreichend präoxygenieren und »rapid-sequence induction« anwenden.

Ein differenziertes und bedarfsadaptiertes Infusionsregime mit Substitution aller fehlenden Komponenten ist zwingend. Gegebenenfalls perioperative Fortführung eines erforderlichen Dialyseverfahrens (in der Regel Hämofiltration).

### ⊕ Cave
**Regionalanästhesien, Hypervolämie, Enfluran, Sevofluran wegen der Gefahr zusätzlicher Nierenschädigung, Hyperkaliämie.**

## Literatur

Burg G, Kunze J, Pongratz D et al. (Hrsg) (1990) Leiber – Die klinischen Syndrome, Bd 1, 7. Aufl. Urban & Schwarzenberg, München, S 301–302

Johnson GD, Rosales JK (1987) The haemolytic uraemic syndrome and anaesthesia. Can J Anaesth 34: 196–199

Menges M, Bissinger KR, Krieger G, Hack G (1994) Diagnostische und intensivmedizinische Probleme beim Hämolytisch-Urämischen Syndrom. Anästhesiol Intensivmed Notfallmed Schmerzther 29: 375–378

Story D, Hall A, Older P (1994) Quinine-induced haemolytic uraemic syndrome Anaesth Intensive Care 22: 114–115

# Hecht-Beals-Syndrom

### Synonyme

Trismus-Pseudokamptodaktylie-Sy (Dutch-Kentucky-Sy), »Windmill-vane-hand-Sy«, distale Arthrogrypose Typ 2.

### Oberbegriffe

Kraniomandibulofaziale Missbildung, Kieferbogen-Ss, kongenitale Trismus-Ss.

### Organe/Organsysteme

Gesichtsschädel, Mandibula, M. masseter, Kaumuskulatur und Bandapparat.

### Inzidenz

Es wird vermutet ca. 1:100.000.

### Ätiologie

Kongenital und hereditär mit autosomal-dominantem (gelegentlich auch mit rezessivem) Erbgang. In einem Fall von Trismus-Pseudokamptodaktylie-Sy (TPS) konnte eine Fibrosierung des Bandapparates bzw. des M. masseter nachgewiesen werden.

### Verwandte Formen, Differenzialdiagnosen

Verschiedene Prozesse, die zu reduzierter Mundöffnung (Kiefersperre) führen: Submandibularabszess, Mundbodenabszess bzw. -phlegmone, Tonsillarabszess, Kiefergelenkluxation; succinylcholininduzierter Trismus (als eigenständiges Phänomen oder auch im Zusammenhang mit maligner Hyperthermie), Myotonien, Varianten des Guerin-Stern-Sy (distale Arthrogrypose Typ 2), Freeman-Sheldon-Sy (Sy des pfeifenden Gesichts,

Kraniokarpotarsaldystrophie, engl. »whistling face«), Guerin-Stern-Sy Typ II E, Tel-Hashomer-Kamptodaktylie-Sy.

## Symptome

Leitsymptom ist die schmerzlose reduzierte Mundöffnung (Kiefersperre). Zusatzbefunde sind Fingerdeformitäten (Pseudokamptodaktylie mit ulnarer Deviation), Minderwuchs.

### Vergesellschaftet mit

Mikrostomie, Blepharophimose, Ptosis, Ohrmuscheldysplasie, Fußdeformitäten, Wirbelsäulendeformität (Skoliose), Spina bifida (occulta), normale oder wenig reduzierte Intelligenz, Myopathien, Hodenhochstand, Leistenbrüche, maligne Hyperthermie (MH).

### Therapie

Häufige Korrekturoperationen der Extremitäten und der Mandibula.

## Anästhesierelevanz

Im Vordergrund stehen die zu erwartenden Intubationsschwierigkeiten. Die mitunter erheblich reduzierte Mundöffnung verhindert eine konventionelle Laryngoskopie. Auch die Gabe eines Relaxans verbessert die Intubationsbedingungen nur unwesentlich. Die Anwendbarkeit von depolarisierenden Muskelrelaxanzien (Succinylcholin) ist nicht endgültig geklärt. Da diese bei den differenzialdiagnostisch in Frage kommenden Alternativen (Guerin-Stern-Sy, Myotonien, MH-Prädisposition) kontraindiziert sind, sollten sie auch hier nicht verwendet werden.

### Spezielle präoperative Abklärung

Klärung der Ursache für die reduzierte Mundöffnung (Ausschluss von Abszessen und kieferorthopädischen Befunden), Ausschluss einer Myopathie (CK-Bestimmung, EMG, Muskelbiopsie), Familienanamnese erheben (MH?).

### Wichtiges Monitoring

Pulsoxymetrie, Kapnographie, kontinuierliche Temperaturkontrolle.

### Vorgehen

Rückenmarknahe Regionalanästhesietechniken sollten soweit wie möglich bevorzugt werden. Allerdings kann dies bei Wirbelsäulendeformitäten (z. B. Kyphoskoliose) schwierig bis unmöglich sein. Dabei ist auch an eine Spina bifida occulta zu denken.

Ist eine Allgemeinanästhesie indiziert, kann man Verfahren mit erhaltener Spontanatmung oder manuell assistierte Maskennarkosen einsetzen. Bei Nüchternheit kann die Larynxmaske verwendet werden. Nach Einlegen der Larynxmaske kann sekundär ein geeigneter Endotrachealtubus unter fiberoptischer Kontrolle in die Trachea eingeführt werden. Im Rahmen dieser »erleichterten« fiberoptischen Technik ist es nicht unbedingt nötig, die Larynxmaske wieder zu entfernen, allerdings ist es ratsam, den Cuff zu entleeren. Darüber hinaus kommen auch videooptisch erweiterte Techniken in Frage, wie die Intubation mit dem Videolaryngoskop oder dem Videostilett. Hierbei soll Koniotomiebereitschaft bestehen. Bei kooperativen und adäquat prämedizierten Patienten ist eine Wachintubation möglich (elektive fiberoptische transnasale Intubation, nötigenfalls auch blind nasale Intubation etc.). Zur Aspirationsprophylaxe eignet sich der Sellick-Handgriff (Krikoiddruck), ferner sollte vor der Einleitung 0,3-molares Natrium citricum (20–30 ml peroral) oder ein $H_2$-Rezeptorenblocker gegeben werden.

Wiederholte Berichte über Masseterspasmen mit und ohne metabolische Azidose bzw. Temperaturerhöhung lassen an eine Assoziation mit der malignen Hyperthermie denken, zumal in mehreren Fällen die Gabe von Dantrolen als sehr hilfreich bei der Unterdrückung der Masseterspastizität angegeben wurde. Insbesondere die Kombination von Succinylcholin mit Halothan scheint in dieser Beziehung ungünstig zu sein. Zur Sicherheit sollte Succinylcholin auf alle Fälle weggelassen werden, während eine generelle Kontraindikation für volatile Anästhetika nicht ausgesprochen werden kann. In jedem Fall scheint es aber sicherer zu sein, intravenöse Anästhetika zu verwenden.

 **Cave**
**Aspiration, depolarisierende Muskelrelaxanzien (Succinylcholin).**

## Literatur

Baum C, O'Flaherty JE (1999) Anesthesia for genetic, metabolic, and dysmorphic syndromes of childhood. Lippincott Williams & Wilkins, Philadelphia, pp 89–90

Cruickshanks GF, Brown S, Chitayat D (1999) Anaesthesia for Freeman-Sheldon syndrome using a laryngeal mask airway. Can J Anesth 46: 783–787

Jones R, Dolcourt JL (1992) Muscle rigidity following halothane anesthesia in two patients with Freeman-Sheldon syndrome. Anesthesiology 77: 599–600

Meakin G (1992) Masseter spasm after suxamethonium. Br J Anaesth 68: 451

Munro HM, Butler PJ, Washington EJ (1997) Freeman-Sheldon syndrome. Paediatr Anaesth 7: 345–348

Nagata O, Tateoka A, Shiro R et al. (1999) Anesthetic management of two paediatric patients with Hecht-Beals syndrome. Paediatr Anaesth 9: 444–447

Smith CE, Donati F, Bevan DR (1989) Effects of succinylcholine at the masseter and adductor pollicis muscles in adults. Anaesth Analg 69: 158–162

Vaghadia H, Blackstock D (1988) Anaesthetic implication of the trismus pseudocamptodactyly (Dutch-Kentucky or Hecht-Beals) syndrome. Can J Anaesth 35: 80–85

# HELLP-Syndrom

## Synonyme

Schwangerschaftstoxämie, Schwangerschaftstoxikose.

HELLP: engl. »*h*emolysis, *e*levated *l*iver enzymes, *l*ow *p*latelets«.

## Oberbegriffe

Gravidität, schwangerschaftsinduzierte Hypertonie (SIH), Eklampsie, Präeklampsie, EPH-Gestose (engl.»E: edema, P: proteinuria, H: hypertonia«).

## Organe/Organsysteme

Plazenta, Uterus, Arteriolen (Gefäßsystem), Leber, Nieren, ZNS, Thrombozyten (Gerinnungssystem, Hämostase).

## Inzidenz

Etwa 1:250 Schwangerschaften. Die Mortalität beträgt je nach Quelle 9,5–60% bei den Neugeborenen und 3,5–5% bei den Müttern.

## Ätiologie

Erworben. Während der Schwangerschaft auftretende Mikroangiopathie (Vaskulitis). Es wird eine Störung im Gleichgewicht der Arachidonsäuremetaboliten vermutet. Diese führt zu segmentalen Vasospasmen, Endothelschädigung, Thrombozytenaggregation, Fibrinablagerung in Arteriolen (mit nachfolgender Ischämie) aller betroffenen Organe. Das HELLP-Sy gilt als schwere Entgleisung einer bestehenden EPH-Gestose.

## Verwandte Formen, Differenzialdiagnosen

Fruchtwasserembolie, hepatorenales Sy, hämolytisch-urämisches Sy, Hepatitis, Amphetaminintoxikation, Lokalanästhetikaintoxikation, Präeklampsie, Eklampsie.

## Symptome

Kardinalsymptome sind: Hämolyse, Transaminasenanstieg, Thrombozytopenie. Darüber hinaus besteht die Symptomatik der EPH-Gestose: Hypertension (arterielle Hypertonie), Ödeme, Proteinurie, Krampfneigung.

Bei schweren Verlaufsformen kommen hinzu: epigastrische Schmerzen, Oligurie, Lungenödem, Koma, Verbrauchskoagulopathie (disseminierte intravasale Gerinnung).

*Labor:* Hämoglobin, Haptoglobin, Thrombozyten (<100.000/µl), Fibrinogen sind erniedrigt. Freies Hämoglobin, indirektes Bilirubin, ALT, AST und Laktatdehydrogenase, Harnstoff und Kreatinin sind erhöht. Bei DIC gelingt der Nachweis von Fibrinspaltprodukten (positiver Äthanoltest) und eines Antithrombinmangels.

## Vergesellschaftet mit

Sekundäres Multiorganversagen.

## Therapie

Unverzügliche Entbindung (in der Regel Sectio caesarea), Einstellung des Blutdrucks (v. a. Dihydralazin, β-Blocker), Unterstützung wichtiger Organfunktionen (Atmung, Kreislauf, Diurese, Hämostase) und der uteroplazentaren Durchblutung. Medikamentöse Krampfprophylaxe. Infusion von Magnesiumsulfat.

## Anästhesierelevanz

Aufgrund der Kausalität und des Pathomechanismus der Erkrankung hat die abdominelle Schnittentbindung therapeutischen Charakter und ist somit der primäre Eingriff. Dies ist der häufigste Grund, weswegen der Anästhesist mit diesem Zustandsbild konfrontiert wird.

## Spezielle präoperative Abklärung

Blutbild, Gerinnungsparameter, Leber- und Nierenfunktionsparameter (Kreatinin, Harnstoff, Kalium), Kreislaufparameter, neurologischer Zustand.

Die Therapie (z. B. Entbindung) darf nicht durch zeitraubende Diagnostik verzögert werden.

## Wichtiges Monitoring

EKG, invasive Blutdruckmessung, ZVD, Pulsoxymetrie, Relaxometrie, wiederholte Bestimmung der Gerinnungsparameter, Säure-Basen-Status.

## Vorgehen

Obwohl rückenmarknahe Regionalanästhesieverfahren die Methode der Wahl bei einer Gestose sind, sind sie beim manifesten HELLP-Sy wegen der bestehenden oder sich abzeichnenden Gerinnungsproblematik absolut kontraindiziert. Stattdessen empfiehlt sich die Intubationsnarkose. Die Schwangere gilt generell als »nicht nüchtern«. Unmittelbar vor Einleitung sollten 20–30 ml 0,3-molares Natrium citricum oral verabfolgt werden. Außerdem ausreichend präoxygenieren und die Methode der sog. Ileusintubation (»rapid-sequence induction«) anwenden.

*Beachte:* Intubationsschwierigkeiten sind bei Ödemen der Halsweichteile möglich. Keine Präkurarisierung bei Magnesiumtherapie wegen verminderter Muskelkontraktilität. Aus dem gleichen Grund ist mit einer Wirkungsverstärkung und Verlängerung nichtdepolarisierender Muskelrelaxanzien zu rechnen, Relaxometrie erforderlich.

Beachte das Vorliegen einer Anämie, die durch eine Reduktion des Blutvolumens (Hypovolämie) wegen kapillärer Leckage maskiert sein kann. Kontrolle und Einstellung der Oxygenation, der Kreislaufparameter (ggf. Blutdrucksenkung, Rehydrierung) sowie Optimierung der Nierenfunktion sind wesentlich.

Bei Koagulopathie ist eine rechtzeitige und adäquate Substitution von Faktoren (FFP, Fibrinogen, Kalzium) und Thrombozyten angebracht.

Insbesondere bei den Thrombozyten ist weniger die (sporadisch bestimmte) absolute Anzahl von Bedeutung, sondern deren Abfall über einen kurzen Zeitraum.

Rechtzeitig ist die Stützung kompromittierter Organfunktionen einzuleiten, allen voran Kreislauf, Nieren und Atmung. Eine Volumentherapie ist wegen bestehender Hypovolämie fast immer notwendig.

Eine besonders schwere Komplikation dieser Erkrankung stellt die spontane Leberruptur dar (Mortalität 58–70%). Ferner kann es zu Hämatomen unter der überdehnten Leberkapsel kommen.

Auch nach erfolgter Entbindung ist die Therapie und Überwachung bis zur Stabilisierung aller Organfunktionen fortzusetzen.

 Cave

**Rückenmarknahe Regionalanästhesien, protrahierter Schock, Multiorganversagen.**

## Literatur

Ben Letaifa D, Ben Hamada S, Salem N et al. (2000) Morbidité et mortalité materno-foetales associées au hellp syndrome. Ann Fr Anesth Réanim 19: 712–718

Cosby ET, Preston R (1998) Obstetrical anaesthesia for a parturient with preeclampsia, HELLP syndrome and acute cortical blindness. Can J Anaesth 45: 452–459

Donner A, Ullrich R, Kneifel W et al. (1997) The HELLP syndrome. Acta Anaesthesiol Scand 41 (Suppl 111): 165–167

Ezri T, Abouleish E, Lee C, Evron S (2002) Intracranial subdural hematoma following dural puncture in a parturient with HELLP syndrome. Can J Anesth 49: 820–823

Godley M, Reddy AR (1996) Use of LMA for awake intubation for caesarean section. Can J Anaesth 43: 299–302

Kam PC, Thompson SA, Liew AC (2004) Thrombocytopenia in the parturient. Anaesthesia 59: 255–264

Mushambi MC, Halligan WA, Williamson K (1996) Recent developments in the pathophysiology and management of pre-eclampsia. Br J Anaesth 76: 133–148

O'Brien JM, Shumate SA, Satchwell SL et al. (2002) Maternal benefit of corticosteroid therapy in patients with HELLP (hemolysis, elevated liver enzyme, and low platelet count) syndrome. Am J Obstet Gynecol 186: 475–479

Plötz J, Krone HA (1989) Das HELLP-Syndrom – Eine seltene Form der Präeklampsie. Anästhesiologische und geburtshilfliche Gesichtspunkte. Anaesthesist 38: 32–35

Rathgeber J, Rath W, Wieding JU (1990) Anästhesiologische und intensivmedizinische Aspekte der schweren Präeklampsie mit HELLP Syndrom. Anästh Intensivther Notfallmed 25: 206–211

Stoelting RK, Dierdorf SF (2002) Anesthesia and co-existing disease, 4th edn. Churchill Livingstone, New York, pp 658–659

Vigil DE, Gracia P, Silva S et al. (2001) Anesthetics in pregnant women with HELLP syndrome. Int J Gynaecol Obstet 74: 23–27

Wulf H (1990) Anästhesie und Intensivtherapie bei Schwangeren mit HELLP-Syndrom. Anaesthesist 39: 117–121

# Heparin-induzierte Thrombozytopenie

## Synonyme
HIT.

## Oberbegriffe
Idiosynkrasie, medikamenteninduzierte Thrombozytopenie.

## Organe/Organsysteme
Thrombozyten, Gerinnungssystem, Immunsystem.

## Inzidenz
HIT I: 10–20%, HIT II: 0,5–3%. Aufgrund der häufigen Anwendung von unfraktioniertem Heparin relativ häufig, allerdings in seiner schweren Verlaufsform selten. Letztere hat eine Mortalität von 20–30%, bei weiteren 20–30% kommt es zu einer Defektheilung.

## Ätiologie
Einteilung nach Schweregrad in 2 Formen:

HIT I entsteht durch direkte Interaktion von Thrombozyten und Heparin mit Abfall der Thrombozytenzahlen unter 100.000 µl[1] (GL$^{-1}$).

HIT II ist immunologisch durch Bildung von Antikörpern gegen den Komplex aus Plättchenfaktor 4 und Heparin vermittelt. Die entstehende Thrombozytopenie ist Folge einer beschleunigten Elimination von Thrombozyten im retikuloendothelialen System (RES) und einer Thrombozytenaktivierung mit Aggregation und Thrombenbildung.

## Verwandte Formen, Differenzialdiagnosen
»Pseudothrombozytopenie«, M. Werlhof, hämolytisch-urämisches Syndrom (HUS), Hypersplenismus, Moschkowitz-Sy, andere thrombotische Mikroangiopathien, Kollagenosen, Sepsis mit DIC, medikamenteninduzierte Thrombozytopenie (z. B.

Furosemid, Trimethoprim-Sulfamethoxazol, Dihydralazin, Clonidin, Phenytoin).

## Symptome

HIT I beginnt mit Heparinexposition, bleibt jedoch klinisch relativ wenig relevant, da sich die Thrombozytenzahl mit Absetzten des Heparins ohne spezifische Therapie rasch erholt, z. T. sogar ohne Absetzen des Heparins.

Bei HIT II kommt es 5–20 Tage nach Heparinexposition zu einem plötzlichen Abfall der Thrombozytenzahl, häufig auf Werte unter 20.000–40.000 mm$^{-1}$ (G L$^{-1}$). oder <50% des Ausgangswertes. Daneben treten schwere Thromboembolien trotz scheinbar ausreichender Antikoagulation auf, bei Reexposition zu Heparin Symptomentwicklung auch innerhalb von Stunden.

Mögliches Warnzeichen: Heparintoleranz (keine aPTT-Verlängerung trotz steigender Heparindosierung).

## Vergesellschaftet mit
Venöse Gefäßverschlüsse sind häufiger als arterielle (»white clot syndrome«), Myokardinfarkt, zerebraler Gefäßverschluss, fulminante Lungenembolien, Addison-Krise.

## Anästhesierelevanz

Erkennen von HIT bei Intensivpatienten oder Patienten mit Nierenersatzverfahren. Vermeiden der Gabe von Heparin in Kardio- und Gefäßchirurgie bei bekannten Antikörpern.

### Spezielle präoperative Abklärung
Diagnosestellung schwierig, es bestehen keine einheitlichen Diagnosekriterien.

### Wichtiges Monitoring
Regelmäßige Kontrolle der Thrombozytenzahlen empfohlen, wenngleich die Relevanz bisher nicht eindeutig belegt ist. Tests: ELISA zur Messung von heparinabhängigen, bindungsspezifischen Antikörpern, hat höhere Sensitivität als Thrombozytenaggregationsteste und C14-Serotoninfreisetzungstest, liefert jedoch häufiger falsch-positive Ergebnisse. Heparininduzierter Plättchenaktivationstest (HIPA-Test); welcher jedoch meist nur (verspäte-

te) Bestätigung einer klinischen Diagnose liefern kann.

## Vorgehen

Unverzügliches Absetzten des Heparins als Ursache und Umsetzen der Antikoagulation auf Heparinoide oder Hirudine.

Heparinoide (Danaparoid) ist sowohl für die Prophylaxe bei Verdacht auf HIT als auch bei HIT II zugelassen, Therapiebeginn trotz potenzieller Kreuzreaktion möglich. r-Hirudin (spezifischer, irreversibler Thrombininhibitor) ist nur für Behandlung bei HIT II zugelassen, hat aber geringere therapeutische Breite. Diese Therapie erfordert engmaschige Kontrollen von Ecarinzeit und die Durchführung von Thrombinhemmtests.

Diese Diagnostik ist aber insgesamt noch unbefriedigend. Empfohlen wird der Einsatz derjenigen Medikamente, mit denen im eigenen Umfeld mehr Erfahrungen vorliegen. Die Gabe von Thrombozytenkonzentraten ist trotz Thrombozytopenie nur sehr selten indiziert, da sie meist eher das Thromboembolierisiko fördern. Der Verlauf kann in Einzelfällen dramatisch fortschreiten, schnelles Handeln ist angezeigt.

Kein Wechsel von unfraktioniertem Heparin auf niedermolekulares Heparin.

Obligate Meldung an die Arzneimittelkommission der Deutschen Ärzteschaft, Dokumentation in einem Notfallausweis.

> **Cave**
> Pseudothrombozytopenie: Bei Verwendung von EDTA kommt es zur In-vitro-Aggregation von Thrombozyten und infolge dessen zur Bestimmung falsch-niedriger Thrombozytenzahlen. Bei Unklarheit sollte eine Bestimmung aus Citratblut erfolgen.

## Literatur

Brenske M, Tarnow J (1998) Heparin-induzierte Thrombozytopenie. Anästhesiol Intensivmed Notfallmed Schmerzther 33: 411–416

Communale ME, Chandhok D (2004) Heparin-induced thrombocytopenia. Int Anesthesiol Clin 42: 27–43

Harenberg J, Jorg I, Fenyvesi T (2002) Heparin-induced thrombocytopenia: pathophysiology and new treatment options. Pathophysiol Haemost Thromb 32: 289–294

Kleinschmidt S, Seyfert UT (1999) Die Heparin-induzierte Thrombozytopenie (HIT). Bedeutung für Anästhesie und Intensivmedizin. Anaesthesist 48: 771–785

Liu H, Fleming MW, Moore PG (2002) Antocoagulation for patients with heparin-induced thrombocytopenia using recombinant hirudin during cardiopulmonary bypass. J Clin Anesth 14: 452–455

Warkentin TE (2002) Heparin-induced thrombocytopenia and the anesthesiologist. Can J Anesth 49 (Suppl): S36–S49

# H-H-H-Syndrom

## Synonyme

Hyperornithinämie-Hyperammonämie-Homocitrullinurie-Sy.

## Oberbegriffe

Stoffwechselstörungen, Thesaurismosen, Hyperornithinämie, Hyperammonämie, Homocitrullinurie.

## Organe/Organsysteme

Leber, Harnstoffzyklus, zentrales Nervensystem.

## Inzidenz

Sehr selten, nur sehr wenige betroffene Familien bekannt.

## Ätiologie

Hereditär mit autosomal-rezessivem Erbmodus. Die Mutation befindet sich auf Chromosom 13 (q14). Der Gendefekt bewirkt eine Störung des Transports von Ornithin zwischen Zytoplasma und Mitochondrium, was zur Anreicherung von Metaboliten des Eiweißstoffwechsels im Zytoplasma führt. Das behindert die Entgiftung von Ammoniak und Carbamylphosphat.

## Verwandte Formen, Differenzialdiagnosen

Andere Harnstoffzyklusdefekte wie Carbamylphosphatsynthetasedefekt (CPS-I-Mangel), Ornithintranscarbamylasedefekt (OTC-Mangel, häufigster Harnstoffzyklusdefekt mit Inzidenz 1:30.000), Argininosuccinatsynthetasedefekt, Argininosuccinatylasedefekt, Arginasedefekt, N-Acetylglutamatsynthetase- (NAGS-)Mangel.

## Symptome

Rezidivierende Episoden von Lethargie, myoklonischen Krampfanfällen und Stupor, insbesondere nach proteinreicher Mahlzeit. Hepatomegalie, geistige Retardierung, spastische Paraparese, Zittern, Ataxie, Erbrechen.

Labor: Hyperornithinämie und Hyperammonämie, gelegentlich Glutamat erhöht. Homocitrullinurie, Ausscheidung von 3-Amino-2-piperidin und Orotat.

### Vergesellschaftet mit

Verhaltensstörungen.

### Therapie

Eiweißarme Diät (<1,2 g Protein/Tag). Gabe von Ornithin, Arginin und Citrullin.

### Anästhesierelevanz

Die endogene Proteinbelastung (Ernährung, Trauma, Infekt, Immunisierung) kann zur Hyperammonämie beitragen.

### Spezielle präoperative Abklärung

Prä- und postoperativ Ammoniakspiegel bestimmen.

### Vorgehen

Perioperativ Eiweißbelastung vermeiden; d. h. unnötige präoperative Nüchternheit vermeiden, um Hyperkatabolismus zu verhindern. Volumenersatz soweit wie möglich mit kristalloiden und kolloiden Volumenersatzmitteln. Die Leberperfusion und Oxygenierung muss während der Anästhesie unbedingt aufrecht erhalten werden.

Bei Kooperativität des Patienten gibt es keine besonderen Vor- oder Nachteile einer Regional- oder Allgemeinanästhesie.

Die orale Gabe von Citrullin (ca. 3 g/Tag) kann die Einschleusung von Ammoniak in den Harnstoffzyklus erleichtern.

### Literatur

Michaelis G, Biscoping J, Hempelmann G (1986) Das H-H-H-Syndrom: eine seltene, auch anästhesiologisch relevante Erkrankung. Anästh Intensivther Notfallmed 21: 315–317

# Hiatushernie

### Synonyme

Zwerchfellhernie.

### Oberbegriffe

Missbildungen bzw. Funktionsstörungen des Magen-Darm-Traktes.

### Organe/Organsysteme

Gastrointestinaltrakt, Diaphragma.

### Inzidenz

Mit zunehmendem Lebensalter ansteigend, bei 30% der laparotomierten Erwachsenen und bei 75% der über 70-Jährigen ist eine Hiatushernie nachweisbar.

### Ätiologie

Erworbene Muskelschwäche des Zwerchfells an prädisponierter Stelle. Bei Kindern handelt es sich in der Regel um eine Gleithernie, paraösophageale Hernien sind bei Kindern selten.

### Verwandte Formen, Differenzialdiagnosen

Gastroösophageale Refluxkrankheit, Magenentleerungsstörungen anderer Genese; Gastritis, infektiöse Ösophagitis.

## Symptome

Säuglinge und Kleinkinder leiden insbesondere nach Mahlzeiten unter rezidivierendem Erbrechen. Seltener liegt eine Gedeihstörung vor. Wiederholt kann es zu Aspirationspneumonien kommen, im Säuglingsalter sogar zu akuten lebensbedrohlichen Ereignissen unter Apnoe. Ältere Kinder und Erwachsene klagen über im Thorax oder Epigastrium lokalisierte Schmerzen (sog. Sodbrennen).

### Therapie

Primär konservativ, dann chirurgisch.

## Anästhesierelevanz

Erhöhtes Risiko pulmonaler Aspiration mit nachfolgender Pneumonie, Mendelson-Syndrom.

**Spezielle präoperative Abklärung**

Lungenfunktionsdiagnostik bei geplanter laparoskopischer Chirurgie.

**Vorgehen**

Wichtig ist die Einhaltung der präoperativen Nüchternheit: im Notfall 4 h für feste Nahrung und Milch, für klare Flüssigkeiten 2 h; für elektive Eingriffe 6 h feste Nahrung, 2 h für klare Flüssigkeiten.

Medikamentöse Aspirationsprophylaxe durchführen: Ranitidin 2 mg/kg p.o. (oder alternativ Cimetidin 15 mg/kg p.o.) oder 1–2 mg/kg i.m. 2 h vor Anästhesieeinleitung.

Ebenfalls vor Einleitung empfiehlt sich die Entleerung des Magens über eine Magensonde. Die Einleitung erfolgt im Sinne einer »rapid sequence induction« mit Präoxygenation und Krikoiddruck. Eine gute Alternative bei zusätzlichen Hinweisen auf bevorstehende Intubationsschwierigkeiten ist die wache fiberoptische Intubation.

 **Cave**

**Eine bestehende Hiatushernie kann völlig asymptomatisch sein.**

**Literatur**

Borland LM, Sereika SM, Woelfel SK et al. (1998) Pulmonary aspiration in pediatric patients during general anesthesia: incidence and outcome. J Clin Anesth 10: 95–102

Milross JG, Negus BH, Street N, Gaskin KJ (1995) Gastro-oesophageal reflux and adverse respiratory events in children under anaesthesia. Anaesth Intensive Care 23: 587–590

Phillips S, Daborn AK, Hatch DJ (1994) Preoperative fasting for paediatric anaesthesia. Br J Anaesth 73: 529–536

Stein HJ, Zacherl J, Siewert JR (2002) Hiatushernien und andere Erkrankungen des Zwerchfells. In: Siewert JR, Harder F, Rothmund M (Hrsg) Praxis der Viszeralchirurgie: gastroenterologische Chirurgie. Springer, Berlin Heidelberg New York Tokio, S 309–320

Warner MA, Warner ME, Warner DO et al. (1999) Perioperative pulmonary aspiration in infants and children. Anesthesiology 90: 66–71

# Hippel-Lindau-Syndrom

**Synonyme**

v.-Hippel-Lindau-Krankheit, Angiomatosis retinocerebellosa, »viscerocystic retinoangiomatosis«.

**Oberbegriffe**

Neuroektodermale Erkrankungen, Phakomatosen.

**Organe/Organsysteme**

ZNS, Augen, Niere, Leber, Hämatopoese, Keimbahn.

**Inzidenz**

Geschätzt 1:35.000 bis 1:65.000.

**Ätiologie**

Autosomal-dominanter Vererbungsmodus. Lokalisation des Defekts an Chromosom 3 (v.-Hippel-Lindau-Gen identifiziert).

**Verwandte Formen, Differenzialdiagnosen**

ZNS-Tumoren anderer Genese.

## Symptome

In der Regel asymptomatischer Verlauf bis zum mittleren Lebensalter, meist vor dem 50. Lebensjahr klinische Symptome. Charakteristische Läsion ist das kapilläre Hämangioblastom der Retina (25%) mit der Folge einer Glaukombildung und Erblindung. Hämangioblastom des ZNS (insbesondere im Kleinhirn). Häufige Initialsymptome sind Kopfschmerzen, Schwindel, Erbrechen, ataktische Symptome (Hirndruckzeichen bei Raumforderungen in der hinteren Schädelgrube).

**Vergesellschaftet mit**

In Pankreas und Niere lokalisierten Zysten, gelegentlich auch in Lungen, Leber, Knochen, Milz, Omentum, Ovarien. Ferner treten auf: Hypernephrom, Erythrozytose und Phäochromozytom. Hohe Inzidenz von Hämangioblastomen des Rückenmarks. Renale Klarzellkarzinome sind eine häufige Todesursache. Assoziation mit Keimbahntumoren (Zystadenom der Epididymis).

## Anästhesierelevanz

Urologische Eingriffe sind ein häufiger Anlass für eine anästhesiologische Betreuung der Patienten. Präoperativ undiagnostizierte Phäochromozytome können zu einer extremen Hypertonie und Tachykardie führen und haben eine hohe Mortalität.

Die Durchführung einer Epiduralanästhesie bringt eine nicht geringe Gefahr von Blutungen und neurologischen Ausfällen mit sich, wenn ein zuvor symptomloses und daher undiagnostiziertes Hämangioblastom tangiert wird. In der Schwangerschaft können zuvor asymptomatische zerebrale Hämangioblastome rasch an Größe zunehmen und relevante Symptome bis zur akuten Einklemmung hervorrufen.

### Spezielle präoperative Abklärung

Ausschluss eines Phäochromozytoms (Ultraschall des Abdomens, Vanillinmandelsäure- und Metanephrin-Bestimmung im 24-h-Sammelurin).

### Wichtiges Monitoring

Invasive Blutdruckmessung.

### Vorgehen

Viele der Patienten sind blind und benötigen eine gute verbale Betreuung, um ein Vertrauensverhältnis herzustellen und Angst abzubauen. Zusätzlich trägt eine sedierende Prämedikation zum Patientenkomfort bei. Liegt eine intrakranielle Raumforderung vor, müssen entsprechende Maßnahmen zur Beibehaltung eines konstanten Hirndrucks ergriffen werden. Bei einer »Rapid-sequence«-Einleitung sollte kein Succinylcholin verwendet werden.

 **Cave**
**Undiagnostiziertes Phäochromozytom, Epiduralanästhesie.**

### Literatur

Boker A, Ong BY (2001) Anesthesia for Cesarean section and posterior fossa craniotomy in a patient with von Hippel-Lindau disease. Can J Anesth 48: 387–390

Friedrich CA (1999) Von Hippel-Lindau syndrome, a pleomorphic condition. Cancer 86 (11 Suppl): 2478–2482

Grimbert P, Chauveau D, Richard S et al. (1999) Pregnancy in von Hippel-Lindau disease. Am J Obstet Gynecol 180: 110–111

Joffe D, Robbins R, Benjamin A (1993) Caesarean section and phaeochromocytoma resection in a patient with Von Hippel Lindau disease. Can J Anaesth 40: 870–874

Mugawar M, Rajender Y, Purohit AK et al. (1998) Anesthetic management of von Hippel-Lindau syndrome for excision of cerebellar hemangioblastoma and pheochromocytoma surgery. Anesth Analg 86: 673–674

Neumann HP, Lips CJ, Hsia YE, Zbar B (1995) Von Hippel-Lindau syndrome. Brain Pathol 5: 181–193

# Holt-Oram-Syndrom

### Synonyme

Cardiac-limb syndrome, heart-hand syndrome, kardiodigitales Sy, Harris-Osborne-Sy.

### Oberbegriffe

Dysmorphiesyndrome, Dysmelie.

### Organe/Organsysteme

Extremitäten, Skelettsystem, Herz.

### Inzidenz

Sehr selten, Prävalenz 0,95 auf 100.000 Geburten. Letalität abhängig von Art und Ausprägung des Herzfehlers.

### Ätiologie

Kongenital mit autosomal-dominantem Erbgang. In 30–85% isolierte Fälle, ansonsten familiär bedingt. Meist liegen Mutationen am Chromosom 12q vor.

### Verwandte Formen, Differenzialdiagnosen

Thrombopenie-Radiusaplasie (TAR-Sy), Thalidomid-Embryopathie, Aase-Sy.

## Symptome

Alle Arten von Herzrhythmusstörungen in Kombination mit Anomalien der oberen Extremität. Schwere der Extremitätenfehlbildungen korreliert meist mit Schwere der Herzfehler. Bei Vererbung reicht die Deformität der Extremitäten zur Diagnosestellung, bei isolierten Fällen muss beides vorhanden sein. Zur Dysmelie gehören in unterschiedlicher Ausprägung hypoplastischer Daumen, Klinodaktylie (radiale Schiefstellung der Finger(glieder)), Brachydaktylie, Syndaktylie, Hypoplasie des Radius, Humerus oder von beiden, Hypoplasie der Klavikula oder des M. pectoralis major, hypoplastische Gefäße, fehlende A. radialis.

Kardiale Manifestationen sind Vorhofseptumdefekt (41,8%), Ventrikelseptumdefekt (13,8%), Fallot-Tetralogie, Fehlmündung der Pulmonalvenen, persistierender Ductus arteriosus Botalli.

### Vergesellschaftet mit

Plötzlicher Herztod.

## Anästhesierelevanz

Operation angeborener Herzvitien, Versorgung mit Herzschrittmacher.

### Präoperative Untersuchungen

Echokardiographie, ggf. Holter-EKG

### Wichtiges Monitoring

EKG (Ableitung V5), invasive Blutdruckmessung an der A. femoralis.

### Vorgehen

Sowohl balancierte Anästhesie als auch rückenmarknahe Regionalanästhesie sind beschrieben. Postoperativ intensive Überwachung der kardialen Funktion erforderlich. An Endokarditisprophylaxe denken.

### Literatur

Basson CT, Cowley GS, Solomon SD et al. (1994) The clinical and genetic spectrum of the Holt-Oram syndrome (heart-hand syndrome). N Engl J Med 330: 885–891

Holt M, Oram S (1960) Familial heart disease with skeletal malformations. Br Heart J 22: 236–242

Shono S, Higa K, Kumano K, Dan K (1998) Holt-Oram syndrome. Br J Anaesth 80: 856–857

White S, Parry M, Henderson K (2003) Anaesthesia for total hip replacement in a patient with Holt-Oram syndrome. Eur J Anaesthesiol 20: 336–338

# Hunter-Syndrom

### Synonyme

Mucopolysaccharidose Typ II (MPS II)

### Oberbegriffe

Speicherkrankheit (Thesaurismose), Mucopolysaccharidose, Gangliosidose, Enzymopathie, Missbildungen.

### Organe/Organsysteme

Haut, Gefäße, Herz, Herzklappen, Lunge, ZNS, Bewegungsapparat.

### Inzidenz

1:100.000. Manifestationsbeginn im Alter von 2–4 Jahren (Symptome sind bei Geburt nicht sichtbar). Die Lebenserwartung liegt zwischen 15 und 60 Jahren.

### Ätiologie

X-chromosomal-rezessiver Erbmodus. Zugrunde liegt eine alleinige Mutation auf Xq27.3-q28, dem Gen für Iduronat-2-sulfatase (IDS). Lysosomale Speicherkrankheit (die reduzierte IDS-Aktivität hemmt Abbau von Mukopolysacchariden), die durch die Akkumulation von sauren Heparansulfat und Dermatansulfate im zentralen Nervensystem und in peripheren Geweben gekennzeichnet ist. Die Krankheit wird heute als Mukopolysaccharidose Typ II klassifiziert. Beschrieben sind als Extremformen eine milde und eine schwere Form als klinische Varianten.

### Verwandte Formen, Differenzialdiagnosen

Scheie-Sy (MPS I S), Hurler-Scheie-Sy (MPS I H/S), Sanfilippo-Sy Typen A-D (MPS III A-D), Morquio-Sy Typen A und B (MPS IV A, B), Maroteaux-Lamy-Sy (MPS VI), Sly-Sy (MPS VII).

## Symptome

Mentale Retardierung, Hyperaktivität, destruktives Verhalten, moderater bis schwerer Hydrozephalus mit erhöhtem intrakraniellen Druck ab einem Alter von 7 Jahren, Krampfanfälle, Kurzhals, Verdickungen der Nasenschleimhaut, Lippen und Zunge, Wachstumsstörungen, Kyphose, progressive Gelenkversteifungen.

### Vergesellschaftet mit

Pferdefuß, Obstruktion der oberen Atemwege, Rhinorrhö, COPD, pulmonale Hypertonie, Herzklappendysfunktionen, Myokardverdickung, koronare Herzkrankheit, Myokardinfarkt, Hepatomegalie, Splenomegalie, chronische Diarrhö, Inguinalhernien, schwere Retinadegenerationen, wiederkehrende Otitis media, Hörschwäche.

## Anästhesierelevanz

Häufig indizierte Eingriffe sind Laserabtragungen bei Obstruktion der oberen Atemwege. Zu erwarten sind oft Intubationsschwierigkeiten durch steifen Nacken, steifes Mandibulargelenk, Makroglossie, verengte Glottis, verdickte Schleimhaut in den Atemwegen. Die perioperative Morbidität von 50% ist meist durch Atemwegsprobleme verursacht.

### Spezielle präoperative Abklärung

Intubierbarkeit, Lungenfunktion.

### Wichtiges Monitoring

Pulsoxymetrie, Kapnometrie oder -graphie.

### Vorgehen

Fiberoptische Intubation oder Hochfrequenz-Jetventilation erwägen, inhalative Einleitungen mit Sevofluran sind beschrieben. Empfohlen wird die Verwendung kurzwirksamer Hypnotika, da verlängerte Aufwachzeiten aufgrund von veränderten pharmakokinetischen und -dynamischen Eigenschaften berichtet wurden.

### Literatur

Gaitini L, Fradis M, Vaida S, Collins G (1998) Failure to control the airway in a patient with Hunter's syndrome. J Laryngol Otol 112: 380–382

King DH, Jones RM, Barnett MB (1984) Anaesthetic considerations in the mucopolysaccharidoses. Anaesthesia 39: 126–131

Kreidstein A, Boorin MR, Crespi P et al. (1994) Delayed awakening from general anaesthesia in a patient with Hunter syndrome. Can J Anaesth 41: 423–426

Mason R (2001) Anaesthesia databook. A perioperative and peripartum manual, 3rd edn. Greewich Medical Media, London, pp 250–254

# Huntington-Chorea

### Synonyme

Lund-Huntington-Chorea, Veitstanz, Erbchorea.

### Oberbegriffe

Neurologische (neurodegenerative) Erkrankung, choreatische Ss, extrapyramidale Ss.

### Organe/Organsysteme

ZNS, Bewegungsapparat.

### Inzidenz

1:15.000, Krankheitsausbruch meist im 3.–5. Lebensjahrzehnt.

### Ätiologie

Hereditär, autosomal-dominanter Erbgang. Im Phänotyp besteht kein Unterschied zwischen hetero- und homozygoten Anlageträgern. Progrediente Degeneration (Neuronenverlust und Astrogliose) in Nucleus caudatus, Putamen und Hirnrinde mit Überwiegen dopaminerger Aktivität. Die durchschnittliche Krankheitsdauer beträgt 16 Jahre.

### Verwandte Formen, Differenzialdiagnosen

Juvenile Huntington-Krankheit (JHD), Sydenham-Sy (Chorea minor), Dubini-Sy, Morvan-Sy, Tourette-Sy, Chorea gravidarum, Gerstmann-Sy Typ II, Bobble-head-doll-Sy, Parkinson-Sy, Melliturie-Ss, Kuru, Torsionsdystonie (M. Oppenheim), Meige-Sy, Hallervorden-Spatz-Sy, Creutzfeld-Jakob-Sy, Wilson-Sy.

## Symptome

Zunehmende extrapyramidale Motorik: choreatische, athetoide Bewegungsstörungen (unkoordinierte Massenbewegungen), Hypertonus, starke Rigidität, Spastizität, parkinsonoide Symptome (Tremor, Hyperreflexie, Myoklonie), Gangstörung (Ataxie), Sprachstörung (Dysarthrie), Dysphagie, geringe Krampfneigung (2%), Inkontinenz.

### Vergesellschaftet mit

Dysphagiefolgen wie Aspirationsneigung mit respiratorischen Infekten, reduzierter Ernährungszustand (Kachexie).

Grand-mal-Epilepsie bei 1–3%, progrediente psychische Alteration (Stimmungsschwankungen, Depressionen, Agressivität, Apathie, Desorientiertheit, Demenz).

Eine Endokarditis findet sich häufiger bei der Chorea minor (20%).

### Therapie

Zentral wirksame Dopaminrezeptorenblocker (Butyrophenone, Haloperidol).

## Anästhesierelevanz

Im Vordergrund stehen die Aspirationsgefahr bei Dysphagie und die Gefahr einer Exazerbation der extrapyramidalen Symptomatik durch Anästhetika.

## Spezielle präoperative Abklärung

Thoraxröntgenaufnahme, Hydratationszustand (Serumelektrolyte, Serumosmolarität).

## Wichtiges Monitoring

Pulsoxymetrie, Kapnographie, ggf. invasive Blutdruckmessung, ZVD, Kontrollen des Elektrolyt- und Säure-Basen-Status.

## Vorgehen

Bei unkooperativen und motorisch hyperaktiven Patienten kann eine sedative Prämedikation mit Benzodiazepinen sinnvoll sein, sie kann aber u. U. durch Reflexminderung die Aspirationsgefahr erhöhen. Die Ergänzung der Prämedikation mit $H_2$-Rezeptorenblockern erscheint sinnvoll. Die Gabe von Metoclopramid ist kontraindiziert. Bei Allgemeinanästhesien empfiehlt sich eine »rapid-sequence induction« mit Anwendung des Krikoiddrucks.

Einige Autoren berichten über prolongierte Apnoephasen nach Thiopental und Succinylcholin bei erhöhten Dosierungen bzw. bestehenden anderen Vorerkrankungen. Diese Substanzen sollten zurückhaltend dosiert werden. Alternativen sind vorhanden wie z. B. Propofol, Vecuronium, Atracurium, Mivacurium, Rocuronium. Ein unproblematischer Einsatz von Succinylcholin ist in der Zwischenzeit auch beschrieben worden.

Unter den volatilen Anästhetika werden Sevofluran und Isofluran bevorzugt. Enfluran ist bei Krampfneigung weniger geeignet, Halothan kann bei einer Butyrophenonmedikation ungünstige Kreislaufeffekte auslösen.

Bei Antagonisierung der nichtdepolarisierenden Relaxanzien sollte die Vagolyse mit dem nicht liquorgängigen Glykopyrrolat durchgeführt werden. Bei Opioiden scheint es keine Einschränkungen zu geben. Das Infusionsregime sollte die Rehydrierung der zumeist ausgetrockneten Patienten berücksichtigen.

Die Extubation darf erst nach sicherem Wiedereinsetzen einer genügenden Spontanatmung und bei vorhandenen Reflexen erfolgen.

Rückenmarknahe Regionalanästhesien scheinen im Rahmen üblicher Kontraindikationen möglich, sofern autonome Dysfunktionen beachtet werden. Die erfolgreiche Durchführung einer Spinalanästhesie ist in der Literatur beschrieben.

⚠ **Cave**

Metoclopramid, L-Dopa, Ketamin, liquorgängige Vagolytika (Atropin, Scopolamin).

## Literatur

Blanloeil Y, Bigot A, Dixneuf B (1982) Anaesthesia in Huntington's chorea. Anaesthesia 37: 695

Burg G, Kunze J, Pongratz D et al. (Hrsg) (1990) Leiber – Die klinischen Syndrome, Bd 1, 7. Aufl. Urban & Schwarzenberg, München, S 140–141

Costarino A, Gross J (1985) Patients with Huntington's chorea may respond normally to succinylcholine. Anesthesiology 63: 570

Davies DD (1966) Abnormal response to anaesthesia in a case of Huntington's chorea. Anaesthesia 38: 490

Fernandez IG, Sanchez MP, Ugalde AJ et al. (1997) Spinal anaesthesia in a patient with Huntington's chorea. Anaesthesia 52: 391

Fitzal S (1992) Anästhesie bei neuromuskulären Erkrankungen. Anaesthesist 41: 730–742

Gualandi W, Bonfanti G (1968) A case of prolonged apnoea in Huntington's chorea. Acta Anaesthesiol Scand 19: 235–238

Kulemeka G, Mendonca C (2001) Huntington's chorea: use of rocuronium. Anaesthesia 56: 1019

Leng CP, Gupta K (2001) Huntington' chorea. Br J Anaesth 86: 154–155

Mason R (2001) Anaesthesia databook. A perioperative and peripartum manual, 3rd edn. Greenwich Medical Media, London, pp 249–250

Mitra S, Sharma K, Arora S et al.(2001) Repeat anesthetic management of a patient with Huntington's chorea. Can J Anesth 48: 933–934

Nagele P, Hammerle AF (2000) Sevoflurane and mivacurium in a patient with Huntington's chorea. Br J Anaesth 85: 320–321

# Huntington-Krankheit im Kindesalter

## Synonyme

JHD.

## Oberbegriffe

Neurologische (neurodegenerative) Erkrankung, choreatische Ss, extrapyramidale Ss.

## Organe/Organsysteme

ZNS, autonomes Nervensystem, Bewegungsapparat.

## Inzidenz

Krankheitsausbruch im Jugendalter, ca. 6% aller Chorea-Huntington-Fälle.

## Ätiologie

Möglicherweise eigene Entität gegenüber der Chorea Huntington im Erwachsenenalter aufgrund verschiedener klinischer Unterschiede. Hereditär, autosomal-dominanter Erbgang, meist Übertragung vom Vater. Progrediente Degeneration (Neuronenverlust und Astrogliose) in Nucleus caudatus, Putamen und Hirnrinde mit Überwiegen dopaminerger Aktivität. Kürzerer Krankheitsverlauf als im Erwachsenenalter (<16 Jahre), häufigeres Überwiegen der Rigidität gegenüber der Chorea als führendes Symptom (Westphal-Variante).

## Verwandte Formen, Differenzialdiagnosen

Chorea Huntington, Sydenham-Sy (Chorea minor), Dubini-Sy, Morvan-Sy, Tourette-Sy, Chorea gravidarum, Gerstmann-Sy Typ II, Bobble-head-doll-Sy, Parkinson-Sy, Melliturie-Ss, Kuru, Torsionsdystonie (M. Oppenheim), Meige-Sy, Hallervorden-Spatz-Sy, Creutzfeld-Jakob-Sy, Wilson-Sy.

## Symptome

Beginnt im Kindesalter. Zunehmende extrapyramidale Motorik: choreatische, athetoide Bewegungsstörungen (unkoordinierte Massenbewegungen), Hypertonus, nur geringe Rigidität, Spastizität, parkinsonoide Symptome (Tremor, Hyperreflexie, Myoklonie), Gangstörung (Ataxie), Sprachstörung (Dysarthrie), Dysphagie, höhere Krampfneigung (50%), zerebelläre Ataxie (20%), zerebelläre Glukosemetabolisierungsstörungen, Inkontinenz, autonome Dysfunktionen.

## Vergesellschaftet mit

Dysphagiefolgen wie Aspirationsneigung mit respiratorischen Infekten, reduzierter Ernährungszustand (Kachexie).

Grand-mal-Epilepsie bei 1–3%, progrediente psychische Alteration (Stimmungsschwankungen, Depressionen, Aggressivität, Apathie, Desorientiertheit, Demenz).

Eine Endokarditis findet sich häufiger bei der Chorea minor (20%).

## Therapie

Zentral wirksame Dopaminrezeptorenblocker (Butyrophenone, Haloperidol).

## Anästhesierelevanz

Im Vordergrund stehen die Aspirationsgefahr bei Dysphagie und die Gefahr einer Exazerbation der extrapyramidalen Symptomatik durch Anästhetika.

### Spezielle präoperative Abklärung

Thoraxröntgenaufnahme, Hydratationszustand (Serumelektrolyte, Serumosmolarität), autonome Dysfunktionen.

### Wichtiges Monitoring

Pulsoxymetrie, Kapnographie, ggf. invasive Blutdruckmessung, zentraler Venendruck, Kontrollen des Elektrolyt- und Säure-Basen-Status.

### Vorgehen

Sedative Prämedikation mit Benzodiazepinen, sie kann aber u. U. durch Reflexminderung die Aspirationsgefahr erhöhen. Die Durchführung einer »rapid-sequence induction« ist sinnvoll, ebenso die Ergänzung der Prämedikation mit $H_2$-Rezeptorenblockern. Metoclopramid ist jedoch kontraindiziert. Nach neueren Arbeiten gibt es keine Einschränkungen bei der Auswahl von Relaxanzien, Hypnotika oder Opioiden.

Unter den volatilen Anästhetika werden Sevofluran und Isofluran bevorzugt.

Bei Antagonisierung der nichtdepolarisierenden Relaxanzien sollte die Vagolyse mit dem nicht liquorgängigen Glykopyrrolat durchgeführt werden. Das Infusionsregime muss insbesondere bei autonomen Dysfunktionen eine Isovolämie zum Ziel haben.

Die Extubation darf erst nach sicherem Wiedereinsetzen einer genügenden Spontanatmung und bei vorhandenen Reflexen erfolgen.

Insbesondere postoperatives »shivering« muss zur Vermeidung der Induktion von klonischen Spasmen vermieden werden.

 **Cave**

**Metoclopramid, L-Dopa, Ketamin, liquorgängige Vagolytika (Atropin, Scopolamin).**

## Literatur

Gupta K, Leng CP (2000) Anaesthesia and juvenile Hunting-ton's disease. Paediatr Anaesth 10: 107–109

Kaufman MA, Erb T (1990) Propofol for patients with Hunting-ton's chorea. Anaesthesia 45: 889–890

Leng CP, Gupta K (2001) Huntington's chorea. Br J Anaesth 86: 154–155

Mason R (2001) Anaesthesia databook. A perioperative and peripartum manual, 3rd edn. Greenwich Medical Media, London, pp 249–250

Stoelting RK, Dierdorf SF (2002) Anesthesia and co-existing disease, 4th edn. Churchill Livingstone, New York Edinburgh London, pp 259–260

# Hypereosinophilie-syndrom

## Synonyme

Eosinophiles Sy, eosinophiles Leukämoid, HES-Sy.

## Oberbegriffe

Bluterkrankungen, myeloproliferative Erkrankungen, Erkrankung des immunologischen Systems.

## Organe/Organsysteme

Zelluläres immunologisches System, Hämatopoese, blutbildendes Knochenmark, Lungen, Haut, Gastrointestinaltrakt, retikuloendotheliales System.

## Inzidenz

Sehr selten. Androtropie im Verhältnis 9:1. In 10% der Fälle Zufallsbefund.

## Ätiologie

Unklar. Es kommt zu einer monatelang persistierenden Eosinophilie mit Zellzahlen im Blut von $>2,5\times10^9$/l. Es wurden auch Werte um $20–40\times10^9$/l beschrieben. Die pathologisch vermehrten Eosinophilen bewirken eine fortschreitende enzymatische Gewebszerstörung durch Freisetzung zytotoxischer Mediatoren (»eosinophilic cationic protein«: ECP, »major basic protein«: MBP, Leukotrien C1, freie $O_2$-Radikale) in den betroffenen Organen, v. a. im Lungenparenchym.

## Verwandte Formen, Differenzialdiagnosen

Myeloproliferative Erkrankungen, parisitäre Erkrankungen (Trichinosen, Ankylostomiasis u. a.), allergische Erkrankungen, Polyarteriitis nodosa, Leukämie, Hodgkin- und Non-Hodgkin-Lymphome, Löffler-Sy, Löhr-Kindberg-Sy, Weingarten-Sy, Magrassi-Leonardi-Sy.

## Symptome

Persistierende Eosinophilie ohne erkennbare Ursache, Husten, Dyspnoe, Diarrhö, Lymphadenitis, Hautnekrosen, febrile Zustände (Hyperpyrexie).

*Labor:* Persistierende Eosinophilie mit Werten über $2,5\times10^9$/l und charakteristische Degranulation der Eosinophilen im Blut.

## Vergesellschaftet mit

Anämie, Thrombozytopenie, Hypoproteinämie, Lungenemphysem, Hepatosplenomegalie, Gewichtsverlust, Kachexie, restriktive und obstruktive Ventilationsstörungen, Gastrointestinalsymptome (Nausea, Vomitus, epigastrische Beschwerden).

## Therapie

Kortikoide, Chemotherapie (Vincristin).

## Anästhesierelevanz

Im Vordergrund stehen der reduzierte Allgemeinzustand, die pathologischen Veränderungen der Lungen und die Gefahr der Hyperpyrexie. Von großer Bedeutung ist die perioperative Fortführung der Steroidmedikation.

### Spezielle präoperative Abklärung

Blutbild, Thrombozyten, Eiweißstatus, Thoraxröntgenaufnahme, Lungenfunktionsprüfung, Blutgasanalysen, Blutzucker.

### Wichtiges Monitoring

Pulsoxymetrie, Kapnographie, kontinuierliche Temperaturmessung, Atemwegsdrücke, Blutgase.

### Vorgehen

Es gibt keine speziellen Indikationen oder Kontraindikationen für einzelne Anästhetika oder Anästhesiemethoden. Wichtig ist allerdings die Anpassung des anästhesiologischen Vorgehens an die Besonderheiten der Erkrankung: aufgrund der Kachexie und der Hautläsionen besteht eine erhöhte Gefahr für Lagerungsschäden.

Einschränkungen bei der Beatmung können aus den pulmonalen Befunden resultieren. Bei fortgeschrittenem Lungenbefall kommt es zu restriktiven Ventilationsstörungen; in einem Fall ist von massiver postoperativer Befundverschlechterung bis zu einem ARDS berichtet worden. Bei Emphysembullae sollten hohe Atemwegsdrücke unbedingt vermieden (Gefahr des Pneumothorax) oder alternativ auf Regionalanästhesietechniken zurückgegriffen werden.

Es wird auch über Hyperpyrexien im Zusammenhang mit Allgemeinanästhesien berichtet, deren Einordnung noch nicht definitiv möglich ist. Unbedingt sollte die Körpertemperatur kontinuierlich überwacht werden.

Es wurde auch über Gerinnungsstörungen im Anschluss an Operation und Anästhesie berichtet, die auf eine plötzlich eingetretene Thrombozytopenie zurückzuführen waren.

Die Kortikoidmedikation muss fortgesetzt bzw. der Stresssituation angepasst werden: z. B. Hydrokortison 200 mg über 8 h, gefolgt von 100 mg über 16 h, danach schrittweise Annäherung an die Basistherapie.

🛈 Cave

Lagerungsschäden, Hyperpyrexie, respiratorische Dekompensation, Bronchospasmus, Barotrauma.

### Literatur

Leiber B, Olbrich G (1981) Die klinischen Syndrome, Bd 1, 6. Aufl. Urban & Schwarzenberg, München, S 490
Samsoon G, Wood ME, Knight-George AB, Britt RP (1992) General anaesthesia and the hypereosinophilic syndrome: severe postoperative complications in two patients. Br J Anaesth 69: 653–656

# Hyperexzitabilitäts-syndrom

## Synonyme

Hyperexzitation, Übererregbarkeits-Sy des Neugeborenen, Prechtl-Sy, engl. »hyperexplexia, startle disease, stiff-baby syndrome«.

## Oberbegriffe

Hyperkinesie, neurologische Funktionsstörungen.

## Organe/Organsysteme

ZNS, Bewegungsapparat, Atmungsorgane.

## Inzidenz

Weltweit bisher 70 Fälle beschrieben, ist jedoch vermutlich wesentlich häufiger.

## Ätiologie

Kongenital. Als Ursache werden perinatal erworbene hypoxische, hypokalzämische und hypoglykämische Episoden oder Medikamentenentzug diskutiert. Eine genetische Komponente mit autosomal-dominantem Erbgang und variabler Penetranz wird angenommen. Diese soll eine Dysfunktion von GABA-Rezeptoren verursachen.

## Verwandte Formen, Differenzialdiagnosen

Sy der minimalen Hirndysfunktion, Kramer-Polinow-Sy, Alpers-Sy, van-Bogaert-Enzephalitis, choreatische Ss, Sydenham-Sy, Canavan-Sy, Lesh-Nyhan-Sy, Hyperpyrexie-Sy (des Säuglings), Hirnsklerose-Ss (Schilder-Sy, Pelizaeus-Merzbacher-Sy, Krabbe-Sy Typ I, Greenfield-Sy, Scholz-Sy, Ferraro-Sy), Lateralisations-Sy des Neugeborenen, Lennox-Sy, Torsionsdystonie-Ss, Hammond-Sy.

## Symptome

Auffällig gesteigerte Schreckhaftigkeit (engl.»startle«), erhöhte Reizbarkeit (erniedrigte Reizschwelle, Irritabilität), Hyperreflexie, Muskelhypertonie (Steifheit), Bewegungsunruhe (Hyperkinesie), Schlafstörungen, Apnoeanfälle.

Tremor ist auslösbar durch Stimulation, während ein Nachlassen des Tremors durch passives Beugen der Extremität erreichbar ist. Rückgang der Symptome mit zunehmendem Lebensalter, aber eine plötzliche Steifheit kann auch noch im höheren Lebensalter auftreten (Betroffene fallen plötzlich, ohne sich irgendwie abstützen zu können: erhöhte Verletzungsgefahr).

## Vergesellschaftet mit

Diverse Hernien (umbilikal, im Bereich der Leisten, hiatal, diaphragmal).

## Anästhesierelevanz

Aufgrund der Neigung dieser Patienten zu Hernien im Säuglingsalter (häufig erhöhte Muskelspannung) sind frühe chirurgische Interventionen wahrscheinlich. Der anästhesiologisch wichtigste Befund ist die exzitationsbedingte Muskelrigidität, die im Falle der Atemmuskulatur zu lebensbedrohlichen Apnoeanfällen und zu Aspiration führen kann. Alle äußeren Stimuli (Lärm, Schmerzreize durch Punktionen, Intubation und psychischer Stress) kommen als Auslöser in Frage. Generell gilt es, den Patienten von Stressfaktoren aller Art (Lärm, abruptem Temperaturwechsel, Schmerzreizen) abzuschirmen. Die Therapie mit Clonazepam kann zu dramatischen Verbesserungen des Krankheitsbildes führen.

### Wichtiges Monitoring

Pulsoxymetrie, Relaxometrie, Volumetrie, Temperaturkontrolle.

### Vorgehen

Eine sedierende Prämedikation mit Benzodiazepinen ist günstig, allerdings scheint dies keinen Einfluss auf den Muskeltonus zu haben.

Es empfiehlt sich, Einleitung per inhalationem mit einem der gängigen volatilen Anästhetika durchzuführen. Obwohl keine Erkenntnisse über einen Zusammenhang mit maligner Hyperthermie vorliegen, sollte auf Succinylcholin vorsichtshalber verzichtet werden. In einem Fall ist von einer verminderten Empfindlichkeit auf Succinylcholin berichtet worden, in einem anderen Fall ein normales Ansprechen.

Opiate sollten vorsichtig angewandt werden, insbesondere sollte die sog. »Thoraxrigidität« durch sparsame und langsame Applikation vermieden werden.

Postoperativ ist mit Apnoeattacken zu rechnen, weswegen die Überwachung des Patienten entsprechend ausgedehnt werden sollte. Im Falle eines Apnoeanfalls muss kurzfristig eine assistierte (Masken)beatmung erfolgen. Ein nützlicher Handgriff soll die passive Beugung des ganzen Körpers in der Hüfte sein.

Im Anfall ist an eine »rapid-sequence induction« mit Rocuronium zu denken, ebenso bei bestehender Hiatushernie.

> ❗ Cave
> Stress, Succinylcholin, Auskühlung.

### Literatur

Baum C, O'Flaherty JE (1999) Anesthesia for genetic, metabolic, and dysmorphic syndromes of childhood. Lippincott Williams & Wilkins, Philadelphia, pp 293–294

Berthier M, Bonneau D, Desbordes JM et al. (1994) Possible involvement of a gamma-hydroxybutyric acid receptor in startle disease. Acta Paediatr 83: 678–680

Burg G, Kunze J, Pongratz D et al. (Hrsg) (1990) Leiber – Die klinischen Syndrome, Bd 1, 7. Aufl. Urban & Schwarzenberg, München, S 332

Cook WP, Kaplan RF (1986) Neuromuscular blockade in a patient with stiff-baby syndrome. Anesthesiology 65: 525–528

Doolittle GM, Greiner AS (1990) Anesthetic complications in an infant with hyperexplexia. Anesthesiology 73: 181–183

Murphy C, Shorten G (2000) Train of four fade in a child with stiff baby syndrome. Paediatr Anaesth 10: 567–569

Weinger MB (1987) »Stiff-baby« syndrome: an expression of the same neural circuitry responsible for opiate-induced muscle rigidity. Anesthesiology 66: 580–581

# Hyperimmunglobulin-E-Syndrom

### Synonyme

Hyper-IgE-Sy, Hiob-Sy, engl. »Job's syndrome, Buckley syndrome«.

### Oberbegriffe

Immundefekt, rezidivierende ekzematoide Hauterkrankung, Multisystemerkrankung.

### Organe/Organsysteme

Haut, Respirationstrakt (Lungen, Atemwege), Gastrointestinaltrakt, Harnwege.

### Inzidenz

Selten.

### Ätiologie

Primärer Immundefekt, der durch klinische Trias aus chronischem Ekzem mit Gesamt-IgE >2000 IU/ml im Serum, rezidivierende Infekte und skelettbezogene Symptome charakterisiert ist. Die primäre Ursache ist unklar, aber es liegen eine inkonstante familiäre Häufung und eine Gynäkotropie vor. Die Pathogenese ist ebenfalls unbekannt, es wird eine Störung der Interaktion zwischen T-Suppressorzellen und dem IgE-Effektorsystem diskutiert. Wahrscheinlich liegen unterschiedliche Gendefekte und Phänotypen vor. Die Diagnosestellung ist bisher primär klinisch.

### Verwandte Formen, Differenzialdiagnosen

Aids, chronisches familiäres Granulomatose-Sy, andere Immundefektsyndrome (atypische septische Granulomatose mit IgA-Mangel, Hypo- und Agammaglobulinämien, C1-Esteraseinhibitormangel), Erkrankungen mit Immundefizienz (Ataxia teleangiectatica = Louis-Bar-Sy, Bloom-Sy, Chediak-Higashi-Sy, DiGeorge-Sy, Down-Sy, Menkes-Sy, Schwachmann-Sy, Wiedemann-Beckwith-Combs-Sy, Wiskott-Aldrich-Sy, Xeroderma pigmentosum), Mukoviszidose, Kartagener-Sy, Zinsser-Engman-Cole-Sy, Heubner-Herter-Sy.

## Symptome

Superinfizierte ekzematoide Dermatitis, abszedierende Infekte (Abszesse) vorwiegend in den oberen Körperregionen (Zahnwurzelabszesse, Sinusitis, Otitis, Pneumonien, Pneumatozelenentwicklung), vergröberte Gesichtszüge, Milchzahnpersistenz, Skoliose, Spontanfrakturen und Überstreckbarkeit der Gelenke.

*Labor:* Elektrophorese mit charakteristischer polyklonaler IgE-Vermehrung, Eosinophilie, Infektanämie.

*Häufige Erreger:* Staphylococcus aureus, Haemophilus influenzae, Candida albicans.

### Vergesellschaftet mit

Kombinierte restriktiv-obstruktive Lungenerkrankung, maligne Lymphome, Lupus erythematodes, Osteoporose, Skelettanomalien, Dehydratation, Hypoproteinämie, Elektrolytentgleisung.

Gelegentlich assoziierte Merkmale: rötliche Haarfarbe, Hellhäutigkeit.

### Therapie

Symptomatisch, Antibiotika, chirurgische Herdsanierungen (Abszessdrainagen), Substitution von γ-Globulinen, Plasmapherese.

## Anästhesierelevanz

Die generell erhöhte Infektanfälligkeit und die Gefahr der Verschleppung von infektiösem Material in gesunde Körperregionen sind das Hauptproblem. Hinzu kommt die mitunter reduzierte pulmonale Organfunktion. Oft befinden sich die Patienten in einem reduzierten Allgemein- und Ernährungszustand.

### Spezielle präoperative Abklärung

Erregernachweis mit Bestimmung des Resistenzstatus, Thoraxröntgenaufnahme (intrapulmonale Abszesslokalisation), Lungenfunktionsprüfung, Blutgasanalyse, Differenzialblutbild, Thrombozyten, Gerinnungsstatus, Plasmaeiweiße (Elektrophorese).

### Wichtiges Monitoring

Pulsoxymetrie, Kapnographie, Volumetrie, Blutgasanalyse, Relaxometrie.

### Vorgehen

Rückenmarknahe Regionalanästhesien verbieten sich infolge der hohen Keimverschleppungsgefahr in den Epidural- bzw. Subarachnoidalraum. Besonders gefährlich sind Kathetertechniken. Auch bei Allgemeinanästhesien sollten alle invasiven Maßnahmen auf das nötige Minimum beschränkt und mit maximal möglicher hygienischer Sorgfalt durchgeführt werden. Vor allem das längerfristige Belassen von körperfremdem Material (Katheter, Sonden etc.) sollte vermieden werden.

Bei thorakalen Eingriffen und bei unilateralen Lungenabszessen empfiehlt sich die Intubation mit doppellumigen Tuben; sie erlauben darüber hinaus eine seitengetrennte Bronchialtoilette. Voraussetzung dafür ist allerdings ein Mindestalter, ab dem solche Tuben eingesetzt werden können. Ferner sollte die Gelegenheit der Intubationsnarkose für eine fiberbronchoskopische Exploration und Reinigung der Atemwege genutzt werden.

Eine differenzierte Infusionstherapie ist bei Dehydratation, Eiweißmangel und Elektrolytstörungen angebracht.

Geeignete Antibiotika sollten zur Prophylaxe perioperativ parenteral verabreicht werden. Es ist dann mit verlängerter Wirkung nichtdepolarisierender Relaxanzien zu rechnen. In einem Fall wurde über eine außergewöhnlich lange Relaxation nach einer klinisch üblichen Succinylcholindosis – bei normaler Pseudocholinesterase – berichtet.

> ⊕ **Cave**
> Invasive Kathetertechniken mit längerer Liegedauer, rückenmarknahe Regionalanästhesien.

### Literatur

Abel M (1989) Anästhesiologische Besonderheiten bei Kindern mit Syndromen und seltenen Erkrankungen. Springer, Berlin Heidelberg New York Tokio, S 107–110

Buckley RH (2001) The hyper IgE syndrome. Clin Rev Allergy Immunol 20: 139–154

Burg G, Kunze J, Pongratz D et al. (Hrsg) (1990) Leiber – Die klinischen Syndrome, Bd 1, 7. Aufl. Urban & Schwarzenberg, München, S 333

Guzzi LM, Stamatos JM (1992) Job's syndrome: An unusual response to a common drug. Anesth Analg 75: 139–140

Miller FL, Mann DL (1990) Anesthetic management of a pregnant patient with the hyperimmunoglobulin E (Job's) syndrome. Anesth Analg 70: 454–456

Wall RT, Buzzanell CA, Epstein TA et al. (1990) Anesthetic considerations in patients with chronic granulomatous disease. J Clin Anesth 2: 306–311

# Hyperparathyreoidismus (HPT)

### Oberbegriffe

Endokrinopathie, Nebenschilddrüsen

### Organe/Organsysteme

Kalziumstoffwechsel, Herz, Skelett, Nieren, Hämatopoese, Gastrointestinaltrakt, Pankreas

### Ätiologie

Erhöhte Parathormonsekretion, die mit erhöhten, normalen oder erniedrigten Plasmakalziumkonzentrationen einhergehen kann. Man unterscheidet 3 Formen: einen primären und einen sekundären Hyperparathyreoidismus (HPT) sowie einen sog. Pseudohyperparathyreoidismus.

▬ Primärer HPT: exzessive Parathormonsekretion bei benignem Nebenschilddrüsenadenom (90 %), Hyperplasie der Epithelkörperchen (meist alle 4 Epithelkörperchen betroffen) oder Karzinom der Nebenschilddrüsen (5 %).

▬ Sekundärer HPT: physiologischer Kompensationsmechanismus bei Hypokalzämie, Hyperphosphatämie oder Hypomagnesiämie, häufig mit renaler Ursache.

▬ Pseudohyperparathyreoidismus: Produktion von Parathormon oder anderen Stoffen mit ähnlichen endokrinen Eigenschaften im Sinne eines paraneoplastischen Syndroms (insbesondere bei Lungen-, Brust-, Pankreas- oder Nierenkarzinom). Differenzialdiagnostisch zu unterscheiden durch häufigere Anämie, Serumchloridkonzentration <102 mmol/l, erhöhte Konzentration der alkalischen Phosphatase im Plasma. Ungewöhnliche Lokalisationen von parathormonproduzierenden Adenomen sind im Mediastinum dorsal des Ösophagus sowie in der Schilddrüse.

### Verwandte Formen, Differenzialdiagnosen

Multiple endokrine Neoplasien (MEN), Differenzialdiagnose: Myasthenia gravis.

## Symptome

Hyperkalzämie (>2,25 mmol/l), Nierensteine, Polydipsie, Polyurie, verminderte glomeruläre Filtrationsrate, arterielle Hypertonie, verkürztes QT-Intervall, verlängertes PR-Intervall, unspezifische abdominelle Beschwerden, Erbrechen, Gewichtsverlust, Ulcus ventriculi, Pankreatitis, Knochenschmerzen, Demineralisation der Knochen, pathologische Frakturen, Sinterung von Wirbelkörpern, Somnolenz, Psychose, Halluzinationen, Merkschwäche, Muskelschwäche (vor allem proximale Muskeln der unteren Extremitäten), verminderte Schmerzempfindung, periartikuläre Kalzifikationen, Gicht, Hornhautveränderungen, Konjunktivitis, Anämie, metabolische Azidose.

*Laborbefund:* Bikarbonat wird renal eliminiert, und die Plasmachloridkonzentration steigt kompensatorisch.

### Vergesellschaftet mit

Niedriger Plasmaphosphatkonzentration, Niereninsuffizienz im fortgeschrittenen Stadium.

## Anästhesierelevanz

Kalzium steigert die Magensäureproduktion, Notfalltherapie der Hyperkalzämie bei Kalziumkonzentration >3,75 mmol/l: Volumengabe, Diurese-steigerung mit Furosemid, Ausgleich einer Hypophosphatämie, ggf. Mithramycin (25 µg/kg) i.v., welches die Osteoklastenaktivität hemmt und die Kalziumplasmakonzentration senkt. Die Wirkung tritt innerhalb von 12–36 h ein und dauert 3–5 Tage (allerdings ist mit Nebenwirkungen auf Thrombozyten, Leber, Nieren und Gerinnungsaktivität zu rechnen). Kalzitonin senkt die Kalziumkonzentration schnell, aber nur vorübergehend (Nebeneffekte: Urtikaria, Übelkeit).

Therapie bei renal bedingter Hyperkalzämie: Dialyse; definitive Therapie durch Operation; Magnesiumgabe.

Patienten mit moderater Hyperkalzämie, aber normaler kardialer und renaler Funktion stellen keine besonderen Anästhesieanforderungen.

## Spezielle präoperative Abklärung

EKG, Kalzium- und Phosphatkonzentrationen im Plasma.

## Wichtiges Monitoring

EKG, Relaxometrie, Kalziumkonzentration im Plasma, Diurese.

## Vorgehen

Ausreichende Flüssigkeitszufuhr und Diurese, Normovolämie herstellen. Die Wahl von Anästhetika oder Anästhesietechniken ist im Prinzip nicht eingeschränkt, außer bei bereits bestehenden Nebenerkrankungen (Niereninsuffizienz, Somnolenz, Psychose). Zu beachten ist jedoch, dass die Reaktion auf Muskelrelaxantien nicht so gut vorhersehbar ist wie gewöhnlich. Die Initialdosis sollte deshalb eher gering gewählt werden, eine routinemäßige Relaxometrie wird empfohlen. Bei länger vorbestehender Erkrankung ist wegen der Knochendemineralisation eine sorgfältige Lagerung angezeigt.

Eine Hypophosphatämie sollte vermieden bzw. ausgeglichen werden, da sie die Kalziumaufnahme in die Knochen reduziert bzw. die Kalziumabgabe aus dem Skelett sowie die Kalziumabsorption im Darm erhöht.

Eine überschießende Therapie des HPT ist zu vermeiden. Postoperativer Hypoparathyreoidismus und postoperative Hypomagnesiämie verschlimmern die Symptome einer Hypokalzämie.

🔵 **Cave**

**Postoperativ beidseitige Recurrensparese, pathologische Frakturen auch im Sinne von Lagerungsschäden.**

## Literatur

Al-Mohaya S, Naguib M, Abdelatif M, Farag H (1986) Abnormal responses to muscle relaxants in a patient with primary hyperparathyroidism. Anesthesiology 65: 554–556

Benumof JL (1998) Anesthesia and uncommon diseases, 4th edn. Saunders, Philadelphia, pp 224–230

Drop LJ, Cullen DJ (1980) Comparative effects of calcium chloride and calcium gluceptate. Br J Anaesth 52: 501–503

Pappert D, Sprenger M (1999) Anästhesie bei endokriner Dysfunktion. Anaesthesist 48: 485–503

Stoelting RK, Dierdorf SF (2002) Anesthesia and co-existing disease, 4th edn. Churchill Livingstone, New York, pp 421–423

# Hypoparathyreoidismus

## Oberbegriffe

Endokrinopathie, Nebenschilddrüsen.

## Organe/Organsysteme

Kalziumstoffwechsel, Herz, Skelett, Nieren, Hämatopoese, Gastrointestinaltrakt, Pankreas.

## Ätiologie

Zu geringe Parathormonsekretion oder Resistenz des peripheren Gewebes auf Parathormon (Pseudohypoparathyreoidismus). Kommt vor bei Hypomagnesiämie, chronischer Niereninsuffizienz, gastrointestinaler Malabsorption, Gabe von Antikonvulsiva (Phenytoin), akuter Pankreatitis. Iatrogen nach therapeutischer oder akzidenteller Entfernung der Epithelkörperchen (in der Regel als Komplikation der Strumektomie).

## Verwandte Formen, Differenzialdiagnosen

Pseudohypoparathyreoidismus (erblich), Pseudo-Pseudohypoparathyreoidismus (niedrige Hormonspiegel bei normalen Plasmakalziumwerten).

## Symptome

Die Symptome entstehen durch die Hypokalzämie (Kalzium <2,25 mmol/l).

*Akut:* periorale Parästhesien, Unruhe, neuro-muskuläre Übererregbarkeit, positives Chvostek- oder Trousseau-Zeichen, inspiratorischer Stridor durch Übererregbarkeit der inneren Kehlkopfmus-kulatur.

*Chronisch:* Müdigkeit, Muskelkrämpfe, QT-Intervall im EKG verlängert, QRS- und PR-Intervall normal, Petit-mal- oder Grand-mal-Anfälle können verschlimmert werden, Lethargie, Persönlichkeitsveränderungen, Kataraktbildung, Verdickung der Schädelknochen.

*Pseudohypoparathyreoidismus:* geistige Retardierung, Fettsucht, Kleinwüchsigkeit, kurze Metakarpal- und Metatarsalknochen, Kalzifizierung der Basalganglien.

## Anästhesierelevanz

Inspiratorischer Stridor möglich, insbesondere Laryngospasmus und Spasmen der Skelettmuskulatur, Therapie durch intravenöse Gabe von Kalzium, bei chronischem Verlauf zusätzlich Vitamin D.

### Spezielle präoperative Abklärung

Kalzium-, Phosphat- und Magnesiumplasmaspiegel.

### Wichtiges Monitoring

EKG, invasiv-arterielle Blutdrucküberwachung, Blutgasanalysen, Kalziumkonzentration im Plasma (ionisierter Anteil), Relaxometrie.

### Vorgehen

Ausgleich einer Hypokalzämie durch Gabe von initial 10–20 ml Kalziumglukonat 10% (Effekt ist meist nur von kurzer Dauer und erfordert evtl. repetitive Dosen). Der Plasmakalziumspiegel darf durch die Narkoseführung nicht weiter sinken: Vermeiden von respiratorischer oder metabolischer Azidose (Abfall der ionisierten Kalziumkonzentration), bei Transfusion von Erythrozytenkonzentraten ist daran zu denken, dass auch dies zu einem Abfall der Kalziumkonzentration führen kann, insbesondere bei Hypothermie, Leberzirrhose oder Niereninsuffizienz (eingeschränkte Zitratverstoffwechselung). Hypokalzämie kann die Wirkung nichtdepolarisierender Muskelrelaxantien potenzieren.

> **Cave**
> Hyperventilation, Natriumbikarbonat, Wirkungsverlängerung von nichtdepolarisierenden Muskelrelaxantien (Relaxansüberhang, »awareness«).

### Literatur

Benumof JL (1998) Anesthesia and uncommon diseases. 4th edn. Saunders, Philadelphia, pp 228–233

Denlinger JK, Nahrwold ML, Gibbs PS, Lecky JP (1976) Hypocalcaemia during rapid blood transfusion in anaesthetized man. Br J Anaesth 48: 995–1000

Nibler R, Weninger E, Illner WD (1998) Prolongierte Aufwachphase bei dialyseinduzierter Hypothyreose. Anästhesiol Intensivmed Notfallmed Schmerzther 33: 810–812

Pappert D, Sprenger M (1999) Anästhesie bei endokriner Dysfunktion. Anaesthesist 48: 485–503

# Hypothyreose

## Synonyme

Sporadischer bzw. endemischer Kretinismus, kongenitales Myxödem.

## Oberbegriffe

Endokrinopathie.

## Organe/Organsysteme

Schilddrüse, Endokrinium, Stoffwechsel, Skelett, Haut, ZNS, Bewegungsapparat.

## Inzidenz

Neonatale Hypothyreose 1:5000 Neugeborene (gesetzlich vorgeschriebenes Screening). Erworben: 5%, v. a. Frauen im mittleren Lebensalter.

## Ätiologie

Kongenitale Form: embryonale Entwicklungsstörung mit Aplasie der Schilddrüse (Athyreose) und Jodmangel bzw. Jodverwertungsstörung. Eine endemische Form tritt in Jodmangelgebieten auf. Ursache: mütterliche Hyperthyreose oder Diät.

*Erworbene Form:* im Kindesalter durch Radiotherapie bei Lymphomen, im Erwachsenenalter nach Thyreoiditis (Hashimoto) oder iatrogen nach radikaler Schilddrüsenresektion oder Radiotherapie. Selten sekundär aufgrund einer Hypothalamus- (TRH-Mangel) oder Hypophysenvorderlappenerkrankung (TSH-Mangel).

## Verwandte Formen, Differenzialdiagnosen

Hashimoto-Thyreoiditis, Status nach Strumektomie bzw. Radiojodtherapie, Jodmangel, Thyreostatikatherapie, hypophysäre Hypothyreose, tertiäre (hypothalamische) Hypothyreose, periphere T3/T4-Rezeptorenabnormalität (Thyroxinresistenz), Debré-Semelaigne-Sy, Escamilla-Lisser-Sy, Pendred-Sy, Börjeson-Forssman-Lehmann-Sy, Down-Sy, Pfaundler-Hurler-Sy, Parrot-Sy, hypophysärer Zwergwuchs, tricho-rhinophalangeales Sy, Ellis-van Creveld-Sy, Landing-Sy, Lorain-Sy, Refetoff-Wind-Groot-Sy, Arndt-Gottron-Sy, Dubowitz-Sy, Lues connata, Wiedemann-Sy (II).

## Symptome

Bei Geburt: Ikterus neonatorum prolongatus, Trinkfaulheit, Obstipation. Später Wachstumsretardierung, Reifungsrückstand, geistige Retardierung, niedrige Intelligenz, Schwerhörigkeit, Sprachstörung. Ferner Makroglossie, dysproportionierter Minderwuchs oder Zwergwuchs, Sattelnase, Brachyzephalie, hypothyreote Stoffwechsellage (wenn unbehandelt) mit erniedrigtem Grundumsatz, Apathie, muskuläre Hypotonie; Myxödem = charakteristische ödematöse Haut, erniedrigte Körpertemperatur, Bradykardie.

Symptome der erworbenen Hypothyreose sind Kälteintoleranz, geistige Verlangsamung, Psychose, Apathie, prätibiale oder periorbitale Myxödeme sowie kardiale Manifestation.

### Vergesellschaftet mit

Taubheit oder Schwerhörigkeit, Rektusdiastase mit Nabelhernien, Infektanfälligkeit, Kardiomegalie (Myxödemherz), Perikarderguss, Amyloidose, Nierenfunktionsstörungen, Anämie. Ein Auftreten im Rahmen des Costello-Sy ist beschrieben.

### Therapie

Substitution bei bestehendem neonatalen Hypothyreoidismus (Definition: totales T4 unter 7 µg/dl) mit L-Thyroxin 9 µg/kg/24 h erforderlich. Therapie der erworbenen Hypothyreose des Erwachsenen mit L-Thyroxin einschleichend mit monatlicher Dosiserhöhung bis 1,5–2 µg/kg/24 h.

## Anästhesierelevanz

Aufgrund der Gesichtsmalformationen mit Intubationsschwierigkeiten rechnen. Die hypothyreote Stoffwechsellage bringt Probleme mit sich durch die vorbestehende Bradykardie, arterielle Hypotonie und die verzögerte Magenentleerung. Bei schweren Fällen besteht zusätzlich die Gefahr kardialer, renaler und respiratorischer Komplikationen. Die kardiale Manifestation der Hypothyreose (Myxödem) kann zur einer digitalisrefraktären Herzinsuffizienz führen, evtl. ist eine passagere Schrittmachertherapie erforderlich.

Infolge einer gestörten Lungenperfusion und Herabsetzung des Atemantriebs kann es zu dem sog. Myxödemkoma mit $CO_2$-Narkose aufgrund einer Hypoventilation kommen. Durch eine Leberinsuffizienz kann der Medikamentenmetabolismus verlangsamt sein und nicht selten ein Narkoseüberhang auftreten. Darüber hinaus sind die Patienten durch Kälteintoleranz und Hypothermie gefährdet.

### Spezielle präoperative Abklärung

Stoffwechsellage (Grundumsatz), Schilddrüsenparameter Trijodthyronin (T3), Thyroxin (T4), TSH. Frage nach relevanten Organbeteiligungen (EKG, Nierenfunktionsparameter, Blutbild).

### Wichtiges Monitoring

EKG-Monitor, Relaxometrie, kontinuierliche Temperaturmessung, Kapnographie, ZVD.

### Vorgehen

L-Thyroxinsubstitution fortsetzen oder bei Bedarf veranlassen. Aufgrund der Stoffwechsellage Dosierung aller Pharmaka entsprechend reduzieren. Wegen der Infektanfälligkeit steriles Vorgehen v. a. bei invasiven Techniken. Insbesondere wegen der Makroglossie und der Ödeme geeignete Vorkehrungen treffen, um mögliche Intubationsschwierigkeiten zu beherrschen. Bei zweifelhafter Nüchternheit (verzögerte Magenentleerung) sicherheitshalber sog. Ileuseinleitung (»rapid sequence induction«) durchführen.

Bei Kindern wegen der eingeschränkten Kooperationsfähigkeit geeignete Methoden der Anästhesieeinleitung anwenden, sofern keine Kontraindi-

kationen dafür vorliegen: Ketamin i.m., Einleitung
per inhalationem etc.

🛈 Cave

**Auskühlung, Überwässerung und Kalium-
überlastung bei Niereninsuffizienz, negativ-
inotrope Pharmaka bei kardialer Beteiligung
(allerdings besteht auch eine erhöhte Katecho-
laminempfindlichkeit).**

## Literatur

Benumof JL (1998) Anesthesia and uncommon diseases. 4th
    edn. Saunders, Philadelphia London Toronto, pp 238–241
Breivik H (1996) Perianaesthetic management of patients
    with endocrine disease. Acta Anaesthesiol Scand 40:
    1004–1015
Mason R (2001) Anaesthesia databook, 3rd edn. Greewich Me-
    dical Media, London, pp 262–266
Ragaller M, Quintel M, Bender HJ, Albrecht DM (1993) Das
    Myxödem-Koma als seltene postoperative Komplikation.
    Anaesthesist 42: 179–183
Pappert D, Sprenger M (1999) Anästhesie bei endokriner Dys-
    funktion. Anaesthesist 48: 485–503
Roper A, Lauven PM, Lehmann L (1999) Über- und Unterfunk-
    tion der Schilddrüse aus Sicht des Anästhesisten. Anästhe-
    siol Intensivmed Notfallmed Schmerzther 34: 34–37
van Eeghen AM, van Gelderen I, Hennekam RCM (1999) Co-
    stello syndrome: report and review. Am J Med Genet 82:
    187–193

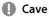

# Idiopathisches Hypoventilationssyndrom

## Synonyme

Neurogene Hypoventilation, Syndrom der primären alveolären Hypoventilation, Undine-Sy, engl. »Ondine's curse, central alveolar hypoventilation syndrome (CAHS)«.

## Oberbegriffe

Hypoventilationssyndrome.

## Organe/Organsysteme

Atemzentrum, ZNS, Atmungsorgane, Herz-Kreislauf-System, Blutbildung.

## Ätiologie

Idiopathische oder erworbene Störung der autonomen Atmungssteuerung. Die Erkrankung wurde im Zusammenhang mit Enzephalitiden oder Tumoren beobachtet. Es resultiert ein vermindertes Ansprechen des Atemzentrums auf $CO_2$ mit konsekutiver Hyperkapnie.

## Verwandte Formen, Differenzialdiagnosen

Schlafapnoe-Sy (»obstructive sleep apnea«, OSA), Pickwick-Sy, Mendes-da Costa-Sy I, Bruns-Sy, paroxysmales Hypothermie-Sy, Epilepsie (Petit mal), Opiatüberdosierung, Opiatüberhang, Drogenintoxikation, Anästhetikaüberhang bzw. Reboundphänomene, Lokalanästhetikaintoxikation.

## Symptome

Tendenz zu paroxysmaler Hypoventilation oder Apnoe (auch Cheyne-Stokes-Atmung), plötzlich einsetzende Somnolenz ohne Obstruktion der Atemwege.

*Im Anfall:* Hypoxie, Zyanose, Hyperkapnie, Arrhythmien.

*Chronisch:* Polyglobulie, Rechtsherzbelastung und Hypertrophie, pulmonale Hypertension.

*Labor:* Arterielle Hypoxämie, Hyperkapnie, respiratorische Azidose.

*Thoraxröntgenaufnahme:* Zeichen der Rechtsherzbelastung und vermehrte pulmonale Gefäßzeichnung.

## Vergesellschaftet mit

Abschwächung des Husten- und Würgereflexes, Diabetes insipidus (ist empfindlich auf Vasopressin = ADH) mit Polyurie, Hyposthenurie, Polydipsie.

Wenn zusätzlich eine COPD vorliegt, ist mit einer Häufung schwerer apnoischer Episoden zu rechnen.

## Therapie

Sauerstoff, zentrale Stimulation des Atemzentrums (Aminophyllin), CPAP-Atmung, Tracheotomie, Zwerchfellschrittmacher.

## Anästhesierelevanz

### Spezielle präoperative Abklärung

Blutgasanalysen, Säure-Basen-Status, Lungenfunktionsprüfung zum Ausschluss einer Obstruktion, Thoraxröntgenaufnahme, EKG, bei Verdacht auf Rechtsherzinsuffizienz: Echokardiographie, Blutbild.

### Zusätzliches Monitoring

Pulsoxymetrie, ZVD, Blutgasanalysen und Säure-Basen-Status. Bei Allgemeinanästhesien außerdem Kapnographie, Volumetrie.

### Vorgehen

Eine medikamentöse Prämedikation kann Apnoeanfälle auslösen, sie sollte deshalb unterlassen werden. Eine Fortsetzung der präoperativen Therapie ist indiziert. Die anästhesiologischen Maßnahmen sollten den Atemantrieb des Patienten so wenig wie möglich reduzieren. Bei der Wahl des Anästhesieverfahrens hat dieser Gesichtspunkt höchste Priorität. Daraus lässt sich eine Bevorzugung regionalanästhetischer Verfahren mit alleiniger Anwendung von Lokalanästhetika ableiten. Epidurale oder gar intrathekale Opioidapplikationen sind kontraindiziert.

Ist eine Allgemeinanästhesie vorgesehen, müssen in der postoperativen Phase nachwirkende atemdepressorische Pharmaka (v. a. Opioide) mit großer Zurückhaltung eingesetzt werden. Keine Narkose mit unkontrollierter Spontanatmung durchführen. Günstig sind gut steuerbare Inhalationsanästhetika ($N_2O$, Isofluran, Desfluran) oder schnell abbaubare intravenöse Anästhetika (Etomidat, Propofol zur Boluseinleitung; kontinuierliche Propofolinfusion zur Aufrechterhaltung, Remifentanil). Die mechanische Ventilation ist postoperativ bis zur Wiederkehr des Bewusstseins und dem Einsetzen einer ausreichenden Spontanatmung beizubehalten. Die Indikation zur Nachbeatmung und ggf. zur Reintubation ist demzufolge großzügig zu stellen.

*Beachte,* dass selbst wache Patienten nach Wegfall des Trachealreizes (nach der Extubation) atemdepressiv werden können. Eine in Dauer und Intensität angepasste postoperative Überwachung ist dementsprechend essenziell.

Die Applikation von Sauerstoff beim spontan atmenden, schlafenden Patienten verbietet sich bei vermuteter Steuerung des Atemantriebs durch Hypoxie (»hypoxic drive«), es sei denn, die Atmungsfunktion kann lückenlos überwacht werden (Intensivstation).

Zur Analgesie sind Lokalanästhetika und nichtsteroidale Analgetika anzuwenden.

Zu vermeiden ist eine Verschlechterung der Rechtsherzfunktion durch Volumenüberlastung. Bei Bedarf muss eine differenzierte Infusionstherapie (Stimulierung der Diurese, Bilanzierung, ZVD-Kontrollen) durchgeführt werden, und Vasodilatatatoren sollten zum Einsatz kommen.

**Cave**
**Opioide (ggf. mit Ausnahme von Remifentanil), Benzodiazepine, Anästhetikaüberhang, Hyperoxie, Hypervolämie, Rechtsherzüberlastung.**

## Literatur

Bayley PL, Pace NL, Ashburn MA et al. (1990) Frequent hypoxemia and apnea after sedation with midazolam and fentanyl. Anesthesiology 73: 826–830

Biro P, Kaplan V, Bloch KE (1995) Anesthetic management of a patient with obstructive sleep apnea syndrome and difficult airway access. J Clin Anesth 7: 417–421

Burg G, Kunze J, Pongratz D et al. (Hrsg) (1990) Leiber – Die klinischen Syndrome, Bd 1, 7. Aufl. Urban & Schwarzenberg, München, S 760–761

Connolly LA (1991) Anesthetic management of obstructive sleep apnea patients. J Clin Anesth 3: 461–469

Conti M, Izzo V, Muggiasca ML, Tiengo M (1988) Sleep apnoea syndrome in pregnancy: a case report. Eur J Anaesthesiol 5: 151–154

Fletcher EC, Shah A, Qian W, Miller CC (1991) »Near miss« death in obstructive sleep apnea: a critical syndrome. Crit Care Med 19: 1158–1164

Lundberg D (1991) Control of breathing and sleep apnoea. Curr Opin Anaesthesiol 4: 868–871

Ward DS (1992) Control of breathing, ventilatory failure and sleep apnea syndromes. Curr Opin Anaesthesiol 5: 843–847

Wiesel S, Fox GS (1990) Anaesthesia for a patient with central alveolar hypoventilation syndrome (Ondine's Curse). Can J Anaesth 37: 122–126

# Jervell-Lange-Nielsen-Syndrom

## Synonyme
Kardioauditives Sy, surdokardiales Sy.

## Oberbegriffe
Erbliche Taubheitssyndrome, synkopale Herzerkrankung.

## Organe/Organsysteme
Innenohr, Herz-Kreislauf-System.

## Inzidenz
1:300.000. Das Syndrom ist die Ursache von 1% aller angeborenen Taubheitsfälle.

## Ätiologie
Kongenital und hereditär mit autosomal-rezessivem Erbgang. Es besteht eine Innenohrtaubheit in Kombination mit einer Repolarisationsstörung des Myokards aufgrund einer vermuteten unausgeglichenen vegetativ-sympathischen Innervation beider Herzhälften.

## Verwandte Formen, Differenzialdiagnosen
Adams-Stokes-Anfälle, Harris-Osborne-Sy, Romano-Ward-Sy, Leopard-Sy, Forney-Robinson-Pascoe-Sy, »congenital long QT syndrome«, »familial ventricular tachycardia«.

## Symptome

*Ohren:* Innenohrschwerhörigkeit, Taubheit (gelegentlich auch Taubstummheit).

*Herz:* im EKG deutlich verlängertes QT-Interval (400 ms) als Ausdruck einer verzögerten ventrikulären Repolarisation.

Bei Belastungssituationen (Stress) oder pharmakologischer Induktion teils lebensbedrohliche Arrhythmieattacken mit ventrikulärer Tachykardie, Neigung zu Kammerflimmern und Herz-Kreislauf-Stillstand. Anamnestisch wiederholt auftretende Synkopen.

## Labor
Serumelektrolyte sind in der Regel im Normbereich.

## Therapie
$\beta_1$-Rezeptorenblocker, Kalziumantagonisten, Phenytoin, Stellatumblockade. Bei Arhythmien: Lidocain, Bretyliumtosylat, Procainamid, Defibrillation (kardiopulmonale Reanimation).

## Anästhesierelevanz

Das anästhesiologische Vorgehen berücksichtigt die psychische Problematik und Komunikationsschwierigkeit des Patienten sowie das erhöhte kardiale Risiko. Insbesondere muss der Patient perioperativ von arrhythmogenen Faktoren abgeschirmt werden. Die chronische Medikation ist unbedingt fortzusetzen und gegebenenfalls auf parenterale Form umzustellen.

### Spezielle präoperative Abklärung
EKG, Langzeit-EKG, Elektrolyte im Serum.

### Zusätzliches Monitoring
EKG (Ableitung II und $V_5$), Pulsoxymetrie, Kapnographie, invasive Blutdruckmessung, ZVD.

### Hinweis
Notfallmedikamente, Defibrilliator und (externen) Herzschrittmacher in Bereitschaft halten.

### Vorgehen
Eine stressarmes perioperatives Umfeld ist anzustreben. Eine anxiolytische und sedative Prämedikation mit Benzodiazepinen ist gut geeignet.

Bei der Wahl des Anästhesieverfahrens ist v. a. auf eine genügende Abschirmung gegen die endogenen Katecholamine zu achten. Die meisten gängigen Anästhesieverfahren sind geeignet. Dies gilt weniger für Halothan und Ketamin.

Bei Epiduralanästhesien sollte auf den Zusatz von Adrenalin zum Lokalanästhetikum verzichtet werden. Eine genügende vorbereitende Hydratation ist empfehlenswert. Blutdruckabfälle, die mit einer forcierten Volumenzufuhr nicht schnell genug behoben werden können, sollten ausschließlich mit $\alpha$-Rezeptorenstimulation (z. B. Methoxamin) und nicht mit $\beta$-adrenergen Agonisten (Katecholamine und Derivate) behandelt werden. Dennoch auftretende Arrhythmien sollten je nach Art und Schweregrad differenziert behandelt werden ($\beta$-Rezeptorenblocker, Lidocain, Bretyliumtosylat, Procainamid, Defibrillation, Schrittmachertherapie). Eine postoperative Beobachtung mit Reanimationsbereitschaft ist anzustreben.

🛑 **Cave**

**Stress, Katecholamine, Elektrolytstörungen (v. a. K$^+$, Mg$^{2+}$, Ca$^{2+}$, Na$^+$ im Serum), Volumenmangel, Vagolytika, Halothan, Cyclopropan, Ketamin.**

## Literatur

Burg G, Kunze J, Pongratz D et al. (Hrsg) (1990) Leiber – Die klinischen Syndrome, Bd 1, 7. Aufl. Urban & Schwarzenberg, München, S 361

Friedman MJ, Mull CC, Sharieff GQ, Tsarouhas N (2003) Prolonged QT syndrome in children: an uncommon but potentially fatal entity. J Emerg Med 24: 173–179

Holland JJ (1993) Cardiac arrest under anaesthesia in a child with previously undiagnosed Jervell and Lange-Nielsen syndrome. Anaesthesia 48: 149–151

Jones AEP, Pelton DA (1976) An index of syndromes and their anaesthetic implications. Can Anaesth Soc J 23: 212

Mönning G, Schulze-Bahr E, Wedeking H et al. (2002) Klinik und Molekulargenetik des Jervell- und Lange-Nielsen-Syndroms. Zschr Kardiol 91: 380–388

Richardson MG, Roark GL, Helfaer MA (1992) Intraoperative epinephrine-induced torsades de pointes in a child with long QT syndrome. Anesthesiology 76: 647–649

Ryan H (1988) Anaesthesia for Caesarian section in a patient with Jervell-Lange-Nielsen syndrome. Can J Anaesth 35: 422–424

Trittenwein G, Beitzke A, Clarici G, Oberbauer R (1986) Anästhesie zur operativen Therapie bei Jervell-Lange-Nielsen-Syndrom. Anaesthesist 35: 210–211

# Karnitinmangelsyndrom

## Synonyme
Vitamin-BT-Mangel, Trimethylbetainmangel.

## Oberbegriffe
Vitaminmangel, Fettsäurestoffwechselstörung, Hypoglykämie-Ss.

## Organe/Organsysteme
Quergestreifte Muskulatur, Leber, Lipidstoffwechsel, ZNS.

## Ätiologie
Es werden eine systemische und eine myopathische Form unterschieden, ferner kann das Syndrom angeboren (kongenital) oder erst später (erworben) auftreten. Karnitin erleichtert den Transport langkettiger Fettsäuren in die Mitochondrien. Als Ursache für dessen Mangel werden entweder eine hepatische Synthesestörung oder eine verstärkte renale Elimination diskutiert.

## Verwandte Formen, Differenzialdiagnosen
Reye-Morgan-Baral-Sy, Reye-Johnson-Sy, hepatozerebrales Sy, Karnitinmangel bei dialysepflichtiger chronischer Niereninsuffizienz.

*Beachte:* nicht verwechseln mit Karnitin-Palmityl-Transferase-Mangel (mit Myoglobinurie und Rhabdomyolyse nach Allgemeinanästhesien).

## Symptome

*Allgemein:* Muskelschwäche, Enzephalopathie.

*Im akuten Anfall:* Erbrechen, Diarrhö, respiratorische Insuffizienz, Hypoglykämie, Laktatazidose, Myoglobinurie, Koagulopathie.

*Laborparameter:* Hypoglykämie, Laktatazidose, Ammoniak im Serum erhöht, Leberenzyme (AST, ALT) erhöht, Hypoprothrombinämie, mäßige CK-Erhöhung und bei der systemischen Variante ein erniedrigter Karnitinplasmaspiegel.

Normbereich für Plasmakarnitin: 27–70 nmol/ml.

## Vergesellschaftet mit
Kardiomyopathie, Leberversagen.

## Therapie
Häufige kohlenhydratreiche Mahlzeiten, chronische orale Karnitinsubstitution (100 mg/kg/Tag).

# Anästhesierelevanz

Längeres perioperatives Fasten ist unbedingt zu vermeiden. Wenn längerfristige Nüchternheit notwendig ist, sollte parenteral Glukose unter häufigen Blutzuckerkontrollen gegeben werden.

### Spezielle präoperative Abklärung
Blutzuckerverlauf, Gerinnungsstatus, Elektrolyt- und Säure-Basen-Status, Blutgasanalyse, Transaminasen, Serumammoniak, Serumlaktat, neurologischer Ausgangsstatus, kardiale Funktion (Echokardiographie).

### Wichtiges Monitoring
Engmaschige Überwachung der Vitalparameter, regelmäßige Blutzucker-, Blutgas- und Elektrolytkontrollen, invasive Blutdruckmessung, ZVD, Volumetrie, Relaxometrie.

### Vorgehen
Perioperativ engmaschige Blutzuckerkontrollen unter kontinuierlicher Glukosezufuhr. Bedenke, dass in Allgemeinanästhesie keine neurologischen Warnhinweise für Hypoglykämien vorhanden sind.

Bei Vorliegen einer Muskelschwäche nichtdepolarisierende Relaxanzien entsprechend reduzieren. Die Anwendung von Succinylcholin sollte v. a. bei der myopathischen Form besser unterbleiben (Sachlage ist derzeit noch ungeklärt).

Bei Vorliegen einer Koagulopathie ist eine rechtzeitige und ausreichende Substitution mit FFP (»fresh frozen plasma«) angebracht.

Bei Vorliegen einer Kardiomyopathie empfiehlt sich die zurückhaltende Anwendung negativ-inotroper Substanzen; Regionalanästhesien und i.v.-Anästhesien sind gute Alternativen. Bei Bedarf positiv-inotrope Pharmaka einsetzen.

Ein adäquates Monitoring der Vitalfunktionen ist in jedem Fall angezeigt. Bei Nachweis eines erniedrigten Serumkarnitinspiegels (unter 25 nmol/ml) sollte die Substitutionstherapie fortgesetzt bzw. aufgenommen werden (100 mg/kg/Tag).

**Cave**

Hypoglykämie, rückenmarknahe Regionalanästhesien bei Koagulopathie.

### Literatur

Benumof JL (1998) Anesthesia and uncommon diseases, 4th edn. Saunders, Philadelphia, pp 351–354

Böhles H, Michalk D, von Wendt-Göknur E (1991) Der Einfluss einer L-Carnitin-Supplementierung auf den Lipidstoffwechsel niereninsuffizienter, dialysepflichtiger Kinder und Jugendlicher. Infusionstherapie 18: 224–226

Rowe RW, Helander E (1990) Anesthetic management of a patient with systemic carnitine deficiency. Anesth Analg 71: 295–297

# Kartagener-Syndrom

### Synonyme

Dextrokardie-Bronchiektasie-Sinusitis-Sy, Ziliendyskinesie-Sy, engl. »immotile cilia syndrome«, »primary ciliary dyskinesia (PCD)«.

### Oberbegriffe

Dysmorphie, Missbildung, Fehlbildung, Fehlfunktion.

### Organe/Organsysteme

Atemwege, Lungen, Herz-Kreislauf-System, Thoraxorgane, Nasennebenhöhlen.

### Inzidenz

1:30.000 bis 1:60.000, 15–20% aller Personen mit Situs inversus; 1,4% aller Personen mit Bronchiektasen, ca. 50% aller Patienten mit PCD haben einen Situs inversus.

### Ätiologie

Hereditär mit autosomal-rezessivem Erbgang (Chromosom 5p15-p14) und variabler phänotypischer Ausprägung. Sporadisch auch dominante Vererbung bei Neumutation möglich. Möglicherweise bestehen 7 verschiedene Subtypen. Aufgrund von Strukturanomalien und Fehlfunktion der Zilien (fehlende Dyneinarme) kommt es zu einer Störung des mukoziliären Transports. Zusätzlich besteht eine Störung der leukozytären Chemotaxis. Infolge häufiger respiratorischer Infekte entwickelt sich eine chronisch-progrediente Atemwegserkrankung.

### Verwandte Formen, Differenzialdiagnosen

Ivemark-Sy, Immundefekt-Ss, Tuberkulose (M. Koch), Garré-Sy, atypische septische Granulomatose mit IgA-Mangel, Sarkoidose (Besnier-Boeck-Schaumann-Sy), Hyperimmunglobulinämie-E-Sy, DiGeorge-Sy, Nezelhof-Sy, Wegener-Granulomatose, Goodpasture-Sy, Hodgkin-Sy, Mukoviszidose, Zinsser-Engman-Cole-Sy, Heubner-Herter-Sy, Aids, Fernand-Widal-Sy.

## Symptome

*Trias:* Bronchiektasen, Sinusitis und partieller oder totaler Situs inversus.

*Zusatzbefunde:* Bronchitis, Pneumonie (häufige Erreger: Hämophilus, Pneumokokken), Bronchorrhö, Polyposis nasi, Rhinorrhö, Hypakusis (Schwerhörigkeit), pulmonale Hypertension, Cor pulmonale.

### Labor

Pathologische Infektparameter (Anämie, Leukozytose, CRP- und BSG-Erhöhung).

Erkrankungsnachweis durch elektronenmikroskopische Untersuchung der Zilien und phasenkontrastmikroskopische Messung der Zilienschlagfrequenz.

### Vergesellschaftet mit

Kombinierte restriktive und obstruktive Pneumopathie, Skelettanomalien (Halsrippe, Spina bifida occulta), Infertilität bei Männern, Oligophrenie, Herzvitien (»single ventricle«, Pulmonalstenose) möglich, aber nicht gehäuft, Trommelschlegelfinger, pluriglanduläre Insuffizienz, Hyp- oder Anosmie.

## Anästhesierelevanz

Im Vordergrund stehen Probleme im Zusammenhang mit der erhöhten Infektanfälligkeit und deren Langzeitfolgen.

### Präoperative Abklärung

Thoraxröntgenaufnahme in 2 Ebenen, Lungenfunktionsprüfung, Röntgen der Kieferhöhlen (ggf. CT), Blutbild, Resistenzbestimmung bei aktuellen Infekten.

## Wichtiges Monitoring

Pulsoxymetrie, Kapnographie, ggf. Blutgasanalysen, Beatmungsdrücke.

## Vorgehen

Vor Anästhesien sollte eine Sanierung der Atemwege angestrebt werden, beispielsweise mit Atemgymnastik, Sekretmobilisation, Abhusten. Eine perioperative antibiotische Abschirmung ist notwendig, insbesondere bei Vorliegen von Herz- oder Gefäßanomalien.

Über die Eignung von Regionalanästhesien gibt es keine Literaturhinweise. Zwei Aspekte sind jedoch zu beachten: die Gefahr einer septischen Absiedlung bei Epiduralkathetern und das gelegentliche Vorliegen einer Spina bifida occulta.

Bei Allgemeinanästhesien sollte die Gelegenheit der Intubationsnarkose zu einer gründlichen Atemwegstoilette genutzt werden, ggf. unter fiberoptischer Kontrolle und Evaluation. Bei einseitigen Lungenabszessen sollte mit einem Doppellumentubus seitengetrennt intubiert werden (*Vorsicht* bei Situs inversus!).

Das Beatmungsmuster ist an die erhöhte Gefahr von Barotraumen anzupassen (z. B. Druckbegrenzung). Techniken mit leistungsfähiger Atemgasbefeuchtung und Anwärmung (»Low-flow-Anästhesie« mit Rückatmung, Befeuchter) sollten bevorzugt werden.

Bei der Beatmung mit $N_2O$ kann es in abgeschlossenen Hohlräumen (Mittelohr, Nasennebenhöhlen) zu exzessivem Druckanstieg kommen, der massive postoperative Schmerzen verursacht.

Pharmaka mit antitussiver Wirkung wie Opioide oder Cholinesterasehemmer sollten zurückhaltend eingesetzt werden.

An den Situs inversus ist bei der EKG-Interpretation (Elektroden »seitenverkehrt« kleben), bei Bronchoskopien und beim Legen von Doppellumentuben, zentralen Venenkathetern (bevorzugt über rechte V. jugularis interna), Pulmonalarterienkathetern und Thoraxdrainagen zu denken. Defibrillator-Paddles bei Situs inversus spiegelbildlich aufsetzen, Rechtsseitenlage von Schwangeren mit Situs inversus zur Vermeidung des Kavakompressionssyndroms.

🛑 **Cave**

**Nasotracheale Intubation, $N_2O$ (relative Kontraindikation), Cholinesterasehemmer,** ▼

rückenmarknahe Katheteranästhesien bei Septikämie und Spina bifida.

### Literatur

Abel M (1989) Anästhesiologische Besonderheiten bei Kindern mit Syndromen und seltenen Erkrankungen. Springer, Berlin Heidelberg New York Tokio, S 114–115

Baum C, O'Flaherty JE (1999) Anesthesia for genetic, matabolic, and dysmorphic syndromes of childhood. Lippincott Williams & Wilkins, Philadelphia, pp 160–161

Etzel S, Plötz J, Heidegger H, von Hugo R (1994) Das Kartagenersyndrom. Anaesthesist 43: 463–465

Ho AMH, Friedland MJ (1992) Kartagener's syndrome: anesthetic considerations. Anesthesiology 77: 386–388

Mathew PJ, Sadera GS, Sharafuddin S, Pandit B (2004) Anaesthetic considerations in Kartagener's syndrome – a case report. Acta Anaesthesiol Scand 48: 518–520

Stoelting RK, Dierdorf SF (2002) Anesthesia and co-existing disease, 4th edn. Churchill Livingstone, New York, p 190

# Karzinoidsyndrom

## Synonyme

Biörk-Thorson-Sy, Cassidy-Scholte-Sy, Hedinger-Sy, Steiner-Voerner-Sy, Steiner-Lusbaugh-Sy, Enterodermatokardiopathie, Flush-Sy, Angiomatosis miliaris, Karzinoidose.

## Oberbegriffe

(Entero)chromaffine Tumoren, paraneoplastische Ss, Inselzellhyperplasie-Ss, Hypoglykämie-Ss.

## Organe/Organsysteme

Dünndarm, Leber, Herz-Kreislauf-System, Haut, Lungen (10–22%), Atemwege, Gastrointestinaltrakt (75%, allein im Appendix 43%, im distalen Ileum 15%), APUD-System (»amine precursor uptake and decarboxylation«).

## Inzidenz

1:14.000, geringfügige Gynäkotropie. Zweigipfliges Manifestationsalter zwischen 25–45 sowie über 60 Jahren.

## Ätiologie

Vorwiegend vom Dünndarm (Ileum, auch Appendix) ausgehende enterochromaffine Tumoren, die vorwiegend in die Leber metastasieren und häufig kreislaufwirksame Gewebshormone (Amine und/

oder Peptide) sezernieren. Die häufigste unter den mehr als 20 nachgewiesenen Substanzen ist Serotonin = 5-Hydroxytryptamin (5-HT).

## Verwandte Formen, Differenzialdiagnosen

Glomustumoren, Apudome, Borchardt-Sy, Crohn-Sy, Osler-Sy (I), paroxysmales Hypothermie-Sy, Löffler-Sy (II), Mastozytose-Sy (Urticaria pigmentosa, M. Nettleship), Page-Sy, Rapunzel-Sy, Libman-Sacks-Sy, Sprue-Ss, diverse Intoxikationen (Quecksilber, Arsen, Morphin, Nikotin), Pellagra, Zollinger-Ellison-Sy, Phäochromozytom.

## Symptome

Bei Belastungssituationen anfallsweise auftretende Hautrötung (Flush) mit Ausbreitung vom Gesicht nach kaudal, verbunden mit subjektivem Hitzegefühl (94%), Teleangiektasien am Oberkörper, anfallsartige wässrige Diarrhö, gastrointestinale Hypermotilität, kolikartige Bauchschmerzen, Blutdruckschwankungen (v. a. Hypotonie), asthmoide Anfälle, Endokardfibrose, evtl. mit Klappenbeteiligung (Pulmonalstenose, Mitral-, Aortenklappen- und Trikuspidalinsuffizienz), Arrhythmie, Hepatomegalie, Lebermetastasen.

Pellagraähnliche Symptome entstehen v. a. bei serotoninproduzierendem Karzinoid, da bis zu 60% der verfügbaren Aminosäure Tryptophan dafür abgezweigt werden (anstatt normal 1%).

| Zusammenfassung der wichtigsten Symptome des Karzinoid-Sy nach ihrer Häufigkeit | |
| --- | --- |
| Symptom | Häufigkeit [%] |
| Anfallsweise Hautrötung (Flush) | 90 |
| Diarrhö | 70 |
| Kolikartige Bauchschmerzen | 40 |
| Rechtsherzbefunde | 30 |
| Bronchospastik | 15 |
| Linksherzbefunde | 10 |
| Pellagra | 5 |

## Labor

5-Hydroxyindolessigsäure (5-HIAA) im Harn (erhöhte Werte sind oft mit kardialer Beteiligung assoziiert), rezidivierende Hypo- und Hyperglykämien (Glykolabilität). Insbesondere bei Darmsymptomatik treten Dehydratation, Hyponatriämie, Hypokaliämie und Hypochlorämie auf.

## Vergesellschaftet mit

Mechanischer Ileus (häufige Operationsursache), Dermatosen, allergische Diathese, Atopie, Teleangiektasien. Leberfunktionsstörungen (Hypoproteinämie, Hyperaldosteronismus) treten erst bei sehr fortgeschrittener Metastasierung auf.

## Therapie

*Operativ:* Chirurgische Tumorreduktion, Chemoembolisation von Lebermetastasen, Embolisation der A. hepatica, Lebertransplantation.

*Medikamentös:* Symptomatische Behandlung mit Kortikoiden, Phenothiazinen, Zytostatika, Octreotid, Lanreotid, Somatostatin.

## Anästhesierelevanz

Unter den nachgewiesenen Gewebshormonen finden sich außer Serotonin noch Histamin, Gastrin, Sekretin, Prostaglandine, Glukagon, Insulin, Parathormon, Kalzitonin, Vasopressin, Motilin, β-Endorphin, Substanz P, Kallikrein, Bradykinine, Tachykinine (Neuropeptid K, Neurotensin, Neurokinin A, Substanz P und das vasoaktive intestinale Peptid = VIP), antidiuretisches Hormon = ADH, Kortikotropin u. a. m.

Die Vielfalt der möglichen sezernierten Substanzen erklärt die Verschiedenheit (und die Gegensätzlichkeit) der auftretenden Befunde. Allerdings kommt es zu systemisch wirksamen Effekten erst bei fortgeschrittener Metastasierung des Karzinoids, da kleinere Gewebshormonmengen aus dem Gastrointestinalbereich durch die vorgeschaltete Leberpassage einer wirksamen Clearance unterworfen werden (außer bei bestehender Leberinsuffizienz). Daher sind bei lediglich 5–7% der Fälle systemische Symptome zu beobachten. Vermutlich können Gewebshormone zumindest teilweise auch in der Lunge inaktiviert werden, was daran ersichtlich ist, dass das rechte Herz weit häufiger betroffen ist als das linke.

Bei serotoninsezernierendem Karzinoid kann es unter Umständen zu verzögertem Aufwachen nach einer Narkose kommen. Bei histaminsezernierendem Karzinoid ist der Flush im Vordergrund, hinzukommen Kreislaufinstabilität und Arrhythmieneigung. Kallikrein bzw. Bradykinine verursachen vorwiegend hypotensive Kreislaufzustände. Tachykinine verursachen ebenfals Flush und kardiale Effekte.

In einem späteren Stadium und bei erheblichem Größenwachstum können Karzinoidtumoren auch mechanische Befunde wie Ileus oder Blutungen verursachen.

Es ist sinnvoll, Rezeptorenblocker therapeutisch bzw. prophylaktisch einzusetzen. Eine gezielte Blockade ist möglich, wenn das sezernierte Gewebshormon bekannt ist. Es kommen in Frage: Diphenhydramin (25–50 mg i.v.) zur $H_1$-Rezeptorenblockade; Ranitidin (150 mg p.o. oder i.v.) zur $H_2$-Rezeptorenblockade; Ondansetron (8 mg i.v.) oder Octreotid (50–500 mg s.c. 8-stündlich nach Wirkung) zur $5$-$HT_3$-Rezeptorenblockade; ferner Aprotinin (200.000 Einheiten i.v.) und Somatostatin (0,1 µg/kg/min) als kontinuierliche Infusion.

Weitere, vereinzelt erwähnte Medikamente sind Kortikosteroide, Methysergid und Ketanserin.

## Spezielle präoperative Abklärung

Darmmotilität, Thoraxröntgenaufnahme, Abdomensonographie, Echokardiographie, Elektrolyte und Osmolarität im Serum, Blutbild, Hormonscreening. Wichtig ist die Unterscheidung von Tumoren im portalvenösen Abstromgebiet (geringeres Risiko einer »Karzinoid-Krise«) gegenüber einer extraportalen Lokalisation (hohes Risiko).

## Wichtiges Monitoring

In der präoperativen Abklärungsphase Echokardiographie (bis zu 50% kardiale Beteiligung). Häufige Blutzucker- und Elektrolytkontrollen (v. a. Kalium, Natrium und Kalzium), Pulsoxymetrie, Beatmungsdrücke, invasive arterielle Blutdruckmessung, zentralvenöser Druck (ist hoch bei Trikuspidalinsuffizienz!), Relaxometrie (bei Leberinsuffizienz Cholinesterasemangel). Bei kardialer Beteiligung und zu erwartenden großen Volumenverschiebungen intraoperative transösophageale Echokardiographie oder Pulmonalarterienkatheter einsetzen.

## Vorgehen

Um eine katecholamin- bzw. stressbedingte Freisetzung von Mediatoren und eine daraus resultierende »Karzinoid-Krise« zu vermeiden, sollte möglichst schonend verfahren werden. Eine anxiolytische Prämedikation erscheint sinnvoll. Eine bereits laufende Octreotid- und/oder Somatostatintherapie ist unbedingt perioperativ fortzusetzen bzw. – wenn indiziert – bis spätestens 24 h vor Operationsbeginn einzuleiten.

Es wurden nahezu alle üblichen Anästhesieverfahren erfolgreich angewendet. Die Wahl sollte die vorherrschenden Befunde und anamnestisch bekannte Unverträglichkeiten berücksichtigen. Bei vorwiegend obstruktiver Symptomatik der Atemwege erscheint eine Regionalanästhesie sinnvoll, aber auch eine Allgemeinanästhesie mit volatilen Anästhetika, Etomidat, Propofol, Opioiden (außer Morphin und Pethidin) und Benzodiazepinen kommt in Frage. Geeignete Muskelrelaxantien sind Vecuronium (eher nicht bei Lebereingriffen wegen hepatischer Metabolisierung), Rocuronium, Pancuronium und Cisatracurium. Blutdrucksteigerungen können mit Esmolol oder Phentolamin behandelt werden. Blutdruckabfälle reagieren gut auf α-adrenerge Stimulation z. B. mit Methoxamin in kleinen i.v.-Bolusdosen, wobei eine adäquates Flüssigkeits- und Volumenmanagement essenzielle Voraussetzungen darstellen. Katecholamine können Kallikrein aktivieren und sind daher weniger geeignet. Man vermeide Hyperkapnie, Hypothermie und Hypotension. Intraoperativ können größere Mengen von Gewebshormonen durch die chirurgischen Manipulationen freigesetzt werden.

Bei Ileussymptomatik Gabe von 0,3-molarem Natrium citricum zur Magensaftpufferung (20–30 ml p.o. vor Anästhesieeinleitung), präoxygenieren, »rapid-sequence induction«, Krikoiddruck anwenden.

Die Infusiontherapie richtet sich nach dem aktuellen Hydratationszustand (zentralvenöser Druck), Osmolarität, Elektrolyt- und Eiweißstatus. Meist liegt eine Dehydratation vor. Histaminfreisetzende Medikamente sollten generell gemieden werden (▶ s. Mastozytose).

 **Cave**

**Histaminliberatoren (Thiopental, Succinylcholin, Atracurium, Mivacurium, Morphin, Pethi-**

▼

din), Hyperkapnie, Hypothermie, Katecholamine.

## Literatur

Batchelor AM, Conacher ID (1992) Anaphylactoid or carcinoid? Br J Anaesth 69: 325–327

Botero M, Fuchs R, Paulus DA (2002) Carcinoid heart disease: a case report and literature review. J Clin Anesth 14: 57–63

Breivik H (1996) Perianaesthetic management of patients with endocrine disease. Acta Anaesthesiol Scand 40: 1004–1015

Claure RE, Drover DD, Haddow GR et al. (2000) Orthotopic liver transplantation for carcinoid tumour metastatic to the liver: anesthetic management. Can J Anesth 47: 334–337

Pandharipande PP, Reichard PS, Vallee MF (2002) High gastric output as a perioperative sign of carcinoid syndrome. Anesthesiology 96: 755–756

Pappert D, Sprenger M (1999) Anästhesie bei endokriner Dysfunktion. Anaesthesist 48: 485–503

Vaughan DJ, Brunner MD (1997) Anesthesia for patients with carcinoid syndrome. Int Anesthesiol Clin 35 (4): 129–142

Veall GR, Peacock JE, Bax ND, Reilly CS (1994) Review of the anaesthetic management of 21 patients undergoing laparotomy for carcinoid syndrome. Br J Anaesth 72: 335–341

Zimmer C, Günnicker M, Peters J (2001) Anästhesiologisches Vorgehen bei Hemihepatektomie bei einem Patienten mit Karzinoid-Syndrom. Anasthesiol Intensivmed Notfallmed Schmerzther 36: 763–767

# Kawasaki-Syndrom

### Synonyme
Kawasaki-Fieber, mukokutanes Lymphknoten-Sy.

### Oberbegriffe
Autoimmunerkrankungen, Vaskulitiden.

### Organe/Organsysteme
Herz, Gefäßsystem.

### Inzidenz
3,5 (England), 40–195 (Japan) : 100.000 Kinder. Häufigste Ursache für erworbene Herzerkrankungen in der Kindheit.

### Ätiologie
Bisher nicht umfassend bekannte Pathogenese. Molekularbiologische Befunde sprechen für eine nichtinfektiöse Inflammation. Eine Vaskulitis der koronaren Vasa vasorum kann zur fortschreitenden Bildung von Aneurysmen führen.

### Verwandte Formen, Differenzialdiagnosen
Vaskulitiden anderer Genese, Moyamoya-Sy.

## Symptome

Manifestation der Erkrankung mit mehrere Tage bestehendem Fieber, Konjunktivinjektion, Exanthem, Erythem und Schwellung von Händen und Füßen, zervikale Lymphadenopathie. Weitere unspezifische Entzündungszeichen sind Rhinitis, Konjunktivitis, Gingivitis. Ferner »Lacklippen«, Palmar- oder Plantarerythem.

Die Erkrankung verursacht regelhaft eine Myokarditis. Eine Behandlung mit Gammaglobulin i.v. und Aspirin während der ersten 10 Tage der Erkrankung reduziert deutlich das Risiko für die Bildung von Koronaraneurysmen, die bei 20% der nicht behandelten Patienten auftreten.

## Labor

Anämie, Leukozytose mit Linksverschiebung, Thrombozytose (>106/µl) und Transaminasenanstieg.

### Vergesellschaftet mit
Gelegentlich begleitet von Meningismus, Arthralgien, Enteritis, Hepatitis (mit und ohne Ikterus). Das Kawasaki-Syndrom wurde mehrfach bei an Aids erkrankten Patienten beschrieben.

## Therapie

Gammaglobulin intravenös, Azetylsalizylsäure.

## Anästhesierelevanz

Eine anästhesiologische Betreuung im Rahmen der akuten Erkrankung kann für eine Herzkatheteruntersuchung erforderlich sein. Die veränderte Gefäßstruktur kann zu einem Myokardinfarkt durch Thrombose oder Embolie führen. Es besteht die Gefahr des plötzlichen Herztodes durch ventrikuläre Arrhythmien.

Nach der durchgemachten Erkrankung kann die mögliche Schädigung der Koronargefäße das anästhesiologische Vorgehen relevant beeinflussen.

## Spezielle präoperative Abklärung

Genaue Anamneseerhebung mit Fokussierung auf den Herz-/Gefäßstatus. Eventuell ausgedehnte kardiologische Diagnostik mit der Frage nach Aneurysmen oder Thrombosen der Koronararterien. Gerinnungsstatus und Abklärung einer eventuell erforderlichen Antikoagulation, evtl. Umstellung einer Antikoagulation mit Kumarinderivaten auf Heparin.

## Wichtiges Monitoring

Invasive Blutdruckmessung, Elektrolytstatus. In Abhängigkeit von der Schwere der Erkrankung und der Größe des Eingriffs erweitertes hämodynamisches Monitoring (Pulmonalarterienkatheter oder PiCCO-Monitor).

## Vorgehen

Für die anästhesiologische Betreuung der meist pädiatrischen Patienten gelten die gleichen Grundsätze wie für die Betreuung von an koronarer Herzkrankheit erkrankten Patienten. Eine plötzliche Störung der peripheren Sauerstoffversorgung ist unbedingt zu vermeiden. Bei Durchführung einer Allgemeinanästhesie ist die negativ-inotrope Wirkung von Hypnotika und Inhalationsanästhetika zu beachten. Eine sedierende Prämedikation bietet eine gute Stressabschirmung und führt zu einer Reduktion des Anästhetikumbedarfs. Wichtigstes Ziel muss die Optimierung des myokardialen Sauerstoffangebots sein.

🛑 **Cave**
Hohes Risiko für plötzlich auftretende Tachyarrhythmien. Plötzlicher Anstieg des myokardialen Sauerstoffverbrauchs durch uteruskontrahierende Pharmaka (Oxytocin, Prostaglandine oder Ergotamine).

## Literatur

Alam S, Sakura S, Kosaka Y (1995) Anaesthetic management for Caesarean section in a patient with Kawasaki disease. Can J Anaesth 42: 1024
Hrska F, Graninger W, Frass M (2003) Systemerkrankungen. Anästhesiol Intensivmed Notfallmed Schmerzther 38: 719–740
Rowley AH, Shulman ST (1998) Kawasaki syndrome. Clin Microbiol Rev 11: 405–414
Rowley AH, Shulman ST (1999) Kawasaki syndrome. Pediatr Clin North Am 46: 313–329
Thomas ML, McEwan A (1998) The anaesthetic management of a case with Kawasaki's disease (mucocutaneous lymphnode syndrome) and Beckwith-Weidemann syndrome presenting with a bleeding tongue. Paediatr Anaesth 8: 500–502
Waldron RJ (1993) Kawasaki disease and anaesthesia. Anaesth Intensive Care 21: 213–217

# Kieferbogensyndrome

## Synonyme

Syndrome des 1. und 2. Kiemenbogens (Viszeral- bzw. Kieferbogens).

## Oberbegriffe

Dysmorphie-Ss, kraniofaziale Missbildungs-Ss, Aniridie-Ss.

## Organe

Mandibula, Maxilla, Ohren, Augen, Gesichtsschädel, Hals.

## Ätiologie

Kongenitale embryonale Entwicklungsstörungen im Bereich der ersten beiden Kiemenbögen, teilweise auch hereditäre Erkrankungen mit verschiedenen Erbgangsformen.

## Subtypen

Franceschetti-Sy, Pierre-Robin-Sy, Nager-Reynier-Sy, C-Sy, Freeman-Sheldon-Sy, Apert-Sy, Crouzon-Sy, Chotzen-Sy, Mohr-Sy, Pfeiffer-Sy, Noack-Sy, Carpenter-Sy II, Papillon-Léage-Psaume-Sy, Grob-Sy, otovertebrales palatodigitales Sy, Aglossie-Adaktylie-Sy, Dutescu-Grivu-Fleischer-Peters-Sy, Dysostosis maxillonasalis, Dysostosis maxillofacialis, Myer-Sy, Greig-Sy, Juberg-Hayward-Sy, Coffin-Sy, Berndorfer-Sy, BBB-Sy, F-Sy, Fara-Chlupackova-Hrivnakova-Sy, Rubinstein-Taybi-Sy, Smith-Theiler-Schachenmann-Sy, Aarskog-Sy, Hallermann-Sy, Goldenhar-Sy, Wildefranck-Sy, Ullrich-Fremerey-Dohna-Sy, okulootovertebrales Sy (hemifaziale Mikrosomie), Hennebert-Sy, Appelt-Gerken Lenz-Sy, François-Sy, Gorlin-Chaudry-Moss-Sy, Pinsky-DiGeorge-Harley-Baird-Sy, Waardenburg-Sy u. a. m.

## Symptome

Anästhesiologisch bedeutsame Merkmale dieser Missbildungssyndrome sind: Unterkieferhypoplasie (Mikrogenie) und/oder Oberkieferhypoplasie (Mikrognathie).

Einzelne oder mehrere der folgenden Befunde können zusätzlich vorliegen: Minderwuchs, Dyszephalie, Synostosen, antimongoloide Lidachse, Ohrenmissbildungen (Mikrotie, Dystopie, Atresie, Taubheit), Augenanomalien (Dakryostenose, Korneaanästhesie), Nasendysplasien, Spaltbildungen, Kiefergelenkaplasie, Mikrostomie, Zungenanomalien (Aglossie, Glossoptose), Zahnanomalien, Wirbel- und Rippendysplasien, Extremitätenmissbildungen, geistige Entwicklungsstörung.

### Vergesellschaftet mit

Anomalien und Funktionsstörungen anderer Organe (z. B. Herzvitien, Genitalanomalien, Nierenmissbildungen), obstruktive Schlafapnoe.

## Anästhesierelevanz

Die große Zahl der einzelnen Subtypen und die Vielfalt in der Ausprägung der jeweiligen Dysmorphien und Funktionsstörungen erschweren die Beurteilung der anästhesierelevanten Befunde. Wichtig sind v. a. anatomische und pathophysiologische Befunde, die zu Intubationsschwierigkeiten bzw. zu Problemen bei der Maskenbeatmung führen können wie: Mikrogenie, Spaltbildungen, Zungenanomalien, Kiefergelenkanomalien und Mikrostomie.

### Spezielle präoperative Abklärung

Thoraxröntgenaufnahme und Hals-Gesichts-Röntgen in 2 Ebenen zur Beurteilung der Atemwegsanatomie, Ausschluss von Herzvitien, Ausschluss von Störungen der Nierenfunktion.

### Wichtiges Monitoring

Pulsoxymetrie, Kapnographie.

### Vorgehen

Bei (Kindern mit) fehlender Kooperationsbereitschaft ist eine betont sedative Prämedikation (z. B. Flunitrazepam 0,05 mg/kg p.o., 1 h vor Anästhesiebeginn) vorteilhaft.

Im Detail muss sich das anästhesiologische Vorgehen nach der vorliegenden Dysmorphie richten. In jedem Fall sollte vor Intubationsnarkosen gut präoxygeniert werden und die Ausrüstung für alternative Intubations- bzw. Beatmungsmethoden (fiberoptisch, retrograd, blind nasal, Larynxmaske etc.) bereitgestellt werden. Darüber hinaus kommen auch videooptisch erweiterte Techniken in Frage, wie die Intubation mit dem Videolaryngoskop oder dem Videostilett.

Andere Anästhesieverfahren wie Ketaminnarkosen mit erhaltener Spontanatmung, Regionalanästhesien und periphere Nervenblockaden können bei entsprechenden Voraussetzungen (keine respiratorische Probleme, keine Gerinnungsstörungen, keine progredienten neurologischen Erkrankungen, genügende Kooperationsfähigkeit des Patienten) eine Alternative zur Allgemeinanästhesie bzw. Intubationsnarkose sein.

Bei Synostosen der Schädelnähte kann ein erhöhter Hirndruck vorliegen.

Bei Unempfindlichkeit der Hornhaut am Auge (kongenitale Korneaanästhesie) ist daran zu denken, dass kein Abwehrreflex bei Berührung vorliegt und auch vorbestehende Hornhautschäden vorliegen können. Gerade deswegen ist sorgfältig auf einen guten Augenverschluss bzw. den Schutz der Augen während der Anästhesie zu achten.

Bei Herzvitien sollte eine antibiotische Endokarditisprophylaxe durchgeführt werden.

Bei Einschränkung der Nierenfunktion (Zystennieren) sollte kein Enfluran oder Serofluran verwendet werden.

### Literatur

Bahk JH, Han SM, Kim SD (1999) Management of difficult airways with a laryngeal mask airway under propofol anaesthesia. Paediatr Anaesth 9: 163–166

Burg G, Kunze J, Pongratz D et al. (Hrsg) (1990) Leiber – Die klinischen Syndrome, Bd 1, 7. Aufl. Urban & Schwarzenberg, München, S 548–550

Dangel PH (1995) Atemwegsprobleme und Intubationsschwierigkeiten in der Kinderanästhesie. In: Biro P, Pasch T (Hrsg) Die schwierige Intubation. Huber, Bern, S 30–51

Mazzoli RA, Raymond WR, Ainbinder DJ et al. (2000) Monocanalicular intubation for dacryostenosis in oculo-auriculo-vertebral dysplasia with congenital corneal anesthesia. Ophthal Plast Reconstr Surg 16: 55–57

Sculerati N, Gottlieb MD, Zimbler MS et al. (1998) Airway managment in children with major craniofacial anomalies. Laryngoscope 108: 1806–1812

Yao FSF (2003) Yao & Artusio's anesthesiology. Problem-oriented patient management, 5th edn. Lippincott Williams & Wilkins, Philadelphia, pp 957–968

# King-Denborough-Syndrom

## Oberbegriffe

Maligne-Hyperthermie-assoziierte Myopathie, Dysmorphie.

## Organe/Organsysteme

Muskelzellmembran, Muskulatur, Bewegungsapparat, Skelettsystem.

## Inzidenz

Sehr selten, bisher wurden nur wenige Einzelfälle beschrieben.

## Ätiologie

Kongenital und – analog zur malignen Hyperthermie (MH) – hereditär mit vermutlich autosomal-dominantem Erbgang. Die Erkrankung scheint eine komplexe Sonderform der MH zu sein. In einigen Fällen wurden Karyotypanomalien beobachtet.

## Verwandte Formen, Differenzialdiagnosen

Maligne Hyperthermie, malignes neuroleptisches Sy, Zentralfibrillenmyopathie (»central core disease«), akute febrile Katatonie, zentral-anticholinerges Sy, Hyperthyreose, Tetanie, Enzephalopathien, Broadbent-Sy, Ombredanne-Sy, Irritations-Sy des Mesodienzephalons, malignes Dopa-Entzugs-Sy (bei Sistieren der medikamentösen Parkinson-Therapie), verschiedene Dysmorphie-Ss, v. a. Kieferbogen-Ss, Myopathie-Ss (vorwiegend Myotonien), Noonan-Sy.

## Symptome

*Trias:* maligne Hyperthermie, Skelettdeformitäten, Myopathie.

*Fakultative Symptome:* Minderwuchs, Wirbelsäulenanomalien (v.a. Skoliose), Blepharoptose, Mikrognathie, antimongoloide Lidfalte, Ohrmuscheldysplasie.

## Labor

Wie bei MH ist die CK sporadisch erhöht, Koffein-Halothan-Test positiv.

## Vergesellschaftet mit

Muskelhypertonie, Hyperreflexie, Kryptorchismus, Trichterbrust.

## Anästhesierelevanz

Die Problemstellung entspricht weitgehend derjenigen bei MH und bei Myopathien. Darüber hinaus ist bei Gesichtsdysmorphien mit Intubationsschwierigkeiten zu rechnen.

*Die Symptomatik des MH-Anfalls:* Hyperkapnie, Hyperthermie ($>1°C/h$; Hyperpyrexie), Tachykardie, Arrhythmien, Tachypnoe, Zyanose, Schwitzen, respiratorische und metabolische Azidose, Muskelrigor (v. a. der Kaumuskulatur, Masseterspasmus, Trismus), starke Fibrillation nach Succinylcholin, Myoglobinämie, Rhabdomyolyse, Myoglobinurie, CK-Erhöhung, Verbrauchskoagulopathie, Gerinnungsstörung, akutes Nierenversagen.

### Wichtiges Monitoring

Kontinuierliche Temperaturmessung, Kapnographie, Pulsoxymetrie, Blutgasanalysen, Säure-Basen-Status.

### Vorgehen

Eine stressmindernde anxiolytisch-sedative Prämedikation mit Benzodiazepinen (z. B. Midazolam p.o.) ist vorteilhaft. Sofern keine Kontraindikationen für Regionalanästhesien vorliegen, sollten diese bevorzugt werden. Bei Allgemeinanästhesien ist mit Intubationsschwierigkeiten zu rechnen. Aus diesem Grunde sollte geeignetes Material für die Sicherung erschwert zugänglicher Atemwege verfügbar sein. Volatile Anästhetika und Succinylcholin sind absolut kontraindiziert. Bei erhöhtem Muskeltonus bzw. Vorliegen einer Myotonie sollten keine Cholinesterasehemmer zur Antagonisierung nichtdepolarisierender Relaxanzien gegeben werden.

Der Nutzen einer MH-Prophylaxe ist umstritten. Zur intravenösen Prophylaxe mit Dantrolen wird eine Dosierung von 2,5 mg/kg empfohlen.

*Vorgehen beim MH-Anfall:* Triggersubstanzen stoppen, $F_IO_2 = 1,0$, Ventilation steigern, bis Normokapnie erreicht ist, Anästhesieschläuche wechseln und Verdampfer entfernen. Den Patienten unter kontinuierlicher Temperaturkontrolle mit allen verfügbaren Mitteln kühlen (Oberflächenkühlung, kalte Infusionslösungen, Magen-, Blasen- und Peritonealspülung, Hämofiltration, medikamentöse Vasodilatation.

Dantrolengabe i.v.: 1,0 mg/kg über 5 min, danach Dantroleninfusion bis zu einer Gesamtdosis von 2,5 mg/kg. Nötigenfalls muss die Dantrolengabe wiederholt werden, bis die Symptomatik abgeklungen ist. Weitere Maßnahmen sind: Korrektur des Säure-Basen-Haushalts und forcierte Diurese, Behandlung der Verbrauchskoagulopathie.

Adäquate Überwachung und Behandlung auch auf postoperative Phase ausdehnen.

### Hinweis

Patienten aufklären und Blutsverwandte informieren (ggf. Koffein-Halothan-Kontrakturtest veranlassen) und Bescheinigung über MH-Prävalenz ausstellen.

 **Cave**
**Cholinesterasehemmer und alle MH-Trigger-substanzen: Succinylcholin, volatile Anästhetika.**

### Literatur

Graham GE, Silver K, Arlet V, Der Kaloustian VM (1998) King syndrome: further clinical variability and review of the literature. Am J Med Genet 78: 254–259

Habib AS, Millar S, Deballi P, Muir HA (2003) Anesthetic management of a ventilator-dependent parturient with the King-Denborough syndrome. Can J Anesth 50: 589–592

Heytens L, Martin JJ, Van De Kleft E, Bossaert LL (1992) In vitro contracture tests in patients with various neuromuscular diseases. Br J Anaesth 68: 72–75

Hogan KJ, Gregg R, Saul RA et al. (1990) Cytogenetic analysis of a male and female with malignant hyperthermia associated with King syndrome. Anesth Analg 70 (Suppl): 162

Steinfath M, Wappler F (2000) Maligne Hyperthermie. Anästhesiol Intensivmed Notfallmed Schmerzther 35: 147–172

# Kongenitales adreno-genitales Syndrom (kAGS)

### Synonyme

Pseudohermaphroditismus, 21-Hydroxylase-Defekt.

### Oberbegriffe

Hereditäre Endokrinopathie.

### Organe/Organsysteme

Hormone, Endokrinium, Nebennierenrinde (NNR), Gonaden, Genitale.

### Inzidenz

1:5000–12.000.

### Ätiologie

Kongenital und hereditär mit autosomal-rezessivem Erbgang. Dabei liegen Defekte des Nebennierenrindenenzyms 21-Hydroxylase mit erhöhter ACTH- und Androgensekretion vor. Darüber hinaus besteht eine Nebennierenrindenhyperplasie.

### Verwandte Formen, Differenzialdiagnosen

Lipoide adrenale Hyperplasie, M. Prader-Siebenmann, Biglieri-Sy, M. Eberlein-Bongiovanni, M. Bongiovanni-Kellenbenz, New-Peterson-Sy, adrenaler Hirsutismus, Achard-Thiers-Sy, Pylorusstenose des Säuglings.

## Symptome

Intersexuelle Genitalentwicklung, Überproduktion androgener Steroide, Hypokortisolismus bei Infekten und Stresssituationen, primäre Amenorrhö, Virilisierung, »Herkulesknabe«, Pubertas praecox, Gewichtsverlust.

*Bei Elektrolytentgleisung:* Bewusstseinstörungen, Koma, Krämpfe.

### Vergesellschaftet mit

Cushing-Sy (als Mischform mit AGS), Salzverlust-Sy (hypotone Dehydratation).

### Therapie

Kortikoidsubstitution, Gonadektomie wegen der Gefahr maligner Entartung.

## Anästhesierelevanz

Es besteht eine erhöhte Gefahr für einen Hypokortisolismus bei Infekten und Stresssituationen; sie manifestiert sich durch Kreislaufdepression (arterielle Hypotension), Brechattacken, Blutzuckerentgleisung, Störungen des Wasser-Elektrolyt- und Säure-Basen-Haushalts, Gewichtsverlust, Herzrhythmusstörungen, Krämpfe, Bewusstseinsstörungen. Ein mit AGS einhergehendes Salzverlustsyndrom kann lebensbedrohlich sein!

## Spezielle präoperative Abklärung

EKG, Kontrollen von Blutbild, Blutzucker, Elektrolyt- und Säure-Basen-Status, Serum- und Urinosmolarität.

## Wichtiges Monitoring

Kardiovaskuläre Funktion (EKG, ZVD, ggf. invasive Blutdruckmessung), Relaxometrie, regelmäßige Überprüfung von Blutzucker, Elektrolyt- und Säure-Basen-Status.

## Vorgehen

Prä- und perioperativ ausreichende Elektrolyt- und Kalorienzufuhr sicherstellen. Wegen des perioperativ erhöhten Kortikoidbedarfs (insbesondere bei chronischer Kortikoidmedikation) entsprechend substituieren: z. B. 200 mg Hydrokortison über 8 h, anschließend 100 mg Hydrokortison über 16 h i.v. am Op.-Tag, danach Dosis über Tage ausschleichen.

Unter Kortikoidmedikation besteht eine erhöhte Gefahr für gastrointestinale Ulzera und Blutungen. Daher ist eine Prämedikation bzw. perioperative Abdeckung mit einem $H_2$-Rezeptorenblocker zu empfehlen.

Bezüglich Anästhetika oder Anästhesietechniken sind keine Beschränkungen bekannt. Bei Arrhythmieneigung sollten Elektrolytdefizite korrigiert werden und Arrhythmien begünstigende Anästhetika (Halothan) zurückhaltend eingesetzt werden. Mit einer stärkeren oder verlängerten Wirkung von Muskelrelaxanzien rechnen.

## Literatur

Baum C, O'Flaherty JE (1999) Anesthesia for genetic, matabolic, and dysmorphic syndromes of childhood. Lippincott Williams & Wilkins, Philadelphia, pp 65–66

Burg G, Kunze J, Pongratz D et al. (Hrsg) (1990) Leiber – Die klinischen Syndrome, Bd 1, 7. Aufl. Urban & Schwarzenberg, München, S 12–14

Chernow B, Cheung A (1989) Perioperative management of non-diabetic endocrine problems. 40th Annual Refresher Course Lectures and Clinical Update Program, New Orleans. American Society of Anesthesiologists, Park Ridge, 141: 1–6

Jones AEP, Pelton DA (1976) An index of syndromes and their anaesthetic implications. Can Anaesth Soc J 23: 207

# Kongenitale Stäbchenmyopathie

## Synonyme

Nemalinmyopathie, engl. »congenital rod disease«, »rod body myopathy«, »nemaline myopathy«.

## Oberbegriffe

Dystone Myopathie, Strukturmyopathie.

## Organe/Organsysteme

Muskulatur, Bewegungsapparat, Atmungsorgane.

## Inzidenz

Sehr selten, meist sporadisch, Inzidenz von Neumutationen nicht bekannt.

## Ätiologie

Kongenital und hereditär mit meist autosomalrezessiver Form (Chromosom 2q), jedoch auch autosomal-dominanter Erbgang möglich (Verantwortlich für die Expression des α-Tropomyosins). Es liegt eine Gynäkotropie vor. Möglicherweise handelt es sich um mehr als 2 verschiedene Erkrankungen unterschiedlicher Progredienz mit sehr ähnlicher Histopathologie. Dabei kommt es zur Ablagerung eigentümlicher stäbchenförmiger Strukturen in den betroffenen Muskelzellen, die mit der Muskelfunktion interferieren.

## Verwandte Formen, Differenzialdiagnosen

Alle anderen dystonen Myopathien (mindestens 17 Formen bekannt), Shy-Magee-Sy, Spiro-Shy-Gonatas-Sy (myotubuläre zentronukleäre Myopathie), mitochondriale Myopathie-Ss, Faserdysproportionsmyopathie Brooks, »reducing body myopathy«, sarkotubuläre Myopathie, »multicore disease«, Zentralfibrillenmyopathie (»central core disease«), King-Sy, Werdnig-Hoffmann-Sy, Marfan-Sy.

## Symptome

Meist relativ wenig progrediente symmetrische Muskelhypotonie (Muskelschwäche) und Adynamie vorwiegend im Bereich von Schultergürtel, Oberarmen, Gesichtsmuskulatur (Hypomimie), Nacken, Thorax, Schlundmuskulatur, Zwerchfell; seltener am Beckengürtel.

Sekundär kommt es zu einer Thoraxdysplasie (schmaler, enger Thorax) mit restriktiven Ventilationsstörungen, Kyphoskoliose, Hyporeflexie.

*Labor:* Die Muskelenzyme (CK) sind leicht erhöht oder im Normbereich. Der Erkrankungsnachweis erfolgt durch das EMG und histologisch.

## Vergesellschaftet mit

Arachnodaktylie, Pectus excavatus, Kieferanomalien, hoher (gotischer) Gaumen, Wirbelsäulendeformitäten, Kardiomyopathie, Herzvitien (VSD, Ductus arteriosus persistens). Eine Disposition zur malignen Hyperthermie (MH) wird diskutiert, ist jedoch nicht bewiesen. Schluckstörungen (Dysphagie), häufig respiratorische Infekte, verzögerte Zahnung oder Adontie, Innenohrschwerhörigkeit, fehlende oder dysplastische Zehen- und Fingernägel, Syndaktylie, Teleangiektasien der Haut, ventral verlagerter Anus, fehlende Bauchwandmuskulatur, überelastische Haut.

## Anästhesierelevanz

Die reduzierte Muskelmenge und die Funktionsstörungen der Muskulatur sind wichtige anästhesiologische Gesichtspunkte. Die restriktive Ventilationsstörung erfordert die besondere Beachtung der Atmungsfunktion. Dies gilt für die gesamte periperative Phase. Die Schluckstörungen und eine mögliche gastroösophageale Refluxneigung bedeuten eine zusätzliche Gefährdung der Atmungsfunktion. Wie bei den meisten Myopathien sind MH-Triggersubstanzen zu meiden, obwohl eine Prädisposition noch nicht bewiesen wurde.

### Spezielle präoperative Abklärung

Thoraxröntgenaufnahme, Lungenfunktionsprüfung, Infektparameter, CK, Ausschluss einer kardialen Beteiligung (Echokardiographie).

### Wichtiges Monitoring

Pulsoxymetrie, Kapnographie, Relaxometrie, Volumetrie.

### Vorgehen

Aufgrund der Refluxneigung ist im Sinne einer Aspirationsprophylaxe eine Prämedikation mit $H_2$-Rezeptorenblockern (z. B. Ranitidin) empfehlenswert.

Erfahrungen über Regionalanästhesien liegen nicht vor. Hingegen sind Allgemeinanästhesien mit verschiedenen Anästhetika und Relaxanzien erfolgreich durchgeführt worden; die Fallzahlen sind allerdings klein.

Vor der Einleitung sollten zur pH-Erhöhung des Magensaftes 20–30 ml Natrium citricum (0,3-molar) oral appliziert werden. Weitere Maßnahmen sind: leichte Oberkörperhochlagerung, Präoxygenierung, Krikoiddruck und »rapid-sequence induction«. Von der Anwendung depolarisierender Muskelrelaxanzien (Succinylcholin) ist im Sinne einer MH-Vermeidung abzuraten. Die Anwendung kurzwirksamer nichtdepolarisierender Relaxanzien scheint hingegen unproblematisch zu sein, möglicherweise können sie – unter relaxometrischer Kontrolle – proportional zur reduzierten Muskelmasse bzw. Muskelkraft zurückhaltender dosiert werden. Eine verlängerte Wirkdauer ist nicht per se gegeben.

Auf volatile Anästhetika sollte verzichtet werden. Stattdessen kann eine TIVA (totale intravenöse Anästhesie), beispielsweise mit Propofol, Opioiden oder Ketamin, durchgeführt werden. Bei Kieferanomalien und hohem sowie engem Gaumen ist mit Intubationsschwierigkeiten zu rechnen.

Vor allem bei vorbestehender Kardiomyopathie sollte auf negativ inotrope Anästhetika verzichtet werden. Die Extubation darf erst nach sicherer Wiedererlangung der Schutzreflexe und dem Nachweis einer ausreichenden neuromuskulären Übertragung erfolgen.

 **Cave**
Succinylcholin, volatile Anästhetika, Opioid- und Relaxansüberhang.

## Literatur

Asai T, Fujise K, Uchida M (1992) Anaesthesia for cardiac surgery in children with nemaline myopathy. Anaesthesia 47: 405–408

Baum C, O'Flaherty JE (1999) Anesthesia for genetic, metabolic, and dysmorphic syndromes of childhood. Lippincott Williams & Wilkins, Philadelphia, pp 216–217

Benumof JL (1998) Anesthesia and uncommon diseases. 4th edn. Saunders, Philadelphia, pp 355–356

Burg G, Kunze J, Pongratz D et al. (Hrsg) (1990) Leiber – Die klinischen Syndrome, Bd 1, 7. Aufl. Urban & Schwarzenberg, München, S 705–706

Felber AR, Jelen-Esselborn S (1990) Narkoseführung bei einer Patientin mit kongenitaler Myopathie Typ Nemaline. Anaesthesist 39: 371–381

Shenkman Z, Sheffer O, Erez I et al. (2000) Spinal anesthesia for gastrostomy in an infant with nemaline myopathy. Anesth Analg 91: 858–859

Stackhouse R, Chelmow D, Dattel BJ (1994) Anesthetic complications in a pregnant patient with nemaline myopathy. Anesth Analg 79: 1195–1197

Wallgren-Pettersson C, Hiilesmaa VK, Paatero H (1995) Pregnancy and delivery in congenital nemaline myopathy. Acta Obstet Gynecol Scand 74: 659–661

# Kongenitale Trismussyndrome (KTS)

## Subtypen und Synonyme

Freeman-Sheldon-Sy (Syndrom des pfeifenden Gesichts, Kraniokarpotarsaldystrophie, engl. »whistling face«), Guerin-Stern-Sy Typ II E, Trismus-Pseudokamptodaktylie-Sy (Dutch-Kentucky-Sy, Hecht-Beals-Sy).

## Oberbegriffe

Kraniomandibulofaziale Missbildung, Kieferbogen-Ss.

## Organe/Organsysteme

Gesichtsschädel, Mandibula, M. masseter, Kaumuskulatur und Bandapparat.

## Ätiologie

Kongenital und hereditär mit autosomal-dominantem Erbgang. In einem Fall von Trismus-Pseudokamptodaktylie-Sy (TPS) konnte eine Fibrosierung des Bandapparates bzw. des M. masseter nachgewiesen werden.

## Verwandte Formen, Differenzialdiagnosen

Verschiedene Prozesse, die zu reduzierter Mundöffnung (Kiefersperre) führen: Submandibularabszess, Mundbodenabszess bzw. -phlegmone, Tonsillarabszess, Kiefergelenkluxation; succinylcholininduzierter Trismus (als eigenständiges Phänomen oder auch im Zusammenhang mit maligner Hyperthermie), Myotonien, Varianten des Guerin-Stern-Sy (Arthrogrypose).

## Symptome

Gemeinsames Leitsymptom aller Subtypen ist die schmerzlose reduzierte Mundöffnung (Kiefersperre).

Zusatzbefunde sind:

▬ beim Freeman-Sheldon-Sy: auffallend kleiner gespitzter (pfeifender) Mund, Mikrostomie, Hypertelorismus, Epikanthus, Ptose, Jochbeinhypoplasie, Mikroglossie, Mikrognathie, Mandibulahypolasie, Dysmorphien und Kontrakturen an den Extremitäten (Klumpfuß, Spitzfuß), Minderwuchs;

▬ beim Trismus-Pseudokamptodaktylie-Sy (TPS): Fingerdeformitäten (Pseudokamptodaktylie), Minderwuchs;

▬ Guerin-Stern-Sy, Arthrogrypose (s. dort).

## Vergesellschaftet mit

Wirbelsäulendeformität (Skoliose), Spina bifida (occulta), normale oder wenig reduzierte Intelligenz, Myopathien, maligne Hyperthermie.

## Therapie

Häufige Korrekturoperationen der Extremitäten, insbesondere der Mandibula.

## Anästhesierelevanz

Im Vordergrund stehen die zu erwartenden Intubationsschwierigkeiten. Die mitunter erheblich reduzierte Mundöffnung verhindert eine konventionelle Laryngoskopie. Auch die Gabe eines Relaxans verbessert die Intubationsbedingungen nur unwesentlich. Die Anwendbarkeit von depolarisierenden Muskelrelaxanzien (Succinylcholin) ist nicht endgültig abgeklärt. Da diese bei den differenzialdiagnostisch in Frage kommenden Alternativen (Guerin-Stern-Sy, Myotonien, MH-Prädisposition) kontraindiziert sind, sollten sie auch hier nicht verwendet werden.

### Spezielle präoperative Abklärung

Klärung der Ursache für die reduzierte Mundöffnung (Ausschluss von Abszessen und kieferorthopädischen Befunden), Ausschluss einer Myopathie (CK-Bestimmung, EMG), Familienanamnese erheben (MH?).

## Wichtiges Monitoring

Pulsoxymetrie, Kapnographie, kontinuierliche Temperaturkontrolle.

## Vorgehen

Rückenmarknahe Regionalanästhesietechniken sollten soweit wie möglich bevorzugt werden. Ist eine Allgemeinanästhesie indiziert, kann man Verfahren mit erhaltener Spontanatmung oder manuell asissistierte Maskennarkosen einsetzen. Bei Nüchternheit kann die Larynxmaske verwendet werden. Bei kooperativen und adäquat prämedizierten Patienten ist eine Wachintubation möglich (elektive fiberoptische transnasale Intubation, nötigenfalls auch blind nasale Intubation etc.). Hierbei soll Koniotomiebereitschaft bestehen. Zur Aspirationsprophylaxe eignet sich der Sellick-Handgriff (Krikoiddruck), ferner sollte vor der Einleitung 0,3-molares Natrium citricum (20–30 ml p.o.) oder ein $H_2$-Rezeptorenblocker gegeben werden.

❗ **Cave**

**Aspiration, depolarisierende Muskelrelaxanzien (Succinylcholin).**

## Literatur

Baum C, O'Flaherty JE (1999) Anesthesia for genetic, matabolic, and dysmorphic syndromes of childhood. Lippincott Williams & Wilkins, Philadelphia, pp 89–90

Burg G, Kunze J, Pongratz D et al. (Hrsg) (1990) Leiber–Die klinischen Syndrome, Bd 1, 7. Aufl. Urban & Schwarzenberg, München, S 258–259 und 748

Jones R, Dolcourt JL (1992) Muscle rigidity following halothane anesthesia in two patients with Freeman-Sheldon syndrome. Anesthesiology 77: 599–600

Meakin G (1992) Masseter spasm after suxamethonium. Br J Anaesth 68: 451

Smith CE, Donati F, Bevan DR (1989) Effects of succinylcholine at the masseter and adductor pollicis muscles in adults. Anaesth Analg 69: 158–162

Vaghadia H, Blackstock D (1988) Anaesthetic implication of the trismus pseudocamptodactyly (Dutch-Kentucky or Hecht-Beals) syndrome. Can J Anaesth 35: 80–85

# Lambert-Eaton-Rooke-Syndrom

## Synonyme

Eaton-Lambert-Sy, Pseudomyasthenie.

## Oberbegriffe

Dystone Myasthenie-Ss, Erkrankung der neuromuskulären Übertragung, paraneoplastisches Sy, Autoimmunerkrankung.

## Organe/Organsysteme

Neuromuskuläre Endplatte, Muskulatur, Mediastinum, Thoraxorgane, vegetatives (autonomes) Nervensystem.

## Ätiologie

Die Erkrankung tritt als paraneoplastisches Syndrom im Zusammenhang mit mediastinalen Tumoren (z. B. Lymphosarkom) oder kleinzelligen Bronchialkarzinomen auf. IgG-Autoantikörper werden in 50–90% der Fälle nachgewiesen. Autoimmunmechanismus ebenso möglich bei Sjögren-Sy, Autoimmunthyreoiditis, rheumatoider Arthritis. Der Defekt ist präsynaptisch und beruht auf einer verminderten Freisetzung von Acetylcholin.

## Verwandte Formen, Differenzialdiagnosen

Erb-Goldflam-Sy, Denny-Brown-Sy, atypische Cholinesterase, Myasthenia gravis pseudoparalytica, McArdle-Sy, Polyneuritiden, Bulbärparalysen, Duchenne-Sy II, Lubarsch-Pick-Sy, Albright-Hadorn-Sy, Charcot-Sy II, Curschmann-Batten-Steinert-Sy, Montandon-Sy, Good-Sy, Guillain-Barré-Sy, Polymyositis, familiäres Hypokaliämie-Sy (familiäre periodische Lähmung), cholinerge Krise, Thyreotoxikose, Relaxans- und Opiatüberhang.

## Symptome

Muskelschwäche (Myasthenie) mit vorwiegendem Befall des Schultergürtels und der oberen Extremität, Reflexminderung, posttetanische Faszikulationen. Ein typisches Phänomen ist, dass bei andauernder Betätigung die Muskelkraft zunimmt (Acetylcholinansammlung im synaptischen Spalt). Im EMG liegt eine verminderte Kontraktionsamplitude vor.

Symptome des vegetativen Nervensystems: Konstipation, Harnverhaltung, Mundtrockenheit, orthostatische Blutdruckschwankungen. Gewichtsabnahme. Störungen der Pupillenmotorik.

## Vergesellschaftet mit

Kleinzellige Bronchialkarzinome, Adenokarzinome der Lungen und der Mamma, Prostata-, Magen- und Rektumtumoren und weitere tumorbedingte Veränderungen (Raumforderungen, Abmagerung, Hypoproteinämie, Anämie).

## Therapie

3,4-Diaminopyridin, Pyridostigmin, Immunglobuline, Immunsuppression durch Azathioprin, Kortikoide, Plasmapherese.

## Anästhesierelevanz

Aufgrund einer »Up-Regulation« der Acetylcholinrezeptoren an der neuromuskulären Endplatte liegt eine Überempfindlichkeit auf alle Arten von Muskelrelaxanzien vor. Es kann zu einer (bis zu Tagen!) anhaltenden Nachwirkung kommen. Die vegetativen Symptome sollten beachtet werden und nicht durch Medikamente wie Atropin, Cholinesterasehemmer etc. verstärkt werden.

## Wichtiges Monitoring

Pulsoxymetrie, Kapnographie, Volumetrie, Relaxometrie, Temperatur.

## Vorgehen

Um Probleme mit der Muskelrelaxation zu vermeiden, sollten Regional- oder Lokalanästhesietechniken bevorzugt werden. Ist eine Allgemeinanästhesie unvermeidlich, sollte die Dosierung der Relaxanzien dem Bedarf individuell angepasst werden. Das erfordert eine »titrierende« Vorgehensweise unter ständiger Wirkungskontrolle (Relaxometrie). Nur kurz wirksame Relaxanzien verwenden (Succinylcholin, Atracurium, Vecuronium, Mivacurium). Gegebenenfalls muss eine längere Nachbeatmung durchgeführt werden.

## Beachte

Antagonisierungs- oder Therapieversuche mit Cholinesterasehemmern bleiben relativ wirkungslos (postsynaptischer Wirkort) und haben nur parasympathikomimetische Nebenwirkungen, die mit vorbestehenden Störungen des autonomen Nervensystems interferieren können. Darüber hinaus besteht die Gefahr einer cholinergen Krise. Zunahme der Muskelschwäche durch Antibiotika, Magnesium, Kalziumantagonisten, Jodkontrastmittel, Kumarinderivate, erhöhte Körpertemperatur.

🛈 Cave

**Relaxansüberhang, postoperative »awareness« bei fortbestehender Relaxation, arterielle Hypotonie, Atropin, Scopolamin, Cholinesterasehemmer, Temperaturanstieg.**

### Literatur

Adams DC, Heyer EJ (1997) Problems of anesthesia in patients with neuromuscular disease. Anesthesiol Clin North Am 15: 673–689

Burg G, Kunze J, Pongratz D et al. (Hrsg) (1990) Leiber – Die klinischen Syndrome, Bd 1, 7. Aufl. Urban & Schwarzenberg, München, S 411–412

Fitzal S (1992) Anästhesie bei neuromuskulären Erkrankungen. Anaesthesist 41: 730–742

Irita K, Satoh M, Akata T et al. (1990) Lambert-Eaton myasthenic syndrome. Can J Anaesth 37: 944

Le Corre F, Plaud B (1998) Neuromuscular disorders. Curr Opin Anaesthesiol 11: 333–337

Leonovicz BM, Gordon EA, Wass CT (2001) Paraneoplastic syndromes associated with lung cancer: a unique case of concomitant subacute cerebellar degeneration and Lambert-Eaton myasthetic syndrome. Anasth Analg 93: 1557–1559

Mason R (2001) Anaesthesia databook. A perioperative and peripartum manual, 3rd edn. Greenwich Medical Media, London, pp 153–154

Rosenkranz T (2003) Myopathien – Was muss der Anästhesist wissen? Anästhesiol Intensivmed Notfallmed Schmerzther 38: 483–488

Small S, Ali HH, Lennon VA et al. (1992) Anesthesia for an unsuspected Lambert-Eaton myasthenic syndrome with autoantibodies and occult smell cell lung carcinoma. Anesthesiology 76: 142–145

# Larsen-Syndrom

### Synonyme

Arthrodigitales Sy, Gelenkdysplasie-Zylinderfinger-Sy.

### Oberbegriffe

Osteochondrodysplasien, kongenitale Gelenkluxationen.

### Organe/Organsysteme

Gelenke, Gesichtsschädel, Skelett, Bindegewebe, Bewegungsapparat.

### Inzidenz

Wird bei ca. 1:100.000 vermutet.

### Ätiologie

Kongenital. Eine Verebung wird angenommen, vermutlich mit autosomal-rezessivem Erbmodus oder möglicherweise als autosomal-dominante Neumutation. Der Pathomechanismus ist unbekannt. Feststellbar sind Ossifikationsstörungen im Bereich der Epiphysenkerne und atypische Ossifikationszentren.

### Verwandte Formen, Differenzialdiagnosen

Verschiedene Zwergwuchs-Ss, Rotter-Erb-Sy, Guerin-Stern-Sy, otopalatodigitales Sy, Parrot-Sy, Maroteaux-Malamut-Sy, Marshall-Sy, Kniest-Sy, Ehlers-Danlos-Sy, Aarskog-Sy, Robinow-Silverman-Smith-Sy, Turner-Kieser-Sy, uveoarthrochondrales Sy, Arthroophthalmopathie-Sy, rezidivierende Polychondritis, Chondrodysplasie.

## Symptome

Hypertelorismus, eingesunkene Nasenwurzel, vorstehende Stirn, quadratische Gesichtsform, Spaltbildungen (LKG-Spalte), Dysplasien der großen Gelenke, Pes equinovarus, Wirbelsäulenanomalien (v. a. missgebildete Wirbelkörper im HWS-Bereich), zylinderförmige Finger.

### Vergesellschaftet mit

Tracheomalazie, subglottische Stenosierung, Schwerhörigkeit, Spina bifida cervicalis, Wirbelsäulendeformitäten (zervikale Kyphose), disproportionierter Minderwuchs, Atemstörungen im Säuglingsalter, Wundheilungsstörungen, hohe atlantookzipitale Subluxations- und Tetraplegiegefahr. Gelegentlich wurden Herzvitien, Erweiterung der Aorta und mentale Retardierung beobachtet.

### Therapie

Orthopädische Korrekturoperationen.

## Anästhesierelevanz

### Spezielle präoperative Abklärung

Röntgenuntersuchung der Halswirbelsäule zur Beurteilung der Beweglichkeit und Stabilität, zum Ausschluss einer Verengung des Spinalkanals und der Atemwege.

### Wichtiges Monitoring

Pulsoxymetrie, Kapnographie.

### Vorgehen

Anästhesieerfahrungen beim Larsen-Sy sind spärlich. In einem Fall wird über erhebliche Intubationsschwierigkeiten berichtet (kurzer Hals und anteriorer Larynx), bei anderen Fällen gab es damit keine Probleme. Generell sollten Vorkehrungen für Atemwegsprobleme getroffen werden. Alternative Intubations- und Beatmungstechniken sollten ohne ausgeprägte oder forcierte Reklination der HWS durchgeführt werden. Bei HWS-bedingten Bewegungseinschränkungen empfiehlt sich die Verwendung von Larynxmasken oder die elektive fiberoptische Intubation des wachen bzw. analgosedierten Patienten. In einem Fall wurde über eine subglottische Verengung berichtet, die post extubationem zu Atmungsschwierigkeiten führte und sich erst nach systemischer Kortikosteroidmedikation besserte.

Bei der Wahl der Anästhetika wird über keine Einschränkungen bzw. Kontraindikationen berichtet. Im Säuglings- und Kleinkindalter wird von einer gewissen Neigung zu spontanen Atemstörungen berichtet, die eine längere postoperative Überwachung der Atmungsfunktion erfordern.

 **Cave**
Atlantookzipitale Subluxation, Halsmarkeinklemmung, Anästhetikaüberhang.

### Literatur

Burg G, Kunze J, Pongratz D et al. (Hrsg) (1990) Leiber – Die klinischen Syndrome, Bd 1, 7. Aufl. Urban & Schwarzenberg, München, S 415
Chritchley, LAH, Chan L (2003) General anaesthesia in a child with Larsen syndrome. Anaesth Intensive Care 31: 217–220
Stevenson GW, Hall SC, Palmieri J (1991) Anesthetic considerations for patients with Larsen's syndrome. Anesthesiology 75: 142–144

# Leukodystrophien

### Subtypen und Synonyme

Metachromatische Leukodystrophie (Typ Austin = adulter Arylsulfatase-A-Mangel, Typ Greenfield = Sulfatlipidose, Typ Scholz-Bielschowsky-Henneberg = juvenile Zerebrosidsulfatidose), Adrenoleukodystrophie, Pelizaeus-Merzbacher-Krankheit, Krabbe-Krankheit, Canavan-Sy = van-Bogaert-Bertrand-Sy, Alexander-Sy.

### Oberbegriffe

Enzymopathie, Speicherkrankheiten = Thesaurismosen, Demyelinisierung, Demenz, Panneuropathie.

### Organe/Organsysteme

Myelin = weiße Hirnsubstanz, ZNS, peripheres Nervensystem, Sinnesorgane (Augen).

### Ätiologie

Hereditär, jedoch uneinheitlich mit verschiedenen Vererbungsmodalitäten. Allen gemeinsam ist die progrediente Degeneration der weißen Hirnsubstanz mit generalisiertem Abbau von zentralnervösen Funktionen.

### Verwandte Formen, Differenzialdiagnosen

Andere Enzephalopathien bzw. neurodegenerative Erkrankungen (multiple Sklerose, Jakob-Creutzfeld-Sy, Wernicke-Sy I, Marchiafava-Bignami-Sy, Jollofe-Sy, Kuru, Schilder-Krankheit, Balo-Krankheit, Hurst-Krankheit, Gangliosidosen).

## Symptome

Je nach Variante liegt ein unterschiedlicher Erscheinungszeitpunkt und Schweregrad der stets progredienten Symptomatik vor: psychomotorische Regression, Wesensveränderung von Affektlabilität bis zur völligen Apathie.

*Neurologische Symptomatik:* Ataxie, Apraxie, Aphasie, Athetose, Spastik, Optikusatrophie (Erblindung = Amaurose), Opisthotonus, Myoklonien, Krampfneigung.

### Vergesellschaftet mit

Respiratorische Infekte infolge von häufigen Aspirationen bei Dysphagie (Schluckstörungen).

### Therapie

Antikonvulsiva, orthopädische Eingriffe zur Korrektur von spastischen Haltungsstörungen.

## Anästhesierelevanz

Wesentliche Aspekte sind die reduzierte Kooperationsfähigkeit, respiratorische Vorerkrankungen, Lagerungsprobleme, Aspirationsgefahr und der inadäquate Muskeltonus der Patienten.

### Spezielle präoperative Abklärung

Thoraxröntgenaufnahme mit der Fragestellung nach bronchopulmonalen Infekten. Eine Lungenfunktionsprüfung ist wünschenswert, dürfte jedoch kaum durchführbar sein.

### Wichtiges Monitoring

Pulsoxymetrie, Kapnographie, kontinuierliche Temperaturkontrolle (aufgrund einer möglicherweise gestörten Autoregulation).

### Vorgehen

Die Prämedikation ist dem neuropsychologischen Zustand anzupassen. Agitierte Patienten können mit einem Sedativum (Benzodiazepine) vorbehandelt werden, ein vorzeitiger Bewusstseinsverlust ohne Kontrolle der Atemwege kann allerdings eine Aspiration begünstigen. $H_2$-Rezeptorenblocker sind geeignet, die Magensäurebildung zu unterdrücken.

Bei chronischer antikonvulsiver Medikation ist mit einer Enzyminduktion zu rechnen, was einen erhöhten Bedarf an Anästhetika (insbesondere Barbituraten) erwarten lässt. Die Krampfprophylaxe muss fortgeführt werden.

Zur Narkoseeinleitung sollte zunächst ein i.v.-Zugang hergestellt werden, damit eine »rapid-sequence induction« durchgeführt werden kann.

Pharmaka mit fraglicher konvulsiver oder fehlender antikonvulsiver Wirkung wie Enfluran und Ketamin sind nicht zu empfehlen. Es stehen genügend unbedenkliche Alternativen zur Verfügung: Barbiturate, Propofol, Etomidat, Halothan, Isofluran.

Zentral antidopaminerge Pharmaka (z. B. Haloperidol, Dehydrobenzperidol, Metoclopramid) sind kontraindiziert.

Nichtdepolarisierende Relaxanzien können bei angemessener Dosisanpassung verwendet werden, die Verwendung von Succinylcholin wird kontrovers diskutiert.

Bei der Narkoseausleitung bzw. Extubation ist eine erhöhte Aspirationsgefahr vorhanden.

Bei gesteigertem Muskeltonus ist mit Ventilationsproblemen zu rechnen, eine verlängerte postoperative $O_2$-Zufuhr und Überwachung ist häufig notwendig.

### Spezialfälle

Bei der Adrenoleukodystrophie kann eine Kortikoidsubstitution notwendig sein (ACTH-Test); beim Canavan-Sy liegt oft eine Makrozephalie vor, die eine sorgfältige Lagerung und einfühlsames Vorgehen bei Intubation und Beatmung erfordert.

 **Cave**

**Enfluran, Ketamin, Phenothiazine, Butyrophenone, Metoclopramid (Succinylcholin ist fraglich).**

### Literatur

Burg G, Kunze J, Pongratz D et al. (Hrsg) (1990) Leiber – Die klinischen Syndrome, Bd 1, 7. Aufl. Urban & Schwarzenberg, München, S 34, 115, 400, 424–426, 586

Fitzal S (1992) Anästhesie bei neuromuskulären Erkrankungen. Anaesthesist 41: 730–742

Tobias JD (1992) Anaesthetic considerations for the child with leukodystrophy. Can J Anaesth 39: 394–397

# Ludwig-Angina

### Synonyme

Angina Ludovici, submandibulare oder sublinguale Abszesse, Angina maligna, Morbus strangulatorius, Garotillo (span. für Henkerschlinge).

### Oberbegriffe

Mundbodenphlegmone, schwierige Intubation, Kieferklemme, Atemwegsverlegung.

### Organe/Organsysteme

Mundboden, obere Luftwege, Atemwege.

### Inzidenz

Auftreten meist bei Erwachsenen, selten bei Kindern; unbehandelt Mortalität von 50%, mit Antibiotika bis 8,5%.

Erstbeschreibung durch Wilhelm Frederick von Ludwig 1836.

### Ätiologie

Akute bakterielle Infektion, schnelle Expansion, Phlegmone im Mundboden, häufig von Stomatitis, Karies oder Lymphknotenabszess ausgehend.

### Verwandte Formen, Differenzialdiagnosen

Aktinomykose, Gumma, Malignom.

## Symptome

Plötzlicher Beginn mit starken Schluckbeschwerden, Schmerzen bei Zungenbewegung, schmerzhafte Infiltration, Schwellung des Mundbodens, Hals- und Nackenschmerzen, Nackensteife, Kiefersperre, Sprechbehinderung, Schwellung der Epiglottis, Ödem am Kehlkopfeingang, evtl. Atembeschwerden; septische Allgemeinsymptomatik: Fieber, Tachykardie.

### Vergesellschaftet mit

Bei Einschmelzung können Mediastinitis, Meningitis, retro- und parapharyngeale Abszesse auftreten.

## Anästhesierelevanz

Präoperativer Beginn der Antibiotikabehandlung; früher Therapiebeginn reduziert Häufigkeit des operativen Eingriffs. Gefahr einer Verlegung der Atemwege v. a. in Rückenlage.

### Spezielle präoperative Abklärung

Absolute Notfallindikation, da Luftwege akut verlegt werden können!

### Wichtiges Monitoring

Pulsoxymetrie, Kapnographie.

### Vorgehen

Fiberoptische Wachintubation als erste Option erwägen. Patienten sitzen lassen. Jedes weitere Vorgehen erfolgt in Tracheotomiebereitschaft. Postoperative Intensivüberwachung ist ratsam.

 **Cave**
Entleerung von Eiter durch mechanischen Reiz beim Intubieren vermeiden.
Hohes Risiko für Aspiration und Pneumonie.
Akute Obstruktion der Luftwege durch Laryngospasmus oder Epiglottisschwellung möglich.

### Literatur

Neff SP, Merry AF, Anderson B (1999) Airway management in Ludwig's angina. Anaesth Intensive Care 27: 659–661

Spitalnic SJ, Sucov A (1995) Ludwig's angina: case report and review. J Emerg Med 13: 499–503

# Maligne Hyperthermie (MH)

## Synonyme

Familiäres Narkose-Hyperthermie-Sy, maligne Hyperpyrexie, engl. »malignant hyperthermia, human stress syndrome«.

## Oberbegriffe

Myopathie, anästhesiespezifische Komplikation, pharmakogenetische Erkrankung, Idiosynkrasie.

## Organe/Organsysteme

Muskulatur, Bewegungsapparat, Stoffwechsel, Herz-Kreislauf-System.

## Inzidenz

Dies ist eine Zusammenfassung der neuesten Daten zur Inzidenz:

1:25 bei Kindern für Strabismusoperationen, wenn diese Succinylcholin und Halothan erhalten.

1:4200 Verdacht auf abgelaufene MH-Episode bei Anwendung von Triggersubstanzen und 1:16.000 generell auf Allgemeinanästhesien.

1:150.000 bei Kindern in Nordamerika.

1:50.000 bis 150.000 bei Erwachsenen in Nordamerika.

1:60.000 in Deutschland.

1:62.000 fulminante Krisen auf Allgemeinanästhesien mit Triggersubstanzen und 1:220.000 auf Allgemeinanästhesien generell in Dänemark.

1:250.000 für alle Altersklassen und Anästhesieverfahren.

Etwa 6,5% aller erfassten MH-Fälle verlaufen fulminant. Die Mortalität lag ursprünglich bei 70–80%, seit Einführung des Dantrolens 1979 bei <10%.

## Ätiologie

Hereditär mit autosomal-dominantem Erbgang und nachweisbarer familiärer Häufung. Der Pathomechanismus beruht auf einer gestörten Kalziumwiederaufnahme in das sarkoplasmatische Retikulum der Muskelzelle. Das führt zu einer extremen Steigerung der aeroben und anaeroben Stoffwechselprozesse, was in der Muskula-

tur eine massive Rhabdomyolyse nach sich ziehen kann.

## Verwandte Formen, Differenzialdiagnosen

Malignes neuroleptisches Sy, King-Sy, Broadbent-Sy, Karnitin-Palmityl-Transferase-Mangel, Hyperpyrexie-Sy des Säuglings, Ombredanne-Sy, Irritations-Sy des Mesodienzephalons, akute febrile Katatonie, zentral-anticholinerges Sy, Hyperthyreose, Tetanie, Enzephalopathien, malignes Dopa-Entzugs-Sy (bei Unterbrechung der Parkinson-Therapie), Phäochromozytom, subdurale Kontrastmittelinjektion.

## Symptome

Merkmalträger sind weitgehend unauffällig, jedoch anfallgefährdet, sobald sie Triggersubstanzen ausgesetzt sind. Indizien für eine MH-Prävalenz sind: spontane Muskelkrämpfe, Ptose, Strabismus, Hypermotilität der Gelenke, Trismus, Fieber und Myoglobinurie bei Anstrengung.

| Gegenüberstellung der Symptome und Laborparameter des malignen neuroleptischen Sy (MNS), der malignen Hyperthermie (MH) und des Serotonin-Sy. (Nach Gerbershagen et al. 2001) | | | |
|---|---|---|---|
| Symptome | MNS | MH | Serotonin-Sy |
| Schnelligkeit der Manifestation | – | +++ | ++ |
| Fieber | ++ | +++ | ++ |
| Muskelrigidität | +++ | +++ | + |
| Kreatinkinase-Anstieg | +++ | +++ | + |
| Myoglobinurie | ++ | +++ | + |
| Rhabdomyolyse | ++ | +++ | ++ |
| Tachykardie | ++ | +++ | + |
| Hämodynamische Veränderungen | + | ++ | + |
| Tachypnoe/ Hyperkapnie | ++ | +++ | + |
| Verhaltensveränderung | ++ | (+) | +++ |
| Bewusstseins- veränderung | +++ | (+) | +++ |

| Leukozytose | + | – | +++ |
| Kloni | – | – | +++ |
| Zittern | – | – | +++ |
| Tremor | – | – | +++ |
| Hyperreflexie | – | – | +++ |

## Labor

Eine erhöhte CK (CPK) kann ein Hinweis auf eine MH-Gefährdung sein, allerdings sind bei MH-unverdächtigen Personen (MHN: »MH non-susceptible«) 10% pathologische Werte zu finden. Beweisend ist ein positiver In-vitro-Koffein-Kontraktionstest unter Halothan (MHS: »MH susceptible«), wenngleich es ca. 10–15% unklare Ergebnisse (sog. MHE: »MH equivocal«) gibt mit einem kleinen Rest potenziell falsch-negativer Aussage (Sensitivität: 97–99% in Europa, 97% in den USA. Spezifität 93,6% in Europa, 78% in den USA).

Die CGS »clinical grading scale« hilft, das Risiko einer MH-Disposition abzuschätzen, erfordert aber eine ganze Reihe von Befunden, die nicht immer verfügbar sind. Dadurch tendiert sie zur »Unterschätzung« des MH-Risikos und ist kein akzeptabler Ersatz für den aufwendigen In-vitro-Koffein-Kontraktionstest.

## Vergesellschaftet mit

Bei 30–50% der Patienten mit MH-Disposition lassen sich überwiegend unspezifische pathologische Befunde am Skelettmuskel nachweisen.

Unstrittig MH-assoziierte Muskelerkrankungen sind: Myotonia congenita, Duchenne-Muskeldystrophie, Osteogenesis imperfecta, Wirbelsäulenanomalien, Arthrogryposis, malignes neuroleptisches Sy, Zentralfibrillenmyopathie (»central core disease«), King-Denborough-Sy.

Gelegentlich assoziiert sind: familiäre periodische Lähmung, Hernien, lymphatische Leukämie. Unabhängig von Anästhesien treten in MH-Familien häufiger Kardiomyopathien und kardial bedingte Todesfälle auf.

## Anästhesierelevanz

Die Auslösung eines MH-Anfalls geschieht durch MH-Triggersubstanzen wie Succinylcholin und volatile Anästhetika, möglicherweise in seltenen Fällen auch durch Stress. Die experimentell nachweisbaren Unterschiede bezüglich Triggerschwelle unter den volatilen Anästhetika (stärkster Trigger ist Halothan) spielen klinisch keine Rolle und ändern nichts an der generellen Kontraindikation der gesamten Gruppe. Neuerdings wird Cresol, ein häufig verwendeter Konservierungsstoff in verschiedenen Arzneimitteln, wie Succinylcholin, Insulin, Heparin, inhalativen Bronchospasmolytika und diversen Hormonpräparaten, als Triggersubstanz verdächtigt.

Dass Lokalanästhetika vom Amidtyp als Trigger wirken können, wird heute überwiegend verneint. Weitere Medikamente, die nicht verabreicht werden sollten, sind: Atropin, Methoxyfluran, Cyclopropan, Neuroleptika (insbesondere im Zusammenhang mit dem malignen neuroleptischen Sy), Dekamethonium, Gallamin, d-Tubocurarin, Phenothiazine, MAO-Hemmer und trizyklische Antidepressiva. Ketamin gilt nicht als Triggersubstanz, aufgrund seiner sympathikoadrenergen Stimulation kann es aber bei prädisponierten Personen zu diagnostischer Unsicherheit führen.

### Symptomatik des MH-Anfalls

Tachykardie (mit 80% häufigstes Symptom!), Hyperkapnie, Hyperthermie (>1°C/h; Hyperpyrexie, Fieber), Arrhythmien, Tachypnoe (bei Spontanatmung), Zyanose, Schwitzen, respiratorische und metabolische Azidose, Muskelrigor (v. a. der Kaumuskulatur, Masseterspasmus, Trismus), starke Fibrillation nach Succinylcholin, Myoglobinämie, Myoglobinurie, Rhabdomyolyse, CK- (CPK-)Erhöhung, Verbrauchskoagulopathie, Gerinnungsstörung, akutes Nierenversagen.

### Wichtiges Monitoring

Bei MH-gefährdeten Patienten: kontinuierliche Temperaturmessung, Kapnographie, Pulsoxymetrie, Blutgasanalyse und Säure-Basen-Status, Diurese, Volumetrie bei Spontanatmung.

### Vorgehen beim MH-Anfall

Triggersubstanzen stoppen und i.v.-Anästhetika applizieren. $F_IO_2 = 1,0$. Frischgasfluss und Ventilation steigern, bis Normokapnie erreicht ist, Anästhesieschläuche wechseln und Verdampfer entfernen, den Patienten großflächig kühlen. Magen-, Blasen-

und evtl. Peritonealspülung mit kalten Lösungen. Operativen Eingriff zügig abschließen.

Therapie mit Dantrolen: 1,0 mg/kg KG über 5 min, danach Dantroleninfusion bis zu einer Gesamtdosis von 2,5 mg/kg KG. Bei Persistenz der Symptomatik die Dantrolengabe wiederholen, bis die Befunde sich bessern.

Antiarrhythmische Behandlung (ggf. mit Lidocain i.v.). Korrektur des Säure-Basen-Haushalts mit Natriumbikarbonat, Diurese forcieren auf mindestens 1–2 ml/kg/h.

Entsprechende Überwachung auch auf die postoperative Phase ausdehnen. Nachdem über ein Einsetzen der Symptomatik am 1. postoperativen Tag berichtet wurde, sollten MH-verdächtige Patienten nicht ambulant anästhesiert werden und für 24 h unter Überwachung bzw. Beobachtung bleiben.

### Hinweis

Patienten mit neu auftretender MH genau aufklären und Blutsverwandte informieren, ggf. Koffein-Halothan-Kontrakturtest veranlassen, Bescheinigung über MH-Prävalenz ausstellen.

Bei bekannter familiärer Belastung bzw. Verdacht auf MH: Triggersubstanzen vermeiden, frisches Narkosegerät mit abmontiertem Verdampfer benutzen. Eine orale Dantrolen-Prophylaxe wird nicht mehr empfohlen. Die intravenöse Prophylaxe mit Dantrolen (2,5 mg/kg unmittelbar präoperativ) ist z. Zt. noch umstritten. Eine absolut triggerfreie Anästhesie sollte nach neuester Ansicht ausreichen, zumal die typischen Nebenwirkungen des Dantrolens (Nausea, Vomitus, Kopfschmerzen, Muskelschwäche, »fatigue«, Uterusatonie) vermieden werden können.

### Cave

Triggersubstanzen, v. a. Succinylcholin und volatile Anästhetika, Stress, Glykoside.

### Literatur

Ali SZ, Taguchi A, Rosenberg H (2003) Malignant hyperthermia. Best Pract Res Clin Anaesthesiol 17: 519–533

Allen GC, Larach MG, Kunselman AR (1998) The sensitivity and specificity of the caffeine-halothane contracture test: a report from the North American Malignant Hyperthermia Registry. Anesthesiology 88: 579–588

Breucking E, Mortier W (2002) Maligne Hyperthermie und andere neuromuskuläre Erkrankungen. Anästhesiol Intensivmed 43: 810–824

Fiege M, Wappler F (2003) Maligne Hyperthermie – Update 2002. Anästhesiol Intensivmed Notfallmed Schmerzther 38: 478–482

Fletcher JE, Rosenberg H, Aggarwal M (1999) Comparison of European and North American malignant hyperthermia diagnostic protocol outcomes for use in genetic studies. Anesthesiology 90: 645–648

Gerbershagen MU, Ito WD, Wappler F et al. (2001) Malignes neuroleptisches Syndrom nach Haloperidolapplikation. Anaesthesist 50: 329–332

Gronert GA (1997) Testing for MH susceptibility. Acta Anaesthesiol Scand 41: 953–954

Krause T, Gerbershagen MU, Fiege M et al. (2004) Dantrolene – A review of ist pharmacology, therapeutic use and new developments. Anaesthesia 59: 364–373

McKenny KA, Holman SJ (2002) Delayed postoperative rhabdomyolysis in a patient subsequently diagnosed as malignant hyperthermia susceptible. Anesthesiology 96: 764–765

Plattner O, Kurz A, Sessler DI et al. (1997) Efficacy of intraoperative cooling methods. Anesthesiology 87: 1089–1095

Pollock NA, Langton EE (1997) Management of malignant hyperthermia susceptible parturients. Anaesth Intensive Care 25: 398–407

Rajabally YA, El Lahawi M (2002) Hypokalemic periodic paralysis associated with malignant hyperthermia. Muscle Nerve 25: 453–455

Rosenbaum HK, Miller JD (2002) Malignant hyperthermia and myotonic disorders. Anesthesiol Clin North Am 20: 623–664

Steinfath M, Wappler F (2000) Maligne Hyperthermie. Anästhesiol Intensivmed Notfallmed Schmerzther 35: 147–172

Ummenhofer W, Roesslein R, Sutter PM et al. (1996) Muscle biopsy for malignant hyperthermia screening in children. Eur J Pediatr Surg 7: 259–262

von Richthofen V, Wappler F, Scholz J et al. (1998) Evaluierung von Maligne-Hyperthermie-Episoden mit der Clinical Grading Scale. Anästhesiol Intensivmed Notfallmed Schmerzther 33: 244–249

Wappler F, Scholz J, von Richthofen V et al. (1998) Inzidenz der malignen Hyperthermie bei Patienten mit neuromuskulären Erkrankungen. Anästhesiol Intensivmed Notfallmed Schmerzther 33: 373–380

Wappler F (2001) Malignant hyperthermia. Eur J Anaesthesiol 18: 632–652

# Malignes neuroleptisches Syndrom (MNS)

### Synonyme

Engl. »neuroleptic malignant syndrome«.

### Oberbegriffe

Myopathie, pharmakogenetische Erkrankung, psychopharmakainduzierte Idiosynkrasie.

### Organe/Organsysteme

Muskulatur, ZNS, Stoffwechsel.

### Inzidenz

Bei ca. 0,07–1,8% der chronischen neuroleptischen Medikationen. Es wird eine gewisse Häufung bei jungen Männern postuliert.

### Ätiologie

Unklar. Es wird eine zentrale dopaminhemmende Wirkung der Triggersubstanzen im Bereich der Basalganglien und des Hypothalamus sowie peripher eine Hemmung der Kalziumaufnahme in das sarkoplasmatische Retikulum der quergestreiften Muskelzellen (analog zum Pathomechanismus der malignen Hyperthermie) vermutet. Der Pathomechanismus beruht auf einer Steigerung der aeroben und anaeroben Stoffwechselprozesse mit nachfolgender Rhabdomyolyse. Die Mortalität liegt zwischen 5 und 22%.

### Verwandte Formen, Differenzialdiagnosen

Maligne Hyperthermie, akute febrile (letale) Katatonie, King-Sy, zentral-anticholinerges Sy, Hyperthyreose, Tetanie, Enzephalopathien, Broadbent-Sy, Ombredanne-Sy, Irritations-Sy des Mesodienzephalon, malignes Dopa-Entzugs-Sy (bei abruptem Absetzen der medikamentösen Parkinson-Therapie), subdurale Kontrastmittelinjektion (iatrogen), Sepsis, pharmakainduziertes Fieber (z. B. nach MAO-Hemmern, trizyklischen Antidepressiva), Serotonin-Sy, sog. »Hitzschlag«.

### Beachte

Im Unterschied zur MH erfolgt die Triggerung durch Neuroleptika, wobei die Krankheitentwicklung vergleichsweise langsam (über Stunden, Tage oder Wochen) verläuft.

## Symptome

Hyperthermie (Hyperpyrexie) bis ca. 41°C, Hypermetabolismus, Muskelrigidität (Rigor), Trismus, Masseterspasmus, vegetative Dysfunktion, Blutdruckschwankungen, Tachypnoe, Tachykardie, extrapyramidale Störungen, Opisthotonus, wechselnde Bewusstseinsstörungen (fluktuierendes Koma), Diaphorese. Die Symptomatik setzt Tage oder Wochen nach Ansetzen der neuroleptischen Medikation ein und entwickelt sich bis zum Vollbild innerhalb 24–72 h.

Prädisponierende Faktoren sind erhöhte Umgebungstemperatur, Dehydratation, Alkoholismus, Infektionen und Lithiumkomedikation.

Im Rahmen schwerer Verläufe: respiratorische Insuffizienz, akute Niereninsuffizienz (Nierenversagen), Herz-Kreislauf-Versagen.

| Gegenüberstellung der Symptome und Laborparameter des malignen neuroleptischen Sy (MNS), der malignen Hyperthermie (MH) und des Serotonin-Sy. (Nach Gerbershagen et al. 2001) | | | |
|---|---|---|---|
| Symptome | MNS | MH | Serotonin-Sy |
| Schnelligkeit der Manifestation | – | +++ | ++ |
| Fieber | ++ | +++ | ++ |
| Muskelrigidität | +++ | +++ | + |
| Kreatinkinase-Anstieg | +++ | +++ | + |
| Myoglobinurie | ++ | +++ | + |
| Rhabdomyolyse | ++ | +++ | ++ |
| Tachykardie | ++ | +++ | + |
| Hämodynamische Veränderungen | + | ++ | + |
| Tachypnoe/ Hyperkapnie | ++ | +++ | + |
| Verhaltensveränderung | ++ | (+) | +++ |
| Bewusstseinsveränderung | +++ | (+) | +++ |
| Leukozytose | + | – | +++ |
| Kloni | – | – | +++ |
| Zittern | – | – | +++ |
| Tremor | – | – | +++ |
| Hyperreflexie | – | – | +++ |

### Labor

CK- (CPK-)Erhöhung, Kaliumanstieg, Leukozytose, Leberenzyme, Myoglobin im Serum und Urin.

**Vergesellschaftet mit**

Über einen Zusammenhang mit dem Hallervorden-Spatz-Sy ist berichtet worden.

**Therapie**

Dantrolen, Bromokriptin, Amantadin, elektrokonvulsive Therapie (Elektroschocks), Wiederaufnahme einer (unterbrochenen) Anti-Parkinson-Medikation. Solange die Diagnose nicht gesichert ist, sollte eine empirische antibiotische Therapie begonnen und ggf. nach mikrobiologischer Ausschlussdiagnose wieder abgesetzt werden.

## Anästhesierelevanz

Im Gegensatz zur MH tritt das MNS nicht primär im Zusammenhang mit Anästhesien, sondern im Rahmen von psychopharmakologischen Therapien auf. Aufgrund des langsameren Verlaufs wird der Anästhesist in der Regel nicht unerwartet mit dem Problem des MNS konfrontiert. Die Diagnose sollte präoperativ bekannt sein. Außer der Unterlassung einer neuroleptischen Medikation ist die Vorgehensweise die gleiche wie bei bekannter maligner Hyperthermie. Wichtig ist die Aufrechterhaltung der kompromittierten Vitalfunktionen, nämlich Kreislauf-, Volumen- und Hydratationsstatus, sowie die Atmung.

**Spezielle präoperative Abklärung**

Umfassende Untersuchung der vitalen Organfunktionen und der Homöostase (Wasser-Elektrolyt- und Säure-Basen-Status) bzw. »großes Routinelabor«; Blutbild inklusive Thrombozyten, CK (CPK), AST, ALT, LDH, Gerinnungs-, Leber- und Nierenfunktionsparameter.

**Wichtiges Monitoring**

Invasive Blutdruckmessung, zentraler Venendruck, perioperativ kontinuierliche Temperaturkontrolle, Kapnographie, Pulsoxymetrie, Atemfrequenzmessung und Volumetrie bei Spontanatmung.

**Vorgehen**

Am wichtigsten ist das Weglassen von MH-auslösenden Substanzen und Faktoren, obwohl ein gleichzeitiges Vorliegen beider Erkrankungen bisher nicht endgültig bewiesen wurde. Dennoch sollten die gleichen anästhesiologischen Indikationen und Kontraindikationen gestellt werden wie bei der MH (s. dort).

Pharmaka, die mit der Auslösung einer MNS in Zusammenhang gebracht wurden:

- Butyrophenone,
- Phenothiazine,
- Thioxanthine,
- Clozapin,
- Lithium,
- Droperidol,
- Metoclopramid,
- Trabenazin,
- Loxapin,
- Carbamazepin,
- Kokain,
- (Entzug von) Levodopa.

Neben der Vermeidung auslösender Faktoren und der hoch dosierten Dantrolentherapie über mehrere Tage (▸ s. MH) ist die unspezifische Intensivbehandlung der aktuellen Symptomatik – insbesondere die Wiederherstellung der Homöostase und der normalen Organfunktionen – von wesentlicher Bedeutung.

 **Cave**
**Neuroleptika und die bekannten MH-Triggersubstanzen (Succinylcholin, volatile Anästhetika).**

**Literatur**

Benumof JL (1998) Anesthesia and uncommon diseases, 4th edn. Saunders, Philadelphia, pp 379–380

Gerbershagen MU, Ito WD, Wappler F et al. (2001) Malignes neuroleptisches Syndrom nach Haloperidolapplikation. Anaesthesist 50: 329–332

Hayashi K, Chihara E, Sawa T, Tanaka Y (1993) Clinical features of neuroleptic malignant syndrome in basal ganglia disease. Anaesthesia 48: 499–502

Kelly D, Brull SJ (1994) Neuroleptic malignant syndrome and mivacurium: a safe alternative to succinylcholine? Can J Anaesth 41: 845–849

Mitterschiffthaler G, Hackl JM, Neumann R (1989) Malignes Neurolept-Syndrom und maligne Hyperthermie. Anaesthesist 38: 210–213

Parke TJ, Wheatley SA (1992) Anaesthesia in the neuroleptic malignant syndrome. Anaesthesia 47: 908

Portel L, Hilbert G, Gruson D et al. (1999) Malignant hyperthermia and neuroleptic malignant syndrome in a patient during treatment for acute asthma. Acta Anaesthesiol Scand 43: 107–110

Tsujimoto S, Maeda K, Sugiyama T et al. (1998) Efficacy of prolonged large-dose dantrolene for severe neuroleptic malignant syndrome. Anesth Analg 86: 1143–1144

Vitkun SA, Boccio RV, Poppers PJ (1990) Anesthetic management of a patient with neuroleptic malignant syndrome. J Clin Anesth 2: 188–191

Young CC, Kaufman BS (1995) Neuroleptic malignant syndrome postoperative onset due to levodopa withdrawal. J Clin Anesth 7: 652–656

# Marfan-Syndrom

## Synonyme

Erb-Achard-Sy, Arachnodaktylie, Dolichostenomelie, partieller Gigantismus, Hyperchondroplasie, Akrochondrohyperplasie.

## Oberbegriffe

Meso- und ektodermale Dystrophie (Dysplasie), Kollagenopathie, Aniridie-Ss.

## Organe/Organsysteme

Bindgewebe, Skelett, Gelenke, Bewegungsapparat, Augen, Herz-Gefäß-System.

## Inzidenz

1:20.000 bis 1:100.000. Prävalenz 1:3000 bis 1:5000. Etwa 8000 Fälle in Deutschland. Lebenserwartung mittlerweile von 40 auf 60 Jahre gestiegen. In 92% der Fälle kreislaufbedingte Todesursache.

## Ätiologie

Kongenital und heredität mit autosomal-dominantem Erbgang in 85% der Fälle und Neumutationen bei 15–30% auf Chromosom 15. Mehr als 200 verschiedene Mutationen mit variablem Phänotyp sind beschrieben. Aufgrund von fehlerhaft synthetisiertem Kollagen kommt es zu Funktionseinschränkungen des Bindegewebes in verschiedenen Organen.

## Verwandte Formen, Differenzialdiagnosen

Kollagen-Hydroxyprolin-Mangel-Sy, Multiple-Exostosen-Sy, Sack-Barabas-Sy, Gorlin-Cohen-Sy, Ehlers-Danlos-Sy, Metagerie-Sy, Stiller-Sy, Arthroachalasis multiplex congenita, Pierre-Marie-Sy, Dysraphie-Ss, Cowden-Sy, Homocystinurie-Sy, Forney-Robinson-Pascoe-Sy, Marchesani-Sy, Grönblad-Strandberg-Sy, Krabbe-Sy II, atonisch-sklerotisches Muskeldystrophie-Sy, Rieger-Sy, Rotter-Erb-Sy, Sohar-Sy.

## Symptome

Spinnenfingrigkeit, abnorme Dehnbarkeit (Überstreckbarkeit) der Gelenke, Dysodontie, Irishypoplasie oder Aniridie (Linsenluxation, Linsenschlottern), Netzhautablösung (Amotio), Mikrogenie, »Vogelgesicht«. Die Muskulatur ist im Allgemeinen unterentwickelt (Asthenie).

## Vergesellschaftet mit

Spaltbildungen (LKG-Spalte, Wolfsrachen), Trichterbrust, Wirbelsäulendeformitäten, Hernien, Aneurysmen der großen Gefäße, Koronarthrombose, Herzvitien (Aorteninsuffizienz, Mitralklappenprolaps), Spontanpneumothorax, Lungenemphysem, Bronchiektasen (röntgenologisches Korrelat: »Wabenlunge«).

Die geistige Entwicklung ist meist normal.

## Therapie

Diese beschränkt sich auf die Vermeidung einer Aneurysmabildung bzw. -ruptur, d. h. Überwachung und ggf. Einstellung des Blutdrucks insbesondere mit β-Blockern auf normale Werte. Vermeidung maximaler und isometrischer Muskelanspannung sowie von Kontaktsportarten.

## Anästhesierelevanz

Elektive und notfallmäßige Operation thorakaler Aortenaneurysmen, Mitralklappenersatz, Leistenhernienoperationen.

### Spezielle präoperative Abklärung

Thoraxröntgenaufnahme, ggf. Lungenfunktionsprüfung, Ausschluss von Gefäßaneurysmen (Echokardiographie, Angiographie).

### Wichtiges Monitoring

Kontinuierliche invasive Blutdruckmessung (zur besseren Vermeidung von Blutdruckspitzen). Ein wichtiger Ventilationsparameter ist der Beatmungsdruck (Gefahr von Barotrauma, Pneumothorax).

### Vorgehen

Alle Anästhesiemethoden, welche stabile und konstante Kreislaufverhältnisse ermöglichen, sind anwendbar. Bei Nachweis ausgeprägter pulmonaler Befunde (Emphysem, Bronchiektasen) bzw. anamnestisch bekannten Spontanpneumothoraces sollten Anästhesietechniken ohne Beatmungsnotwendigkeit bevorzugt werden. Die Lagerung ist mit besonderer Sorgfalt vorzunehmen. Mit Intubationsschwierigkeiten ist zu rechnen (v. a. bei Vorliegen von Mikrogenie, LKG-Spalten, Kiefergelenksubluxation). Zur Beherrschung von Intubationsproblemen entsprechende Ausrüstung bereithalten.

Bei Herzklappenvitien sollte eine Endokarditisprophylaxe durchgeführt werden.

### ⏷ Cave

**Blutdruckspitzen, hohe Beatmungsdrücke, Erhöhung des Augeninnendrucks, Lagerungsschäden. Relative Kontraindikation für Ketamin.**

### Literatur

Abel M (1989) Anästhesiologische Besonderheiten bei Kindern mit Syndromen und seltenen Erkrankungen. Springer, Berlin Heidelberg New York Tokio, S 137–138

Adam H, Radow L (2002) Anästhesie zur Sectio caesarea mit akuter Aorten-Dissektion bei Marfan-Syndrom. Anästhesiol Intensivmed Notfallmed Schmerzther 37: 630–635

Baum C, O'Flaherty JE (1999) Anesthesia for genetic, metabolic, and dysmorphic syndromes of childhood. Lippincott Williams & Wilkins, Philadelphia, pp 184–186

Brar HB (2001) Anaesthetic management of a caesarean section in a patient with Marfan`s syndrome and aortic dissection. Anaesth Intensive Care 29: 67–70

Burg G, Kunze J, Pongratz D et al. (Hrsg) (1990) Leiber – Die klinischen Syndrome, Bd 1, 7. Aufl. Urban & Schwarzenberg, München, S 451–453

Carrel T, Schnyder A, Zurmühle P et al. (2003) Das Marfan-Syndrom. Schweiz Med Forum 46: 1096–1107

Gordon CF, Johnson MD (1993) Anesthetic management of the pregnant patient with Marfan syndrome. J Clin Anesth 5: 248–251

Mason R (2001) Anaesthesia databook. A perioperative and peripartum manual, 3rd edn. Greenwich Medical Media, London, pp 303–306

Wells DG, Podolakin W (1987) Anaesthesia and Marfan's syndrome: case report. Can J Anaesth 34: 311–314

# Mastozytose

### Synonyme und Subtypen

Urticaria pigmentosa, Urticaria xanthelasmoidea, Mastozytom, M. Nettleship, Teleangiectasia macularis eruptiva persistens.

Mastzellenlymphome und Mastzellenleukämie sind maligne Varianten.

### Oberbegriffe

Benigne Retikulosen.

### Organe/Organsysteme

Myelopoese, Mastzellen, Haut, Atmungsorgane, Herz-Kreislauf-System, Gastrointestinaltrakt, Skelett.

### Inzidenz

Sehr selten; 1:2500 der dermatologischen Patienten (gilt für Urticaria pigmentosa in den USA). Überwiegende Hautmanifestation, 10% systemisch.

### Ätiologie

Unklar, aufgrund familiärer Häufung vermutlich hereditär. Es liegt eine abnormal gesteigerte Proliferation und Gewebeeinlagerung von Mastzellen vor, die paroxysmal große Mengen Histamin freisetzen können. Vereinzelt wurden auch andere sezernierte Substanzen nachgewiesen wie: Prostaglandin D2, Heparin, Hyaluronsäure, Leukotriene, Serotonin u. a. m. Extrem selten, aber hochgradig aggressiv ist die Form der Proliferation in parenchymalen Organen.

### Verwandte Formen, Differenzialdiagnosen

Karzinoid-Sy, Apudome (Glomustumoren), Phäochromozytom, Bouveret-Sy, Xanthome, Bäfverstedt-Sy, Bloch-Sulzberger-Sy, kongenitales Porphyrindermatose-Sy, Muckle-Wells-Sy, Nävoxanthoendotheliom-Sy, Urticaria chronicum cum pigmentatione, pigmentierte Pityriasis lichenoides chronica, lentikuläres Syphilid, Bazex-Sy, Schamberg-Sy.

## Symptome

Anfallsauslösung durch histaminliberierende Substanzen (Anästhetika), mechanische Irritation (Trauma), Stress, Alkohol, bestimmte Nahrungsmittel bei vorbestehender Überempfindlichkeit, größere Temperatursprünge.

*Effekte der Histaminausschüttung:* Flush, Abdominalschmerzen (Koliken), Diarrhö, Atembeschwerden (Bronchospastik), Kopfschmerzen, Übelkeit, Erbrechen, Schüttelfrost, Fieber, psychische Störungen (vorübergehende Desorientiertheit), Tachykardien, Arrhythmien, Blutdruckschwankungen (v. a. Hypotension), Synkopen.

*Hautmanifestationen:* Pruritus, diffus verteilte pigmentierte Urtikaria (positives Darier-Zeichen) hauptsächlich am Rumpf, isolierte Mastozytome.

## Labor

Histaminspiegel im Serum sind wegen der kurzen Halbwertszeit von geringem Wert, außerdem gibt es keine eindeutige Korrelation zwischen Histaminspiegel und Schweregrad der Symptomatik. Stattdessen ist der Nachweis von Methylhistamin im Urin praktikabel. Die Tryptase wird zusammen mit dem Histamin aus den Mastzellen ausgeschüttet und ist im Serum noch Stunden später nachweisbar. Weitere weniger spezifische Laborparameter sind Leukozytose und Anämie; gelegentlich liegt eine unspezifische, mäßiggradige Verlängerung von Gerinnungsparametern vor.

## Vergesellschaftet mit

Hepatosplenomegalie.

## Therapie

Topische Kortikoidanwendung, $H_1$- und $H_2$-Rezeptorenblocker, Prostaglandinsynthesehemmer (Acetylsalicylsäure), Chlorambucil, Cromoglycinsäure.

# Anästhesierelevanz

Wesentliches Ziel des anästhesiologischen Vorgehens ist die Vermeidung oder Begrenzung einer Freisetzung von Histamin und von anderen Gewebehormonen sowie die Beherrschung ggf. auftretender Kreislauf- und Atmungsprobleme. Tödliche Verläufe sind beschrieben!

## Spezielle präoperative Abklärung

Blutbild, Gerinnungsparameter (Quick, PTT, Thrombozytenzahl und -funktionsfähigkeit). Eine Bestimmung der Histaminspiegel bringt außer einem eventuellen Erkrankungsnachweis keine nützlichen Erkenntnisse für den Anästhesieverlauf.

Eine präoperative intrakutane Testung von anästhesierelevanten Medikamenten kann nützlich sein.

## Wichtiges Monitoring

EKG, zentraler Venendruck, invasive Blutdruckmessung, Pulsoxymetrie, Kapnographie, Beatmungsdrücke, Elektrolyte im Serum, Körpertemperatur.

## Vorgehen

Zur Prämedikation eignen sich Benzodiazepine (Stressreduktion), ferner wird präoperativ eine prophylaktische intravenöse $H_1$- und $H_2$-Rezeptorenblockade sowie eine Membranstabilisierung mit Cromoglycinsäure empfohlen. Bei Knochenbefall besteht eine erhöhte Frakturgefahr, daher muss entsprechend auf die Lagerung geachtet werden. Bei der Wahl des Anästhesieverfahrens sollten die individuell vorherrschenden Befunde und anamnestisch bekannten Unverträglichkeiten berücksichtigt werden.

Bei vorwiegend obstruktiver Symptomatik der Atemwege erscheint eine Regionalanästhesie (**Cave:** Gerinnungsstörungen) sinnvoll, aber auch eine Allgemeinanästhesie mit volatilen Anästhetika, Ketamin, Etomidat (?), Propofol, Opioiden (außer Morphin) und Benzodiazepinen kommt in Frage. Hingegen sollten Anästhetika mit bekannten histaminliberierenden Eigenschaften nicht angewendet werden, wie Barbiturate, Succinylcholin, Alcuronium, Atracurium, Morphin, Codein, Atropin, Tetracain, Procain u. a. m.

Ein gut geeignetes nichtdepolarisierendes Relaxans ist Vecuronium. Blutdruckabfälle sind behandelbar mit Katecholaminen und verlaufen günstiger, wenn vorher ausreichend rehydriert wurde. Die Infusionstherapie richtet sich nach aktuellem Volumenstatus (zentraler Venendruck), Osmolarität, Elektrolyt- und Eiweißstatus; erfahrungsgemäß liegt meist eine Dehydratation vor.

Die Gerinnungsfähigkeit sollte im Bedarfsfall normalisiert werden (Vitamin K, FFP). Bei Ileussymptomatik Natrium-citricum-Prophylaxe und »rapid-sequence induction« durchführen und Krikoiddruck anwenden.

Im Falle eines allergischen oder pseudoallergischen Geschehens ist mit einer massiven Mastzellendegranulation und lebensbedrohlichen Komplikationen zu rechnen, die eine spezifische Therapie (▶ s. »Allergische Diathese«) bis zur kardiopulmonalen Reanimation benötigen. Hypo- und Hyperthermie müssen unbedingt vermieden werden.

Eine adäquate Überwachung mit entsprechendem Monitoring ist über einen längeren Zeitraum angebracht.

🛑 **Cave**
**Stress, Histaminliberatoren, Temperaturschwankungen (▶ s. auch Karzinoid-Sy).**

### Literatur

Benumof JL (1998) Anesthesia and uncommon diseases; 4th edn. Saunders, Philadelphia, pp 435–437

Borgeat A, Ruetsch YA (1998) Anesthesia in a patient with malignant mastocytosis using a total intravenous anesthetic technique. Anesth Analg 86: 442–444

Burg G, Kunze J, Pongratz D et al. (Hrsg) (1990) Leiber – Die klinischen Syndrome, Bd 1, 7. Aufl. Urban & Schwarzenberg, München, S 762

Greenblatt EP, Chen L (1990) Urticaria pigmentosa: an anesthetic challenge. J Clin Anesth 2: 108–115

James PD, Krafchik BR, Johnston AE (1987) Cutaneous mastocytosis in children: anaesthetic considerations. Can J Anaesth 34: 522–524

Mason R (2001) Anaesthesia databook. A perioperative and peripartum manual, 3rd edn. Greenwich Medical Media, London, pp 308–311

Vaughan ST, Jones GN (1998) Systemic mastocytosis presenting as profound cardiovascular collapse during anaesthesia. Anaesthesia 53: 804–807

# Mediastinale Raumforderungen

### Synonyme

Engl. »mediastinal mass syndrome«.

### Oberbegriffe

Atemwegsprobleme unter Beatmung, Anästhesiekomplikationen.

### Organe/Organsysteme

Trachea, Atemwege, Mediastinum, Thoraxorgane, Herz-Gefäß-System.

### Ätiologie

Es handelt sich um einen Sammelbegriff für jene Befundkonstellation, die bei großen Raumforderungen im Mediastinum vorliegt und eine Atemwegsobstruktion bei kontrollierter Beatmung verursacht. Histopathologisch handelt es sich meist um Leukosen, Non-Hodgkin-Lymphome, Sarkome (Lymphosarkom, Hämatosarkom, Retothelsarkomatose).

### Verwandte Formen, Differenzialdiagnosen

Atemwegsobstruktion durch Fremdkörper, intratracheal wachsende Tumoren, Tubuskomplikationen (Tubusverlegung, Tubusabknickung, Cuffhernien), retrosternale Struma, rezidivierende Polychondritis, Bronchospasmus, Asthmaanfall (Status asthmaticus), Sarkoidose (M. Besnier-Boeck-Schaumann), Tuberkulose (M. Koch), Bronchialkarzinom, Mediastinalemphysem, Perikarderguss, Perikardtamponade, psychogener funktioneller Stridor.

## Symptome

Selbst in fortgeschrittenen Fällen besteht eine große Diskrepanz zwischen dem Ausmaß der Raumforderung und etwaigen klinischen Symptomen.

Anamnestische Hinweise sind häufige Infekte, Nachtschweiß, Reizhusten, Lymphadenitis, Heiserkeit, Brustschmerzen. Eine Dyspnoe ist eher selten und ein sehr spät auftretendes Zeichen mit sehr ernster Prognose.

Die eigentliche Krankheitsursache, d. h. die Ursache der mediastinalen Raumforderung, ist aus rein anästhesiologischer Sicht von sekundärer Bedeutung und wird in der Regel bei der Diagnostik der Grundkrankheit erfasst.

*Typische Problemsituation bei Anästhesien mit Beatmung:* unter Anwendung positiver Beatmungsdrücke zunehmende oder plötzliche Atemwegsobstruktion.

*Radiologischer Nachweis:* Thoraxröntgenaufnahme in 2 Ebenen, CT des Thorax

## Anästhesierelevanz

Das Hauptproblem bei großen mediastinalen Raumforderungen ist das Auftreten einer Atemwegsobstruktion, sobald versucht wird, den Patienten kontrolliert (mit positiven Atemwegsdrücken) zu beatmen, obwohl unter Spontanatmung keine (oder nur geringe) Symptomatik besteht. Das kommt dadurch zustande, dass der künstlich erzeugte positive intrapulmonale Druck die (bereits verengten) Atemwege zusätzlich komprimiert und eine in- und exspiratorische Verlegung erzeugt. Unter Spontanatmung (und ggf. unter vorsichtig assistierter Beatmung) werden die Tumormassen nicht noch mehr auf die Atemwege gedrückt, sondern durch den Sog im Pleuraspalt von dort eher weggezogen. Dies erklärt die lange bestehen bleibende Symptomfreiheit.

Eine zusätzliche Erschwerung der Problematik entsteht bei Malazie der knorpeligen Anteile der Luftwege, bei Tumoreinbruch in die Luftwege und Vorliegen nicht ventilierter Lungenabschnitte (Atelektasen). Bei langsam progredientem Tumorwachstum ist nicht immer mit einem intrapulmonalen Rechts-links-Shunt und Hypoxämie zu rechnen, da in den betroffenen Bezirken die Durchblutung durch eine hypoxische pulmonale Vasokonstriktion (HPV) vermindert sein kann.

## Spezielle präoperative Abklärung

Thoraxröntgenaufnahme in 2 Ebenen, CT des Thorax, Lungenfunktion, Blutgasanalyse, Tracheobronchoskopie.

## Wichtiges Monitoring

Pulsoxymetrie, Kapnographie, invasive Blutdruckmessung, ZVD, intermittierende Blutgasanalysen, Atemwegsdrücke, Volumetrie.

## Vorgehen

Wenn irgendwie möglich, sollte die Spontanatmung erhalten bleiben. Daher sind Regionalanästhesien zu bevorzugen. Ist eine Allgemeinanästhesie unvermeidlich, kann bei kooperativen Patienten eine Einleitung »per inhalationem« bei ständig erhaltener Spontanatmung oder mit assistierter Beatmung versucht werden. Im Einzelfall kann ein alternatives Beatmungsverfahren (hochfrequente Jetventilation) erwogen werden. Eine präoperative Strahlen- oder Zytostatikatherapie kann u. U. eine Tumorverkleinerung bewirken. Die präoperative Anlage eines Bypasses für eine Herz-Lungen-Maschine bzw. ECMO wurde beschrieben.

⊘ **Cave**
**Beatmungsunmöglichkeit nach Muskelrelaxation.**

## Beachte

Diese Atemwegsobstruktion ist mit herkömmlichen Methoden (Tracheotomie, Beatmung mit hohem Druck) nicht in den Griff zu bekommen. »Mediastinal mass« als Diagnose heißt allerhöchstes Risiko.

## Literatur

Allen GC, Byford LJ, Shamji FM (1993) Anterior mediastinal mass in a patient susceptible to malignant hyperthermia. Can J Anaesth 40: 46–49

Bray RJ, Fernandes FJ (1982) Mediastinal tumour causing airway obstruction in anaesthetised children. Anaesthesia 37: 571–575

Crosby E (2001) Clinical case discussion: anesthesia for Cesarean section in a parturient with a large intrathoracic tumour. Can J Anaesth 48: 575–583

DeSoto H (1987) Direct laryngoscopy as an aid to relieve airway obstruction in a patient with a mediastinal mass. Anesthesiology 67: 116–117

Ferrari LR, Bedford RF (1989) Anterior mediastinal mass in a pregnant patient: anesthetic management and considerations. J Clin Anesth 1: 460–463

Ferrari LR, Bedford RF (1990) General anesthesia prior to treatment of anterior mediastinal masses in pediatric cancer patients. Anesthesiology 72: 991–995

Goh MH, Liu XY, Goh YS (1999) Anterior mediastinal masses: an anaesthetic challenge. Anaesthesia 54: 670–682

Luckhaupt-Koch K, Jantzen JP, Dick W (1990) Anästhesiologische Aspekte des Mediastinal-Mass-Syndroms. Anästhesiol Intensivmed 31: 363–368

Mackie AM, Watson CB (1984) Anaesthetic management of mediastinal masses. Anesth Analg 63: 698–699

Mackie AM, Watson CB (1984) Anaesthesia and mediastinal masses. A case report and review of the literature. Anaesthesia 39: 899–903

Narang S, Harte BH, Body SC (2001) Anesthesia for patients with a mediastinal mass. Anesthesiol Clin North Am 19: 559–579

Pullerits J, Holzmann R (1989) Anaesthesia for patients with mediastinal masses. Can J Anaesth 36: 681–688

Shamberger RC (1999) Preanesthetic evaluation of children with anterior mediastinal masses. Semin Pediatr Surg 8: 61–68

Tempe DK, Arya R, Dubey S et al. (2001) Mediastinal mass resection: femorofemoral cardiopulmonary bypass before induction of anesthesia in the management of airway obstruction. J Cardiothorac Vasc Anesth 15: 233–236

Tousignant G, Kleiman SJ (1992) Functional stridor diagnosed by the anaesthetist. Can J Anaesth 39: 286–289

Vas L, Naregal F, Naik V (1999) Anaesthetic management of an infant with anterior mediastinal mass. Paediatr Anaesth 9: 439–443

# Melkersson-Rosenthal-Syndrom

## Synonyme
Rezidivierende Fazialislähmung.

## Oberbegriffe
Granulomatöse (sarkoidale) Entzündungen.

## Organe/Organsysteme
Haut, Hautanhangsgebilde, Schleimhaut, Lippen.

## Inzidenz
Sehr selten.

## Ätiologie
Idiopathische, orofaziale granulomatöse Erkrankung, anfangs rezidivierend, später bleibende Schwellungen, fraglich infektionsallergische Genese.

## Symptome

Vollbild mit Trias aus granulomatöser Cheilitis, peripherer Fazialisparese und Faltenzunge (Lingua plicata). Stirn (Metopitis), Wangen (Pareitis), Kinn (Geneitis), Konjunktiven und Augenlider können ebenso betroffen sein. Das beschriebene Vollbild ist im klinischen Alltag selten anzutreffen. So tritt die Faltenzunge nur bei 30–50% der Patienten auf, während die isolierte Lippenschwellung (Cheilitis granulomatosa Miescher) die am häufigsten auftretende Form ist und eine monosymptomatische Variante des Melkersson-Rosenthal-Sy darstellt.

Im Blutbild häufig Lymphozytose, gelegentlich Eosinophilie.

## Vergesellschaftet mit
Relativ unspezifische neurologische Symptome wie Parästhesien, Kopfschmerzen, Hyperakusis.

## Anästhesierelevanz

Bei Patienten mit Melkersson-Rosenthal-Sy werden aufgrund ihres klinischen Erscheinungsbildes schwierige Atemwegsverhältnisse erwartet.

## Vorgehen
Trotz auffälligem Erscheinungsbild kommt es bei Schwellungen im Gesichtsbereich nicht zwangsläufig zur Beteiligung der oberen Luftwege, sodass bei ausreichender Mundöffnung die konventionelle Intubation gefahrlos durchgeführt werden kann. Unserer Kenntnis nach gibt es in der Literatur bisher keine Beschreibungen eines anästhesiologischen Managements bzw. Beschreibungen von Begleitsymptomen im Sinne von Intubationshindernissen oder zu anästhesiologischen Komplikationen, die in Zusammenhang mit einem Melkersson-Rosenthal-Sy stehen.

## Literatur
Ang KL, Jones NS (2002) Melkersson-Rosenthal syndrome. J Laryngol Otol 116: 386–388

Heinz C, Weinmann I, Heiligenhaus A et al. (2001) Bilateral conjunctival lesions in Melkersson-Rosenthal syndrome. Br J Ophthalmol 85: 1267–1268

Jayamaha JEL (1993) Respiratory obstruction in a patient with Melkersson-Rosenthal syndrome. Anesth Analg 77: 395–397

# Menkes-Syndrom

## Synonyme
Engl. »kinky hair disease«.

## Oberbegriff
Neurodegenerative Erkrankung, Stoffwechselerkrankung, Enzymopathie, Malabsorptions-Ss, Albinismus-Ss, Kollagenose.

## Organe/Organsysteme
ZNS, Muskulatur, Skelett, Gastrointestinaltrakt, Bindegewebe, Haut, Haare.

## Inzidenz
Erkrankungsbeginn während der ersten 2 Lebensmonate mit einer Lebenserwartung von ca. 3 Jahren, Androtropie.

## Ätiologie
Hereditär und kongenital mit X-chromosomalrezessivem Erbgang. Störung der Enzymsysteme für den Kupferstoffwechsel. Struktur- und Funktionsanomalien verschiedener Organe wegen

Enzymdefekten: Lysyloxidase (fehlerhafte Kollagenbildung), Tyrosinase und Monoaminoxidase (Haut, Haare), Ascorbatoxidase (Knochenmineralisation) und Zytochromoxidase (Thermoregulation). Ferner wird eine intestinale Resorptionsstörung für Kupfer sowie eine gestörte Kupferaufnahme durch die Zellmembranen angenommen. Im ZNS kommt es zur Degeneration der weißen und grauen Hirnsubstanz mit herdförmigen Gliosen.

### Verwandte Formen, Differenzialdiagnosen

Wilson-Sy, Ehlers-Danlos-Sy, Moya-Moya-Sy, Klein-Waardenburg-Sy, Sabouraud-Sy, Argininbernsteinsäure-Sy, Methioninmalabsorptions-Sy.

## Symptome

Krampfneigung, gastroösophageale Refluxneigung, Dysphagie, Wachstumsrückstand, Haaranomalien (lat. »pili torti, Monilethrix, Trichorrhexis nodosa«), Hautanomalien (Pigmentunregelmäßigkeit), psychomotorischer Entwicklungsrückstand, Pausbacken, Hypomimie (Ausdruckslosigkeit), Hypotension, Neigung zu Hypothermie.

*Labor:* erniedrigte Serumkupfer- und Zäruloplasminwerte.

### Vergesellschaftet mit

Respiratorische Infekte, Gefäßanomalien (Aneurysmen), schlechter Ernährungszustand, Apnoeepisoden mit inspiratorischem Stridor und Bradykardie während des Schlafs, Mikrogenie, Hiatushernien, Thoraxdeformität, Extremitätendeformationen, Mikrozephalie.

### Therapie

Antikonvulsive Behandlung, Therapie der respiratorischen Infekte, Tracheotomie.

## Anästhesierelevanz

Im Vordergrund steht die ausgeprägte Krampfneigung, die häufig Kombinationstherapien verlangt. Weitere Probleme sind Aspirationsneigung, die häufigen (teils durch Aspiration bedingten) respiratorischen Infekte, die Bindegewebsschwäche und die Auskühlungsgefahr.

### Spezielle präoperative Abklärung

Blutspiegelbestimmung und Optimierung der antiepileptischen Medikamente, Thoraxröntgenaufnahme.

### Wichtiges Monitoring

EKG, Pulsoxymetrie, Kapnographie, Volumetrie, kontinuierliche Temperaturmessung.

### Vorgehen

Die antikonvulsive Medikation ist perioperativ fortzusetzen und ggf. auf i.v. oder rektal applizierbare Medikamente umzustellen.

Wegen des gastroösophagealen Refluxes empfiehlt sich die präoperative Gabe von Metoclopramid und $H_2$-Rezeptorenbockern. Für die Einleitung einer Allgemeinanästhesie empfiehlt sich das Vorgehen wie bei einem vollen Magen im Sinne einer »rapid-sequence induction«. Wegen der Entwicklungsverzögerung ist daran zu denken, dass in der Regel dünnere Endotrachealtuben notwendig sind, als vom Alter her zu erwarten wäre. Es gibt Hinweise für mögliche Schwierigkeiten bei der Intubation.

Es gibt keine strikten Medikamentenkontraindikationen, allerdings sollten antikonvulsiv wirksame Anästhetika wie Barbiturate und Benzodiazepine bevorzugt werden. Im Falle von Opioiden und anderen das Atemzentrum beeinflussenden Anästhetika ist eine adäquate postoperative Überwachung der Atmungsfunktion über eine längere Zeit (24 h) vorzusehen, zumal eine Tendenz zur Schlafapnoe vorhanden ist.

Die Anwendung von Succinylcholin wird bei neurodegenerativen Erkrankungen als problematisch betrachtet. Im Zusammenhang mit dem Menke-Sy gibt es jedoch keine negativen Erfahrungen mit einem bestimten Relaxans. Im Falle von Vecuronium kann eine verkürzte oder verminderte Wirkung aufgrund einer Enzyminduktion durch Antikonvulsiva vorliegen.

Die Bindegewebsschwäche hat eine erhöhte Vulnerabilität der Schleimhäute und der Gefäße zur Folge, sodass entsprechend schonend vorzugehen ist (vgl. Ehlers-Danlos-Sy). Aufgrund der Gefäßfragilität sollte auf rückenmarknahe Regionalanästhesien verzichtet werden, obwohl diesbezüglich keine Erfahrungen beim Menke-Sy vorliegen.

Wegen der gestörten Thermoregulation sind Maßnahmen gegen Auskühlung zu treffen.

 **Cave**

**Ketamin, Enfluran, Auskühlung, Aspiration, Tourniquetanwendung, Atemwegsobstruktion nach Extubation.**

### Literatur

Burg G, Kunze J, Pongratz D et al. (Hrsg) (1990) Leiber – Die klinischen Syndrome, Bd 1, 7. Aufl. Urban & Schwarzenberg, München, S 468

Dolan P, Sisko F, Riley E (1980) Anaesthetic considerations for Ehlers-Danlos syndrome. Anesthesiology 52: 266–269

Kazim R, Weisberg R, Sun LS (1993) Upper airway obstruction and Menkes syndrome. Anesth Analg 77: 856–857

Tobias, JD (1992) Anaesthetic considerations in the child with Menkes' syndrome. Can J Anaesth 39: 712–715

# Mitochondriale Myopathie

### Synonyme und Subtypen

Sehr heterogenes Krankheitsbild mit verschiedenen Bezeichnungen:

Kearns-Sayre-Sy (KSS) oder chronisch progressive externe Ophthalmoplegie (CPEO).

Neuropathie, Ataxie, Retinitis pigmentosa (NARP) oder maternal vererbtes Leigh-Sy (MILS).

Engl. »myoklonus epilepsy with ragged red fibres« (MERRF).

Engl. »mitochondrial encephalopathy with lactic acidosis and stroke-like episodes« (MELAS).

Ernster-Luft-Sy, Luft-ähnliches Sy (extrem selten).

### Oberbegriffe

Myopathien, Myodysplasie-Ss, Muskelerkrankungen, Erkrankungen des Bewegungsapparats, Enzymopathien.

### Organe/Organsysteme

Muskulatur, Bewegungsapparat

### Ätiologie

Mitochondriale Myopathien sind eine Gruppe hereditärer Muskelerkrankungen, die ursächlich auf Defekte der mitochondrialen Phosphorylierung zurückgeführt werden. Obwohl Mitochondrien in allen Geweben betroffen sind, stehen die Muskelsymptome aufgrund des intensiven aeroben muskulären Stoffwechsels im Vordergrund. Im Falle des Kearns-Sayre-Syndroms (KSS) konnten Defekte der mitochondrialen DNS (inzwischen wurden mehr als 200 Mutationen beschrieben) nachgewiesen werden. Letztere werden nur matrilinear weitervererbt.

### Verwandte Formen, Differenzialdiagnosen

Myopathien anderer Genese, Myasthenia gravis pseudoparalytica (Erb-Goldflam-Wilks-Sy), Dystrophia musculorum progressiva (Duchenne-Leyden-Sy, Erb-Landouzy-Sy), Ataxia hereditaria (Friedreich-Sy), neurale Muskelatrophie (Charcot-Marie-Tooth-Hoffmann-Sy), Luft-Sy, Nemalinmyopathie, Epilepsie.

## Symptome

Die Abweichungen vom normalen Muskeltonus manifestieren sich je nach Subtyp und Stadium durch potenziell lebensbedrohliche Laktatazidose, Hypoglykämie, Paralyse, Muskelschwäche (Hypotonie), zunehmende Ermüdbarkeit, Reflexminderung (gelegentlich auch Hyperreflexie) und fibrilläre Zuckungen, Ausfälle im Bereich der Hirnnerven (Okulomotoriusparesen, Abduzensparesen), apnoische Episoden, Temperaturerhöhung und Hypermetabolismus bei normalen Schilddrüsenparametern, Sympathikotonus, starkes Schwitzen.

### Labor

Laktat im Serum leicht erhöht. Pathologischer Anstieg des Laktats und Pyruvats im Serum nach körperlicher Anstregung (Ergometrie). Das Koenzym Q10 im Serum kann erniedrigt sein.

Muskelbiopsie: Charakteristisch sind sog. »ragged red fibres« (pathologische Mitochondrienansammlungen, manchmal auch sog. »Riesenmitochondrien«). Häufig findet man pathologische Glykogen- und Lipidablagerungen im Muskelgewebe.

Positiver Koffein-Halothan-Kontraktionstest.

### Vergesellschaftet mit

Strabismus, Sprachstörungen, Schluckstörungen, Parästhesien, Visusverschlechterung, Reizleitungsstörungen des Herzens, hypertrophe Kardiomyopathie, restriktive Ventilationsstörung, respiratorische Insuffizienz, häufige respiratorische Infekte (v. a. bei Dysphagie), Leberfunktionsstörungen, Disposition zur malignen Hyperthermie (MH) bzw. zum King-Sy.

## Therapie

Symptomatisch, Antikonvulsiva, Chloramphenicol, β-Rezeptorenblocker, Vitamine C, K und E, Koenzym Q10, Dantrolen.

## Anästhesierelevanz

Im Vordergrund stehen Muskelhypotonie mit nicht adäquater Relaxanswirkung, erhöhte Krampfbereitschaft, Hypermetabolismus mit vermehrtem $O_2$-Bedarf und eine eventuelle Disposition zur MH.

### Spezielle präoperative Abklärung

EKG (Schrittmacherindikation abklären), neurologischer Status, Thoraxröntgen, Lungenfunktionsprüfung, Serumcholinesterase, Kreatinkinase (CK), Laktat und Pyruvat (in Ruhe und nach Ergometrie); ggf. Muskelbiopsie und Koenzym-Q10-Bestimmung zur Sicherung der Diagnose. Es kann auch ein In-vitro-Koffein-Halothan-Test vorgenommen werden (eine MH-triggerfreie Anästhesie muss in jedem Fall durchgeführt werden).

### Wichtiges Monitoring

EKG, Relaxometrie, Kapnographie, Volumetrie, Pulsoxymetrie, kontinuierliche Temperaturmessung, Blutgasanalysen, Säure-Basen-Status, Blutzuckerverlauf.

### Vorgehen

Eine bestehende antikonvulsive Therapie ist perioperativ fortzusetzen. Lokal- und Regionalanästhesien sind aufgrund der gesteigerten Krampfbereitschaft eher als bedenklich einzustufen.

Grundsätzlich sollten Triggersubstanzen für eine MH vermieden werden.

Wie bei den meisten Myopathien ist mit einer extremen Wirkungsverstärkung und -verlängerung von Muskelrelaxanzien aller Arten zu rechnen. Obwohl vereinzelt Berichte über die problemlose Anwendung von Succinylcholin und nichtdepolarisierenden Relaxanzien vorliegen, ist generell von einer fehlenden Vorhersehbarkeit ihrer Wirkung auszugehen. Succinylcholin sollte als MH-Trigger grundsätzlich vermieden werden. Bei vielen Eingriffen besteht durchaus die Möglichkeit, ganz auf Relaxanzien zu verzichten oder kurz bzw. mittellang wirksame Substanzen wie Mivacurium, Vecuronium oder Atracurium unter relaxometrischer Kontrolle titriert zu verbreichen. Vorher muss hier unbedingt ein Kontroll- bzw. Ausgangswert ohne Relaxans (idealerweise nach Einleitung mit einem Hypnotikum) bestimmt werden. Eine zusätzliche Wirkungsverstärkung von Relaxanzien ist bei Anwendung von Antibiotika zu erwarten.

Mit allen gängigen Anästhetika sind Anästhesien zufriedenstellend durchgeführt worden, v. a. mit Isofluran, Propofol und Opioiden. Sowohl Midazolam als auch Propofol reduzieren dosisabhängig die Aktivität des Komplexes I der Atmungskette, für Komplex IV sind die Daten bei Propofol uneinheitlich. Beide Medikamente inhibieren die Kopplung zwischen mitochondrialer Atmung und oxidativer Phosphorylierung in vitro, weshalb ein engmaschiges intraoperatives Monitoring des Säure-Basen-Status notwendig ist. Man sollte allerdings bei der Wahl der eingesetzten Mittel individuell abwägen, welche Substanzeigenschaften am ehesten in Kauf genommen werden können. Bei den volatilen Anästhetika ist das Risiko der MH-Triggerung vorhanden, während bei Propofol und Vecuronium eine gewisse Bradykardiegefahr besteht, die mit den Reizleitungsstörungen interferieren kann.

Bei Befall der Schluckmuskulatur (Dysphagie) besteht eine erhöhte Aspirationsgefahr. Hierbei ist eine »rapid sequence induction« mit Krikoiddruck anzuwenden, sofern eine geeignete Form der Muskelrelaxation möglich ist. Eine Alternative ist die fiberendoskopische Intubation des wachen bzw. analgosedierten Patienten unter Vermeidung jeglicher Muskelrelaxation.

Erforderlichenfalls ist eine postoperative Nachbeatmung vorzusehen. Zusätzliche respiratorische Probleme sind bei muskulär bedingter respiratorischer Insuffizienz und Atemwegsinfekten zu erwarten.

 **Cave**
**Triggersubstanzen für MH (Succinylcholin, volatile Anästhetika), Tourniquetanwendung (Blutsperre), Krämpfe, Reizleitungsblockaden.**

## Literatur

Breucking E, Mortier W, Lampert R, Brandt L (1993) Anästhesie und Intensivtherapie bei einer Patientin mit mitochondrialer Myopathie. Anaesthesist 42: 719–723

Howell N (1999) Human mitochondrial diseases: answering questions and questioning answers. Int Rev Cytol 186: 49–116

Kitoh T, Mizuno K, Otagiri T et al. (1995) Anesthetic management for a patient with Kearns-Sayre syndrome. Anesth Analg 80: 1240–1242

Klockgether-Radke A, Henze T, Braun U, Kettler D (1993) Allgemeinanästhesie bei zwei Patienten mit mitochondrialer Myopathie. Anaesthesist 42: 111–114

Naguib M, El Dawlatly AA, Ashour M, Al-Bunyan (1996) Sensitivity to mivacurium in a patient with mitochondrial myopathy. Anesthesiology 84: 1506–1509

Ramachandra DS, Anisya V, Gourie-Devi M (1990) Ketamine monoanaesthesia for diagnostic muscle biopsy in neuromuscular disorders in infancy and childhood: floppy infant syndrome. Can J Anaesth 37: 474–476

Sharma AD, Erb T, Schulman SR et al. (2001) Anaesthetic considerations for a child with combined Prader-Willi syndrome and mitochondrial myopathy. Paediatr Anaesth 11: 488–490

Thiel A, Ritzka M, Saur G (2001) Anästhesie bei mitochondrialer Encephalomyopathie. Anästhesiol Intensivmed Notfallmed Schmerzther 36: 437–439

# Morquio-Syndrom

## Synonyme

Mukopolysaccharidose Typ IV, Morquio-Brailford-Krankheit.

## Oberbegriffe

Enzymopathien, Speicherkrankheiten, lysosomale Erkrankungen.

## Organe/Organsysteme

Knorpel, Knochen.

## Inzidenz

Sehr selten.

## Ätiologie

Autosomal-rezessiv vererbte Störung im Mukopolysacchard-Metabolismus (Galaktosamin-6-sulfat-sulfatase bei Subtyp A, $\beta$-Galaktosidase bei Subtyp B), der zu einer Akkumulation von Polysacchariden (v. a. Keratansulfat) im Bindegewebe, in Knorpeln und Knochen führt.

## Verwandte Formen, Differenzialdiagnosen

Andere Mukopolysaccharidosen mit überwiegender Skelettbeteiligung: MPS VI (Maroteaux-Lamy-Sy), MPS VII (Sly-Sy).

## Symptome

Klinische Manifestation im 2.–3. Lebensjahr durch Wachstumsverlangsamung und Ausbildung von Deformitäten von Knorpeln und Knochen: Kielbrust, X-Beine, Wirbelkörperanomalien, Minderwuchs, Gelenkkontrakturen. Hypoplasie des Dens axis. Deformität der oberen Atemwege: Mikrognathie, Makroglossie, Tonsillenhypertrophie.

Restriktive respiratorische Einschränkung aufgrund von Thoraxdeformitäten. Kardiomyopathie, valvuläre oder koronare Herzkrankheit.

## Diagnose

Klinisch: Anwesenheit metachromatischer Granulationen in zirkulierenden polymorphkernigen Leukozyten oder Lymphozyten oder im Knochenmark.

## Vergesellschaftet mit

Insbesondere bei älteren Kindern pulmonale oder systemische Hypertonie als Ausdruck der kardialen Manifestation der Erkrankung. Schwerhörigkeit. Normale geistige Entwicklung.

## Anästhesierelevanz

Erforderliche Operationen betreffen vor allen Dingen den HNO-Bereich mit Adenektomien und Anlage von Paukenröhrchen. Herniechirurgie ist insbesondere im jüngeren Lebensalter vor Manifestation der Erkrankung ein Anlass für eine anästhesiologische Betreuung der Patienten. Die Patienten haben ein hohes Risiko für eine anteriore Dislokation der Halswirbelsäule mit entsprechend erhöhter Mortalität. Darüber hinaus können Veränderungen der oberen Atemwege zu einer erschwerten endotrachealen Intubation führen.

### Spezielle präoperative Abklärung

Sorgfältige Bildgebende Untersuchung der Halswirbelsäule (Röntgen, MRT, CT), kardialer und pulmonaler Status.

### Vorgehen

Bei Durchführung einer Allgemeinanästhesie sollte die Intubation primär unter direkter optischer Kontrolle mittels Fiberoptik oder videoassistierter Laryngoskopie erfolgen. Unbedingt erforderlich ist die Stabilisierung der Halswirbelsäule durch eine zweite Person (manuelle In-line-Stabilisierung), um eine atlantookzipitale Subluxation bei der Laryngoskopie zu vermeiden. Häufig ist der Durchmesser der Trachea verkleinert, sodass Tuben in genügend kleinen Größen verfügbar sein müssen.

Besonderes Augenmerk muss der intraoperativen Lagerung gelten, um Lagerungsschäden zu vermeiden. Eine Veränderung der Wirkung von Anästhetika durch den Enzymdefekt wurde nicht beschrieben, jedoch sollten kurzwirksame Substanzen, insbesondere kurzwirksame Muskelrelaxanzien verwendet werden, die eine sichere Extubation ermöglichen. Unkontrollierte Bewegungen während der Aufwachphase müssen vermieden werden.

⏚ **Cave**

**Lagerungsschäden, HWS-Dislokation durch Reklination oder passive Bewegung.**

### Literatur

Benumof JL (1998) Anesthesia and uncommon diseases. 4th edn. Saunders, Philadelphia London Toronto, pp 25–26

Diaz JH, Belani KG (1993) Perioperative management of children with mucopolysaccharidoses. Anesth Analg 77: 1261–1270

Dullenkopf A, Holzmann D, Feurer R et al. (2002) Tracheal intubation in children with Morquio syndrome using the angulated video-intubation laryngoscope. Can J Anesth 49: 198–202

Mikles M, Stanton RP (1997) A review of Morquio syndrome. Am J Orthoped 26: 533–540

Shih SL, Lee YJ, Lin SP, Sheu CY, Blickman JG (2002) Airway changes in children with mucopolysaccharidoses. Acta Radiol 43: 40–43

Tobias JD (1999) Anesthetic care for the child with Morquio syndrome: general vs. regional anesthesia. J Clin Anesth 11: 242–246

Walker RWM, Darowski M, Morris P, Wraith JE (1994) Anaesthesia and mucopolysaccharidoses. A review of airway problems in children. Anaesthesia 49: 1078–1084

# Moyamoya-Syndrom

### Synonyme

Engl. »Moyamoya disease« (japanisch »moyamoya«: Rauchwolke)

### Oberbegriffe

Zerebrovaskuläre ischämische Erkrankung, okklusive vaskuläre Erkrankung.

### Organe/Organsysteme

A. carotis interna, intrazerebrale Gefäße, Gehirn.

### Inzidenz

Selten, weltweit über 600 Fälle (1983), vorwiegend Japaner betroffen, Gynäkotropie 1:1,5 und zweigipfelige Erstmanifestation (frühe Kindheit und Adoleszenz). Mortalität 10% bei Erwachsenen, 4,3% bei Kindern.

### Ätiologie

Unklar. Eine familiäre Häufung wird angegeben (10% aller Fälle). Bei dieser Erkrankung kommt es zur Ausbildung von Stenosen durch Verdickungen der Intima, netzartigen Gefäßstrukturen und Aneurysmen im Bereich der A. carotis interna, vorwiegend an der Hirnbasis in den vorderen 2/3 des Circulus arteriosus Willisii.

### Verwandte Formen, Differenzialdiagnosen

Zerebrovaskuläre Insulte, Apoplexien anderer Genese, intrazerebrale Aneurysmen, intrakranielle raumfordernde Prozesse, Vaskulitiden (Riesenzellarteriitis, Panarteriitis nodosa).

## Symptome

Anamnestische Hinweise ergeben sich aufgrund der altersatypischen apoplektiformen Manifestation: transitorische ischämische Attacken (TIA), Hemiparesen, Sprachstörungen, Kopfschmerzen, Krämpfe, Erbrechen, Bewusstseinsstörungen (Hirndrucksymptomatik).

Radiologischer Nachweis der Gefäßanomalien (Rauchwolke oder »puff of smoke«) und von Subarachnoidalblutungen mittels CT, MRI, Angiographie.

**Vergesellschaftet mit**

Gefäßerkrankungen (generalisierte Arterioskle-rose, Panarteriitis nodosa, Koarktation der Aorta, Schädel-Hirn-Trauma, Strahlenschäden, parasellärer Tumor), Infektionen (Leptospirose und tuberkulöse Meningitis), Myopathien, hämatologische Erkrankungen (Sichelzellenanämie, aplastische Anämie, Fanconi-Anämie, Vorhandensein von Lupusantikoagulans = Antikörper verschiedener Immunglobulinklassen, die gegen Phospholipid-Protein-Komplexe gerichtet sind), kongenitale Erkrankungen (Neurofibromatose, Kollagenosen, Apert-Sy, Marfan-Sy, Turner-Sy, M. Hirschsprung).

Vereinzelt Down-Sy, Fallot-Tetralogie, Urogenitalmissbildungen, Gliom, Kraniopharyngeom.

**Therapie**

Chirurgische Kollateralenherstellung, Enzephaloduroarteriosynangiosis, Steroide, Rheologika, bei Vasospasmen Kalziumantagonisten.

## Anästhesierelevanz

Ein wesentliches Problem bei dieser Erkrankung ist die reduzierte $O_2$-Versorgung der betroffenen Gehirnabschnitte. Das anästhesiologische Vorgehen hat die Steigerung des $O_2$-Angebots, die Senkung des $O_2$-Verbrauchs und die Vermeidung eines Stealphänomens und einer Hirndrucksteigerung zum Ziel.

**Spezielle präoperative Abklärung**

Angiographische Evaluation der zerebralen Gefäßversorgung (Kollateralisation), EEG, neurologischer Status, Gerinnungsstatus bei antikoagulatorischer Therapie.

**Wichtiges Monitoring**

Kontinuierliche invasive Blutdruckmessung, ZVD, Blutgasanalysen, Kapnographie, Pulsoxymetrie, kontinuierliche Temperaturkontrolle.

**Vorgehen**

Es werden Anästhesieverfahren und Anästhesiemedikamente empfohlen, die eine geringe Wirkung auf den peripheren Gefäßtonus haben. Eine ausgeprägte Vasodilatation muss ebenso wie eine Vasokonstriktion vermieden werden. Am günstigsten

sind Methoden und Substanzen, die eine Stabilisierung und Konstanthaltung der Hirndurchblutung auf einem optimalen Niveau ermöglichen. Dies wird gewährleistet, wenn Normokapnie und Normotonie vorherrschen. Einige Autoren postulieren die Unbedenklichkeit kürzerer Hyperventilationsphasen. Eine Senkung des Hirnstoffwechsels (z. B. durch Barbiturate, Propofol) ist erwünscht. Eine Auskühlung ist wegen der Gefahr von Vasospasmen zu vermeiden (Isolation, Wärmematte, Low-flow- oder Minimal-flow-Beatmung).

Postoperativ erneut neurologischen Status erheben.

 **Cave**

**Periphere vasoaktive Substanzen, Hypokapnie, Hypoxie, Hypovolämie, labiler Blutdruck, Hypothermie, Hypotension.**

### Literatur

Abouleish E, Wiggins M, Ali V (1998) Combined spinal and epidural anesthesia for Cesarean section in a parturient with moyamoya disease. Acta Anaesthesiol Scand 42: 1120–1123

Henderson MA, Irwin MG (1995) Anaesthesia and moyamoya disease. Anaesth Intensive Care 23: 503–506

Kansha M, Irita K, Takahashi S, Matsushima T (1997) Anesthetic management of children with moyamoya disease. Clin Neurol Neurosurg 99 (Suppl 2): S110–S113

Sakamoto T, Kawaguchi M, Kurehara K et al. (1997) Risk factors for neurologic deterioration after revascularization surgery in patients with moyamoya disease. Anesth Analg 85: 1060–1065

Sato K, Shirane R, Kato M, Yoshimoto T (1999) Effect of inhalational anesthesia on cerebral circulation in moyamoya disease. J Neurosurg Anesthesiol 11: 25–30

Soriano SG, Sethna NF, Scott RM (1993) Anesthetic management of children with moyamoya syndrome. Anesth Analg 77: 1066–1070

Williams DL, Martin IL, Gully RM (2000) Intracerebral hemorrhage and Moyamoya disease in pregnancy. Can J Anesth 47: 996–1000

# Multiples Endokrinopathiesyndrom

### Synonyme

MEN-Sy (multiple endokrine Neoplasie); Werner-Sy (Typ 1), Sipple-Sy (Typ 2A), Gorlin-Sy (Typ 2B).

## Oberbegriffe

Endokrinopathie.

## Organe/Organsysteme

Zentrales Nervensystem, Schilddrüse, Pankreas, Bindegewebe.

## Ätiologie

Weitgehend unklarer Vererbungsmodus. Beim Sipple-Sy (Typ 2A) liegt eine autosomal-dominante Vererbung (RET-Protoonkogen auf Chromosom 10) mit hoher Penetranz und unterschiedlicher Expressivität vor. Beim MEN 1 scheint der lange Arm des Chromosoms 11 (Tumor-Suppressor-Lokus) involviert zu sein.

## Verwandte Formen, Differenzialdiagnosen

Glomustumoren, Phäochromozytom, Karzinoid-Sy, Morbus Recklinghausen, Diabetes mellitus und Hyperparathyreoidismus, Zollinger-Elison-Sy.

## Symptome

Die multiplen Endokrinopathie-Ss sind charakterisiert durch ein variables Kombinationsmuster von Erkrankungen. Leittumor des Typ 1 (Werner-Sy) ist in der Regel ein Pankreastumor (Gastrinom, Glukagonom, Insulinom). In 90% der Fälle findet sich ein primärer Hyperparathyreoidismus, der klinisch mit Hyperkalzämie, Herzrythmusstörungen, Magenulzera, Nierensteinen und Nierenfunktionsstörungen manifest werden kann. Auch Hypophysentumoren und Karzinoide des Bronchialsystems können vorliegen.

MEN-Sy Typ 2A und 2B sind durch das medulläre (C-Zell-)Schilddrüsenkarzinom als Leittumor charakterisiert. Bei 50% der Patienten liegt ein Phäochromozytom vor. 20% der Typ-2a-Patienten (Sipple-Sy) sind zusätzlich an einem primären Hyperathyreoidismus erkrankt. Bei Patienten mit Gorlin-Sy (MEN Typ 2B) liegt häufig eine Ganglioneuromatose vor mit Neurofibromen im Bereich des Gesichts (Augenlider, Lippen, Zunge), der Nasengänge, des Larynx, ferner im Bereich des Intestinums. Zusätzlich kann ein marfanoider Habitus auffallen.

## Vergesellschaftet mit

Diabetes mellitus, Cushing-Sy.

## Anästhesierelevanz

Abhängig von der im Vordergrund stehenden endokrinen Dysfunktion. Neben der Extirpation des Adenoms ist die Entfernung des gesamten Organs ein häufiger operativer Eingriff, so z. B. die Thyreoidektomie aus kurativer oder prophylaktischer Indikation (bei Vorliegen des MEN-2B-Sy mit Nachweis des mutierten Präonkogens).

### Spezielle präoperative Abklärung

Bei beiden Formen des MEN-Sy kommt einer umfangreichen präoperativen Diagnostik die größte Bedeutung zu. Zur Klärung der Frage, ob im Falle eines Phäochromozytoms der adrenerge oder der noradrenerge Tumoranteil überwiegt, sollte das Katecholaminmuster im 24-h-Sammelurin bestimmt werden.

### Wichtiges Monitoring

Invasive arterielle Blutdruckmessung, zentralvenöser Druck, Temperatur, Blutzucker, Kapnographie.

### Vorgehen

Wichtig ist die genaue Absprache mit dem Operateur über das Ausmaß des Tumors, den operativen Zugang und darüber, welche Lagerungsvorbereitungen getroffen werden sollen.

Bei Patienten mit einem marfanoiden Phänotyp muss mit Intubationsproblemen gerechnet werden, sodass die elektive fiberoptische Intubation vorzusehen ist. Mit Verlegung der Atemwege sollte auch bei Patienten gerechnet werden, die sich einer totalen oder subtotalen Strumektomie unterziehen müssen. Eine adäquate postoperative Überwachung ist unbedingt vorzusehen.

Beim Vorliegen eines Phäochromozytoms ist in der Regel präoperativ eine medikamentöse α- (u. U. auch β-)Sympathikolyse notwendig. Bei Katecholaminproduzierenden Tumoren (Phäochromozytom, Neuroblastom, Ganglioneurom) wird zusätzlich eine kräftige Sedierung empfohlen. Bei der Narkoseeinleitung sind alle Stressfaktoren (z. B. Hypotension, Hypoxie) wegen der Gefahr einer weiteren Katecholaminausschüttung zu vermeiden. Neben einer adäquaten Anästhesietechnik ist eine gut dosierte und gesteuerte Infusionstherapie wesentlich; insbesondere droht nach Wegfall des erhöhten Sympathikotonus eine schwer zu beherrschende Hypotension aufgrund der oftmals vorliegenden maskierten Hypovolämie.

Gute Erfahrungen wurden u. a. mit $N_2O$ (Lachgas), Isofluran, nichtdepolarisierenden Muskelrelaxanzien und Natriumnitroprussid (zur kontrollierten Hypotension während hypertensiven Phasen bei der Tumorpräparation) gemacht. Nach der Tumorentfernung und unmittelbar postoperativ ist auf eine adäquate Infusionstherapie zur Prophylaxe hypotensiver Krisen zu achten.

🛈 Cave

**Stressfaktoren, Ketamin, Halothan, Hypovolämie, Hypoglykämie, Katecholamine.**

### Literatur

Abel M, Struck E, Schindera F et al. (1983) Die perioperative Therapie beim kindlichen Phäochromozytom. Anästh Intensivther Notfallmed 18: 265–269

Dougherty TB, Cronau LH (1998) Anesthetic implications for surgical patients with endocrine tumors. Int Anesthesiol Clin 36 (3): 31–44

Gambling DR, Douglas MJ (1998) Obstetric anesthesia and uncommon disorders. Saunders, Philadelphia, pp 298–301

Gardner DG (1997) Recent advances in multiple endocrine neoplasia syndromes. Adv Intern Med 2: 597–627

Komminoth P (1997) Multiple endokrine Neoplasie Typ 1 und 2. Diagnostische Leitlinien und molekulare Pathologie 1997. Pathologe 18: 286–300

Kousseff BG (1995) Multiple endocrine neoplasia 2 (MEN 2)/ MEN 2A (Sipple syndrome). Dermatol Clin 13: 91–97

Mason R (2001) Anaesthesia databook. A perioperative and peripartum manual, 3rd edn. Greenwich Medical Media, London, pp 336–337

Pappert D, Sprenger M (1999) Anästhesie bei endokriner Dysfunktion. Anaesthesist 48: 485–503

Vorhees ML (1979) Disorders of the adrenal medulla and multiple endocrine adenomatoses. Pediatr Clin North Am 26: 209–222

# Multiple-Pterygien-Syndrom

### Synonyme

Grundsätzlich ist zwischen letalen und nichtletalen Formen zu unterscheiden.

Zu den nichtletalen Varianten (MPS I–II) gehören Nielsen-Sy, Turner-Kieser-Sy, Escobar-Sy, Pterygium universale, »familial pterygium syndrome«, »pterygium colli syndrome«.

Letale Formen (LMPS I–IV) sind das »lethal popliteal pterygium syndrome«, Gillin-Pryse-Davis-Sy, Chen-Sy, van Regenmorter-Sy, Bartsocas-Papas-Sy.

### Oberbegriffe

Flügelfellbildungen, multiple kongenitale Anomalie, mentale Retardierung.

### Organe/Organsysteme

Haut, Gelenke, Knochen, Kopf, ZNS, Herz, Lunge, Genitale, Gastrointestinalsystem.

### Inzidenz

Das Syndrom ist sehr selten, bislang wurden weniger als 200 Fälle beschrieben. Die Lebenserwartung ist eingeschränkt.

### Ätiologie

Es wird eine heterogene Vererbung angenommen. Wahrscheinlich wird das multiple Pterygium-Sy autosomal-rezessiv vererbt, aber es werden auch autosomal-dominante Formen und Spontanmutationen vermutet. Einteilung in Aslan-Typ, dominanter Typ und x-linked Typ.

### Verwandte Formen, Differenzialdiagnosen

Nemalin-Myopathie, Ullrich-Turner-Sy, Bonnevie-Ullrich-Sy, Fevre-Languepin-Sy (popliteales Pterygium-Sy: sekundärer Spitzfuß), Pena-Shokeir-Sy, Kuskokwin-Sy, Mietens-Sy, Weyers-Sy, Roberts-Sy, erworbene Flügelfellbildungen (z. B. nach Verbrennungen), Noonan-Sy, Arthrogryposis.

In älterer Literatur wird zwischen multiplem Pterygium-Sy und Noonan-Sy häufig nicht klar unterschieden.

### Symptome

Syndaktylie, Kyphoskoliose, Flügelfellbildungen (antekubitales Pterygium, P. colli, P. conjunctivae, P. popliteale), Kamptodaktylie, Kleinwuchs, Fusion der Halswirbelkörper, Arthrogryposis, Schwerhörigkeit, mentale Retardierung, Gesichtsfehlbildungen (Epikanthus, schmale Mandibula, Syngnathie, zurückfallendes Kinn, Lingula cochlearis).

## Vergesellschaftet mit

Genitalfehlbildungen, kleines Herz, Lungenhypo-plasie, fehlende Appendix, Spina bifida, Hämangio-me, Ohrfehlbildungen, Inguinalhernien, Lippen-Gaumen-Spalte, Unterlippenfistel.

## Anästhesierelevanz

Intubationsschwierigkeiten: verminderte Mundöff-nung, eingeschränkte Halsbeweglichkeit, Missbil-dung von Pharynx und Zunge; Glottis bei Laryngo-skopie selten zu sehen.

Patienten mit Pterygium-Sy benötigen häufig Korrekturoperationen.

Ein Zusammenhang mit der malignen Hyper-thermie (MH) wird für möglich gehalten, ist aber nicht eindeutig belegt.

## Spezielle präoperative Abklärung

Genaue Abklärung der anatomischen Atemwegs-verhältnisse, Spiegelbefund.

## Wichtiges Monitoring

Kapnographie, Pulsoxymetrie.

## Vorgehen

Aufgrund der zu erwartenden schwierigen Intu-bationsverhältnisse sollte frühzeitig eine elektive fiberoptische Intubation erwogen werden. Aller-dings kann dieses Vorgehen durch fehlenden Ko-operativität der Kinder erschwert sein. Die erfolg-reiche intravenöse Einleitung mit erhaltener Spon-tanatmung bei möglicher Maskenbeatmung wurde beschrieben. In Frage kommt auch die Platzierung einer Larynxmaske mit nachfolgender fiberopti-scher Intubation. Je älter die Kinder werden, desto schwieriger gestaltet sich das Management der Atemwege, da die Deformitäten sich zunehmend fixieren.

Es wird eine MH-triggerfreie Narkoseführung empfohlen, aber auch Narkosen mit volatilen Anäs-thetika wurden beschrieben.

Bislang ist die bekannte Zahl der beschriebe-nen Fälle zu klein für definitive Aussagen.

## Literatur

Aslan Y, Erduran E, Kutlu N (2000) Autosomal recessive multi-ple pterygium syndrome: a new variant? Am J Med Genet 93: 194–197

Gericke GS (1991) Fragile collagen and the lethal multiple pte-rygium syndrome: does heat stress play a role? Am J Med Genet 38: 630–631

Gorlin RJ (1998) Multiple pterygium syndrome. Eur J Plast Surg 21: 159.

Kuzma PJ, Calkins MD, Karan SM, Matson MD (1996) The an-esthetic management of patients with multiple pterygium syndrome. Anesth Analg 83: 430–432

Robinson LK, O'Brian NC, Puckett MC, Cox MA (1987) Multiple pterygium syndrome: a case complicated by malignant hy-perthermia. Clin Genet 32: 5–9

# Multiple Sklerose

## Synonyme

MS, Encephalomyelitis disseminata, engl. »multiple sclerosis«.

## Oberbegriffe

Neuropathie, chronische Demyelinisierung, ZNS-Erkrankung.

## Organe/Organsysteme

Axonale Myelinscheiden, weiße Hirnsubstanz, zen-trales Nervensystem.

## Inzidenz

1:12.000 bis 1:100.000, regional und ethnisch varia-bel.

## Ätiologie

Unbekannt, idiopathisch. Verschiedene Faktoren werden als Ursachen diskutiert, wie Umweltein-flüsse, Virusinfektionen, Allergien, Autoimmuner-krankungen. Eine genetische Komponente kann aufgrund einer Assoziation mit HLA-Antigenen (B7 und Dw2) angenommen werden. Histopatho-logisch findet man regellose herdförmige Bezirke mit Markscheidenzerfall im Bereich der weißen Hirnsubstanz sowie Narbenbildung und Gliaproli-feration. Daraus resultiert ein progredienter und umfassender Abbau wichtiger neurologischer Funktionen.

## Verwandte Formen, Differenzialdiagnosen

Psychoorganisches Sy, Korsakow-Sy, Zerebral-sklerose (Arteriosklerose der Hirngefäße), Ja-kob-Creutzfeld-Sy, Wernicke-Sy I, Marchiafava-Bignami-Sy, Boxer-Sy, Apathie-Sy, Durchgangs-

Sy, Jollofe-Sy, Psychosen (manisch-depressive Form), Kuru, Schilder-Krankheit, Balo-Krankheit, akute Enzephalomyelitiden nach Virusinfekten, Hurst-Krankheit, Leukodystrophien (Krabbe-Krankheit, Pelizaeus-Merzbacher-Krankheit, Canavan-Sy = van-Bogaert-Bertrand-Sy, Alexander-Sy).

## Symptome

Die Symptomatik ist sehr variabel und wird von den jeweiligen neurologischen Läsionen bestimmt. Der Verlauf ist sehr sprunghaft und kann Verschlechterungen, Remissionen und Verbesserungen des Zustandsbildes innerhalb von Stunden oder Jahren aufweisen. Befundverschlechterungen können durch äußere Einflüsse ausgelöst werden wie Stress, Trauma, Infekte, Geburt, Temperatursteigerung etc.

*Prodrome und weitere Symptome:* neurasthenische und rheumatische Beschwerden, Hirnnervenausfälle, retrobulbäre Neuritis, Sehstörungen, Augenmuskellähmungen, Sprachstörungen, Charcot-Marburg-Trias (skandierende Sprache, Intentionstremor, Nystagmus), allgemeines Schwächegefühl, Paresen, Parästhesien, Spastizität der Extremitäten, Blasenentleerungsstörungen, Kontrollverlust über die Sphinkteren, Ataxie.

*Liquorbefunde:* Pleozytose, albuminkolloidale Dissoziation, IgG-Anstieg.

Andere geeignete Nachweismethoden sind MRT, evozierte Potenziale.

### Vergesellschaftet mit

Psychische Veränderungen (Euphorie, Apathie), Demenz.

### Therapie

Teilweise Erfolge mit Kortikoiden, ACTH, Immunsuppression, Spasmolytika.

## Anästhesierelevanz

Aufgrund der Exazerbationsgefahr durch Stress ist generell ein möglichst schonender Umgang mit MS-Patienten vorteilhaft. Erwiesenermaßen geht von Temperaturanstiegen eine besondere Gefährdung aus.

### Spezielle präoperative Abklärungen

Standortbestimmung durch umfassende neurologische Abklärung, Thoraxröntgenaufnahme.

### Wichtiges Monitoring

Kontinuierliche Temperaturkontrolle, Blutzuckerkontrollen bei Kortikosteroidtherapie, Volumetrie.

### Vorgehen

Eine Prämedikation mit Benzodiazepinen hilft bei der Stressabschirmung. Vagolytika sollten nicht eingesetzt werden, damit die Temperaturregulation nicht beeinträchtigt wird. Allgemeinanästhesien aller Arten können durchgeführt werden ohne zwingende Kontraindikationen für einzelne Anästhetika. Bei besonders ausgeprägter Neurasthenie und Muskelschwäche sollte man jedoch auf depolarisierende Muskelrelaxanzien wie Succinylcholin verzichten (Gefahr verstärkter Kaliumfreisetzung).

Engmaschiges Temperaturmonitoring und Erhalt einer Normothermie sind wichtig.

Die Anwendung rückenmarknaher Regionalanästhesien ist immer noch umstritten. Einerseits wird die Möglichkeit einer lokalanästhetikabedingten Exazerbation (v. a. bei Spinalanästhesie) und eine fragliche Toxizität diskutiert, andererseits fehlt hierfür ein überzeugender Nachweis. Vereinzelt wird über die erfolgreiche geburtshilfliche Epiduralanalgesie bei MS-kranken Schwangeren berichtet. Aufgrund der forensischen Problematik erscheint es geboten, Allgemeinanästhesien den Vorzug zu geben.

Eine chronische Kortikoidtherapie sollte perioperativ angepasst bzw. fortgesetzt werden mit schrittweiser Reduktion über mehrere Tage auf die ursprüngliche Dosis (▶ s. Kap. „Rheumatoide Arthritis").

 Cave
Succinylcholin, Temperaturanstieg, Lokalanästhetikaintoxikation.

### Literatur

Bader AM, Hunt CO, Datta S, Naulty JS, Ostheimer GW (1988) Anesthesia for the obstetric patient with multiple sclerosis. J Clin Anesth 1: 21–24

Benumof JL (1998) Anesthesia and uncommon diseases, 4th edn. Saunders, Philadelphia, pp 22–24

Fitzal S (1992) Anästhesie bei neuromuskulären Erkrankungen. Anaesthesist 41: 730–742

Mason R (2001) Anaesthesia databook. A perioperative and peripartum manual, 3rd edn. Greenwich Medical Media, London, pp 123–124

Neundörfer B (1988) Risikoerfassung und optimierende Therapie bei Erkrankungen des Zentralnervensystems. In: Rügheimer E, Pasch T (Hrsg) Vorbereitung des Patienten zu Anästhesie und Operation. Springer, Berlin Heidelberg New York Tokio, S 131–140

Pittock SJ, Rodriguez M, Wijdicks EF (2001) Rapid weaning from mechanical ventilator in acute cervical cord multiple sclerosis lesion after steroids. Anesth Analg 93: 1550–1551

# Myasthenia gravis pseudoparalytica

## Synonyme

Erb-Oppenheim-Goldflam-Sy, Hoppe-Goldflam-Sy, myasthenische Bulbärparalyse, engl. »asthenic bulbar paralysis«.

## Oberbegriffe

Autoimmunerkrankung, neuromuskuläre Erkrankung, dystone Myopathie.

## Organe/Organsysteme

Motorische Endplatte, neuromuskuläre Übertragung, Muskulatur, Thymus, Lymphozyten.

## Inzidenz

25–100 pro 1 Mio. Einwohner in Europa. Altersgipfel bei Frauen mit 25 Jahren, bei Männern über 55 Jahre.

## Ätiologie

Pathophysiologisches Korrelat der Myasthenia gravis ist die Bildung von polyklonalen IgG-Antikörpern. Diese zerstören durch Komplement vermittelt die Azetylcholinrezeptoren der motorischen Endplatte, vermindern deren Anzahl durch Endozytose oder blockieren direkt den Ionenkanal des Azetylcholinrezeptors.

Die Ursache für die Bildung der Autoantikörper ist nicht abschließend untersucht. Neben genetischen Faktoren werden eine Stimulation von autoreaktiven T-Zellen durch bakterielle oder virale Antigene sowie hereditäre, mit bestimmten HLA-Typen assoziierte Änderungen der Immunmodulation vermutet.

## Verwandte Formen, Differenzialdiagnosen

Motorische Neuropathien (Guillain-Barré-Sy, Poliomyelitis, Bulbärparalyse); Störungen der neuromuskulären Signalübertragung (Lambert-Eaton-Sy); Myopathien verschiedener Ätiologien (maligne Hyperthermie, familiäres Hypokaliämie-Sy, Thyreotoxikose, Polyneuritiden, Duchenne-Sy II); ferner Denny-Brown-Sy, McArdle-Sy, Lubarsch-Pick-Sy, Albright-Hadorn-Sy, Charcot-Sy II, Curschmann-Batten-Steinert-Sy, Montandon-Sy, Good-Sy, cholinerge Krise.

## Symptome

In Abhängigkeit vom Ausmaß der Erkrankung progrediente Muskelschwäche (Stadieneinteilung nach Ossermann und Genkins). Zunächst belastungsabhängige Ermüdung der okulären Muskulatur mit Sehstörungen, später Muskelhypotonie im faziopharyngealen Bereich mit Hypomimie und Dysphagie. Pathologisches Elektromyogramm (EMG).

Die myasthenische Krise manifestiert sich in einer Ateminsuffizienz und Gefährdung des Patienten durch Aspiration.

## Vergesellschaftet mit

Thymushyperplasie (50–75%), Thymome (15%), Lupus erythematodes, Bearn-Kunkel-Sy, Myositiden, rheumatoide Arthritis, Thyreoiditis, Hyperthyreose, Karzinome (v. a. Bronchialkarzinom).

Exazerbation möglich nach Medikation mit Phenytoin, Chinidin, Neomycin, Streptomycin, Gentamicin, Kanamycin, Polymyxine, Lokalanästhetika.

## Therapien

Symptomatische Therapie mit Azetylcholinesteraseinhibitoren (Pyridostigmin oral 40–1200 mg/Tag in 3–6 Einzeldosen) unter enger Kontrolle der klinischen Symptome. Reduktion der zirkulierenden Antikörper durch Kortikosteroide, Azathioprin und Thymektomie. Therapie der myasthenischen Krise durch Plasmapherese.

## Anästhesierelevanz

Häufig ist eine Allgemeinanästhesie zur Thymektomie erforderlich.

Durch die Erkrankung befinden sich die Patienten in einem der »Präkurarisierung« vergleichbaren Dauerzustand. Die Antikörper führen zur Abnahme oder zum Verlust der physiologischen Reserve der neuromuskulären Transmission. Die häufig nicht absehbare Einschränkung der postanästhetischen muskulären Atemkapazität erfordert eine Infrastruktur zur Durchführung und Überwachung einer prolongierten Nachbeatmung. Bei Dysphagie besteht eine erhöhte Aspirationsgefahr.

Faktoren mit erhöhtem Anästhesierisiko:
- Krankheitsdauer länger als 6 Jahre,
- chronische respiratorische Symptomatik,
- präoperative Vitalkapazität unter 2,2 l,
- Pyridostigmintagesdosis über 750 mg.

### Spezielle präoperative Abklärung

Gründliche Anamnese zur Festlegung des Erkrankungsstadiums. Mögliche Optimierbarkeit der Therapie. Lungenfunktionstest, Elektrolytstatus. Medikamentenanamnese: mögliche Beeinflussung der neuromuskulären Übertragung und folgende Verschlechterung der Myasthenie.

### Wichtiges Monitoring

Relaxometrie und -graphie, Pulsoxymetrie, Kapnographie, Volumetrie.

### Vorgehen

Die Fortsetzung der Medikation mit einem Cholinesterasehemmer ist bis zum Operationstag erforderlich, um den Patienten nicht durch ein Absetzen zu schwächen. Darüber hinaus kann eine Unterbrechung der cholinergen Therapie zu einer myasthenischen Krise am Operationsende führen. Auf eine Prämedikation sollte eher verzichtet werden, da insbesondere Benzodiazepine die Myasthenie verschlechtern können. Regionalanästhesiologische Anästhesieverfahren sind wenn möglich einer Allgemeinanästhesie vorzuziehen. Bei rückenmarksnaher Anästhesie sollte eine Blockade der Atemhilfsmuskulatur vermieden werden. Lokalanästhetika vom Amidtyp sollten bevorzugt werden, da der Metabolismus von esterartigen Lokalanästhetika durch die Einnahme von Cholinesteraseinhibitoren beeinträchtigt werden kann.

Insbesondere bei der Thymektomie ist eine kombinierte Anästhesie aus thorakaler Epiduralanästhesie und Allgemeinanästhesie ohne die Verwendung eines Muskelrelaxans eine Möglichkeit, um eine gute perioperative Analgesie, gute Operationsbedingungen und ein verringertes Risiko für eine Nachbeatmung zu erreichen.

Bei einer Allgemeinanästhesie können Propofol und Opioide verwendet werden, da die Wirkungen dieser Substanzen auf die motorische Endplatte klinisch vernachlässigbar sind. Die Verwendung von Muskelrelaxanzien ist unter genauer Überprüfung der Wirkung mittels Relaxometrie oder Relaxographie möglich. Gut geeignet sind kürzer wirksame Substanzen wie Atracurium, Vecuronium oder Mivacurium. Ein TOF-Quotient unter 0,90 nach Einleitung der Allgemeinanästhesie ohne Gabe eines Relaxans zeigt auf eine erhöhte Sensibilität gegen nichtdepolarisierende Muskelrelaxanzien an, sodass die Dosis deutlich reduziert werden kann. Auf eine Präkurarisierung sollte verzichtet werden, da diese in Einzelfällen zur Totalrelaxation des wachen Patienten führen kann.

Die Wirkung depolarisierender Muskelrelaxanzien ist schlecht vorhersagbar. Sowohl die Anschlagszeit als auch die Wirkdauer können verlängert sein. Aufgrund der reduzierten Anzahl von Azetylcholinrezeptoren ist es möglich, dass eine effektive Depolarisierung der Endplatte durch Succinylcholin nicht erfolgt. Muss eine »rapid-sequence induction« durchgeführt werden, ist die Erhöhung der Dosis auf 1,5–2,0 mg/kg erforderlich. Allerdings kann bei diesem Vorgehen ein nicht depolarisierender Block auftreten.

Eine Überprüfung der neuromuskulären Erholung am Ende der Operation ermöglicht eine sichere Extubation der Patienten, gegebenenfalls kann die Erholung durch die Gabe von Pyridostigmin beschleunigt werden. Dennoch muss die Möglichkeit einer postoperativen Nachbeatmung sichergestellt sein.

Postoperativ sollte die anticholinerge Therapie möglichst bald wieder aufgenommen werden. Dabei ist jedoch ein verringerter Bedarf an Cholinesterasehemmern durch den Früherfolg einer Thymektomie oder eine verminderte Aktivität durch Bettruhe zu beachten. Eine Überdosierung ist zu vermeiden und die Dosis muss angepasst werden. Die parenterale Dosis der Cholinesterasehemmer beträgt ca. 1/15–1/30 der oralen.

⚠ **Cave**

Gelegentlich Demaskierung der bisher nicht diagnostizierten Erkrankung im frühen Krankheitsstadium durch eine Allgemeinanästhesie. Klinik: Vollständige Lähmung nach Präkurarisierung oder deutliche Verzögerung der neuromuskulären Erholung. Hypokaliämie (Befundverschlechterung). Auslösung einer cholinergen Krise durch Cholinesterasehemmer-Überdosierung (Symptomatik: Schwitzen, Unruhe, Benommenheit, Muskelschwäche und respiratorische Insuffizienz); die Unterscheidung von der Cholinersterasehemmer-Unterdosierung kann aufgrund dieser unspezifischen Symptome schwierig sein, jedoch besteht bei der cholinergen Krise im Gegensatz zur myasthenischen Krise eine Miosis und Bradykardie.

### Literatur

Adams DC, Heyer EJ (1997) Problems of anesthesia in patients with neuromuscular disease. Anesthesiol Clin North Am 15: 673–689

Alley CT, Dierdorf SF (1997) Myasthenia gravis and muscular dystrophies. Curr Opin Anaesthesiol 10: 248–253

Baraka A (1992) Anaesthesia and myasthenia gravis. Can J Anaesth 39: 476–486

Baur CP, Schlecht R, Jurkart-Rott K et al. (2002) Anästhesie bei neuromuskulären Erkrankungen. Teil 1: Einführung. Anästhesiol Intensivmed Notfallmed Schmerztherapie 37: 77–83

Blobner M, Mann R (2001) Anästhesie bei Patienten mit Myasthenia gravis. Anaesthesist 50: 484–493

Burg G, Kunze J, Pongratz D et al. (Hrsg) (1990) Leiber – Die klinischen Syndrome, Bd 1, 7. Aufl. Urban & Schwarzenberg, München Wien Baltimore, S 511–512

Chevalley C, Spiliopoulos A, de Perrot M et al. (2001) Perioperative management and outcome following thymectomy for myasthenia gravis. Can J Anesth 48: 446–451

Guidetti D, Sabadini R, Bondavalli M et al. (1998) Epidemiological study of myasthenia gravis in the province of Reggio Emilia, Italy. Eur J Epidemiol 14: 381–387

Le Corre F, Plaud B (1998) Neuromuscular disorders. Curr Opin Anaesthesiol 11: 333–337

Mann R, Blobner M, Jelen-Esselborn S et al. (2000) Preanesthetic train-of-four fade predicts the atracurim requirement of myasthenia gravis patients. Anesthesiology 93: 346–350

Müllges W, Gold R, Blobner M, Toyka K (1999) Myasthene Syndrome. In: Schwab S, Krieger D, Müllges W et al. (Hrsg) Neurologische Intensivmedizin. Springer, Berlin Heidelberg New York, S 719–733

Nilsson E, Meretoja OA (1990) Vecuronium dose-response and maintenance requirements in patients with myasthenia gravis. Anesthesiology 73: 28–32

Osserman KE, Henkins G (1971) Studies in myasthenia gravis: review of a twenty-year experience in over 1200 patients. Mt Sinai J Med 38: 497–537

# Myopathiesyndrome

### Synonyme und Unterteilungen

Muskelatrophie (Myatrophie)-Ss, Myodysplasie-Ss, Muskeldystrophie-Ss, Myotonie-Ss, Myodystonie-Ss, Myoglobinurie-Ss.

### Oberbegriffe

Erkrankungen des Bewegungsapparats, Muskelerkrankungen.

### Organe/Organsysteme

Muskulatur, Bewegungsapparat.

### Ätiologie

Die große Anzahl verschiedener Myopathiesyndrome (ca. 500 Formen) spiegelt die Vielzahl zugrunde liegender Pathomechanismen wieder (Stoffwechselstörungen, mitochondriale Veränderungen, Störungen der Membranaktivität und Autoimmunprozesse). Es können präsynaptische, synaptische und postsynaptische Störungen der neuromuskulären Übertragung vorhanden sein. Darüber hinaus kann eine Störung im Muskel vorliegen, sodass zwar ein Aktionspotential die neuromuskuläre Endplatte erreicht, jedoch im Zielorgan keine Kontraktion erfolgt.

Zu den häufigsten Myopathien zählen: Myasthenia gravis pseudoparalytica (Erb-Goldflam-Wilks-Sy), Myotonia congenita (Oppenheim-Sy), Thompson-Sy, myotonische Dystrophie (Curschmann-Batten-Steinert-Sy), Dystrophia musculorum progressiva (Duchenne-Leyden-Sy, Erb-Landouzy-Sy), »floppy infant syndrome«, Ataxia hereditaria (Friedreich-Sy), neurale Muskelatrophie (Charcot-Marie-Tooth Hoffmann-Sy), Nemalinmyopathie.

### Symptome

Die Myopathien können in ihrer phänotypischen Ausprägung sehr stark variieren. Klinisch können eine Muskelschwäche (Myasthenie) oder eine Veränderung des Muskeltonus (Myotonie) vorliegen, die nach der Geburt oder erst im späteren Lebensverlauf auftreten und unterschiedliche Schweregrade erreichen. Die Abweichungen vom normalen Muskeltonus manifestieren sich je nach Erkrankung und erreichtem Stadium in Paralyse, Muskelschwäche (Hypotonie), verminderter Muskelerschlaffung, Reflexminderung oder Hyperreflexie und fibrillären Zuckungen.

### Vergesellschaftet mit

Deformitäten von Achsen- und Extremitäten-Skelett, Minderwuchs, Beteiligung innerer Organe, kardiale Fibrose oder Myopathie, Fehlsichtigkeit aufgrund eines Strabismus, restriktive Ventilationsstörung, respiratorische Insuffizienz, häufige respiratorische Infekte (v. a. bei Dysphagie), Sensibilitätsstörungen, King-Sy.

## Anästhesierelevanz

Die Patienten benötigen eine anästhesiologische Betreuung zur Entnahme von Muskelbiopsien oder Operationen zur Korrektur von Kontrakturen (Schulterchirurgie) und Deformitäten. Eine kardiale Fibrose oder Myopathie kann die Implantation eines internen Defibrillators (AICD) erforderlich machen. Insbesondere bei Kindern kann eine kurze Allgemeinanästhesie zur Instillation eines Botulinumtoxin-Depots notwendig sein.

In diesem zusammenfassenden Abschnitt wird auf die grundlegenden Gemeinsamkeiten der anästhesiologischen Betreuung eingegangen. Krankheitsspezifische Besonderheiten werden unter den entsprechenden Einträgen erläutert.

### Spezielle präoperative Abklärung

Im Einzelfall muss eine nicht genau diagnostizierte Myopathie genau differenziert werden. Die isolierte Bestimmung der Serumcholinesterase und Kreatinkinase (CK) ist nur eingeschränkt verwertbar. So kann die Kreatinkinase im symptomfreien Intervall einer Erkrankung, wenn keine Muskelzerstörung vorliegt, durchaus im Normbereich sein. Eine Erhöhung der Kreatinkinase liegt erst mit Einsetzen einer Muskelzerstörung vor.

Präoperativ muss das Ausmaß der respiratorischen Einschränkung mittels Röntgenthorax und Lungenfunktionstestung untersucht werden, um die Notwendigkeit einer möglichen Nachbeatmung zu erkennen. Bei der Lungenfunktionstestung ist die Bezugnahme auf die vorhergesagten Werte anhand des meist deutlich reduzierten Körpergewichts unbedingt erforderlich. Die Bestimmung einer Blutgasanalyse unter Raumluft dient der Festlegung der postoperativen Zielparameter. Ist eine Regionalanästhesie geplant, sollte präoperativ ein neurologischer Status erhoben und dokumentiert werden.

### Wichtiges Monitoring

Kapnographie, Pulsoxymetrie, Relaxometrie, kontinuierliche Temperaturmessung, Blutgasanalysen, Säure-Basen-Status.

### Vorgehen

Die gemeinsame Planung des anästhesiologischen Vorgehens mit dem Operateur entsprechend der Art der Operation und dem Erkrankungsstadium des Patienten ist wesentlicher Bestandteil des Vorgehens. Bei geplanter Allgemeinanästhesie sollte schon präoperativ mit Atemgymnastik begonnen sowie nicht invasive Beatmungsverfahren erläutert werden.

Nicht alle Myopathien haben ein erhöhtes Risiko für das Auftreten einer malignen Hyperthermie, jedoch ist es empfehlenswert, grundsätzlich auf Substanzen zu verzichten, die eine maligne Hyperthermie hervorrufen können, insbesondere dann, wenn die Erkrankung nicht genau diagnostiziert ist. Daher sollten Inhalationsanästhetika nicht verwendet werden und die Narkoseeinleitung und Aufrechterhaltung durch gut steuerbare Hypnotika erfolgen, die nach Beendigung der Anästhesie schnell abklingen. Propofol ist aufgrund seiner pharmakologischen Eigenschaften dazu gut geeignet.

Grundsätzlich ist zu klären, ob für die Operation eine Muskelrelaxation zwingend erforderlich ist. Eine veränderte Anschlagszeit sowie eine Wirkungsverlängerung sind für alle Muskelrelaxanzien beschrieben, sodass bei allen Muskelrelaxanzien die Relaxometrie erforderlich ist. Bei den Patienten besteht in der Regel eine veränderte neuromuskuläre Übertragung, sodass zur Erhebung eines Ausgangswertes eine Messung zwischen Gabe des Hypnotikums und des Muskelrelaxans zwingend ist. Dabei ist zu beachten, dass der uneinheitliche Befall verschiedener Muskelgruppen die Messung deutlich beeinflussen kann. Eine vergleichende Messung am Musculus orbicularis oculi sowie an der ulnaren Muskelgruppe der Hand sind empfehlenswert.

Bei vielen Formen der Myopathie ist die Schluckmuskulatur von der Erkrankung betroffen, sodass eine Dysphagie mit erhöhter Aspirationsgefahr besteht. Goldstandard ist die elektive fiberendoskopische Intubation unter adäquater Analgosedierung und Vermeidung einer Muskelrelaxation. Ist eine Muskelrelaxation zur Intubation erforderlich, kann eine modifizierte »rapid-sequence induction« mit intermittierender Maskenbeatmung unter Krikoiddruck erfolgen. Zur Entleerung von Magensaft sollte bei einer Allgemeinanästhesie immer eine Magensonde platziert werden. Mit Rocuronium steht eine Substanz zu Verfügung, die bei der Dosierung mit 0,8–0,9 mg/kg eine Anschlagzeit von 30 s hat, jedoch ist mit einer lang anhaltenden kompletten neuromuskulären Blockade zu rechnen. Succinylcholin ist kontraindiziert, denn neben der Gefahr einer malignen Hyperthermie kann es bei den partiell immobilisierten Patienten zu einer massiven Kaliumfreisetzung kommen, die eine Herzrhythmusstörung bis zur Asystolie induzieren kann.

Nichtdepolarisierende Muskelrelaxanzien müssen in der Regel in der Dosis reduziert werden. Die Gabe einer geringen Dosis eines nicht depolarisierenden Muskelrelaxans im Sinne einer Präkurarisierung oder eines »priming« ist grundsätzlich kontraindiziert, da sie zur vollständigen Relaxierung des noch wachen Patienten führen kann. Die Verwendung von Mivacurium bietet sich aufgrund der kurzen Wirkdauer an. Seine erfolgreiche Verwendung ist für eine Reihe von verschiedenen Myopathien beschrieben. Neben der durch die Erkrankung verlängerten Wirkungsdauer ist eine zusätzliche Wirkungsverstärkung von Relaxanzien bei Anwendung von Antibiotika zu erwarten. Die Gabe von Cholinesterasehemmern ist kontraindiziert.

Grundsätzlich ist die Verwendung aller Opioide möglich, jedoch sollte ein Opioidüberhang am Ende der Operation unbedingt vermieden werden, um nicht die ohnehin reduzierte respiratorische Funktion weiter einzuschränken.

Postoperativ ist auf eine ausreichende Schmerztherapie zu achten, um die Wahrscheinlichkeit von pulmonalen Infekten durch Minderventilation zu reduzieren. Darüber hinaus ist eine sofortige Mobilisation auch durch krankengymnastische Maßnahmen nach der Operation erforderlich, um eine Thrombose und die Verschlechterung bereits bestehender Kontrakturen zu verhindern.

> ⓘ **Cave**
> **MH-Triggersubstanzen (Succinylcholin, volatile Anästhetika), Präkurarisierung, Torniquetanwendung (Blutsperre), Cholinesterasehemmer. Die CK-MB ist nicht zum Ischämienachweis geeignet, da sie bei Myopathiepatienten auch im perfundierten Skelettmuskel vorliegen kann.**

### Literatur

Adams DC, Heyer EJ (1997) Problems of anesthesia in patients with neuromuscular disease. Anesthesiol Clin North Am 15: 673–689

Baur CP, Schlecht R, Jurkatt-Rott K et al. (2002) Anästhesie bei neuromuskulären Erkrankungen, Teil 1: Einführung. Anästhesiol Intensivmed Notfallmed Schmerzther 37: 77–83

Benumof JL (1998) Anesthesia and uncommon diseases. 4th edn. Saunders, Philadelphia London Toronto, pp 316–397

Le Corre F, Plaud B (1998) Neuromuscular disorders. Curr Opin Anaesthesiol 11: 333–337

Muldoon SM (1993) Muscle disease, malignant hyperthermia, and myasthenia. Curr Opin Anaesthesiol 6: 578–581

Stevens RD (2001) Neuromuscular disorders and anesthesia. Curr Opin Anaesthesiol 14: 693–698

# Myositis ossificans progressiva

### Synonyme

Münchmeyer-Sy, Osteoma multiplex, Exostosis luxurians, Myopathia osteoplastica, Fibrositis ossificans, Hyperplasia fascialis, Polyossificatio congenita progressiva, Fibrodysplasia ossificans multiplex, Myoossificatio progressiva multiplex, engl. »generalized congenital fibromatosis«, »stone man«.

### Oberbegriffe

Myopathie, Polymyositis-Ss, Brachydaktylie-Ss, rheumatische Erkrankungen, Bindegewebserkrankung.

### Organe/Organsysteme

Muskulatur, Bindegewebe, Bewegungsapparat.

### Inzidenz

Weltweit wurden bisher ca. 550 Fälle beschrieben. Prävalenz in Großbritannien: 0,61:1 Mio., Erkrankungsbeginn der Myositis ossificans progressiva (vererbt) meist ab dem 4. Lebensjahr, spontane Verlaufsform im Kindesalter sehr selten (6,7%). Die leichte Prädilektion von Männern ist wahrscheinlich durch größere körperliche Aktivität und vermehrte Traumata bedingt.

### Ätiologie

Hereditär und gelegentlich kongenital. Ein autosomal-dominanter Erbgang (Chromosom 14q22-q23) mit variabler phänotypischer Ausprägung, aber kompletter Penetranz ist nachgewiesen. Es kommt zur zunehmenden abwärtsschreitenden Verknöcherung von Sehnen, Faszien, Aponeurosen und Muskeln mit entsprechender Bewegungseinschränkung. Kann sich auch als Antwort auf Weichteilverletzungen entwickeln, sogar ohne erinnerliche Verletzung.

### Verwandte Formen, Differenzialdiagnosen

Lokal begrenzte traumatische Verknöcherungen, Calcinosis interstitialis universalis et localisata, Teutschländer-Sy, Thibierge-Weissenbach-Sy, Dermatomyositis (Wagner-Unverricht-Sy), Osteome, juvenile Fibromatose-Ss, Weber-Christian-Krankheit, Klippel-Feil-Sy, Osteosarkom.

## Symptome

Verknöcherungen von quergestreifter Muskulatur (Ausnahmen: Augen-, Kehlkopf-, Herz-, Sphinktermuskulatur und Zwerchfell), Verkalkungen von Bindegewebe (Sehnen, Faszien, Aponeurosen, Gelenkkapseln), Synostosen, mechanische Hautulzerationen an exponierten Stellen, fixierte Haltung, Kontrakturen.

Ab dem 30. Lebensjahr fortgeschrittene Immobilisation (Rollstuhl).

### Vergesellschaftet mit

Bei 70–75% Hand- und/oder Fußmissbildungen (Brachydaktylie, Klinodaktylie, Kalkaneussporn, Klumpfüße), rheumatische Beschwerden (Früh-symptom), Reizleitungsstörungen des Myokards (Rechtsschenkelblock, ST-Streckenveränderungen), sekundär restriktive Ventilationsstörungen, respiratorische Infekte (Pneumonien sind bei dieser Erkrankung die häufigste Todesursache).

## Anästhesierelevanz

Besondere Probleme bereiten die Kontrakturen, die für Lagerungsschäden prädisponieren. Bei Beteiligung der Kaumuskulatur und der HWS ist mit erheblichen Intubationsschwierigkeiten zu rechnen. Bei thorakalem Befall liegt eine eingeschränkte Atemmechanik vor, die insbesondere zu restriktiven Ventilationsstörungen führt. Bei häufigen respiratorischen Infekten kann auch eine chronisch obstruktive Komponente hinzukommen, die postoperative Komplikationen begünstigen kann.

### Spezielle präoperative Abklärung

Thoraxröntgenaufnahme, Lungenfunktionsprüfung, EKG, Blutgasanalyse. Die Muskelenzyme sind meist im Normbereich.

### Wichtiges Monitoring

Pulsoxymetrie, Kapnographie, Volumetrie, Beatmungsdrücke, wiederholte Blutgasanalysen.

### Vorgehen

Bei der medikamentösen Prämedikation sollten keine intramuskulären Injektionen durchgeführt werden, da sie zu lokalen Verknöcherungen führen.

Generell sind die meisten Anästhesieverfahren gut geeignet. Rückenmarknahe Regionalanästhesien kompromittieren nicht die Atmungsfunktion, und mögliche Weaningprobleme können damit umgangen werden. Sie sind jedoch bei Verknöcherungen entlang der Wirbelsäule (die Symptomatik ist dorsal ausgeprägter als ventral) mitunter schwierig durchzuführen. Bei Allgemeinanästhesien ist wegen reduzierter Mundöffnung bzw. eingeschränkter HWS-Retroflexion mit Intubationsschwierigkeiten zu rechnen. Diese lassen sich entweder mit Anästhesieverfahren ohne Intubation (Maskennarkosen) oder mit alternativen Intubationstechniken bewältigen (Larynxmaske, fiberoptische, blind nasale, retrograde Intubation etc.) Vor der Einleitung sollte ausreichend präoxygeniert werden.

Es gibt keinen Anhalt für eine höhergradige MH-Gefährdung. Dennoch wird vom Gebrauch depolarisierender Muskelrelaxanzien abgeraten, weil aufgrund der Immobilität der Patienten (Immobilisierung ist eine der Therapiemaßnahmen) in hohem Maße Kalium freigesetzt werden kann. Vecuronium und Atracurium sind in üblicher Dosierung bereits erfolgreich eingesetzt worden, ebenso deren Antagonisierung mit den gängigen Cholinesterasehemmern. Sorgfältige Lagerung zur Vermeidung von Druckstellen erforderlich.

❗ Cave

Succinylcholin, postoperative Hypoventilation, Weichteilverletzungen, intramuskuläre Injektionen. Chirurgische Interventionen sind kontraindiziert, solange keine mechanischen Störungen z. B. der Gelenkbeweglichkeit vorliegen.

## Literatur

Burg G, Kunze J, Pongratz D et al. (Hrsg) (1990) Leiber – Die klinischen Syndrome, Bd 1, 7. Aufl. Urban & Schwarzenberg, München, S 246

Lininger TE, Brown EM, Brown M (1989) General anesthesia and fibrodysplasia ossificans progressiva. Anesth Analg 68: 175–176

Mason R (2001) Anaesthesia databook. A perioperative and peripartum manual, 3rd edn. Greenwich Medical Media, London, pp 196–198

Meier R, Bollinger KP (1996) Anästhesiologische Probleme bei Patienten mit Fibrodysplasia ossificans progressiva. Anaesthesist 45: 631–634

Stark WH, Krechel SW, Eggers GWN (1990) Anesthesia in »stone man«: myositis ossificans progressiva. J Clin Anesth 2: 332–335

# Nager-Syndrom

## Synonyme

Nager-de-Reynier-Sy, engl. »Nager acrofacial dysostosis, Nager acrodental dysostosis«.

## Oberbegriffe

Dysmorphie-Ss, kraniomandibulofaziale Missbildungen, okulodentale Ss, Kieferbogen-Ss, akrofaziale Dysostosen, Kieferbogen-Ss.

## Organe/Organsysteme

Zunge, Unterkiefer, Oberkiefer, Gesichtsschädel, Extremitäten.

## Inzidenz

Bisher sind weltweit ca. 100 Fälle publiziert worden.

## Ätiologie

Unklar, wahrscheinlich heterogene Vererbung. Es gibt vage Hinweise auf einen Kausalzusammenhang mit höherem Vateralter. Eine familiäre Häufung kommt vor.

## Verwandte Formen, Differenzialdiagnosen

Smith-Theiler-Schachenmann-Sy, Aglossie-Adaktylie-Sy, Möbius-Sy, oroakrales Sy, Stickler-Sy, Pierre-Robin-Sy, Franceschetti-Zwahlen-Sy, Berry-Sy, Thomson-Komplex, Treacher-Collins-Sy, Trisomie 18.

## Symptome

Am Schädel ähnelt die Symptomatik derjenigen des Treacher-Collins-Sy, allerdings mit einer etwas schwächeren Ausprägung: Typischer Gesichtsausdruck: »Vogelgesicht«, »Fischmaulphysiognomie«, Mandibulahypoplasie, Mikrogenie, antimongoloide Lidachse, Unterlidkolobom, Makrostomie, hoher und enger Gaumen, Hypoplasie der Maxilla (Mikrognathie) und des Jochbeins (teils Agenesie), Ohrmissbildungen (Hypoplasie oder Aplasie der Ohrmuscheln, Aurikularanhänge, Gehörgangsatresie, Taubheit), Zahnstellungsanomalien. Entwicklungsfehlbildung des radialen oberen und des tibialen unteren Extremitätenstranges. Obligat sind eine Hypoplasie oder Aplasie des Daumens. Radioulnare Synostosen.

## Vergesellschaftet mit

Rippen- und Wirbelanomalien, geistige Entwicklungsstörung bis zur Oligophrenie (selten), Choanalatresie, Spaltbildungen, Mikrophthalmie, HWS-Missbildungen, Kryptorchismus, Herzvitien und v. a. verengte und vielfältig dysmorphe Atemwege.

## Anästhesierelevanz

Die wesentliche anästhesiologisch relevante Besonderheit ist die Anatomie des Gesichts und der Halsorgane und der damit verbundene erschwerte Zugang zu den Atemwegen. Patienten mit diesem Syndrom und dem sehr ähnlichen Pierre-Robin-Sy gehören zu den am schwierigsten zu intubierenden Fällen. Gleichfalls ist das Zustandebringen einer guten Masken(be)atmung sehr schwierig. Die Malformationen führen häufig zu respiratorischen Infekten.

### Spezielle präoperative Abklärung

Röntgenaufnahmen des Gesichts und der Halsorgane a.-p. und seitlich, Ausschluss zusätzlicher kardialer Risikofaktoren (Echokardiographie). Wegen der häufigen Aspirationspneumonien v. a. im Säuglingsalter Thoraxröntgenaufnahme. Infektparameter.

### Wichtiges Monitoring

Pulsoxymetrie, Kapnographie.

### Vorgehen

Geeignetes Instrumentarium für die Sicherung der Atemwege bereitstellen. Intubation nur durch sehr Erfahrene. Geistig retardierte Patienten sind in der Regel nicht kooperativ genug für eine wache fiberoptische Intubation, diese Methode kann jedoch mit einer adäquat titrierten Analgosedierung angewendet werden. Wenn eine Maskenatmung möglich ist, kann »per inhalationem« begonnen werden, um in ausreichend tiefer Narkose mit erhaltener Spontanatmung geeignete Intubationstechniken anzuwenden.

Eine Einleitung mit Ketamin ist möglich, bei Hypersalivation und larynxnahen Manipulationen können jedoch Schwierigkeiten (Laryngospasmus, Schwellung) entstehen. Ein schnelles Ausweichen auf retrograde Intubation, translaryngotracheale

$O_2$-Insufflation bzw. Jetventilation ist einer Notkoniotomie oder Nottracheotomie vorzuziehen. Die retrograde Intubation kann insbesondere in Kombination mit fiberoptischer Unterstützung unter Lokalanästhesie durchgeführt werden. Während der Einleitung muss die Atemluft mit Sauerstoff angereichert werden (Pulsoxymetrie). Zur Bestätigung einer korrekten trachealen Intubation Kapnometrie einsetzen.

Rückenmarknahe Anästhesieverfahren sollten erst nach dem sicheren Ausschluss einer Wirbelsäulenmalformation in Betracht gezogen werden.

Postoperativ besteht eine erhöhte Gefahr von respiratorischen Störungen v. a. durch Atemwegsobstruktion. Dies beruht auf einer Rückfalltendenz der Zunge (Retroglossie, Glossoptose) oder wegen Choanalatresie.

Eine länger dauernde postoperative Überwachung und Nachbeatmung können bei Relaxansüberhang und bis zur Wiederkehr der Schutzreflexe angebracht sein.

Eine Ketaminanästhesie bei erhaltener Spontanatmung und nicht gesicherten Atemwegen ist wegen der Tendenz der Zunge, auf die Glottis zurückzufallen und einen Atemstillstand auszulösen, gefährlich.

 **Cave**
**Relaxation ohne Sicherung der Atemwege.**

### Literatur

Przybylo HJ, Stevenson GW, Vicari FA et al. (1996) Retrograde fibreoptic intubation in a child with Nager's syndrome. Can J Anaesth 43: 697–699

Groeper K, Johnson JO, Braddock SR, Tobias JD (2002) Anaesthetic implications of Nager syndrome. Paediatr Anaesth 12: 365–368

Sculerati N, Gottlieb MD, Zimbler MS et al. (1998) Airway management in children with major craniofacial anomalies. Laryngoscope 108: 1806–1812

# Neuronale Ceroidlipofuszinosen

### Synonyme

Amaurotische Idiotie.

### Subtypen

Typ Haltia-Santavuori, engl. »unsaturated fatty acid lipidosis, infantile Finnish type«;

Typ Jansky-Bielschowsky, engl. »late infantile type«;

Typ Kufs-Mayer-Boehme, engl. »adult type«;

Typ Spielmeyer-Vogt, engl. »juvenile type Batten disease«.

### Oberbegriffe

Neurodegenerative Erkrankung, Speicherkrankheit, Thesaurismose, Schwachsinn-Ss, Enzymopathie (Defekt z. Zt. noch nicht bekannt).

### Organe/Organsysteme

Neurone, ZNS, Retina, Augen, Haut, Muskulatur, Lymphozyten.

### Inzidenz

Für den Typ Jansky-Bielschowsky 1:12.500. Erstmanifestation ab dem 2.–4. Lebensjahr, die Lebenserwartung ist auf 10–15 Jahre begrenzt.

### Ätiologie

Hereditär mit überwiegend autosomal-rezessivem Erbgang. Unterschiedliches Manifestationsalter und Prognose bei den verschiedenen Subtypen. Es kommt zur Speicherung von Lipidpigmenten in Nervenzellen und den betroffenen Organen.

### Verwandte Formen, Differenzialdiagnosen

Gangliosidosen (Tay-Sachs-Sy, Niemann-Pick-Sy, Gaucher-Sy, van-Bogaert-Enzephalitis, Seitelberger-Sy, Hallervorden-Spatz-Sy, Cross-McKusick-Breen-Sy, Alexander-Sy, Alpers-Sy, Best-Sy, Schilder-Sy, Canavan-Sy, Leigh-Sy, Landing-Sy, Mukolipidose Typ I), M. Alzheimer, Epilepsie.

## Symptome

Progredienter psychomotorischer Abbau, Demenz, Krampfneigung (in der Regel therapieresistent gegen Antikonvulsiva), Ataxie, extrapyramidale Spastizität, Choreoathetose, Myoklonien, Dezerebration.

*Augenbefunde:* Sehstörungen bis Erblindung, Makuladegeneration, Optikusatrophie.

## Vergesellschaftet mit

Kachexie im Spätstadium, arterielle Hypertension (v. a. beim Kufs-Sy), respiratorische Infekte als Aspirationsfolge (gestörter Schluckreflex, Dysphagie).

## Anästhesierelevanz

Anästhesiologische Erfahrungen bei dieser Erkrankung sind selten. Die Empfehlungen orientieren sich v. a. an der vorherrschenden Befundkonstellation und beruhen weniger auf Erfahrung. Wichtige Befunde sind die eingeschränkte Kooperationsfähigkeit, die Kachexie, respiratorische Infekte und die neurologischen Symptome. Generell besteht eine erhöhte Gefahr für Lagerungsschäden (Kachexie und Kontrakturen).

### Spezielle präoperative Abklärung

Neurologischer Ausgangsstatus, Thoraxröntgenaufnahme, Lungenfunktionsprüfung.

### Wichtiges Monitoring

Pulsoxymetrie, Relaxometrie.

### Vorgehen

Benzodiazepine sind geeignet für eine betont sedierende Prämedikation, die allerdings auf den Allgemeinzustand des Patienten zugeschnitten sein sollte. Auf eine geeignete Lagerung ist unbedingt zu achten. Die erhöhte Aspirationsgefahr rechtfertigt eine $H_2$-Rezeptorenblockade 60 min vor Narkoseeinleitung oder eine orale Pufferung mit 30 ml 0,3-molarem Natrium citricum unmitelbar vor Anästhesiebeginn. Die Durchführung einer »rapid-sequence induction« ist empfehlenswert.

Aufgrund der erhöhten Krampfneigung sind Barbiturate und Isofluran geeignete Anästhetika. Es ist allerdings damit zu rechnen, dass Krampfanfälle nicht medikamentös durchbrochen werden können. Die Anwendung von Succinylcholin bei kachektischen Patienten erscheint problematisch (Kaliumfreisetzung), andererseits ist eine schnelle und sichere Einleitung vorteilhaft; welchem Prinzip der Vorzug gegeben wird, ist individuell zu entscheiden. In einem Fallbericht wurde die erfolgreiche Anwendung von Sevofluran ohne Muskelrelaxation im Rahmen einer Intubationsnarkose beschrieben.

Der aktuelle Elektrolytstatus und die Nierenfunktion sollten sowohl bei der Wahl der Anästhesiemethode als auch beim Infusionsregime berücksichtigt werden.

Bei der Ausleitung besteht das gleiche Aspirationsrisiko wie bei der Einleitung. Deshalb empfiehlt es sich, vorher den Magen abzusaugen. Von einer ausgeprägten Neigung zur intraoperativen Hypothermie wurde berichtet, was möglicherweise auf eine gestörte zentrale Thermoregulation hinweist. Auf jeden Fall sollte die Spontanatmung und Anästhesieausleitung erst nach ausreichender Wiedererwärmung erfolgen.

> ⓘ **Cave**
> Ketamin, Enfluran, Metoclopramid, Phenothiazine, Hypothermie.

### Literatur

Burg G, Kunze J, Pongratz D et al. (Hrsg) (1990) Leiber – Die klinischen Syndrome, Bd 1, 7. Aufl. Urban & Schwarzenberg, München, S 124–126

Defalque RJ (1990) Anaesthesia for a patient with Kuf's disease. Anesthesiology 73: 1041–1042

Yamada Y, Doi K, Sakura S, Saito Y (2002) Anesthetic management for a patient with Jansky-Bielschowsky disease. Can J Anesth 49: 81–83

# Noonan-Syndrom

### Synonyme

Ullrich-Noonan-Sy, Pseudo-Turner-Sy, engl. »Turner-like syndrome without X chromosome abnormality«.

### Oberbegriffe

Missbildungen, Gonadendysgenesie, Hypogonadismus.

### Organe/Ogansysteme

Gonaden, Gesichtsschädel, Sinnesorgane, Herz-Kreislauf-System, ZNS, Skelett, Nieren.

### Inzidenz

Relativ häufig mit 1:1000 bis 1:2500 Lebendgeburten.

### Ätiologie

Unbekannte Ätiologie, kongenital, vermutlich autosomal-dominanter Erbgang, variable Penetranz und Expression, gelegentlich sporadisch auftretend. Es liegt ein dem Turner-Sy ähnlicher Missbildungskomplex ohne nachweisbare Chromosomenaberration vor. Maternale Transmission ist dreimal häufiger als väterliche.

### Verwandte Formen, Differenzialdiagnosen

Turner-Sy, Gordan-Overstreet-Sy, Klinefelter-Reifenstein-Albright-Sy, Leydig-Hypogonadismus, Mietens-Weber-Sy, otopalatodigitales Sy, Aarskog-Sy, embryopathisches Hydantoin-Sy, King-Sy (Noonan-Phänotyp plus maligne Hyperthermie).

## Symptome

Herzvitien meist rechtsseitig (bei Turner-Sy linksseitig): Pulmonalstenose (30–50%), Minderwuchs (40%), Halspterygien, antimongoloide Lidachse, Hypertelorismus, Ptosis, Exophthalmus, Ohrmuscheldysplasie, Epikanthus, gotischer Gaumen (wie ein Spitzbogen), Mikrognathie, tiefer Haaransatz im Nacken, großer Abstand zwischen den Mamillen, Vierfingerfurche.

### Vergesellschaftet mit

Vorhofseptumdefekt (10%), IHSS (idiopathische hypertrophe Subaortenstenose), Aortenstenose, Koarktation der Aorta, hypertrophe Kardiomyopathie, Thoraxdeformitäten (Trichterbrust, schildförmiger Thorax) (25%), Wirbelsäulenanomalien, leichter geistiger Entwicklungsrückstand (33%), gelegentlich Oligophrenie, Gerinnungsstörungen (20%), Gefäßdysplasien, proteinverlierende Enteropathien, respiratorische Funktionsstörungen und Infektanfälligkeit. Die Fertilität kann erhalten sein.

## Anästhesierelevanz

Zahlreiche orthopädische, ophthalmologische oder kardiochirurgische Operationen erforderlich.

### Spezielle präoperative Abklärung

Echokardiographie, Thorax- und HWS-Röntgen, Elektrolytstatus, harnpflichtige Substanzen im Serum, Plasmaproteine, Gerinnungsparameter, King-Sy ausschließen wegen MH-Gefahr.

### Wichtiges Monitoring

Pulsoxymetrie, Kapnographie, bei Herzvitien EKG und invasive kontinuierliche Blutdruckmessung, zentraler Venendruck, ggf. Pulmonalarterienkatheter (*Achtung:* schwierige Positionierung), regelmäßige Blutgasanalysen, Beatmungsdrücke.

### Vorgehen

Stress und Kreislaufhyperkinesie sind hämodynamisch ungünstig. Daher hilft eine etwas prononcierte Sedierung mit Benzodiazepinen. Die Durchführung von Regionalanästhesien ist aufgrund der reduzierten Kooperationsbereitschaft und der häufigen Wirbelsäulenanomalien erschwert. Darüber hinaus sind plötzliche Volumenverschiebungen und ein Abfall des peripheren vaskulären Widerstandes durch Sympathikolyse unerwünscht, insbesondere wenn Herz-Kreislauf-Anomalien vorliegen.

In der Regel wird eine Allgemeinanästhesie empfohlen. Bei der Einleitung ist mit Intubationsschwierigkeiten zu rechnen, sie sind in der Regel jedoch weniger gravierend als bei den Kieferbogen-Ss. Dennoch empfiehlt sich die Bereithaltung von geeignetem Material für alternative Intubations- bzw. Beatmungstechniken.

Zur Einleitung können sowohl die gängigen Hypnotika als auch volatile Anästhetika verwendet werden. Bei Hypnotika sollten die Dosierung und die Injektionsgeschwindigkeit dem kardiovaskulären Zustand angepasst sein (keine »rapid sequence induction«, Vorsicht mit Propofol). Bei Herzhypertrophie im Bereich der Ausflussbahn (IHSS) ist eine Hyperkinesie unerwünscht, weil dies zur Verschlechterung einer Obstruktion der Ausflussbahn führt. In diesen Fällen ist Ketamin kontraindiziert.

Zur Relaxation eignen sich Atracurium oder Vecuronium. Hohe Beatmungsdrücke sollten wegen ihrer negativen Kreislaufwirkung vermieden werden. Das Infusionsregime richtet sich nach dem aktuellen Kreislaufzustand (Füllungsdrücke rechts und links) und eventuellen Nierenfunktionsstörungen. Bei Tachykardien kann Esmolol titriert verabreicht werden.

 **Cave**

**Ketamin, Vagolytika, Katecholamine, Vasodilatatoren, Hypovolämie, atlantookzipitale Subluxation bei HWS-Retroflexion, Enfluran bei Nierenerkrankungen.**

## Literatur

Campbell AM, Bousfield JD (1992) Anaesthesia in a patient with Noonan's syndrome and cardiomyopathy. Anaesthesia 47: 131–133

Grange CS, Heid R, Lucas SB et al. (1998) Anaesthesia in a parturient with Noonan's syndrome. Can J Anaesth 45: 332–336

McLure HA, Yentis SM (1996) General anaesthesia for Caesarean section in a parturient with Noonan's syndrome. Br J Anaesth 77: 665–668

Schwartz N, Eisenkraft JB (1992) Anesthetic management of a child with Noonan's syndrome and idiopathic hypertrophic subaortic stenosis. Anesth Analg 74: 464–466

Sharland M, Burch M, McKenna WM, Patton MA (1992) A clinical study of Noonan syndrome. Arch Dis Child 67: 178–183

# Okulodentale Syndrome

## Synonyme

Blepharophimosis-Sy, Kryptophthalmus-Sy, okulodentale Dysplasie, okulozerebrorenales Sy.

## Oberbegriffe

Missbildung, Dysmorphie, Kieferbogen-Ss.

## Organe/Organsysteme

Zentrales Nervensystem, Augen, Urogenitalsystem, Respirationstrakt.

## Ätiologie

Fehlbildungsmuster mit einer ausgesprochen großen phänotypischen Heterogenität, die teilweise noch der exakteren Definition und Abgrenzung bedürfen. Es handelt sich überwiegend um spontane Neumutationen, die autosomal-rezessiv weitervererbt werden.

## Verwandte Formen, Differenzialdiagnosen

Blepharophimosis-Sy, Fraser-Sy, Mietens-Sy, Lowe-Sy, Hallermann-Streiff-François-Sy.

## Symptome

Augenanomalien (Mikrophthalmie, Strabismus, Katarakt, Glaukom, Retinaablösungen), Kraniostenosen, Krampfneigung (ein pathologisches EEG ist nahezu obligat).

## Vergesellschaftet mit

Mentale Retardierung, Trink- und Fütterungsprobleme im Säuglingsalter, allgemeine Hypotonie, später neuromuskuläre Hyperaktivität, renale Dysfunktionen (Albuminurie, Aminoazidurie, hypochlorämische Azidose).

## Anästhesierelevanz

Bei Patienten mit Fraser-Syndrom wurden gehäuft schwere faziale und laryngeale Anomalien beschrieben, die zu Beatmungs- und Intubationsproblemen führen können. Bei Patienten mit Blepharophimosis und Mietens-Sy sind Herz- und Gefäßanomalien fakultativ. Anästhesiologische Schwierigkeiten sind besonders bei Patienten mit Lowe-Sy zu erwarten.

## Spezielle präoperative Abklärung

Thoraxröntgenaufnahme, EKG, Elektrolyt- und Säure-Basen-Status, Nierenfunktionsparameter.

## Wichtiges Monitoring

EKG, Pulsoxymetrie, Kapnographie, Relaxometrie.

## Vorgehen

In der gesamten Patientengruppe sollten Ketamin, Succinylcholin und eine zu flache Narkoseführung wegen der Möglichkeit einer unerwünschten Erhöhung des intraokulären Druckes vermieden werden. Zurückhaltend sind vorwiegend renal metabolisierte Pharmaka einzusetzen. An eine Dosisreduktion (und Serumspiegelbestimmungen) ist auch bei zahlreichen Antibiotika zu denken. Bei Kindern mit Anomalien der Atemwege und Deformitäten des Thorax muss auf die Symptome einer chronischen Bronchopneumonie geachtet werden. Bei ihnen ist nach größeren Eingriffen mit einer schwierigen Respiratorentwöhnung zu rechnen.

### ⚠ Cave

Ketamin, Succinylcholin, Enfluran.

## Literatur

Colreavy F, Colbert S, Dunphy J (1994) Oculodento-osseous dysplasia: a review of anaesthetic problems. Paediatr Anaesth 4: 179–182

Illig R, Dumermuth C, Prader A (1963) Das oculo-cerebro-renale Syndrom (Lowe). Helv Paediatr Acta 18: 173–202

Judisch GF, Martin-Casals A, Hanson J, Olin WH (1979) Oculodentodigital dysplasia. Arch Ophtalmol 97: 878–884

Mietens C, Weber H ( 1966) A syndrome characterized by corneal opacity, nystagmus, flexion contracture of the elbows, growth failure, and mental retardation. J Pediatr 69: 624–629

Jones KL (1988) Smith's recognizable patterns of human malformation, 4th edn. Saunders, Philadelphia, pp 180–181, 194–195

# Omodysplasie

## Synonyme

»Rhizomelic bone dysplasia with club-like femora, familial generalized micromelia with dislocated radius and congenital micromelic dysplasia (Borochowitz)«.

### Oberbegriffe

Angeborene Fehlbildungen des Skelettsystems.

### Organe/Organsysteme

Skelett, Extremitätenknochen, Gesichtsschädel.

### Inzidenz

Bisher knapp 20 Fälle beschrieben, dabei hohe Sterblichkeit im Kindesalter.

### Ätiologie

Autosomal-rezessive Vererbung, möglicherweise gibt es auch eine dominante Form. Pathomechanismus bisher unklar.

### Verwandte Formen, Differenzialdiagnosen

Robinow-Sy, Larsen-Sy, Minderwuchs durch Osteochondrodystrophie, dislozierte Epiphysen.

## Symptome

Kleinwuchs, kurze Extremitäten (Humerus, Metakarpalknochen), kraniofaziale Dysmorphie (prominente Stirn, zentrales Hämangiom, niedriger Nasenrücken, tiefer Ohransatz), motorische und mentale Retardierung, angeborene Herzfehler, genitale Hypoplasie bei Jungen, insgesamt mehr als 55 verschiedene Symptome. Pränatal fällt verzögerte Ossifikation der Knochen auf.

## Anästhesierelevanz

Intubationsschwierigkeiten aufgrund von Gesichtsdeformitäten (z. B. hypoplastischer Unterkiefer) und bei trachealer Kompression während Flexion des Kopfes. Atlantoaxiale Instabilität. Häufig assoziierte angeborene Herzfehler (offener Ducus arteriosus, Vorhofseptumdefekt, Mitralklappenvorfall, Koarktation der Aorta). Ferner Thoraxdystrophie, Hydrozephalus, Krampfanfälle.

Viele dieser Symptome sind bei Minderwuchs beschrieben. Für die Omodysplasie liegen bisher zu wenig Daten vor, um diese Symptome sicher zu bestätigen oder auszuschließen.

Es gibt bisher keine Hinweise auf eine Verbindung zur malignen Hyperthermie.

### Spezielle präoperative Abklärung

Beurteilung der Stabilität des atlantookzipitalen Gelenkes, Untersuchungen auf Herzfehler.

### Wichtiges Monitoring

Pulsoxymetrie, Kapnometrie bzw. -graphie.

### Vorgehen

Die Überstreckung des Halses ist kontraindiziert, um Subluxation des Atlantookzipitalgelenks zu vermeiden. Eine gute Alternative zur fiberoptischen Wachintubation ist die Verwendung einer Larynxmaske.

 **Cave**

**Atlantookzipitale Subluxation.**

### Literatur

Di Luca BJ, Mitchell A (2001) Anaesthesia in a child with autosomal recessive omodysplasia. Anaesth Intensive Care 29: 71–73

Masel JP, Kozlowski K, Kiss P (1998) Autosomal recessive omodysplasia: report of three additional cases. Pediatr Radiol 28: 608–611

Maroteaux P, Sauvegrain J, Chrispin A, Farriaux J (1989) Omodysplasia. Am J Med Genet 32: 371–375

Venditti CP, Farmer J, Russell KL et al. (2002) Omodysplasia: an affected mother and son. Am J Med Genet 111: 169–177

# Osler-Rendu-Weber-Syndrom

### Synonyme

Morbus Osler, Teleangiectasia hereditaria haemorrhagica, engl. »hereditary haemorrhagic telanigiectasia« (HHT), »Babington's disease«, »Goldstein's hematemesis«.

### Oberbegriffe

Hereditäre Vaskulopathien, vaskulär bedingte hämmorrhagische Diathese.

### Organe/Organsysteme

Gefäß-Kreislauf-System, Gefäßwand, Gerinnungssystem, Haut, Schleimhäute, Gastrointestinaltrakt, parenchymatöse Organe.

## Inzidenz

Unterschiedliche Angaben: Von 1:5000 bis 1:8000 und 1:50.000 bis 1:100.000.

## Ätiologie

Kongenital, hereditär mit autosomal-dominantem Erbgang. Stets handelt es sich um eine heterozygote Anlage (die homozygote Anlage ist letal). Die Erkrankung ist mit der Blutgruppe 0 assoziiert. Die Befundkonstellation besteht aus Teleangiektasien mit fehlgebildeten Gefäßwandanteilen (glatte Muskulatur und Bindegewebe fehlen) sowie erhöhter Plasminogenaktivität und gelegentlichem Faktor-IX-Mangel.

Assoziation mit Mutation des Endoglins.

## Verwandte Formen, Differenzialdiagnosen

Andere Vaskulopathien, Erkrankungen mit Gefäßektasien (Fabry-Sy), chronische Blutungen anderer Ursache.

Multiple Naevi aranei, v.-Willebrand-Sy Typ II, Hämoptoe bei Lungenerkrankungen, Hämatemesis bei gastrointestinalen Blutungen anderer Ursache oder Erkrankungen mit multiplen Hämangiomen, die im Gastrointestinaltrakt zu rezidivierenden Blutungen führen (Blue-rubber-bleb-Nävus-Sy oder Bean-Sy).

Karzinoid-Sy mit Teleangiektasien und Lebervergrößerung, Louis-Bar-Sy (Teleangiektasien in Kombination mit zerebellärer Ataxie), Calcinosis-Raynaud-Sklerodaktylie-Teleangiektasie-Sy (CRST-Sy), Dieulafoy-Sy.

## Symptome

Wiederholte Blutungen (rezidivierende Epistaxis, gastrointestinale Blutungen, Hämaturie, Hämoptoe) stellen die führende klinische Symptomatik dar, die durch Teleangiektasien an den mukösen Membranen von Nasen- und Mundhöhle, Magen und Darm und der Haut verursacht werden. Infolge der chronischen Blutungen treten Eisenmangelanämie und Polyzythämie auf.

## Vergesellschaftet mit

Gefäßfehlbildungen in Form von arteriovenösen Kurzschlüssen liegen bei 30% der Patienten in der Lunge, bei 30% der Leber und bei 10% der Patienten im ZNS vor. Seltener sind Gefäßfehlbildungen an Herz und großen Gefäßen. Bei 1% der Patienten liegen spinale arteriovenöse Fehlbildungen vor. Rezidivierende Fundusblutungen können zur Einschränkung des Sehvermögens führen. Selten Thrombozytopenie und Thrombozytopathie.

## Therapie

Symptomatisch mit Laser- oder Elektrokoagulation, Eisensubstitution. Regelmäßige Kontrolle des Blutbildes und des Gerinnungsstatus, Suche nach okkulten Blutverlusten.

# Anästhesierelevanz

Direkt mit der Erkrankung assoziierte Komplikationen bedürfen der chirurgischen Intervention: Operative Sanierung von intrazerebralen Abszessen, Therapie von Zwischenblutungen, operative Sanierung von gastrointestinalen Blutungen. Bei allen invasiven Manipulation ist die Gefäßwandfragilität und Blutungsneigung in Betracht zu ziehen. Oft liegt eine chronische Anämie mit entsprechender kardialer Manifestation vor, in seltenen Fällen besteht die Gefahr des Pumpversagens des Herzens bei hohen arteriovenösen Shunts. Die Entstehung von intrazerebralen Abszessen wurde in mehreren Kasuistiken beschrieben. Schwere Zwischenblutungen können entstehen, die einer chirurgischen Intervention bedürfen. Ebenfalls ist an das Vorhandensein von intraduralen bzw. spinalen arteriovenösen Fisteln zu denken, was eine Kontraindikation für rückenmarknahe Regionalanästhesien bedeutet.

## Spezielle präoperative Abklärung

Ausmaß der Begleiterkrankungen. Blutbild, Gerinnungsstatus und -faktoren (v. a. Faktor IX), Ausschluss oder Quantifizierung von arteriovenösen Shunts (Angiographie, Blutgasanalyse), Echokardiographie, Thoraxröntgenaufnahme. Erfassung und Dokumentation des neurologischen Status, insbesondere bei bestehenden neurologischen Defiziten durch Gefäßfehlbildungen, welche die Sensibilität beeinträchtigen.

## Wichtiges Monitoring

Pulsoxymetrie, ggf. invasive Blutdruckmessung (erweitertes Kreislaufmonitoring), Blutgasanalysen, Säure-Basen-Status, Gerinnungsparameter.

## Vorgehen

Ein gewebeschonendes Vorgehen ist unerlässlich. Bei Laryngoskopie, Intubation, Absaugen und Katheterisationen muss darauf geachtet werden, möglichst keine Verletzungen oder Blutungen zu induzieren; dazu sind die großzügige Verwendung von Gleitcreme und Befeuchtung von Katheter- und Tubusoberflächen erforderlich. Bei nichtinvasiver Blutdruckmessung muss der maximale Manschettendruck begrenzt werden, und der Druck sollte nur so oft wie unbedingt nötig gemessen werden. Besser geeignet sind intraarterielle Messungen.

Bei Patienten, die eine Gastrointestinalblutung erlitten haben, besteht ein hohes Aspirationsrisiko, sodass eine »rapid-sequence induction« durchgeführt werden sollte. Liegen kardiale oder pulmonale arteriovenöse Shunts vor, ist mit Hypoxämie und langer Kreislaufzeit von intravenösen Anästhetika zu rechnen. Embolisationen (z. B. durch Luftbläschen aus Injektionen, Infusionen etc.) sind strikt zu vermeiden, da sie in den großen Kreislauf gelangen und Apoplexie und Infarkte bewirken können. Wichtig sind die Aufrechterhaltung einer Normovolämie, die Bereitstellung genügender $O_2$-Träger bei Anämie und die rechtzeitige Substitution von Gerinnungsfaktoren (FFP, Fibrinogen).

Rückenmarknahe Regionalanästhesien bergen die Gefahr von Epiduralhämatomen, wenn eine gestörte Gerinnung vorliegt. Auch die Durchführung einer Spinalanästhesie ist mit dem Risiko einer Blutung durch Verletzung einer arteriovenösen spinalen Malformation behaftet, sodass alle rückenmarknahen Anästhesieverfahren als kontraindiziert gelten. Periphere Regionalanästhesien haben den Ausschluss eines neurologischen Defizits sowie einer gestörten Gerinnung zur strikten Voraussetzung.

 **Cave**

**Nasotracheale Intubation, rückenmarknahe Regionalanästhesien, paradoxe Embolien (z. B. Luftblasen i.v.), Tourniquet.**

## Literatur

Begbie ME, Wallace GM, Shovlin CL (2003) Hereditary haemorrhagic telangiectasia (Osler-Weber-Rendu syndrome): a view from the 21th century. Postgrad Med J 97: 18–24

Berry DL, DeLeon FD (1996) Endometrial ablation for severe menorrhagia in a patient with hereditary hemorrhagic telangiectasia. A case report. J Reprod Med 41: 183–185

Burg G, Kunze J, Pongratz D et al. (Hrsg) (1990) Leiber – Die klinischen Syndrome, Bd 1, 7. Aufl. Urban & Schwarzenberg, München, S 490–491

Halbach VV, Higashida RT, Dowd CF et al. (1993) Treatment of giant intradrural (perimedullary) arteriovenous fistulas. Neurosurgery 33: 972–979

Mason R (2001) Anaesthesia databook. A perioperative and peripartum manual, 3rd edn. Greenwich Medical Media, London, pp 241–245

Waring PH, Shaw DB, Brumfield CG (1990) Anesthetic management of a parturient with Osler-Weber-Rendu syndrome and rheumatic heart disease. Anesth Analg 71: 96–99

# Osteogenesis imperfecta

## Synonyme

Ekman-Lobstein-Sy, Vrolik-Krankheit, Porak-Durante-Krankheit, van-der-Hoeve-de-Kleyn-Sy, Osteopsathyrose, Glasknochenkrankheit, Fragilitas ossium.

## Oberbegriffe

Osteopathie, Osteochondrodysplasie, Kollagenopathie, generalisierte Hypostose, Hypomineralisation, Zwergwuchs.

## Organe/Organsysteme

Knochen, Skelett, Bewegungsapparat, Muskulatur, Zähne, Bindegewebe, Sinnesorgane (Augen, Ohren).

## Inzidenz

1:20.000 bis 1:30.000 Lebendgeburten, Gynäkotropie.

## Ätiologie

Hereditär, teilweise kongenital. Dabei handelt es sich nicht um eine einheitliche Erkrankung, sondern eine phänotypisch ähnliche Manifestation verschiedener genetischer Defekte, die eine minderwertige oder eine nicht ausreichende Kollagensynthese bewirken. Es werden 4 Subtypen (Typ 1: am häufigsten, aber milder Verlauf, Typ 2: schwerster Verlauf, häufig letal), mit weiterer Unterteilung unterschieden: autosomal-dominante (leichtere und späte) und rezessive (schwere, frühzeitige und gelegentlich letale) Varianten mit sehr unterschiedlicher phänotypischer Ausprägung. Bei 10–15% der Patienten mit milder klinischer Osteogenesis imperfecta gelingt kein biochemischer Nachweis eines defekten Kollagens, bei ca. 5% kein molekularer Nachweis.

### Verwandte Formen, Differenzialdiagnosen

Generalisierte Osteoporose, Blegvad-Haxthausen-Sy, Eddowes-Sy, Dent-Friedman-Sy, Osteosarkome.

## Symptome

Extreme Knochenbrüchigkeit oft mit Deformationen als Frakturfolgen, blaue Skleren, Kleinwuchs, Kyphoskoliose, Schädeldeformitäten (Brachyzephalie), kongenitaler Hydrozephalus, Augenanomalien (Katarakt, Glaukom, Keratokonus, Megalokornea, Mikrophthalmie), Schwerhörigkeit (Otosklerose), Zahnanomalien (Farbveränderungen, Karies), muskuläre Hypotonie.

*Skelettröntgenaufnahme:* Knochendefekte, Malformationen, verminderte Knochendichte, Schaltknochen der Schädelnähte (sog. »wormian bones«).

### Vergesellschaftet mit

Allgemeine Bindegewebsschwäche und damit zusammenhängende Befunde, Hernien, Cor pulmonale, Kardiomyopathien, Herzklappenvitien, abnormale Überstreckbarkeit von Gelenken, Blutungsneigung bei vermehrter Gefäßbrüchigkeit und Thrombozytenfunktionsstörung, restriktive Ventilationsstörungen, Hyperthyreose (50%).

## Anästhesierelevanz

Anästhesiologisch wichtige Gesichtspunkte resultieren aus dem Lagerungsproblem, der allgemeinen Knochenbrüchigkeit und speziell den sehr schadenanfälligen Zähnen.

### Spezielle präoperative Abklärung

Thoraxröntgenaufnahme, Lungenfunktionsprüfung, Schilddrüsenfunktionsparameter, Gerinnungsstatus (Thrombozytenfunktion), Ausschluss kardialer Manifestationen.

### Wichtiges Monitoring

Pulsoxymetrie, Kapnographie, Temperatur, Säure-Basen-Status.

### Vorgehen

Eine sorgfältige Lagerung ist essenziell. Exponierte Stellen müssen gepolstert werden (Gelkissen, Schaumstoff etc.). Bei der Blutdruckmessung ist die erhöhte Frakturgefahr zu beachten: daher nicht automatisch, sondern manuell messen.

Rückenmarknahe Anästhesien verbieten sich aufgrund der Wirbelsäulenbrüchigkeit und der Gerinnungsproblematik (Gefäßfragilität, pathologische Thrombozytenfunktion).

Die Intubation ist sehr schonend vorzunehmen, da Zähne und Kiefer sehr bruchgefährdet sind. Darüber hinaus ist mit Intubationsschwierigkeiten zu rechnen, v. a. wenn Wirbelsäulenveränderungen oder Fehlstellungen des Gesichtsschädels vorliegen. Geeignet ist hierbei v. a. eine sorgfältig durchgeführte elektive fiberbronchoskopische Intubation des prämedizierten (ggf. analgosedierten) Patienten. Die komplikationsfreie Verwendung der Larynxmaske bzw. Intubationslarynxmaske wurde beschrieben.

Eine Relaxation mit Succinylcholin ist kontraindiziert, weil Faszikulationen auch zu Frakturen führen können. Ferner wurde häufig eine Temperatursteigerung (mit erhöhter Schweißsekretion = Diaphorese) nach Gabe von Succinylcholin beobachtet. Ein Zusammenhang mit maligner Hyperthermie gilt als möglich, wurde jedoch bisher noch nicht bewiesen. Mit Sicherheit handelt es sich um einen hypermetabolischen Zustand, der therapiebedürftig sein kann (Kühlung, bedarfsadaptierte $O_2$-Gabe). Eine Dantrolenprophylaxe gilt als nicht indiziert.

Die Anwendung nichtdepolarisierender Relaxanzien ist unproblematisch. Bei Herzvitien sollte eine Endokarditisprophylaxe durchgeführt werden.

 Cave

**Lagerungsschäden, Succinylcholin, Halothan (bei MH-Verdacht), Hyperpyrexie, rückenmarknahe Regionalanästhesien.**

## Literatur

Baum C, O'Flaherty JE (1999) Anesthesia for genetic, metabolic, and dysmorphic syndromes of childhood. Lippincott Williams & Wilkins, Philadelphia, pp 229–231

Benumof JL (1998) Anesthesia and uncommon diseases, 4th edn. Saunders, Philadelphia, pp 443–444

Burg G, Kunze J, Pongratz D et al. (Hrsg) (1990) Leiber – Die klinischen Syndrome, Bd 1, 7. Aufl. Urban & Schwarzenberg, München, S 561–563

Burt N, Haynes GR, Bailey MK (1999) Patients with malignant osteopetrosis are at high risk of anesthetic morbidity and mortality. Anesth Analg 88: 1292–1297

Cho E, Dayan SS, Marx GF (1992) Anaesthesia in a parturient with osteogenesis imperfecta. Br J Anaesth 68: 422–423

Gambling DR, Douglas MJ (1998) Obstetric anesthesia and uncommon disorders. Saunders, Philadelphia, pp 213–218

Hall RMO, Henning RD, Brown TCK, Cole WG (1992) Anaesthesia for children with osteogenesis imperfecta – A review covering 30 years and 266 anaesthetics. Paediatr Anaesth 2: 115–121

Karabiyik L, Parpucu M, Kurtipek O (2002) Total intravenous anaesthesia and the use of an intubating laryngeal mask in a patient with osteogenesis imperfecta. Acta Anaesthesiol Scand 46: 618–619

Kostopanagiotou G, Coussi T, Tsaroucha N, Voros D (2000) Anaesthesia using a laryngeal mask airway in a patient with osteogenesis imperfecta. Anaesthesia 55: 506

# Ovarienhyperstimulationssyndrom (OHS)

## Synonyme

HCG-Stimulations-Sy.

## Oberbegriffe

Iatrogene Syndrome, Sterilitätsbehandlung, Ovulationsstimulation.

## Organe/Organsysteme

Ovarien, Pleura, Perikard, Peritoneum, Wasser-Elektrolyt-Haushalt, Kreislauf, Nieren.

## Ätiologie

Iatrogen bei Sterilitätsbehandlung nach Gabe von HMG bzw. HCG (humanes Menopausengonadotropin, humanes Choriongonadotropin), Clomiphen- oder LH-RH-Therapie auftretender Symptomenkomplex. Zusätzliche Ausprägung bei Eintreten einer Schwangerschaft.

## Verwandte Formen, Differenzialdiagnosen

Akute Appendizitis, akutes Abdomen, Meigs-Tumor, Ileus, akute intermittierende Porphyrie, andere ergussbildende Erkrankungen der Körperhöhlen, Lungenembolie.

## Symptome

*Symptomatik des akuten Abdomens:* kolikartige Bauchschmerzen, Nausea, Vomitus, Aszites, Pleuraerguss, Perikarderguss, Hypovolämie (wegen Sequestration von intravasaler Flüssigkeit in den »3. Raum«, kapilläres Leck), arterielle Hypotonie, Hämokonzentration, Leukozytose, Hyperkoagulabilität.

*Sonographie:* vergrößerte multizystische Ovarien.

*Labor:* Hämoglobin, Hämatokrit und Leukozyten erhöht, Plasmaproteine erniedrigt.

## Vergesellschaftet mit

Thromboseneigung, Emboliegefahr, Oligurie, Hämorrhagie nach Ruptur von Ovarialzysten, Ovarientorsion.

## Therapie

Korrektur des Volumendefizits, Schockbehandlung, Diuresesteigerung, Thromboseprophylaxe (Low-dose-Heparinisierung), ggf. Punktion und Drainage der Ergüsse.

## Anästhesierelevanz

### Spezielle präoperative Abklärung

Kreislaufstatus, Blutbild, Elektrolytstatus, Nierenfunktionsparameter, Thoraxröntgenaufnahme (evtl. Quantifizierung von Pleuraergüssen), Lungenfunktionsprüfung.

### Wichtiges Monitoring

ZVD, EKG, Kapnographie, Pulsoxymetrie, Elektrolyt- und Säure-Basen-Status.

### Vorgehen

Je nach Schweregrad sollten die Flüssigkeits- und Elektrolytdefizite vor der Einleitung korrigiert werden. Diese Maßnahmen können bei Bedarf bis zur

Schockbehandlung mit aggressiver Volumentherapie eskaliert werden.

Nach Narkoseeinleitung ist mit massiven Blutdruckabfällen zu rechnen. Im Falle einer bereits eingeschränkter Nierenfunktion (Oligurie) sollten Diuretika und Dopamin (1,5–3 µg/kg/min) eingesetzt werden.

Bei voraussehbarer abdominaler Blutung [Ultraschall, Laparoskopie, Blutbild (Hb-, Hkt-, Thrombozytenabfall)] genügend Infusionszugänge schaffen und Blutkonserven und Komponenten bereitstellen. Eventuell ist an eine rasche Laparotomie zu denken.

Es gibt keine spezielle Einschränkung für bestimmte Anästhesiemethoden, allerdings sollten keine Regionalanästhesieverfahren angewendet werden, wenn eine intravenöse Antikoagulation durchgeführt oder geplant wird.

Bei protrahierter Hypovolämie mit bereits beginnender oder manifester Einschränkung der Nierenfunktion sollte der Einsatz von Enfluran vermieden werden; eine Kaliumzufuhr darf nur unter häufigen Kontrollen durchgeführt werden.

Bei Ergüssen im thorakoabdominalen Bereich ist mit restriktiven Ventilationsstörungen zu rechnen, die eine adäquate postoperative Überwachung der Respiration und Oxygenation erforderlich machen.

## Literatur

Breivik H (1996) Perianaesthetic management of patients with endocrine disease. Acta Anaesthesiol Scand 40: 1004–1015

Heylen I, Pichlmayr I, Schlösser H-W (1990) Das Ovarienhyperstimulationssyndrom (OHS). Anästhesiologische Gesichtspunkte anhand eines schweren Einzelfalles. Anaesthesist 39: 330–332

# Parkinson-Syndrom

## Synonyme

Parkinsonismus, Paralysis agitans, Schüttelläh-mung, Pallidum-Sy, akinetisch-hypokinetisch-rigi-des Sy, striäres extrapyramidales Sy.

## Oberbegriffe

Neuropathie, neurologische Erkrankung, Medika-mentennebenwirkung, Intoxikationen.

## Organe/Organsysteme

ZNS, Nervensystem.

## Inzidenz

1:100 der über 50-Jährigen (USA), in Deutschland ca. 1:100.000 Einwohner.

## Ätiologie

Idiopathisch (9 von 10 Fällen); teilweise erwor-ben nach Enzephalitis, Arteriosklerose, Trauma, Tumoren, chronischer Medikamenteneinnahme, toxisch und metabolisch (Rauwolfiaalkaloide, Phenothiazine, Butyrophenone, Kohlenmon-oxid oder Manganvergiftung). Histopathologisch liegt eine Degeneration nigrostriataler dopaminer-ger Neurone (Ganglienzellen des Nucleus niger) vor.

## Verwandte Formen, Differenzialdiagnosen

Hunt-Sy II und III, zervikolinguomastikatorisches Sy, akinetisch-abulisches Sy, Binswanger-Sy, Kuru, Lhermite-McAlpine-Sy, Pelizaeus-Merzbacher-Sy, Wilson-Sy, Riley-Day-Sy, Shy-Drager-Sy, Torsions-dystonie-Ss, Boxer-Sy, Gerstmann-Sy II.

## Symptome

*Extrapyramidal-motorische Störungen:* Akinesie, Hypomimie (Maskengesicht, Salbengesicht), Rigor, Tremor (sog. Schütteltremor), »Pillendrehen, Mün-zenzählen«, gebeugte Haltung beim Gehen, Darma-tonie, Konstipation, atonische Harnblase.

## Vergesellschaftet mit

Sprachstörungen, Hyperhidrose, Seborrhö, Brady-phrenie, zunehmende Demenz in einem Drittel der Fälle.

## Therapie

Dopaminagonisten (L-Dopa, Amantadin, Lisurid, Bromocriptin), Anticholinergika (Biperiden, Meti-xen), MAO-B-Hemmer, stereotaktische Operatio-nen bei schwerer unilateraler Ausprägung.

## Anästhesierelevanz

Grundsätzlich sollten Pharmaka vermieden wer-den, die Dopaminrezeptoren blockieren: Psycho-pharmaka (Neuroleptika) wie Phenothiazine und Butyrophenone sowie das Antiemetikum Metoclopramid. Ferner besteht eine erhöhte Gefahr für das Auftreten eines zentral-anticholi-nergen Sy (ZAS), wenn zur anticholinergen Par-kinsontherapie Anästhetika mit synergistischer Wirkung angewendet werden. Dies gilt v. a. für Atropin, das zusätzlich periphere vegetative Prob-leme verursacht, wie Harnretention und Darmato-nie bis hin zum paralytischen Ileus. Unter der The-rapie kommt es zu einer Zunahme der Empfindlich-keit des Myokards für arrhythmogene Faktoren. Daher besteht eine relative Kontraindikation für Halothan. Häufige Befunde sind arterielle Hypoto-nie und Dehydratation. Es gibt keinen Anhalt für Probleme bei der Anwendung von Muskelrelaxan-zien.

### Vorgehen

Ein präoperatives Absetzen der Anti-Parkinson-Medikation ist umstritten. Die Einnahmepause sollte aufgrund der kurzen Halbwertszeiten der verwendeten Medikamente in jedem Fall so kurz wie möglich gehalten werden (evtl. intravenöser Ersatz), um eine Exazerbation der Symptomatik zu verhindern. Bereits die Akinesie allein bedeutet eine Einschränkung der respiratorischen Funkti-on. Bei Absetzen der Therapie kann innerhalb der ersten 48 h ein sog. »malignes Dopaentzugs-Sy« auftreten. Dieses ist klinisch kaum von der malig-nen Hyperthermie zu unterscheiden (Symptome: Hyperthermie, Tachykardie, Schwitzen, Akinesie, Rigor, Koma, CK- und Transaminasenanstieg) und erfordert daher eine entsprechende Therapie (s. dort).

Für die perioperative Parkinson-Medikation ist v. a. Amantadin sehr gut geeignet, da es auch paren-teral verabreicht werden kann.

🛈 **Cave**

Phenothiazine, Butyrophenone (Haloperidol, Droperidol), Metoclopramid, Halothan, Atropin (insbesondere bei Behandlung mit Biperiden, Trihexyphenidyl, Metixen).

## Literatur

Breucking E (1989) Neurologische und neuromuskuläre Erkrankungen (Myasthenia gravis, M. Parkinson) und Cholinesterasemangel. Anästh Intensivmed 30: 326–333

Benumof JL (1998) Anesthesia and uncommon diseases, 4th edn. Saunders, Philadelphia, pp 6–8

Burg G, Kunze J, Pongratz D et al. (Hrsg) (1990) Leiber – Die klinischen Syndrome, Bd 1, 7. Aufl. Urban & Schwarzenberg, München, S 582–583

Fitzal S (1992) Anästhesie bei neuromuskulären Erkrankungen. Anaesthesist 41: 730–742

Mason R (2001) Anaesthesia databook. A perioperative and peripartum manual, 3rd edn. Greenwich Medical Media, London, pp 376–380

Suarez S, Ornaque I, Fabregas N et al. (1999) Venous air embolism during Parkinson surgery in patients with spontaneous ventilation. Anesth Analg 88: 793–794

# Pätau-Syndrom (Trisomie 13)

## Synonyme

Bartholin-Pätau-Sy.

## Oberbegriffe

Chromosomenanomalie, Trisomien, Spaltbildungen, Mikrozephalie.

## Organe/Organsysteme

Skelett, Gesichtsschädel, ZNS, Sinnesorgane, Gastrointestinaltrakt, Extremitäten.

## Inzidenz

Führt meist zu intrauterinem Fruchttod. Bei Austragung Entwicklungsrückstand und eine Lebenserwartung von weniger als einem Jahr.

## Ätiologie

Kongenital überzähliges Chromosom 13, meist aufgrund meiotischer Teilungsfehler.

## Verwandte Formen, Differenzialdiagnosen

Ullrich-Feichtiger-Sy, andere Trisomien.

## Symptome

Bei Geburt meist erheblicher Wachstumsrückstand. Schwerwiegende Schädelmissbildungen wie Mikrozephalie, doppelseitige Lippen-Kiefer-Gaumen-Spalte (60–80%), Mikrophthalmie, Polydaktylie (oft 6 Finger), Skalpdefekte.

## Vergesellschaftet mit

Hämangiome an der Stirn, Herzfehler (bis 80%; vorwiegend Septumdefekte und offener Ductus arteriosus Botalli), Nierenfehlbildungen (Zysten-, Hufeisennieren), Genitalhypoplasie.

Psychomotorischer Entwicklungsrückstand, Epilepsie, Myoklonien, Blindheit, Taubheit. Oft liegt eine muskuläre Hypotonie vor.

## Anästhesierelevanz

Aufgrund der sehr kurzen Lebenserwartung werden Korrekturoperationen nur zurückhaltend durchgeführt; wenn überhaupt, dann meist bei Neugeborenen mit weniger schwerwiegenden zerebralen und kardialen Malformationen. Diejenigen Neugeborenen, die trotzdem operiert werden, sind aufgrund des Entwicklungsrückstands und der schwierigen Ernährung oft geschwächt und entsprechend vital gefährdet. Im Durchschnitt werden solche Kinder während ihrer kurzen Lebensspanne 2-mal operiert.

### Spezielle präoperative Abklärung

Herz-Kreislauf-Funktion, Ernährungs- und Hydratationszustand.

### Wichtiges Monitoring

Pulsoxymetrie, Kapnometrie, Volumetrie, Relaxometrie, Blutzucker, Temperatur.

### Vorgehen

Aus den wenigen vorhandenen Berichten über Anästhesien bei Trisomie-13-Neugeborenen und -Kleinkindern lassen sich nur einige wenige allgemeine Schlüsse ziehen. Wichtig ist die Antizipation und Vorbereitung auf eine schwierige Intubation, insbesondere bei Kindern mit Gesichtsspalten. Dabei bedeutet nicht nur das Vorhandensein der Spalten ein Problem (v. a. die Positionierung des Laryngoskops erweist sich oft als extrem schwierig), sondern auch die veränderten Größen der benachbarten Strukturen. Insbesondere ist mit einem anterior angelegten Larynx und einer Mandibulahypoplasie zu rechnen. In jedem Fall erfordert das Atemwegsmanagement die sorgfältige Vorabklärung der zu erwartenden Morphologie, die Bereitstellung von geeignetem Material und die Beiziehung von erfahrenem Personal.

Ein weiteres mit Trisomie 13 assoziiertes Problem ist die häufige kardiale Beteiligung. Sowohl Septumdefekte als auch Kardiomyopathien können zu unerwarteten hämodynamischen Entgleisungen führen. Im Zusammenhang mit vermuteter Kardiomyopathie ist ein Fall von bradykardisierender Wirkung von Halothan beschrieben worden, die nach Wechsel auf Isofluran behoben werden konnte. Inwieweit sich daraus eine allgemeine Empfehlungen ableiten lassen kann, ist z. Zt. noch unklar.

Beim Vorliegen einer musklären Hypotonie ist Zurückhaltung bei der Muskelrelaxation und Relaxometrie angezeigt.

 **Cave**
**Anästhetikum- und Relaxansüberhang.**

### Literatur
Pollard RC, Beasley JM (1996) Anaesthesia for patients with trisomy 13 (Patau's syndrome). Paediatr Anaesth 6: 151–153

# Pfaundler-Hurler-Syndrom

### Synonyme
Morbus Hurler, Mukopolysaccharidose Typ IH, Lipochondrodystrophie, Dysostosis multiplex, Gargoylismus (frz. »gargouille«, Wasserspeier).

### Oberbegriffe
Speicherkrankheit (Thesaurismose), Mukopolysaccharidose, Gangliosidose, Enzymopathie, Missbildungen.

### Organe/Organsysteme
Knochen, Skelett, Hypophyse, Gehirn, ZNS, Leber, Milz, Hornhaut, Skleren, Haut, Herz, Lymphknoten.

### Inzidenz
1:100.000.

### Ätiologie
Hereditär mit autosomal-rezessivem Erbgang (Gendefekt lokalisiert auf Chromosom 4). Ein angeborener Defekt der α-L-Iduronidase führt zur übermäßigen Anhäufung der nicht abbaubaren Mukopolysaccharide Dermatan- und Heparansulfat.

### Verwandte Formen, Differenzialdiagnosen
Andere Mukopolysaccharidosen: Scheie-Sy, Hurler-Scheie-Sy, Hunter-Sy, Sanfilippo-Sy, Morquio-Sy, Maroteaux-Lamy-Sy, Sly-Sy. Andere Speicherkrankheiten: Glykogenose Typ II (Pompe), Cystinose (Abderhalden-Kaufmann-Lignac-Sy), Lipogranulomatose (Farber-Sy). Andere Sy mit kraniofazialer Deformierung bzw. Makroglossie: Wiedemann-Beckwith-Sy, Cornelia-de-Lange-Sy, kongenitale Hypothyreose (Myxödem), François-Sy. Andere Minderwuchs-Ss: Kashin-Beck-Sy, Rubinstein-Taybi-Sy, Bamatter-Franceschetti-Klein-Sierro-Sy. Unterscheidung von primären Bindegewebserkrankungen (Ehlers-Danlos-Sy, Marfan-Sy) durch Enzymdefektnachweis.

## Symptome

Typische kraniofaziale Deformität (eingezogene Nasenwurzel, wulstige Lippen, sog. Wasserspeiergesicht, Makroglossie, Mikrognathie), kurzer Hals, Gelenk- und Skelett-Deformitäten, disproportionierter Minderwuchs, Verformung der Wirbelsäule, Kontrakturen.

### Diagnostik
Pränatale Diagnostik möglich (Amniozentese: Suche nach übermäßiger Anhäufung der Stoffwechselsubstrate oder den fehlenden Enzymen)

### Labor
Mukopolysaccharidurie (Nachweis von Heparan- und Dermatansulfat im Urin), Granulationsanomalie der Leukozyten.

### Therapie
Therapieansätze mit Enzymsubstitution, Knochenmarktransplantation

## Vergesellschaftet mit

Geistige Retardierung (häufig, jedoch nicht obligat), Hydrozephalus, kardiovaskuläre Veränderungen: Mukopolysaccharideinlagerungen in der Intima von Herzkranzgefäßen mit Folge einer koronaren Herzkrankheit; darüber hinaus führen Einlagerungen in den Herzklappen insbesondere an der Mitralklappe zur Insuffizienz; Entwicklung einer Kardiomyopathie. Pulmonale und systemische Hypertonie. Restriktive Ventilationsstörungen, Dyskrinie und häufige Infekte des Respirationstraktes, Hepatosplenomegalie, Schwerhörigkeit, Hornhauttrübungen, Hernien.

## Anästhesierelevanz

Je älter der Patient ist, desto häufiger muss mit erheblichen Intubationsschwierigkeiten gerechnet werden. Die endotracheale Intubation ist nicht nur im oberen Atemweg als Folge der syndromtypischen Gesichtsmalformationen und der eingeschränkten Beweglichkeit der HWS und der Kiefergelenke, sondern auch im distalen Atemweg durch Verformungen und Stenosen der Trachea behindert. Zusätzlich ist eine Reklination bei erhöhter Subluxationsgefahr des Atlantookzipitalgelenks kontraindiziert. Darüber hinaus liegt meist eine schlechte respiratorische Ausgangssituation vor aufgrund ausgeprägter visköser Salivation mit nachfolgenden Infekten sowie kombinierten obstruktiven und restriktiven Ventilationsstörungen.

Kardiovaskuläre Risiken liegen in der erhöhten Inzidenz von Kardiomyopathie, koronarer Herzkrankheit und in einer pulmonalarteriellen sowie systemischen Hypertension.

### Spezielle präoperative Abklärung

Gezielte Suche nach Symptomen einer koronaren Herzkrankheit, Ausschluss durch kardiologische Diagnostik (EKG, Echokardiographie). Frage nach erhöhtem Hirndruck. Sorgfältige Exploration der oberen Atemwege. Thoraxröntgen, Lungenfunktionsparameter (sofern durchführbar), Infektparameter.

### Wichtiges Monitoring

Pulsoxymetrie, Kapnographie, direkte Druckmessung und arterielle Blutgasanalysen.

## Vorgehen

Eine medikamentöse Prämedikation kann bei unkooperativen Patienten hilfreich sein. Kontraindiziert ist die Verabreichung von atemdepressiven Medikamenten ohne Anwesenheit von Personen, die den Atemweg sichern können. Die rektale Applikation von Diazepam und Ketamin vor Anlage eines venösen Zugangs ist als bewährt beschrieben. Eine Prämedikation mit Glykopyrrolat erscheint wegen der ausgeprägten Schleimbildung und Dyskrinie sinnvoll.

Eine Regionalanästhesie ist von Vorteil, jedoch muss zu jedem Zeitpunkt die erforderliche Ausrüstung für die Bewältigung eines schwierigen Atemwegs zur Verfügung stehen. Die erfolgreiche Durchführung einer Spinalanästhesie ist beschrieben. Hingegen ist das Versagen einer Epiduralanästhesie bei gesicherter Katheterlage beschrieben (als Ursache wird eine Anlagerung von Mukopolysacchariden an den Nervenwurzelscheiden angenommen).

Bei Allgemeinanästhesien muss bis zur Sicherung des Atemwegs mittels Endotrachealtubus die Spontanatmung erhalten werden. Zur Beherrschung von Intubationsproblemen muss geeignetes Instrumentarium und erfahrenes Personal vorhanden sein. Auch eine Notfalltracheotomie sollte erwogen werden, da eine Krikothyreoideotomie (Koniotomie) wegen einer Verdickung der krikothyreoidalen Membran erheblich erschwert, wenn nicht sogar unmöglich sein kann. Wegen erhöhter Vulnerabilität der Schleimhäute und enger Nasenpassage sollte möglichst keine nasale Intubation vorgenommen werden. Die Reklination zur Intubation ist wegen der atlantookzipitalen Subluxationsgefahr kontraindiziert. Ein mögliches Verfahren ist die fiberoptische Intubation (ggf. über eine Larynxmaske) unter erhaltener Spontanatmung. Die Einleitung per inhalationem oder eine Ketaminmonoanästhesie ist beschrieben worden, jedoch muss mit einer Erhöhung des intrakraniellen Drucks gerechnet werden.

Besonderes Augenmerk ist auf die kardiovaskulären und respiratorischen Implikationen der Erkrankung zu richten (negativ-inotrope Anästhetika zurückhaltend dosieren, Koronarischämie vermeiden). Liegt ein Klappenfehler vor, muss eine Endokarditisprophylaxe durchgeführt werden. Aufgrund der erhöhten Infektanfälligkeit ist

v. a. bei Manipulationen an den Atemwegen steril vorzugehen. Die Extubation nach Beendigung der Anästhesie muss ebenfalls sorgfältig geplant und darf erst beim zuverlässig wachen Patienten durchgeführt werden.

> **! Cave**
> Keine Verabreichung von Prämedikation, wenn keine Atemwegsbeherrschung unmittelbar möglich ist (also nicht im Patientenzimmer). Koniotomie oft erschwert.

### Literatur

Adler G, Burg G, Kunze J, Pongratz D et al. (Hrsg) (1996) Leiber – Die klinischen Syndrome, Bd 1, 8. Aufl. Urban & Schwarzenberg, München Wien Baltimore, S 552–553

Baines D, Keneally J (1988) Mucopolysaccharidoses and anaesthesia. Can J Anaesth 35: 540–541

Brill CB, Rose JS, Godmilow L et al. (1978) Spastic quadriparesis due to C1-C2 subluxation in Hurler syndrome. J Pediatr 92: 441–443

Diaz JH, Belani KG (1993) Perioperative management of children with mucopolysaccharidoses. Anesth Analg 77: 1261–1270

Herrick IA, Rhine EJ (1988) The mucopolysaccharidoses and anaesthesia: a report of clinical experience. Can J Anaesth 35: 67–73

Vas L, Naregal F (2000) Failed epidural anaesthesia in a patient with Hurler's disease. Paediatr Anaesth 10: 95–98

Walbergh EJ, Coles PG (1992) Caudal anaesthesia in a patient with Hurler syndrome (mucopolysaccharidosis type I). Paediatr Anaesth 2: 161–164

Walker RWM, Allen DL, Rothera MR (1997) A fibreoptic intubation technique for children with mucopolysaccharidoses using the laryngeal mask airway. Paediatr Anaesth 7: 421–426

# Phäochromozytom

### Synonyme

Hyperhormonales Nebennierenmark-Sy, engl. »phaeochromocytoma«.

### Oberbegriffe

Endokrinopathie, adrenogenitale Ss, chromaffine Tumoren, hormonsezernierende Neoplasien, katecholaminproduzierende Tumoren, Paragangliome.

### Organe/Organsysteme

Nebennierenmark (NNM), sympathoadrenales System, Grenzstrang, Herz-Kreislauf-System.

### Inzidenz

1:20.000–50.000 (0,1–1% der Hypertoniker); Manifestationsalter 30–50 Jahre.

### Ätiologie

Aus der Neuralleiste stammende Zellen (Sympathoblasten, Sympathogonien) können sich in katecholaminproduzierende Klone umwandeln und Adenome oder Karzinome bilden. Letztere neigen in 5% der Fälle zu malignem Wachstum und Metastasierung. Die hormonbildenden Tumoren sind vorzugsweise im Nebennierenmark (80–90%) angesiedelt.

### Verwandte Formen, Differenzialdiagnosen

Isoliertes Auftreten oder im Zusammenhang mit verschiedenen Syndromen wie multiple endokrine Neoplasien (MEN) Typ IIa, Sipple-Sy (medulläres Schilddrüsenkarzinom, Nebennierenhyperplasie, Phäochromozytom) oder Typ IIb. Assoziation mit neuroektodermalen Neoplasien (Neurofibromatose, tuberöse Sklerose, Sturge-Weber-Sy, von Hippel-Lindau-Sy).

Differenzialdiagnostisch müssen u. a. ausgeschlossen werden: Hypertonus primärer und sekundärer (renaler, endokriner) Genese, andere endokrine Dysfunktionen (Hyperthyreose bzw. Thyreotoxikose, Karzinoid-Sy, Apudome), kardiovaskuläre Ursachen (Herzinfarkt, Lungenembolie, Angina pectoris), Menière-Sy, Migräne, Temporallappenepilepsie, Psychoneurosen, ggf. auch maligne Hyperthermie.

### Symptome

Klassische Trias: Kopfschmerz, Schweißausbrüche (Hyperhidrose), von Palpitationen begleiteter Hypertonus (als Dauerhypertonie oder paroxysmal). Auch: orthostatische Hypotonie, Arrhythmien (Vorhofflimmern, Extrasystolie, AV-Block, wandernder Schrittmacher), Gewichtsverlust, Nervosität, Übelkeit, Erbrechen.

### Diagnostik

Bestimmung der Urinmetanephrine mittels Radioimmunassay (Spezifität 95%), Bestimmung der Vanillinmandelsäure im Urin (Sensitivität 60%), Lokalisation des Tumors mittels CT, MRT, evtl.

Metajodbenzylguanidin-Scan (MIBG-Scan) bei extraadrenalen Tumoren.

## Labor
Hypovolämie durch massive Reduktion des zirkulierenden Plasmavolumens. Hb/Hkt erhöht, Leukozytose, transitorische Hyperglykämien, Glykolabilität, Proteinurie, Erythrozyturie.

## Vergesellschaftet mit
Apoplexie, adrenerge Kardiomyopathie, Linksherzinsuffizienz mit Dekompensationszeichen (Lungenödem, kardiogener Schock).

## Therapie
Operative Tumorentfernung nach vorbereitender pharmakologischer Therapie. Therapie der Wahl: α-Rezeptorenblockade mit Phenoxybenzamin (60–250 mg/Tag) über 2 Wochen. Bei Einsetzen einer Reflextachykardie β-Rezeptorenblocker. Eine ausreichende präoperative Behandlung besteht bei: Blutdruck ≤160/90 mmHg 24 h vor der Operation, Blutdruck ≥80/45 mmHg bei orthostatischen Manövern, kein Nachweis von EKG-Veränderungen, weniger als eine ventrikuläre Extrasystole pro 5 min.

# Anästhesierelevanz

Das unbehandelte Phäochromozytom hat eine hohe perioperative Mortalität. Nicht diagnostizierte Phäochromozytome können intraoperativ zu erheblichen Komplikationen führen. Die extrem erhöhte Herzarbeit gegen den erhöhten peripheren Widerstand sowie die Zunahme der Herzfrequenz führen zum Anstieg des myokardialen Sauerstoffverbrauchs mit der Gefahr eines akuten Myokardinfarkts sowie Linksherzversagens. Darüber hinaus ist der Patient gefährdet, in Folge des erhöhten Blutdrucks eine zerebrale Blutung oder Aortendissektion zu erleiden.

## Spezielle präoperative Abklärung
Überprüfung der Effektivität der pharmakologischen Therapie (s. oben). Ausschluss manifester Organschäden, kardialer, pulmonaler Status. Ausschluss anderer assoziierter Syndrome. EKG, Thoraxröntgen, Echokardiographie, Stoffwechselparameter, Blutzuckerprofil.

## Wichtiges Monitoring
Invasive kontinuierliche Blutdruckmessung, zentraler Venenkatheter, ggf. Swan-Ganz-Katheter, häufige Hb-, Hkt-, Blutzucker-, Elektrolyt-, Blutgas- und Säure-Basen-Status-Kontrollen.

## Vorgehen
Für die elektive chirurgische Entfernung des Phäochromozytoms ist die präoperative medikamentöse Hemmung der Katecholaminwirkung Grundvoraussetzung. Neben einer stark sedierenden Prämedikation ist eine ausreichende Narkosetiefe vor der endotrachealen Intubation erforderlich, um überschießende Blutschwankungen zu verhindern, jedoch müssen negativ inotrope Substanzen bei bereits bestehender Kardiomyopathie zurückhaltend dosiert werden.

Die Verwendung von Succinylcholin ist kontraindiziert. Droperidol (DHBP) ist aufgrund seiner Hemmung zentraler Rezeptoren kontraindiziert, da die α-Blockade zur Reflextachykardie führen kann. Halothan ist aufgrund seiner arrhythmogenen Eigenschaften kontraindiziert, auch die Verwendung von Desfluran ist kontraindiziert. Pancuronium und Atracurium können zur Blutdruckerhöhung führen. Initial wichtig ist die Wiederherstellung der Isovolämie mittels Substitution balancierter Elektrolytlösungen (Ringer-Laktat, Kolloide). Zu beachten ist dabei die eventuelle Hkt-Senkung durch Hämodilution. Bis zur Tumorlokalisation und Unterbindung der ableitenden venösen Gefäße ist mit den Folgen eines erhöhten Katecholaminspiegels zu rechnen.

Zur Behandlung von hypertensiven Episoden sind Natriumnitroprussid, Nitroglycerin, Phentolamin und Esmolol geeignet. Darüber hinaus kann durch Gabe von Magnesiumsulfat in einer Dosierung von 40–60 mg/kgKG (1,65–2,45 mmol/kg) eine perioperative Kreislaufstabilität erreicht werden, jedoch muss mit der Wirkungsverlängerung von Muskelrelaxanzien gerechnet und diese überprüft werden. Nach Tumorentfernung kann durch das plötzliche Absinken des Katecholaminspiegels eine bestehende Hypovolämie demaskiert und eine ausgeprägte Hypotonie manifest werden.

Eine Kombination von Allgemein- und Regionalanästhesie kann sinnvoll sein, jedoch ist mit einer zusätzlichen Beeinflussung der Blutdruckregulation durch Sympathikolyse zu rechnen.

Postoperativ muss die Überwachung des Patienten auf der Intensivstation sichergestellt sein.

⊖ **Cave**

**Hypovolämie, Halothan, Desfluran (v. a. plötzliche Anflutung hoher Alveolarkonzentrationen), Ketamin, DHBP, Succinylcholin.**

### Literatur

Benumof JL (1998) Anesthesia and uncommon diseases. 4th edn. Saunders, Philadelphia London Toronto, pp 255–259

Breivik H (1996) Perianaesthetic management of patients with endocrine disease. Acta Anaesthesiol Scand 40: 1004–1015

Egelhof J, Fürst H, Engelhardt D, Welte M (1997) Intraoperative Diagnose eines multilokulären Phäochromozytoms. Anaesthesist 46: 783–786

Hamilton A, Sirrs R, Schmidt N, Onrot J (1997) Anaesthesia for phaechromocytoma in pregnancy. Can J Anaesth 44: 654–657

Joffe D, Robbins R, Benjamin A (1993) Caesarean section and phaeochromocytoma resection in a patient with Von Hippel Lindau disease. Can J Anaesth 40: 870–874

Joris JL, Hamoir EE, Hartenstein GM et al. (1999) Hemodynamic changes and catecholamine release during laparoscopic adrenalectomy for pheochromocytoma. Anesth Analg 88: 16–21

Pappert D, Sprenger M (1999) Anästhesie bei endokriner Dysfunktion. Anaesthesist 48: 485–503

Pullerits J, Sigmund E (1988) Anaesthesia for phaeochromocytoma. Can J Anaesth 35: 526–534

O'Riordan JA (1997) Pheochromocytomas and anesthesia. Int Anesthesiol Clin 35/4: 99–127

Vila R, Miguel E, Martinez V et al. (1997) Anesthesia for pheochromocytoma in a surgically anephric child. Anesth Analg 85: 1042–1044

Yao FSF (2003) Yao & Artusio's anesthesiology. Problem-oriented patient management, 5th edn. Lippincott Williams & Wilkins, Philadelphia Baltimore New York, pp 709–721

# Pierre-Robin-Syndrom

### Synonyme

Kongenitale Mikrogenie und Glossoptose.

### Oberbegriffe

Missbildungen, kraniomandibulofaziale Dysmorphie, Kieferbogen-Ss.

### Organe/Organsysteme

Zunge, Unterkiefer, Oberkiefer, Gesichtsschädel.

### Inzidenz

1:30.000–50.000.

### Ätiologie

Hereditär und kongenital. Es werden sowohl ein autosomal-rezessiver als auch ein X-chromosomaler Vererbungsmodus und auch eine exogene embryopathische Genese diskutiert. Im Vordergrund steht eine frühfetale Hemmungsfehlbildung der Mandibula während des 2. Schwangerschaftsmonats.

### Verwandte Formen, Differenzialdiagnosen

Franceschetti-Sy, Smith-Theiler-Schachenmann-Sy, Aglossie-Adaktylie-Sy, Möbius-Sy, oroakrales Sy, Stickler-Sy, Treacher-Collins-Sy, Trisomie 18.

## Symptome

Die Leitsymptome des Syndroms im engeren Sinne sind: Mikrogenie, Mandibulahypoplasie, Glossoptose (Retroglossie) und Gaumenspalte. Zusätzlich gehören dazu Mikroglossie, hoher (gotischer) Gaumen, Doppelkinn.

### Vergesellschaftet mit

Schwere Atem- und Schluckstörungen, Orthopnoe, Schlafapnoe, Mundatmung, Dystrophie als Folgeerscheinung der Dysphagie, Aspirationspneumonien, Augenanomalien (Katarakt, Mikrophthalmie, Amotio), Skelettanomalien (Spina bifida, Hüftdysplasien), Herzvitien (Septumdefekte, persistierender Ductus arteriosus Botalli, Fallot-Tetralogie, Aortenisthmusstenose, Dextrokardie), ZNS-Erkrankungen (Hydrozephalus, Mikrozephalus, geistige Retardierung).

### Anästhesierelevanz

Die aufgrund der Gesichtsmalformationen erheblich erschwerte Laryngoskopie und Intubation sind die Hauptprobleme bei dieser Erkrankung. Die Zunge kann normal groß sein, aufgrund des Missverhältnisses zum hypoplastischen Unterkiefer erscheint sie trotzdem zu voluminös (Pseudomakroglossie). Mit zunehmendem Alter verbessert sich die Intubierbarkeit durch Wachstum des Unterkiefers. Oft haben die Kinder schadhafte Zähne, die ihrerseits Indikation für zahnärztliche Eingriffe in Anästhesie sind.

## Spezielle präoperative Abklärung

Wegen der häufigen Aspirationspneumonien v. a. im Säuglingsalter und der Herzmissbildungen Thoraxröntgenaufnahme, Echokardiographie. Infektparameter.

## Wichtiges Monitoring

Pulsoxymetrie, Kapnographie, Kreislaufparameter, postoperative Respirationsüberwachung.

## Vorgehen

Eine vagolytische Prämedikation erscheint sinnvoll, ebenso die prophylaktische Gabe von Natrium citricum oder $H_2$-Rezeptorenblockern. Für die Intubation selbst sind alle Vorkehrungen zu treffen, dass bei Problemen eine ausreichende Oxygenation gewährleistet werden kann (verschiedene Spatel, Guedel- und Wendl-Tuben). Vor der Einleitung ausgiebig präoxygenieren.

Zur konventionellen Intubation, die in jedem Fall durch einen erfahrenen Anästhesisten erfolgen sollte, kommen eine ganze Reihe von alternativen Verfahren in Frage. Dazu gehören: Blind nasale, retrograde, fiberoptische Intubation, direkte Laryngoskopie mit retromolarem Zugang bei akzentuierter Retroflexion der HWS, Bullard-Laryngoskop, Upsherscope oder Atemwegssicherungstechniken, die ohne Endotrachealtubus auskommen, wie die Larynxmaske.

Nach Einlegen der Larynxmaske (die bei dieser Malformation relativ leicht gehen soll) kann sekundär ein geeigneter Endotrachealtubus unter fiberoptischer Kontrolle in die Trachea eingeführt werden. Im Rahmen dieser »erleichterten« fiberoptischen Technik ist es nicht unbedingt nötig, die Larynxmaske wieder zu entfernen, allerdings ist es ratsam, den Cuff zu entleeren. Darüber hinaus kommen auch videooptisch erweiterte Techniken in Frage wie die Intubation mit dem Videolaryngoskop oder dem Videostilett. Während der Anästhesieeinleitung sollte der Operateur für eine Koniotomiebereitschaft anwesend sein.

Eine Allgemeinanästhesie kann »per inhalationem« in halbsitzender Position eingeleitet werden, danach Rückenlage mit prononcierter Retroflexion der HWS (Schulterunterlegung). Nach erfolgreicher Intubation sollte der Magen über eine Sonde abgesaugt werden, da unter der vorangegangenen, ggf. schwierigen Maskenbeatmung sich Beatmungsgas im Magen angesammelt haben könnte.

Bei der Extubation erneute Gefahr von respiratorischen Problemen, insbesondere bei einer manipulationsbedingten Schwellung von Zunge und Larynx.

Eine längerdauernde postoperative Überwachung und Nachbeatmung können bei Relaxansüberhang und bis zur Wiederkehr der Schutzreflexe angebracht sein. Dies gilt vor allem bei Säuglingen mit gelegentlicher Schlafapnoe.

Eine Ketaminanästhesie bei erhaltener Spontanatmung und nicht gesicherten Atemwegen ist gefährlich wegen der Tendenz der Zunge, auf die Glottis zurückzufallen und einen Atemstillstand auszulösen.

 **Cave**
**Relaxation ohne Sicherung der Atemwege.**

## Literatur

Abel M (1989) Anästhesiologische Besonderheiten bei Kindern mit Syndromen und seltenen Erkrankungen. Springer, Berlin Heidelberg New York Tokio, S 183–186

Benumof JL (1992) Intubation and extubation of the patient with Pierre-Robin syndrome. Anesthesiology 77: 401

Benumof JL (1998) Anesthesia and uncommon diseases, 4th edn. Saunders, Philadelphia, pp 447–448

Blanco G, Melman E, Cuairan V et al. (2001) Fibreoptic nasal intubation in children with anticipated and unanticipated difficult intubation. Paediatr Anaesth 11: 49–53

Burg G, Kunze J, Pongratz D et al. (Hrsg) (1990) Leiber – Die klinischen Syndrome, Bd 1, 7. Aufl. Urban & Schwarzenberg, München Wien Baltimore, S 660–661

Chadd GD, Crane DL, Philips RM, Tunell WP (1992) Extubation and reintubation guided by the laryngeal mask airway in a child with Pierre-Robin syndrome. Anesthesiology 76: 640–641

Dangel PH (1995) Atemwegsprobleme und Intubationsschwierigkeiten in der Kinderanästhesie. In: Biro P, Pasch T (Hrsg) Die schwierige Intubation. Huber, Bern, S 30–51

Kefalianakis F, Kugler M, Kugler G (2001) Die Kombination aus Larynxmaske und Bronchoskop zur endotrachealen Intubation beim kindlichen Pierre-Robin-Syndrom – Ein Fallbericht. Anästhesiol Intensivmed 42: 930–933

Ofer R, Dworzak H (1996) Die Kehlkopfmaske – ein wertvolles Instrument bei erschwerter kindlicher Intubation. Anästhesiologisches Management bei Vorliegen eines Pierre-Robin-Syndroms. Anaesthesist 45: 268–270

Schwarz U, Weiss M (2001) Endotracheale Intubation bei Patienten mit Pierre-Robin-Sequenz. Erfolgreicher Einsatz eines Video-Intubationslaryngoskops. Anaesthesist 50: 118–121

Suriani RJ, Kayne RD (1992) Fiberoptic bronchoscopic gui-
dance for intubating a child with Pierre-Robin syndrome.
J Clin Anesth 4: 258–259
Yao FSF (2003) Yao & Artusio's anesthesiology. Problem-orien-
ted patient management, 5th edn. Lippincott Williams &
Wilkins, Philadelphia, pp 957–968

# Polycythaemia rubra vera

### Synonyme
Morbus Vaquez-Osler, Erythrämie.

### Oberbegriffe
Idiopathische Polyglobulie (Polyzythämie), Pletho-
ra, Neoplasie des erythropoetischen Systems, myeloproliferative Erkrankung.

### Inzidenz
Betrifft meist Patienten im Alter zwischen 60 und
70 Jahren, selten auch schwangere Frauen.

### Organe/Organsysteme
Blutbildendes Knochenmark, Erythropoese, Erythrozyten, Gefäß-Kreislauf-System, Milz.

### Ätiologie
Idiopathisch, wobei gelegentlich eine familiäre
Häufung beobachtet wurde. Myeloproliferative
Erkrankung, bei der es zu einer teils exzessiven
Erythrozytenvermehrung und einer Zunahme der
Blutmenge insgesamt kommt.

### Verwandte Formen, Differenzialdiagnosen
Erworbene symptomatische Polyglobulien [z. B.
bei zyanotischen Herzfehlern, essenzieller Hypertension, chronischer Ateminsuffizienz, Herzinsuffizienz, Pfortader- und Milzvenenthrombosen,
chronischem Nikotinabusus (Gaisböck-Sy), idiopa-
thischem Hypoventilations-Sy, Höhenadaptation],
Mortensen-Sy, Forsell-Sy, Hustensynkope-Sy, Mos-
se-Sy, Methämoglobinämie, Sulfhämoglobinämie,
Pseudohyperglobulie (z. B. bei Bluteindickung
durch Dehydratation oder bei Addison-Sy, Cushing-Sy, Bartter-Sy), Nichamin-Sy, erythropoetin-
sezernierende Tumoren (Nierenkarzinom, Phäochromozytom, Hepatome, zerebelläre Hämangio-
me, Ovarial- und Uterustumoren), Korsakow-Sy,
Parkinson-Sy, Osteomyelofibrose.

## Symptome
Hochrote Gesichtsfarbe und tiefrote Schleimhäute, gelegentlich Zyanose (Ausschöpfungszyanose,
vorwiegend der Akren), Splenomegalie, Herzhypertrophie, Strukturveränderungen von Knochen
(Bürstenschädel), Kopfschmerzen, Dyspnoe, Verti-
go, Tinnitus.

### Labor
*Blutbild:* Erythrämie (Erythrozytose) mit Hämoglobin über 17,7 g/dl (männlich); 15,7 g/dl (weib-
lich); Hämatokrit über 0,5; Poikilo- und Anisozytose, gelegentlich Leukozytose, Thrombozytose;
alkalische Phosphatase (aus Leukozyten) erhöht.
   *Knochenmark:* gesteigerte Erythropoese, Mega-
karyozytenzahl erhöht.

### Vergesellschaftet mit
Gesteigerte Blutmenge und Blutviskosität bei ho-
her Erythrozytenzahl führen zur Ausschöpfungs-
zyanose (kapilläre Hypoxämie), Störungen des
Wasserhaushalts (hypervoläme Dehydratation),
Thromboseneigung mit thromboembolischen
Komplikationen (Apoplexie, Lungenembolien),
aber auch Gerinnungsstörungen (Koagulopathi-
en). Der Kreislauf ist insgesamt verlangsamt und
die Mikrozirkulation ist gestört (Sludge- oder
Geldrollenphänomen in den Kapillaren), Gicht,
Gastrointestinaltraktblutungen.

### Therapie
Zytostatika, Radiotherapie, Phlebotomie (blutiger
Aderlass), Thromboseprophylaxe.

## Anästhesierelevanz
Unbehandelte Polyzythämiepatienten haben
ein deutlich höheres perioperatives Komplikati-
ons- und Mortalitätsrisiko. Dabei handelt es sich
einerseits um vermehrt auftretende Thrombosen und Thromboembolien und andererseits um
Gerinnungsprobleme, die aus einer möglichen
Funktionsstörung der Thrombozyten und einer
erhöhten Gefäßfragilität herrühren. Daher sollte
der präoperativen Behandlung der Erkrankung
eine hohe Priorität beigemessen werden. Sie
beinhaltet die Reduktion des Hämatokrits (Visko-
sitätsverminderung, Verbesserung der Mikrozir-

kulation und des $O_2$-Angebots in der Peripherie, Afterloadsenkung) sowie eine Thromboseprophylaxe.

## Spezielle präoperative Abklärung

Differenzialblutbild, umfassender Gerinnungsstatus (inklusive Thrombozytenfunktionstests wie Thrombelastogramm, Faktor-VIII-Aktivität, v.-Willebrand-Faktor-Antigen, Ristocetin-Kofaktor-Aktivität), Gefäßstatus, Blutgasanalysen, Säure-Basen-Status, Thoraxröntgenaufnahme (Herzgröße, Insuffizienzzeichen), neurologischer Ausgangsstatus (erhöhte Apoplexiegefahr!).

## Wichtiges Monitoring

Pulsoxymetrie, Kapnographie (Lungenemboliegefahr!), Blutgasanalysen, Säure-Basen-Status, ZVD, ggf. invasive kontinuierliche Blutdruckmessung, Diurese.

## Vorgehen

Klare Vorzüge für bestimmte Anästhesieverfahren sind nicht dokumentiert. Einerseits werden rückenmarknahe Regionalanästhesietechniken empfohlen, weil sie weniger mit dem Risiko von Thrombosen und deren Folgekomplikationen behaftet sind, andererseits sind diese bei Gerinnungsstörungen kontraindiziert. Das richtige Vorgehen ist daher individuell zu entscheiden. Wesentlich wichtiger ist eine optimierende präoperative Vorbereitung (s. oben) und eine adäquate perioperative Überwachung.

Mit einer differenzierten Infusionstherapie und Behebung der Dehydratation lässt sich die Mikrozirkulation verbessern und die Thrombosegefahr vermindern. Gleichzeitig kann mit Vasodilatatoren eine Senkung des Afterloads und eine bessere Durchblutung der Peripherie erreicht werden.

Mit vermehrten Blutungskomplikationen rechnen; ggf. genügend Erythrozytenkonzentrate und FFP bereitstellen.

Empfohlen wird die Verwendung von Kompressionsstrümpfen und eine sorgfältige Lagerung.

🛈 Cave

**Dehydratation, kontrollierte Hypotension, Koagulopathie (v. a. nach Zytostatikabehandlung).**

## Literatur

Benumof JL (1998) Anesthesia and uncommon diseases, 4th edn. Saunders, Philadelphia, p 299

Burg G, Kunze J, Pongratz D et al. (Hrsg) (1990) Leiber – Die klinischen Syndrome, Bd 1, 7. Aufl. Urban & Schwarzenberg, München, S 764

Mason R (2001) Anaesthesia databook. A perioperative and peripartum manual, 3rd edn. Greenwich Medical Media, London, pp 402–405

Schmitt HJ, Becke K, Neidhardt B (2001) Epidural anesthesia for cesarean delivery in a patient with polycythemia rubra vera and preeclampsia. Anesth Analg 92: 1535–1537

Sosis MB (1990) Anesthesia for polycythemia vera. J Clin Anesth 2: 31–34

# Prader-Willi-Syndrom

## Synonyme

Prader-Labhardt-Willi-Sy.

## Oberbegriffe

Missbildungen, Minderwuchs-Ss.

## Organe/Organsystem

Kohlenhydratstoffwechsel, Fettstoffwechsel, ZNS, Respirationstrakt, Gastrointestinaltrakt, Haut und Subkutis.

## Inzidenz

1:15.000–1:25.000. Bisher ca. 700 Fälle beschrieben. Gilt mit ca. 1% als die zweithäufigste Erkrankung mit angeborener mentaler Retardierung nach dem Down-Sy.

## Ätiologie

Kongenital und hereditär mit autosomal-rezessivem Erbgang. Dabei lässt sich eine Chromosomenanomalie feststellen: In 60–75% der Fälle eine partielle Deletion des langen Arms vom väterlichen Chromosom 15 mit Anlagerung an q11-13, und bei 25–40% liegt eine Disomie des mütterlichen Chromosoms 15 vor. Die krankheitsspezifischen Veränderungen von Stoffwechsel, Muskelaktivität und Thermoregulation werden auf hypothalamischen Ursprung zurückgeführt. Das Muskelgewebe zeigt eine verstärkte Fetteinlagerung.

### Verwandte Formen, Differenzialdiagnosen

Pickwick-Sy, Schlafapnoe-Sy (Undine-Sy), Diabetes mellitus, Cushing-Sy, Adipositas-Hyperthermie-Oligomenorrhö-Parotis-Sy (AHOP) vom Typ Fröhlich, juveniler Adiposogigantismus (Dystrophia adiposogenitalis), Adiposogynandrismus, Laurence-Moon-Biedl-Bardet- (adiposohypogenitales) Sy, Hypothyreose, Myxödem, hypothalamische Fettsucht, Down-Sy, Angelman-Sy.

## Symptome

Es werden 2 Phasen mit teils abweichenden Symptomen unterschieden:

*Frühphase (Neugeborenenalter):* Muskelhypotonie, Trinkschwäche (93%), Hyporeflexie, Hypothermie.

*Spätphase (ab 3. Lebensjahr):* mentale Retardierung (97%), Verhaltensstörungen (Aggressivitätsattacken, Hyperphagie, Hypersomnie), Hypogonadismus (95%), Kryptorchismus, Muskelhypotonie (94%), Adipositas permagna (94%), mongoloide Lidfalte (75%), schmale dreieckige Oberlippe, Akromikrie, Wachstumsrückstand (50%), Epilepsie (27%), Menstruationsstörungen (39%).

### Labor

Blutzuckerentgleisungen (Glykolabilität).

### Vergesellschaftet mit

Strabismus, gastroösophageale Regurgitationsneigung, verkürzter bifrontaler Kopfdurchmesser, Diabetes mellitus, Wirbelsäulenanomalien (Skoliose), Hüftluxation, Arrhythmieneigung, niedriger Parasympathikustonus, Krampfneigung, kariöses Gebiss. IQ meist bei 55–65.

### Therapie

Diätetische Maßnahmen, Regurgitationsprophylaxe (Antazida wie $H_2$-Rezeptorenblocker oder Protonenpumpenhemmer), psychosoziale Betreuung.

## Anästhesierelevanz

In der Frühphase stehen v. a. die mit der Mangelernährung zusammenhängenden Probleme im Vordergrund. Später sind die gastroösophageale Regurgitationsneigung, die Störung des Kohlenhydratstoffwechsels, die Thermoregulationsstörung und die erkrankungsspezifischen morphologischen Merkmale von besonderer Relevanz. Generell erfordern die wenig kooperativen Patienten ein einfühlsames und geduldiges Vorgehen des Anästhesisten.

### Spezielle präoperative Abklärung

Ernährungs- und Hydratationszustand (v. a. in der Frühphase), Blutzuckertagesprofil, Thoraxröntgen, Zahnstatus, Serumelektrolyte, EKG (Arrhythmien).

### Wichtiges Monitoring

Pulsoxymetrie, EKG, Relaxometrie, kontinuierliche Temperaturmessung.

### Vorgehen

Bei der Prämedikation ist ein vorsichtiger Umgang mit Benzodiazepinen geboten, da die latente Gefahr einer Atemdepression wie bei allen Erkrankungen mit Hypersomnie und Atmungsstörungen besteht. Empfohlen wird die prophylaktische i.v.-Gabe von $H_2$-Rezeptorenblockern und von Metoclopramid 1 h vor Anästhesiebeginn und eines Antazidums (z. B. 20–30 ml Natrium citricum 0,3 molar p.o. unmittelbar vor Narkoseeinleitung).

Die Wahl des Anästhetikums bzw. der Anästhesiemethode wird von der Kooperationsfähigkeit des Patienten beeinflusst. Regionalanästhesien sind aus diesem Grunde und bei ausgeprägter Adipositas oder bei Skoliosen enge Grenzen gesetzt. Es gibt keine expliziten Kontraindikationen für Ketamin, es sollte jedoch bei bekannter Krampfneigung nicht verwendet werden.

Die Einleitung einer Allgemeinanästhesie hat grundsätzlich als sog. Ileuseinleitung (»rapid sequence induction«) zu erfolgen. Es sollte gut präoxygeniert werden, da auch die Intubation schwieriger als erwartet ausfallen kann. Möglicherweise stößt man auf nicht altersentsprechende zu enge obere Atemwege; daher auch Tuben kleineren Durchmessers bereithalten. Häufig haben Prader-Willi-Sy-Patienten sehr kariöse Zähne (mangelnde Pflege und häufige Magensaftregurgitation während des physiologischen Schlafs).

Die Wirkung von nichtdepolarisierenden Relaxanzien ist weniger gut als bei Normalpersonen voraussehbar, daher empfiehlt sich die relaxometrisch kontrollierte Gabe von kleinen Einzeldosen, bis die gewünschte Wirkung erreicht ist.

Es wurde sowohl über Fälle von Hypo- als auch von Hyperthermie und metabolischer Azidose berichtet. Ein Zusammenhang mit maligner Hyperthermie (MH) lässt sich nicht postulieren, sodass es vorerst keine gesicherte Kontraindikation für MH-Triggersubstanzen gibt.

Erst extubieren, wenn ausreichende Abwehr- und Schutzreflexe vorhanden sind. Die längere postoperative Überwachung dient v. a. der Vermeidung von hypoxischen Zuständen und Blutzuckerentgleisungen.

> ⊕ **Cave**
> Sedierung und Anästhesie ohne Sicherung der Atemwege, Aspiration von saurem Magensaft, Ketamin (bei Krampfneigung), Halothan (bei Arrhythmieneigung), Relaxans- und Opioidüberhang, unerkannte Hypoglykämie, Auskühlung.

### Literatur

Butler MG (1990) Prader-Willi syndrome: current understanding of cause and diagnosis. Am J Med Genet 35: 319–332

Dearlove OR, Dobson A, Super M (1998) Anaesthesia and Prader-Willi syndrome. Paediatr Anaesth 8: 267–271

Mackenzie JW (1991) Anaesthesia and the Prader-Willi syndrome. J Roy Soc Med 4: 239

Milliken RA, Weintraub DM (1975) Cardiac abnormalities during anesthesia in a child with Prader-Willi syndrome. Anesthesiology 43: 590–592

Palmer SK, Atlee JL (1976) Anesthetic management of the Prader-Willi syndrome. Anesthesiology 44: 161–163

Sharma AD, Erb T, Schulman SR et al. (2001) Anaesthetic considerations for a child with combined Prader-Willi syndrome and mitochondrial myopathy. Paediatr Anaesth 11: 488–490

Sloan TB, Kaye CI (1991) Rumination risk of aspiration of gastric contents in the Prader-Willi syndrome. Anesth Analg 73: 492–495

# Präeklampsie/Eklampsie

### Synonyme

EPH-Gestose, Schwangerschaftstoxikose, Toxämie.

### Oberbegriffe

Gravidität, Schwangerschaftstoxikose, schwangerschaftsinduzierte Hypertonie (SIH) und Krampfanfälle.

### Organe/Organsysteme

Plazenta, Uterus, Arteriolen (Gefäßsystem), Leber, Nieren, ZNS, Thrombozyten (Gerinnungssystem, Hämostase).

### Inzidenz

5–10% aller Schwangerschaften gehen mit Hypertonie einher. Präeklampsie tritt bei ca. 6–8% aller Schwangerschaften auf, die Inzidenz steigt bei vorbestehender Hypertonie, Diabetes mellitus oder Präeklampsie bei früherer Schwangerschaft.

### Ätiologie

Schwangerschaftsbedingte Mikroangiopathie (Vaskulitis). Es wird eine Störung im Gleichgewicht der Arachidonsäuremetaboliten mit Neigung zu segmentalen Vasospasmen, Endothelschädigung, Thrombozytenaggregation, Fibrinablagerung in den Arteriolen (mit nachfolgender Ischämie aller Organe) vermutet. Die genaue Pathophysiologie ist immer noch ungeklärt.

### Verwandte Formen, Differenzialdiagnosen

HELLP-Sy (»hemolysis, elevated liver enzymes, low platelets«), Fruchtwasserembolie, hepatorenales Sy, hämolytisch-urämisches Sy (HUS), Hepatitis, Amphetaminintoxikation, Epilepsie.

### Symptome

*Präeklampsie:* arterielle Hypertension (schwere Form, wenn der Blutdruck Werte von 160/110 mmHg anhaltend übersteigt), Ödeme, Proteinurie.

*Eklampsie:* Hyperreflexie, Kopfschmerzen, epigastrische Schmerzen, Krämpfe.

*HELLP-Sy:* Hämolyse, Transaminasenanstieg, Thrombozytopenie, Schock.

*Bei schweren Verlaufsformen:* Oligurie, Lungenödem, Koma, Verbrauchskoagulopathie (disseminierte intravasale Gerinnung, DIC), Multiorganversagen.

*Beachte:* Es gibt in der Literatur keine einheitliche Definition von milder und schwerer Präeklampsie.

*Labor:* Proteinurie (5 g/24h), Thrombozytopenie, Anstieg der Transaminasen AST und ALT.

## Therapie

Einstellung des Blutdrucks (Dihydralazin, β-Blocker). Thrombozytenaggregationshemmer (Acetylsalicylsäure), Magnesiumsulfat, medikamentöse Krampfprophylaxe.

Unterstützung wichtiger Organfunktionen (Atmung, Kreislauf, Diurese, Hämostase) und der uteroplazentaren Durchblutung, Bettruhe, Entbindung.

## Anästhesierelevanz

Geburtshilfliche Anästhesie, Sectio caesarea

### Spezielle präoperative Abklärung

Blutbild (Thrombozytenzahl), Gerinnungsparameter, Leber- und Nierenfunktionsparameter.

### Wichtiges Monitoring

EKG, invasive kontinuierliche Blutdruckmessung, zentraler Venendruck, Pulsoxymetrie, regelmäßige Überprüfung der Gerinnungsfunktion, Relaxometrie (bei Magnesiumtherapie), Diurese.

### Vorgehen

Die antihypertensive Behandlung sollte perioperativ fortgesetzt werden, ebenso die laufende Magnesiumtherapie. Aggregationshemmer sollten bei Thrombozytopenie (<100.000/µl) abgesetzt werden.

Die Epiduralanästhesie ist (sofern keine Kontraindikationen vorliegen wie z. B. Thrombozytopenie, Gerinnungsstörungen) eine gut geeignete Anästhesiemethode, da die Sympathikolyse eine Verbesserung der uteroplazentaren Durchblutung bewirkt. Allerdings ist auf stabile Kreislaufverhältnisse zu achten, insbesondere muss eine großzügige Hydratation (Ringer-Laktat) vorangehen.

Im Falle einer Allgemeinanästhesie ist eine Aspirationsprophylaxe sinnvoll (0,3-molares Natrium citricum, $H_2$-Rezeptorenblocker). Ausreichend präoxygenieren und eine »rapid-sequence induction« durchführen. Insbesondere bei Ödem der Halsweichteile ist mit Intubationsschwierigkeiten zu rechnen. Keine Präkurarisierung bei Magnesiumtherapie wegen verminderter Muskelkontraktilität; aus dem gleichen Grunde ist mit einer Wirkungsverstärkung und Verlängerung nichtdepolarisierender Muskelrelaxanzien zu rechnen. Außerdem

kann eine erniedrigte Aktivität der Plasmacholinesterase vorliegen, was die Wirkung von depolarisierenden Muskelrelaxanzien (Succinylcholin) verlängert.

Beachte das Vorliegen einer Anämie, die durch eine Reduktion des Blutvolumens (Hypovolämie) als Folge der peripheren Vasokonstriktion sowie zusätzlich einer kapillären Leckage und Ödembildung maskiert sein kann.

Kontrolle und Sicherstellung einer ausreichenden Oxygenation, der Kreislaufparameter (Blutdrucksenkung und Rehydrierung) sowie Optimierung der Nierenfunktion sind wesentlich. Eine klinisch manifeste Koagulopathie erfordert die rechtzeitige Substitution der betroffenen Faktoren (FFP, Fibrinogen, Kalzium) und Thrombozyten.

### Literatur

Aya AG, Mangin R, Vialles N et al. (2003) Patients with severe preeclampsia experience less hypotension during spinal anesthesia for elective cesarean delivery than healthy parturients: a prospective cohort comparison. Anesth Analg 97: 867–872

Camann W (2000) Epidural anesthesia in severe preeclampsia. Am J Obstet Gynecol 183: 258

Eltzschig HK, Lieberman ES, Camann WR (2003) Regional anesthesia and analgesia for labor and delivery. N Engl J Med 348: 319–332

Grau T, Conradi R, Wacker J, Martin E (1999) Präeklampsie und Anästhesie. Zentralbl Gynäkol 121: 627–630

Hood DD, Curry R (1999) Spinal vs. epidural anesthesia for cesarean section in severe preeclamptic patients: a retrospective study. Anesthesiology 90: 1276–1282

Kam PC, Thompson SA, Liew AC (2004) Thrombocytopenia in the parturient. Anaesthesia 59: 255–264

Lain KY, Roberts JM (2002) Contemporary concepts of the pathogenesis and management of preeclampsia. JAMA 287: 3183–3186

Ramanathan J, Bennett K (2003) Pre-eclampsia: fluids, drugs, and anesthetic management. Anesthesiol Clin North Am 21: 145–163

Ramanathan J, Vaddadi AK, Arheart K (2001) Combined spinal and epidural anesthesia with low doses of intrathecal bupivacaine in woman with severe preeclampsia. Reg Anesth Pain Med 26: 46–51

Schmitt HJ, Becke K, Neidhardt B (2001) Epidural anesthesia for cesarean delivery in a patient with polycythemia rubra vera and preeclampsia. Anesth Analg 92: 1535–1537

Suelto MD, Vincent RD, Larmon JE et al. (2000) Spinal anesthesia for postpartum tubal ligation after pregnancy complicated by preeclampsie or gestational hypertension. Reg Anesth Pain Med 25: 170–173

# Protein-C-Defizit

## Synonyme

Purpura fulminans, Purpura necroticans, Purpura gangraenosa haemorrhagica, Gimard-Sy.

## Oberbegriffe

Gerinnungsstörungen, Thromboseneigung.

## Organe/Organsysteme

Gerinnungssystem, Haut, Gefäßsystem, Kapillargefäßbett, Gastrointestinaltrakt.

## Inzidenz

Asymptomatischer Protein-C-Mangel 1:200 bis 1:500. Die Inzidenz thromboembolischer Erkrankungen im Kindesalter ist seltener als im Erwachsenenalter, nimmt aber stetig zu: 5,1 auf 100.000 Klinikaufnahmen. Auftreten überwiegend im frühen Kindesalter, in den ersten Lebensmonaten ist das Risiko 40-mal höher. Autosomal-dominant vererbt, aber überwiegend asymptomatisch, bei Homozygotie infolge Purpura fulminans und disseminierter intravasaler Gerinnung unbehandelt hohe Letalität.

## Ätiologie

Der Protein-C-Mangel wird autosomal-dominant vererbt, bleibt aber überwiegend asymptomatisch. Lediglich bei Homozygotie kommt es zur Purpura fulminans und disseminierter intravasaler Gerinnung, was unbehandelt eine hohe Letalität aufweist. Bei venösen Thrombosen im Kindesalter besteht fast immer ein Grundleiden, bei Erwachsenen sind etwa 40% idiopathisch.

Im Falle von Thrombosen bei heterozygotem Protein-C-Mangel wird ein zusätzlicher Protein S-Mangel oder »activated protein C resistance« (APCR) angenommen.

Patienten mit homozygotem Mangel für Protein S und Protein C werden auf jeden Fall symptomatisch.

Protein C ist ein Vitamin-K-abhängiges Plasmaglykoprotein, das nach eigener Aktivierung die Faktoren V und VII deaktiviert und die Fibrinolyse durch die Neutralisierung von Plasminogenaktivator-Inhibitor fördert.

## Verwandte Formen, Differenzialdiagnosen

Antithrombindefekte, Protein-S-Defekte, »activated protein C resistance« (APCR), erworbenes Faktor-V-Leiden: Antiphospholipidantikörper-Sy (Lupus anticoagulans, Antikardiolipinantikörper), Sanarelli-Shwartzmann-Sy, Waterhouse-Friderichsen-Sy, thrombozytisch-thrombopenische Purpura (Moschcowitz-Sy), Purpura Schoenlein-Henoch.

## Symptome

Bei homozygotem Mangelzustand für Protein C und S entwickelt sich wenige Stunden nach der Geburt eine Purpura fulminans neonatorum, die sich zu einer disseminierten intravasalen Gerinnung ausweitet: Hautnekrosen, rezidivierende Thromboembolien.

Viszerale Symptome: Gastrointestinale Blutungen, Hämaturie.

## Vergesellschaftet mit

Zerebrale und ophthalmologische Störungen (in utero entstanden), Thrombophlebitis, Lungenembolien.

## Anästhesierelevanz

Im Rahmen der Purpura fulminans kann es zur Notwendigkeit von Nekrosektomien kommen.

### Spezielle präoperative Abklärung

Diagnosesicherung.

### Wichtiges Monitoring

Cuffdruck bei geblockten Tuben.

### Vorgehen

Wichtig ist eine atraumatische und druckentlastende Lagerung, ggf. invasive Blutdruckmessung, um eine Blutruckmanschette zu vermeiden. Kleiner Tubus empfohlen, um Schleimhautnekrosen zu vermeiden. Leckage des undichten Tubus durch Kompressen abdichten.

Die Verwendung von Frischplasma, Prothrombinkomplexkonzentraten oder oralen Antikoagulanzien wird kontrovers beurteilt. Es steht mittlerweile gereinigtes Protein-C-Konzentrat zur Verfügung, das prä- und postoperativ gegeben werden kann.

⏺ **Cave**

**Gewebetraumatisierung.**

## Literatur

Andrew M, Brooker L, Leaker M et al. (1992) Fibrin clot lysis by thrombolytic agents is impaired in newborns due to a low plasminogen concentration. Thromb Haemost 68: 325–330

Dreyfus M, Magny JF, Bridey F et al. (1991) Treatment of homozygous protein C deficiency and neonatal purpura fulminans with purified protein C concentrate. N Engl J Med 325: 1565–1568

Kumagai K, Nishiwaki K, Sato K et al. (2001) Perioperative management of a patient with purpura fulminans syndrome due to protein C deficiency. Can J Anesth 48: 1070–1074

Mason R (2001) Anaesthesia databook, 3rd edn. Greewich Medical Media, London, pp 415–419

Nowak-Göttl U, Kosch A, Schlegel N (2001) Thromboembolism in newborns, infants and children. Thromb Haemost 86: 464–474

Tait RC, Walker ID, Reitsma PH et al. (1995) Prevalence of protein C deficiency in the healthy population. Thromb Haemostas 73: 87–93

Wetzel RC, Marsh BR, Yaster M, Casella JF (1986) Anesthetic implications of protein C deficiency. Anesth Analg 65: 982–984

# Proteus-Syndrom

## Etymologie

Im Gegensatz zu vielen anderen Syndromen, deren Benennung an die Erstbeschreiber erinnert, ist diese Erkrankung nach dem griechischen Gott Proteus benannt, der als Schutz vor Gefangennahme die Fähigkeit entwickelte, seine Gestalt vielfältig zu verändern (»nach Art des Proteus«: polymorph, vielgestaltig).

## Oberbegriffe

Dysplasie. Die Erkrankung ist dem Formenkreis der Hamartosen (während der Embryonalentwicklung entstehende tumorartige Fehlbildungen) zugeordnet.

## Organe/Organsysteme

Haut, Skelettsystem.

## Inzidenz

Sehr selten.

## Ätiologie

Muskelbiopsien zeigten abnormale Myofibrillen und Proliferation der sarkolemmalen Nuklei. Es wird eine Fehlfunktion eines Tumorsupressor-Gens angenommen. Auffällig sind ein pathologisch gesteigertes Wachstum umschriebener Zellbereiche.

## Verwandte Formen, Differenzialdiagnosen

Neurofibromatosen, Bannoyan-Zonana-Sy, Klippel-Trenaunay-Weber-Sy, Schimmelpenning-Feuerstein-Mims-Sy.

## Symptome

Partialer Gigantismus von Händen und Füßen, asymmetrischer Überwuchs (Gigantismus), Hautanomalien (Hämangiome, Lipome, epidermale Nävi), Mikrozephalus, kraniale Hyperostose, Hypertrophie der Röhrenknochen, Skoliose, Augenfehlbildungen, seltener mentales Defizit.

## Vergesellschaftet mit

Zystische Lungenmalformationen, Kyphoskoliose, Niereninsuffizienz, gelegentlich Krampfanfälle.

## Anästhesierelevanz

Eine anästhesiologische Betreuung der Patienten kann im Rahmen von Dentalsanierungen oder rekonstruktiver Chirurgie erforderlich sein. Progressive Skelettdeformitäten, invasive Lipome sowie maligne Tumoren müssen je nach Lokalisation oder Einschränkung der Beweglichkeit operiert werden. Das anästhesiologische Vorgehen richtet sich hierbei nach dem Umfang des chirurgischen Eingriffs.

Intubationsschwierigkeiten können aufgrund von Fehlbildungen des Gesichtes und Halses auftreten. Skelettdeformitäten können zu einer eingeschränkten Lungenfunktion führen. Vermehrt wurde das Auftreten von tiefen Venenthrombosen mit der Gefahr der pulmonalen Embolie beschrieben.

### Spezielle präoperative Abklärung

Hinweise für schwierige Atemwege; pulmonal-respiratorischer Status.

## Wichtiges Monitoring

Die über den Standard hinaus gehende Überwachung richtet sich nach dem Muster und Ausmaß der Organbeteiligung.

## Vorgehen

Bei der Entscheidung für eine medikamentöse Prämedikation muss auf ein eventuell vorliegendes mentales Defizit geachtet werden. Ängstliche Kinder und Erwachsene profitieren von einer anxiolytischen Prämedikation. Für eine schwierige Intubation müssen alternative Vorgehensweisen jederzeit möglich sein.

Regionalanästhesiologische Verfahren können durch die bestehenden Skelettdeformitäten erschwert sein. Darüber hinaus ist geeignetes Lagerungsmaterial erforderlich, um während der Operation Lagerungsschäden zu vermeiden. Unbedingt erforderlich ist die frühe postoperative Mobilisation zur Senkung des Thromboserisikos.

 **Cave**

Lagerungsschäden, thromboembolische Komplikationen.

## Literatur

Biesecker LG (2001) The multifaceted challenges of Proteus syndrome. JAMA 285: 2240–2243

Ceyhan A, Gulhan Y, Cakan T et al. (2000) Anaesthesia for Proteus syndrome. Eur J Anaesthesiol 17: 645–6647

Darmstadt GL, Lane AT (1994) Proteus syndrome. Pediatr Dermatol 11: 222–226

Pradhan A, Sen I, Batra YK, Biswas G (2003) Proteus syndrome: a concern for the anesthesiologist. Anesth Analg 96: 915–916

Pennant JH, Harris MF (1991) Anaesthesia for Proteus syndrome. Anaesthesia 46: 126

# Pulmonale Lymphangiomyomatose

## Synonyme

Benigne Leiomyomatose, Hämangioperizytom, Angioleiomyomatosis benigna.

## Oberbegriffe

Hamartoblastomatose, Lymphgefäßproliferation.

## Organe/Organsysteme

Peribronchiale Lymphgefäße, Lungenparenchym, Lungenkreislauf, Retroperitoneum.

## Inzidenz

Sehr selten mit etwas über 100 beschriebenen Fälle in der englischsprachigen Literatur. Die Erkrankung betrifft ausschließlich Frauen im gebärfähigen Alter.

## Ätiologie

Idiopathisch. Aufgrund der Alters- und Geschlechtsabhängigkeit ist zumindest eine hormonelle Kausalität anzunehmen. Histopathologisch handelt es sich um eine progrediente Wucherung von unreifem glattem Muskelgewebe, die von peribronchialen und retroperitonealen Lymphgefäßen ausgeht. Diese führt im weiteren Verlauf zur Zerstörung des Lungenparenchyms (Wabenlunge, engl. »honeycomb lungs«) mit konsekutiver Ateminsuffizienz. Die Prognose ist infaust, sofern keine Lungentransplantation vorgenommen wird.

## Verwandte Formen, Differenzialdiagnosen

Lymphangiosis carcinomatosa, Miliartuberkulose, M. Besnier-Boeck-Schaumann, maligne Lungenadenomatose, Angiomyomatose, progredientes Lungendystrophie-Sy, Maffucci-Sy, Pancoast-Sy, chronische Stauungslunge bei Herzinsuffizienz.

## Symptome

Progrediente kombinierte restriktive und obstruktive Ventilationsstörung über Partial- bis zur Globalinsuffizienz, Dyspnoe, Orthopnoe, Hämoptyse, Chylothorax, Pleuraerguss, rezidivierender Pneumothorax.

*Kardiovaskulär:* pulmonale Hypertonie, Rechtsherzinsuffizienz, Rechtsherzdekompensation, Chyloperikard.

*Thoraxröntgenaufnahme:* Wabenlunge, retikulär-knotige Struktur, apikale Bullae.

*Labor:* Jeweils dem Schweregrad entsprechende pathologische Blutgase; bei Globalinsuffizienz Tendenz zur metabolischen Kompensation der chronischen respiratorischen Azidose. Anisozytose und Polychromasie im Blutbild.

### Vergesellschaftet mit

Häufig respiratorische Infekte, reduzierter Allgemeinzustand, Kachexie, chylöser Aszites.

### Therapie

$O_2$-Substitution, Kortikoide, Theophyllin, Androgene, Antiöstrogene, Ovarektomie, Lungentransplantation.

## Anästhesierelevanz

Alle anästhesiologischen Maßnahmen sind so durchzuführen, dass sich die Ateminsuffizienz nicht weiter verschlechtert. Darüber hinaus ist dem reduzierten Allgemein- und Ernährungszustand und der ggf. kompromittierten kardiovaskulären Funktion Rechnung zu tragen.

### Spezielle präoperative Abklärung

Quantifizierung der Atemfunktion (Thoraxröntgenaufnahme, Lungenfunktionsprüfung, Blutgasanalyse, Sonographie), EKG, Kreislaufparameter, Blutbild, Plasmaeiweiß.

### Wichtiges Monitoring

Pulsoxymetrie, Kapnographie, invasive kontinuierliche Blutdruckmessung, ZVD, Pulmonalarterienkatheter bei manifester Rechtsherzinsuffizienz, regelmäßige Messung der Blutgase und des Säure-Basen-Status, Hämoglobin/Hämatokrit, Beatmungsdrücke.

### Vorgehen

Respiratorisch relevante Ergüsse sollten präoperativ punktiert und drainiert werden. Die Möglichkeit einer postoperativen Verschlechterung der Atmungsfunktion nach Intubationsnarkosen lässt Regionalanästhesietechniken günstiger erscheinen. Über gute Erfahrungen wird mit vorsichtig titrierter Epiduralanästhesie berichtet. Hierbei ist es wichtig, dass die Ausdehnung der Anästhesie kontrolliert und die Atemhilfsmuskulatur nicht blockiert wird. Vorteilhaft ist die epidurale Anwendung einer Mischlösung aus Bupivacain 0,5% mit einem Opioid (z. B. Fentanyl) und die Begrenzung der Ausbreitung auf ein Niveau unter Th 6. Bei der Single-shot-Spinalanästhesie (Subarachnoidalanästhesie) fehlt diese Möglichkeit der diskreten Dosierung, eine kontinuierliche Spinalanästhesie mit Katheter ist deshalb besser geeignet.

Eine Intubationsnarkose ist v. a. mit dem Problem der postnarkotischen Beatmungsentwöhnung und der hohen Gefahr eines Barotraumas (Pneumothorax) behaftet. Eine kontrollierte Ventilation sollte generell mit Druckbegrenzung auf dem niedrigst möglichen Niveau erfolgen. Die Möglichkeit der Jetventilation unter Propofolanästhesie wurde ebenfalls beschrieben sowie die differenzierte Ventilation beider Lungen während diagnostischer Eingriffe.

Kreislaufprobleme, v. a. eine Rechtsherzinsuffizienz, machen ein differenziertes Infusionsregime und evtl. den Einsatz vasoaktiver Substanzen zur Afterloadsenkung erforderlich.

 **Cave**

**Barotrauma, Atemdepression, Hypervolämie, Rechtsherzüberlastung, Anämie.**

### Literatur

Benumof JL (1998) Anesthesia and uncommon diseases, 4th edn. Saunders, Philadelphia, pp 57–58

Boehler A, Speich R, Russi EW, Weder W (1996) Lung transplantation for lymphangioleiomyomatosis. New Engl J Med 335: 1275–1280

Chung MP, Rhee CH (1997) Airway obstruction in interstitital lung disease. Curr Op Pulm Med 3: 332–335

Sullivan EJ (1998) Lymphangioleiomyomatosis: a review. Chest 114: 1689–1703

Yoshikawa T, Wajima Z, Ogura A et al. (2000) Thoracoscopic lung biopsy in a patient with pulmonary lymphangiomyomatosis. Can J Anesth 47: 62–64

# Pylorusstenose

### Synonyme

Spastisches Pylorus-Sy, hypertrophische Pylorusstenose, Pylorospasmus, Kardiaspasmus.

### Inzidenz

1:200 bei männlichen, 1:800 bei weiblichen Säuglingen. Die Pylorusstenose ist die häufigste Gastrointestinalobstruktion im Kindesalter. Erstmanifestation in der 3.–5. Lebenswoche, in einzelnen Fällen bis zum 5. Lebensjahr.

## Oberbegriffe

Missbildungen bzw. Funktionsstörungen des Magen-Darm-Traktes, Mangelernährung (Dystrophie).

## Organe/Organsysteme

Gastrointestinaltrakt, Wasser-Elektrolyt-Haushalt.

## Ätiologie

Kongenitale Hypertrophie und Hyperplasie der Ringmuskulatur des Pylorus; evtl. mit Achalasie des Sphinkters und mit Spasmen am Austreibungskanal.

## Verwandte Formen, Differenzialdiagnosen

Adrenogenitales Sy mit Salzverlust-Sy, zentrales Erbrechen, Achalasie, Chalasie, Meckel-Divertikel, Hiatushernie, andere Hernien, Duodenalstenose, Duodenalatresie, Pancreas anulare, Volvulus, Megacolon congenitum, Mekoniumileus.

## Symptome

Spastisches Erbrechen, Gewichtsverlust, Wasser-Elektrolyt-Entgleisung (Hypokaliämie, Hypochlorämie, Hyponatriämie), von außen sichtbare Magenperistaltik, palpabler Pylorustumor, typischer »gequälter« Gesichtsausdruck mit Stirnfalten und eingesunkenen Augen, Pseudoobstipation, Hungerdyspepsie.

In schweren (v. a. unbehandelten) Fällen: Dehydratation (verminderter Hautturgor), Oligurie mit Erhöhung des Serumharnstoffs, metabolische Alkalose, Lethargie bis zum »Coma pyloricum«, Hyponatriämie, Hypokaliämie, Hypochlorämie.

Röntgen des Epigastriums: Hyperperistaltik, Gastrektasie.

## Vergesellschaftet mit

Neugeborenenikterus (8%).

## Therapien

Pyloromyotomie nach Weber-Ramsted, Diät, Spasmolytika.

## Anästhesierelevanz

Die präoperative Wiederherstellung eines ausgeglichenen Volumen- und Elektrolythaushalts ist unbedingt erforderlich. Ferner sollten die vorbestehenden Störungen von Blutzucker und Säure-Basen-Haushalt korrigiert werden. Meist findet sich eine hypochlorämische metabolische Alkalose.

## Spezielle präoperative Abklärung

Hydratationszustand, Elektrolytstatus, Säure-Basen-Status, harnpflichtige Serumparameter (Kalium, Harnstoff, Kreatinin), Blutbild, Blutzuckerprofil.

## Wichtiges Monitoring

Temperatur, Blutzucker, evtl. ZVD.

## Vorgehen

Präoperative Rehydratation in Abhängigkeit von dem Ausmaß des Defizits: Bei milder Form (5-15% Gewichtsverlust) kann das Defizit mit Ringerlaktat innerhalb von 6 h ersetzt werden; bei einem schweren Volumendefizit (15% Gewichtsverlust) sollte 0,9%ige NaCl-Lösung verwendet werden. Die Kaliumsubstitution und anschließende Therapie des sekundären Hyperaldosteronismus erfolgt unter sorgfältiger Kontrolle der Nierenfunktion.

Eine Allgemeinanästhesie ist empfehlenswert. Vor Anästhesiebeginn sollte der Magen sorgfältig durch die liegende Sonde abgesaugt werden. Die Einleitung erfolgt nach Präoxygenation mittels Thiopental und Succinylcholin, gefolgt von der umgehenden oralen Intubation (»rapid sequence induction«). Die Narkose kann mit Sevofluran oder einem anderen Inhalationsanästhetikum aufrechterhalten werden. Eine Relaxation mit Atracurium oder Cisatracurium verbessert die Operationsbedingungen. Zur postoperativen Analgesie erfolgt die lokale Infiltration mit Bupivacain 0,25% oder Ropivacain 0,2%. Der intraoperative Volumenbedarf kann mit 1:1-Mischlösungen aus NaCl 0,9% und Glukose 5% gedeckt, weitere Verluste können mit Ringerlaktat ersetzt werden. Die Extubation sollte erst nach Wiederkehr der Schutzreflexe erfolgen. In der Regel ist der operative Eingriff kurz und intraoperative Blutverluste gering. Die frühzeitige enterale Nahrungszufuhr ist günstig für den weiteren postoperativen Verlauf.

 **Cave**

**Hypoglykämie, Dehydratation, Volumenmangel, Elektrolytentgleisung, pH-Entgleisung.**

▼

Intraoperative Auskühlung. Eine erhöhte Inzidenz von Apnoephasen insbesondere nach Pyloromyotonie ist nicht nachgewiesen, jedoch sind postanästhesiologische Apnoephasen bei Termin- und Frühgeborenen unabhängig von der Art des Eingriffes beschrieben. Daher muss eine adäquate Atmungsüberwachung sichergestellt sein.

## Literatur

Bissonette B, Sullivan PJ (1991) Pyloric stenosis. Can J Anaesth 38: 668–676

Chipps BE, Moynihan R, Schieble T et al (1999) Infants undergoing pyloromyotomy are not at risk for postoperative apnoe. Pediatr Pulmonol 27: 278–281

Cook-Sather SD, Tulloch HV, Cnaan A et al. (1998) A comparison of awake vs. paralyzed tracheal intubation for infants with pyloric stenosis. Anesth Analg 86: 945–951

Frei FJ, Erb T, Jonmarker C, Sümpelmann R, Werner O (2004) Kinderanästhesie, 3. Aufl. Springer, Heidelberg, S 80–82

Habre W, Schwab C, Gollow I, Johnson C (1999) An audit of postoperative analgesia after pyloromyotomy. Paediatr Anaesth 9: 253–256

Jöhr M (2001) Kinderanästhesie, 5. Aufl. Fischer, Lübeck Stuttgart Jena Ulm, S 248–249

Yao FSF (2003) Yao & Artusio's anesthesiology. Problem-oriented patient management, 5th edn. Lippincott Williams & Wilkins, Philadelphia Baltimore New York, pp 472–484

Leiber B, Olbrich G (1981) Die klinischen Syndrome, Bd 1, 6. Aufl. Urban & Schwarzenberg, München Wien Baltimore, S 873

P

# Recklinghausen-Neurofibromatose

### Synonyme

von-Recklinghausen-Sy, Neurofibromatose Typ 1, Neurofibromatosis generalisata. Nicht zu verwechseln mit Recklinghausen-Krankheit (primärer Hyperparathyreoidismus).

### Oberbegriffe

Neuroektodermale Erkrankungen, Phakomatosen.

### Organe/Organsysteme

ZNS, Haut, Gewebe neuroektodermalen Ursprungs, Endokrinium.

### Inzidenz

1:3000.

### Ätiologie

Autosomal-dominanter Vererbungsmodus. Genlokus auf Chromosom 17.

### Verwandte Formen, Differenzialdiagnosen

Multiple endokrine Neoplasien (v. a. Phäochromozytome), andere Phakomatosen. Abzugrenzen ist die Neurofibromatose Typ 2 (beidseitige Akustikusneurinome), die einen ganz anderen genetischen Mechanismus hat.

## Symptome

Café-au-lait-Flecken der Haut, Neurofibrome an Haut, peripheren Nerven und Nervenwurzeln. Pharyngeale, intraorale, intratracheale Lokalisation möglich. Skelettbeteiligung: subperiostale Fibrome, Skoliose, mandibuläre oder maxilläre Deformierungen, kongenitale Pseudarthrosen.

### Vergesellschaftet mit

Intrakranielle Tumoren in 5% der Fälle (Akustikusneurinome, Sehnervenbeteiligung = Optikusgliom). Pulmonale Hypertension als Folge einer fibrosierenden pulmonalen Alveolitis. Teil des Multiple-endokrine-Neoplasie- (MEN-)Sy Typ III mit Phäochromozytom und Schilddrüsenkarzinom. Gelegentlich Beteiligung des Herzens (Cor pulmonale).

## Anästhesierelevanz

Häufig wird im Rahmen von tumorchirurgischen Eingriffen eine anästhesiologische Betreuung erforderlich. Die an multiplen Stellen lokalisierten Neurofibrome können zu unerwarteten Intubationsschwierigkeiten führen. Bei Kindern ist ein Bluthochdruck in der Regel mit einer Nierenarterienstenose assoziiert, bei Erwachsenen ist meist ein Phäochromozytom die Ursache. Eine lebensbedrohliche Gefährdung durch exzessive Katecholaminausschüttung kann bei einem zuvor nicht diagnostizierten Phäochromozytom auftreten.

### Spezielle präoperative Abklärung

Ausschluss eines Phäochromozytoms mittels Katecholaminbestimmung (Vanilinmandelsäure) im Sammelurin. Sorgfältige Anamnese hinsichtlich Atemwegsobstruktion, neurologischer Status.

### Wichtiges Monitoring

Relaxometrie.

### Vorgehen

Sowohl die Durchführung einer Allgemeinanästhesie als auch regionalanästhesiologische Verfahren können bei diesen Patienten angewendet werden. Die Datenlage hinsichtlich der neuromuskulären Antwort auf depolarisierende und nichtdepolarisierende Muskelrelaxanzien ist uneinheitlich. Sowohl veränderte Sensibilität gegenüber Relaxanzien als auch ein normales Reaktionsmuster sind beschrieben worden. Soll eine Regionalanästhesie durchgeführt werden, muss eine Erhebung des neurologischen Befundes erfolgen und dokumentiert werden.

 **Cave**

**Atemwegsobstruktion.**

### Literatur

Abel M (1985) Notfallmedizinische und anästhesiologische Aspekte der Neurofibromatose im Kindesalter. Anästh Intensivther Notfallmed 20: 76–78

Crozier W (1987) Upper airway obstruction in neurofibromatosis. Anaesthesia 42: 1209–1211

Delgado JM, de la Matta Martin M (2002) Anaesthetic implications of von Recklinghausen's neurofibromatosis. Paediatr Anesth 12: 374

Kretschmar M, Ufert S, Hohmann U et al. (2001) Intraoperative Diagnose eines präoperativ symptomlosen Phäochromozytoms bei Morbus Recklinghausen. Anaesthesist 50: 113–117

Richardson MG, Gurudatt KS, Rawood SA (1996) Responses to nondepolarizing neuromuscular blockers and succinylcholine in von Recklinghausen neurofibromatosis. Anesth Analg 82: 382–385

# Rett-Syndrom

## Oberbegriffe

Neuropsychische Erkrankung, hirnatrophisches Sy, Enzymopathie, Hyperammonämie-Ss.

## Organe/Organsysteme

ZNS, Stoffwechsel, Leber, Nieren.

## Inzidenz

Prävalenz 0,44–2,17:10 000 Frauen (Gynäkotropie). Neben dem Down-Syndrom wahrscheinlich die häufigste progressive Retardierung bei Mädchen.

## Ätiologie

Vermutlich X-chromosomale Vererbung oder Neumutation. Reifungsstörung des zentralen Nervensystems. Diffuse Hirnatrophie, veränderter Gehalt an Neurotransmittern und Rezeptoren (präsynaptisches Defizit nigrostriataler Aktivität). Als Ursache wird eine Störung im Harnstoffzyklus vermutet, die jedoch z. Zt. (2003) noch nicht nachgewiesen ist.

## Verwandte Formen, Differenzialdiagnosen

Fölling-Sy, Citrullinämie-Sy, Hartnup-Sy, Histidinämie-Sy, Argininbernsteinsäure-Sy, Heller-Sy, Kramer-Pollnow-Sy.

## Symptome

Normale Entwicklung bis zum 6.–18. Lebensmonat. Progressive Verzögerung von Sprache und Motorik. Entwicklung von Bewegungsstereotypien (Choreoathetose, Kneten, rhythmisches Klopfen, Schlagen), epileptiforme Krampfanfälle. Verlust der bereits entwickelten Kommunikationsfähigkeit, Autismus, Oligophrenie. Verlust der Gehfähigkeit bei Hyperreflexie, Spastik, Haltungsanoma-

lien und neuromuskuläre Skoliose nach einigen Jahren.

## Labor

Hyperchlorämie, Hyperammonämie, Laktatazidose.

## Vergesellschaftet mit

Störung der Atemsteuerung, typischerweise im Wachzustand unregelmäßige Atemmuster mit Hyperventilations-und Apnoephasen. Gestörte Koordination des Schluckaktes, Hypersalivation. Verändertes Schmerzempfinden. Gestörte Temperaturregulation.

## Anästhesierelevanz

Eine anästhesiologische Betreuung der Patienten ist häufig erforderlich für Dentalsanierungen, Operationen zur Skoliosekorrektur, Platzierung von Ernährungssonden oder Gastrostomien. Die Patientinnen sind in der Regel wenig kooperativ, so dass regionalanästhesiologische Verfahren schwer durchführbar sind. Darüber hinaus ist eine Veränderung der Blutgerinnung durch Antikonvulsiva möglich. Intraoperativ besteht ein erhöhtes Risiko für Lagerungsschäden.

Die Gestaltung der postoperativen Schmerztherapie ist schwierig, da in der Regel keine Kontaktmöglichkeit mit den Patientinnen besteht. Die Patientinnen haben ein erhöhtes Risiko für hypoxisch bedingte Herzrhythmusstörungen mit der Gefahr des plötzlichen Herztods, da perianästhesiologisch eine Vielzahl von Ursachen zu einer Hypoxie führen kann (mechanische Behinderung der Atemarbeit durch Thoraxdeformitäten, gestörtes Atemmuster auch im Wachzustand, zentrale Beeinflussung durch Opioide und Benzodiazepine, unzureichende neuromuskuläre Erholung).

### Spezielle präoperative Abklärung

Serumelektrolyte (Chlorid, Natrium), Harnstoff, Kreatinin, Ammoniak. Thoraxröntgen, Lungenfunktionsprüfung wenn möglich. Bei antiepileptischer Therapie mit Valproinsäure Durchführung einer erweiterten Gerinnungsdiagnostik (Blutungszeit, Thrombelastogramm), evtl. Umstellung der antiepileptischen Medikation.

## Wichtiges Monitoring

Kontinuierliche Temperaturkontrolle, Pulsoxymetrie, Kapnographie, Relaxometrie. Diurese, Elektrolyt- und Säure-Basen-Status.

## Vorgehen

Eine sedierende Prämedikation (z. B. mit Benzodiazepinen oral, nasal oder rektal) kann insbesondere den Umgang mit jüngeren Kindern erleichtern, muss aber kontinuierlich bis zum Beginn der Anästhesie überwacht werden. Ältere Patientinnen benötigen in der Regel keine sedierende Prämedikation, da in höherem Alter meist eine autistische Reaktionslosigkeit vorherrscht.

Eine Anästhesieeinleitung mit Ketamin intramuskulär ist ebenso möglich wie eine Einleitung per inhalationem (möglichst unter Vermeidung von Enfluran oder Sevofluran bei Niereninsuffizienz und Halothan bei Lebererkrankung), jedoch ist die erhöhte Aspirationsgefahr zu beachten und eine angepasste Ileuseinleitung vorzuziehen. Um eine Hyperkaliämie bei bestehender spastischer Parese zu vermeiden, sollte auf Succinylcholin verzichtet werden.

Die Überwachung der neuromuskulären Erholung mittels Relaxometrie ist obligat. Durch die Korrektur eines präoperativen Flüssigkeitsdefizits und anschließende differenzierte Infusionstherapie kann die Häufigkeit von Kreislauflabilität als Ausdruck der vegetativen Störung vermindert werden. Die Aufwachphase kann auch beim Einsatz kurzwirksamer Substanzen erheblich verlängert sein. Daher sollte die erforderliche intensivere Überwachung frühzeitig organisiert werden, um den normalen Operationsbetrieb nicht zu behindern.

Regelmäßige Gaben von Analgetika bewirken eine suffiziente Analgesie bei den Patienten, die in der Regel keine Schmerzäußerungen zeigen. Bei Wiederaufrichtungsoperationen der Wirbelsäule kann ein intraoperativ eingelegter Periduralkatheter zu einem guten Patientenkomfort beitragen.

ⓘ **Cave**

**Succinylcholin, Atemdepression, Auskühlung, Lagerungsschäden, Elektrolyt- und pH-Entgleisungen.**

## Literatur

Baum C, O'Flaherty JE (1999) Anesthesia for genetic, metabolic, and dysmorphic syndromes of childhood. Lippincott Williams & Wilkins, Philadelphia Baltimore New York, p 265

Dunn HG, Stoessl AJ, Ho HH et al. (2002) Rett syndrome: investigation of nine patients, including PET scan. Can J Neurol Sci 29: 345–357

Kozinetz CA, Skender ML, MacNaughton N et al. (1993) Epidemiology of Rett syndrome: a population-based registry. Pediatrics 91: 445–450

Burg G, Kunze J, Pongratz D et al. (Hrsg) (1990) Leiber – Die klinischen Syndrome, Bd 1, 7. Aufl. Urban & Schwarzenberg, München Wien Baltimore, S 653

Häuser FM, Lukasewitz P, Wichert A, Lennartz H (1999) Das Rett-Syndrom: Pathophysiologie und anästhesiologische Implikationen, dargestellt anhand eines Fallbeispiels. Anästhesiol Intensivmed Notfallmed Schmerzther 34: 582–587

Konen AA, Joshi GP, Kelly CK (1999) Epidural analgesia for pain relief after scoliosis surgery in a patient with Rett's syndrome. Anesth Analg 89: 451–452

Maguire D, Bachman C (1989) Anaesthesia and Rett syndrome: a case report. Can J Anaesth 36: 478–481

# Rezidivierende Polychondritis

## Synonyme

von-Meyenburg-Altherr-Uehlinger-Sy, Askanazy-Sy, von-Jaksch-Wartenhorst-Sy, systematisierte Chondromalazie, Panchondritis, engl. »relapsing polychondritis«.

## Oberbegriffe

Chondropathie, Bindegewebserkrankung, Beatmungskomplikation.

## Organe/Organsysteme

Trachea, Bronchien, Atemwege, Gelenke, Bewegungsapparat.

## Inzidenz

Selten, weltweit bisher ca. 600 Fälle beschrieben. Die Geschlechtsverteilung ist annähernd ausgeglichen, aber bei Frauen sind die respiratorischen Probleme ausgeprägter. Manifestationsalter überwiegend zwischen 40 und 60 Jahren.

## Ätiologie

Unbekannt. Progressive entzündliche (vermutlich autoimmunologisch bedingte) Zerstörung knorpeliger Strukturen. An den Atemwegen werden die

Knorpelspangen befallen, was zu druckabhängiger Instabilität führt.

### Verwandte Formen, Differenzialdiagnosen

Uveoarthrochondrales Sy, Wegener-Sy, McBride-Stewart-Sy, Kussmaul-Maier-Sy, Lues connata, rheumatoide Arthritis.

Differenzialdiagnose für Beatmungsprobleme bei rezidivierender Polychondritis (RP): Fremd-körperaspiration, Trachealstenose, mediastinale Raumforderungen, endoluminale Tumoren der Atemwege, Säbelscheidentrachea bei retrosternaler Struma, Bronchospasmus, Asthma, Laryngospasmus, Tubuskomplikationen (Abknickung, Verstopfung, Cuffhernie).

## Symptome

Schubweise auftretender vorwiegend inspiratorischer Stridor (Dyspnoe, Orthopnoe), Heiserkeit, entzündliche Episoden von knorpeligen Strukturen, schmerzhafte Schwellung der Ohren (Blumenkohlohren), Nase (Sattelnase) und Gelenke, Fieber. Typisch ist die fehlende Verbesserung der dynamischen Lungenfunktionsparameter (z. B. FEV1) nach Gabe von $\beta_2$-Mimetika.

Laborchemisch gibt es nur unspezifische Hinweise wie normozytäre-normochrome Anämie und beschleunigte Blutsenkung.

### Vergesellschaftet mit

Andere Organbeteiligungen mit bindegewebigen Anteilen: Thoraxdeformität (Pectus excavatum), nichterosive entzündliche Arthritis, Herzklappenvitien (vorwiegend Gefügedilatation der Klappenebene mit Aorteninsuffizienz, Mitralinsuffizienz), Aortenaneurysma, systemische Vaskulitis, Eosinophilie, Proteinurie, Mikrohämaturie, Proteinurie, Anämie, Funktionsstörungen im Kochlear- und Vestibularbereich (Hörverminderung, Gleichgewichtsstörungen). Meist schwere Exazerbation der Atmungsprobleme bei Atemwegsinfekten.

### Therapie

*Konservativ:* Chemotherapie (Azathioprin), Steroide, Ciclosporin, Dapson, nichtsteroidale Antirheumatika, CPAP-Atmung

*Operativ:* Tracheostomie, Tracheaplastiken, Stenteinlagen.

## Anästhesierelevanz

Die meist im Vordergrund stehenden Atemwegsprobleme bedeuten ein erhebliches Anästhesierisiko. Endotrachealtuben überbrücken für die Dauer der Beatmung instabile Trachealanteile. Weiter distal liegende Bereiche können dennoch kollabieren. Dazu kann es v. a. bei aktiver Exspiration des Patienten kommen, wenn der intrathorakale Druck höher wird als der Atemwegsdruck und die Wandstabilität von Trachea oder Bronchien nicht mehr ausreicht, diesem externen Druck standzuhalten.

### Spezielle präoperative Abklärung

Thoraxröntgenaufnahmen a.-p. und seitlich, Lungenfunktion, fiberbronchoskopische Evaluation der Atemwege (*beachte:* die Stenose ist vorwiegend dynamisch!), Ausschluss von respiratorischen Infekten und von schwerwiegenden kardiovaskulären Erkrankungen (Echokardiographie). Bei Steroidmedikation und Chemotherapie: Blutbild, Elektrolytstatus, Blutzuckerkontrolle.

### Wichtiges Monitoring

Pulsoxymetrie, Kapnographie, Beatmungsdrücke, Spirometrie, ggf. invasive Blutdruckmessung, Blutgasanalysen.

### Vorgehen

Wegen der dynamischen Atemwegsverengung (insbesondere durch druckbedingte äußere Kompression auf die Luftwege) ist die konventionelle kontrollierte Beatmung (IPPV) problematisch. Wenn sie unumgänglich ist, sollte durch vorsichtige Variation des Beatmungsdrucks (PEEP) einer Kompression entgegengewirkt werden. Bei Anzeichen von »air trapping« sollte eine einfühlsame Handbeatmung der maschinellen Beatmung vorgezogen werden. Gegebenenfalls ist die Anlage eines Tracheostomas notwendig.

Meist gestaltet sich die Extubation schwieriger als die Intubation; selbst eine geringfügige postanästhetische Schleimhautschwellung kann zur respiratorischen Dekompensation führen. Daher sollten Manipulationen an den Atemwegen (z. B. Absaugen) auf ein Mindestmaß beschränkt werden. Insbesondere bei Befall der Epiglottis und der Aryknorpel kann die Intubation erschwert sein. Es empfiehlt sich, alternative Techniken (z. B. flexible Fiberoptik, Videostilett etc.) in Bereitschaft zu halten und einen dünneren Tubus auszuwählen. Es ist ratsam, ein starres Bronchoskop für den Fall bereit zu halten, dass Intubation und Beatmung über einen normalen Endotrachealtubus schwierig werden.

Anästhesieverfahren mit erhaltener Spontanatmung und Anwendung eines moderaten kontinuierlichen positiven Drucks (CPAP) von 8–10 mbar sind vorzuziehen. Geeignet sind beispielsweise Ketaminanästhesie, Maskennarkose und v. a. Regionalanästhesien. Bei kompensierter Respiration sind rückenmarknahe Anästhesieverfahren Mittel der Wahl, vorausgesetzt sie sind nicht kontraindiziert (z. B. Thrombozytopenie nach Chemotherapie). Eine $O_2$-Insufflation kann die Atmungsanstrengung des Patienten herabsetzen.

Kardiovaskuläre Organbeteiligungen erfordern ein entsprechend differenziertes anästhesiologisches Vorgehen. Bei Steroidmedikation muss perioperativ eine ausreichende Kortikoidsubstitution durchgeführt und eine Blutzuckerentgleisung vermieden werden.

**🛈 Cave**

Barotrauma, Pneumothorax, Schleimhautschwellung der Atemwege und Atemwegsobstruktion.

## Literatur

Biro P, Rohling R, Schmid S (1993) Anesthesia in a patient with acute respiratory insufficiency due to relapsing polychondritis. J Clin Anesth 5: 1001–1004

Burgess FW, Whitlock W, Davis MJ, Patane PS (1990) Anesthetic implications of relapsing polychondritis: a case report. Anesthesiology 73: 570–572

Chan HS, Pang J (1990) Relapsing polychondritis presenting with bronchorrhea. Respir Med 84: 342–343

Eng J, Sabanathan S (1991) Airway complications in relapsing polychondritis. Ann Thorac Surg 51: 686–692

Fitzmaurice BG, Brodskyn JB, Kee ST et al. (1999) Anesthetic management of a patient with relapsing polychondritis. J Cardiothorac Vasc Anesth 13: 309–311

Tsunezuka Y, Sato H, Shimizu H (2000) Tracheobronchial involvement in relapsing polychondritis. Respiration 67: 320–322

West PDB (1988) Relapsing polychondritis: an unusual presentation. J Laryngol Otol 102: 254–255

# Rheumatoide Arthritis

## Synonyme

Primär chronische (progressive) Polyarthritis, PCP, chronische Polyarthritis rheumatica, Rheuma.

## Oberbegriffe

Autoimmunerkrankung, Gelenkerkrankung, Synovialitis.

## Organe/Organsysteme

Synovia, Gelenke (Bewegungsapparat), Skelett, Muskulatur, Bindegewebe.

## Inzidenz

1:20–50 unter den über 55-Jährigen. Gynäkotropie (Frauen sind 3- bis 5-mal häufiger betroffen).

## Ätiologie

Eine familiäre Häufung ist nachgewiesen, ein definierter Erbgang wurde jedoch nicht beschrieben. Es wird ein Autoimmunmechanismus angenommen, bei dem körpereigenes Bindegewebe als fremd erkannt und von Autoantikörpern angegriffen wird. Daraus resultieren chronische Entzündungen und Destruktion der betroffenen Gelenke.

## Verwandte Formen, Differenzialdiagnosen

Still-Sy (juvenile Form der rheumatoiden Arthritis), Felty-Sy, Sjögren-Sy, rezidivierende Polychondritis.

## Symptome

*Prodrome:* Ermüdbarkeit, Gewichtsabnahme, subfebriler Temperaturanstieg, Schwitzen, Parästhesien, Durchblutungsstörungen, Akrozyanose, Gelenksteifigkeit, Gelenkergüsse, Heiserkeit, Gliederschmerzen, Tendovaginitis, Bursitis.

*Symptome:* zentripetal zunehmender (symmetrischer) Gelenkbefall mit Bewegungsschmerz und Druckdolenz, Schwellungen der Gelenke, subkutane Knoten.

*Im Röntgenbild:* Veränderungen wie bei gelenknaher Osteoporose, Knorpeldestruktion, Befall der Wirbelsäule (v. a. der HWS) mit Gefahr der atlantookzipitalen Subluxation, Ankylose, Muskelatrophie, Karpaltunnel-Sy.

Stadieneinteilung nach Steinbrocker I–IV mit zunehmendem Schweregrad.

### Labor

Positive Agglutinationstests, nachweisbare Rheumafaktoren, Anämie, Serumproteine, beschleunigte Blutsenkung.

### Vergesellschaftet mit

Vaskulitis, Herzinsuffizienz, koronare Herzkrankheit, Linksherzhypertrophie, pulmonale Complianceverminderung, interstitielle Lungenfibrose, renale Amyloidose.

### Therapien

Antirheumatika, Steroide (Kortikoide), Physiotherapie.

## Anästhesierelevanz

Patienten, die an einer rheumatoiden Arthritis erkrankt sind, benötigen für eine Vielzahl operativer Eingriffe anästhesiologische Betreuung. Neben Synovektomien sind rekonstruktive Eingriffe an Händen und Füßen sowie Operationen zum Gelenkersatz häufig.

### Spezielle präoperative Abklärung

Sorgfältige Untersuchung der oberen Luftwege, Symptome eines arthritischen Larynxbefalls (Fremdkörpergefühl, Heiserkeit, Dysphagie) sowie Einschätzung eventueller Intubationsschwierigkeiten (Beweglichkeit von HWS und Kiefergelenk, Mundöffnung, Mallampati-Klassifikation).

Zur Einschätzung weiterer Organbeteiligungen: EKG, Thoraxröntgen, Lungenfunktionsprüfung, Blutbild, Blutgerinnungsfunktion, Nierenfunktionsparameter. Ferner stellt sich die Frage nach Vorliegen medikamenteninduzierter Störungen: Gastrointestinale Ulzerationen, Blutungen, chronische Nebennierenreninsuffizienz.

### Wichtiges Monitoring

Pulsoxymetrie, Blutgasanalysen, Elektrolyt- und Säure-Basen-Status, Relaxometrie, ZVD, Blutzuckerverlauf bei Kortikoidmedikation.

### Vorgehen

Eine Ankylose des Kiefergelenks und Einschränkung der HWS-Beweglichkeit, sowie eine arthritische Beteiligung des Krikoarytenoidgelenks führen bei vielen Patienten zu Intubationsschwierigkeiten. Verfahren der Wahl sollte die wache, elektive, fiberoptisch gesteuerte endotracheale Intubation sein.

Wenn es der operative Eingriff zulässt, sollte ein regionalanästhesiologisches Verfahren gewählt werden, jedoch müssen die Auswirkungen einer Therapie mit Antiphlogistika auf die Blutgerinnung beachtet werden. Aus diesem Grunde müssen die entsprechenden Pausenzeiten vor Katheteranlage beachtet werden. Insbesondere nach endoprothetischer Versorgung profitieren die Patienten von einem Katheterverfahren mit kontinuierlicher Applikation von Regionalanästhetika und Opioiden zur perioperativen Schmerztherapie. Liegen absolute Kontraindikationen gegen eine Regional- oder Leitungsanästhesie vor, ist die intraartikuläre Instillation von Lokalanästhetika und Clonidin eine alternative Möglichkeit zur Schmerztherapie.

Bei Langzeitsteroidtherapie muss perioperativ eine Glukokortikoidsubstitution mit Hydrokortison (Kortisol) erfolgen. Die Dosierung richtet sich in Anlehnung an das von Nicholson et al. (1998) beschriebene Vorgehen nach der bisher eingenommenen Dosis und der Schwere des Eingriffs (◻ s. Abbildung 1).

Bei kardialer Manifestation sind negativ-inotrope Anästhetika zu vermeiden, bei Klappenbeteiligung sollte eine antibiotische Endokarditisprophylaxe durchgeführt werden. Sowohl primär krankheitsbedingt (Amyloidose) als auch nach Langzeitbehandlung mit Antirheumatika ist mit einer fortschreitenden chronischen Niereninsuffizienz zu rechnen, die ein differenziertes Infusionsregime erfordert. In diesem Fall ist von der Verwendung von Enfluran und Sevofluran abzuraten.

Bei Patienten, die unter chronischer Kortikoidmedikation stehen, ist auf eine besonders sorgfältige Lagerung zu achten und eine Verletzung der meist sehr empfindlichen Haut durch Pflaster zu vermeiden. Darüber hinaus haben diese Patienten eine erhöhte Anfälligkeit für postoperative Wundheilungsstörungen und Infekte. Ein intraoperatives Auskühlen ist durch geeignete wärmeerhaltende bzw. wärmezuführende Maßnahmen zu verhindern.

# Perioperative Glukokortikoidgabe

bei Patienten mit möglicher sekundärer NNR-Insuffizienz

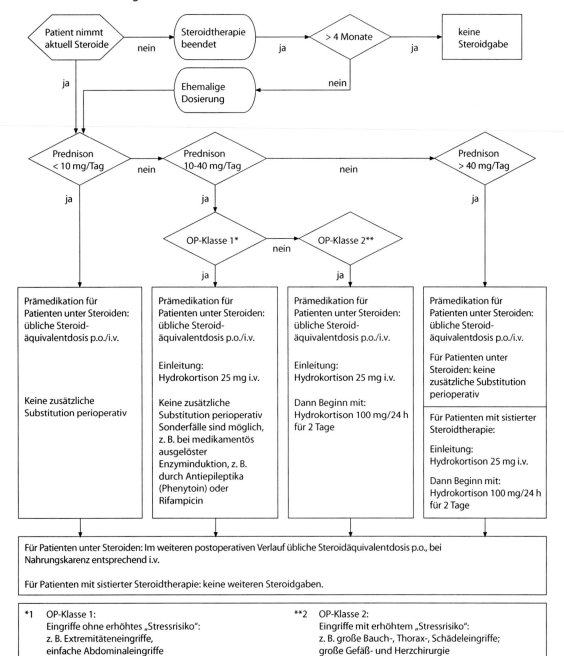

**Abb. 1.** Therapieschema für die perioperative Glukokortikoidsubstitution bei Patienten mit möglicher sekundärer Nebennierenrinden-Insuffizienz (nach Nicholson et al. 1998)

> ⊘ **Cave**
> Intubationsschwierigkeiten, HWS-Subluxation bei Laryngoskopie, Atropin und sonstige Anticholinergika bei Sjögren-Sy.

### Literatur

Hrska F, Graninger W, Frass M (2003) Systemerkrankungen. Anästhesiol Intensivmed Notfallmed Schmerzther 38: 719–740

Mason RA (2001) Anaesthesia databook, 3rd edn. Greenwich Medical Media, London, pp 447–451

Matti MV, Sharrock NE (1998) Anesthesia on the rheumatoid patient. Rheum Dis Clin North Am 24: 19–34

Nicholson G, Burrin JM, Hall GM (1998) Peri-operative steroid application. Anaesthesia 53: 1091–1104

Quaß A, Buurman C (2000) Anästhesiologische Besonderheiten bei rheumatoiden Erkrankungen. Anästhesiol Reanim 25: 116–121

Skues MA, Welchew EA (1993) Anaesthesia and rheumatoid arthritis. Anaesthesia 48: 989–997

Wattenmaker I, Concepcion M, Hibberd P, Lipson S (1995) Upper-airway obstruction and perioperative management of the airway in patients managed with posterior operations on the cervical spine for rheumatoid arthritis. J Bone Joint Surg Am 77: 1463–1465

# Riley-Day-Syndrom

### Synonyme

Familiäre autonome Dysfunktion (Dysautonomie), engl. »hereditary sensory and autonomic neuropathy«, HSAN.

### Oberbegriffe

Neuropathie, Enzymopathie.

### Organe/Organsysteme

Vegetatives (autonomes) Nervensystem, ZNS, peripheres Nervensystem, Herz-Kreislauf- und Gefäßsystem.

### Inzidenz

1:20 000. Unter osteuropäischen Juden Heterozygotie von 1:50.

### Ätiologie

Kongenital mit autosomal-rezessivem Erbgang, der Gendefekt konnte lokalisiert werden. Davon müssen idiopathische (Shy-Drager-Syndrom) und erworbene Formen im Zusammenhang mit anderen systemischen Erkrankungen (Diabetes, Alkoholismus, Enzephalitis) unterschieden werden. Eine quantitative Abnahme der vegetativen Neuronen und Leitungsbahnen führt zu einer vegetativen Labilität. Zum Gesamtbild gehören reduzierte Dopamin-β-hydroxylase im Serum und Vanilinmandelsäure im Urin.

### Verwandte Formen, Differenzialdiagnosen

Shy-Drager-Sy, kongenitales Analgie-Sy, Feer-Sy, Page-Sy, Parkinson-Sy, Sjögren-Sy, postenzephalitische Störungen.

## Symptome

Primärmanifestation im Säuglingsalter mit Gedeihstörung aufgrund von Schluckstörungen und rezidivierenden Aspirationen. Zentrale und periphere autonome Dysfunktion mit Störung des respiratorischen und kardiozirkulatorischen Systems, Sensibilitätsstörungen, herabgesetzte periphere Schmerzempfindlichkeit bei unveränderter viszeraler Schmerzempfindung, reduzierte Tränensekretion, Hypersalivation, Hyporeflexie bis zur Areflexie, Störungen der Bewegungskoordination, psychische Labilität (Affektinkontinenz), Hautveränderungen (Eritheme), Störung der Temperaturwahrnehmung.

Zur stressinduzierten sog. dysautonomen Krise gehören: Schweißausbrüche, fleckige Eritheme, Nausea und periodisches, auch massives Erbrechen, Tachykardie, ausgeprägte Blutdruckschwankungen. Die kardiorespiratorischen Komplikationen tragen zu der hohen Mortalität der Erkrankung bei.

### Vergesellschaftet mit

Muskelschwäche, Wachstumsstörung, Wirbelsäulendeformitäten (Skoliose), Dysphagie, häufige respiratorische Infekte (Bronchiektasen).

> ⊘ **Beachte**
> Gesteigerte Empfindlichkeit auf vasoaktive Pharmaka mit oft unvorhersehbaren Kreislaufreaktionen.

## Anästhesierelevanz

Die Patienten zeigen häufig eine reduzierte respiratorische Reaktion auf Hypoxämie. Eine Hypoxie führt nicht zu einem Anstieg der Atemarbeit, es entwickelt sich im Gegenteil eine zentrale Atemdepression. Die ausbleibende Aktivierung der sympathomimetischen Vasokonstriktion durch Hypoxie und Apnoe resultiert in einer Hypotonie und Bradykardie.

Neben dieser zentralen Dysregulation ist die respiratorische Funktion durch Muskelschwäche, Skoliose, Bronchiektasen eingeschränkt. Die Patienten zeigen eine ungewöhnliche Sensitivität von Barorezeptoren auf zirkulierende Katecholamine, die zu extremer Labilität des Blutdrucks führen kann. Der systemische vaskuläre Widerstand ist erniedrigt. Direkt wirkende Vasopressoren können zu einem übermäßigen Anstieg des Blutdrucks führen, die Reaktion auf indirekt wirkende Sympathomimetika ist unberechenbar.

## Spezielle präoperative Abklärung

Kreislaufzustand, Lungenfunktion, Thoraxröntgen (Frage nach respiratorischen Infekten). Anstrengende und lang dauernde Untersuchungen mit psychischer Belastung des Patienten sind nicht sehr ergiebig und eher kontraproduktiv.

## Wichtiges Monitoring

Pulsoxymetrie, Kapnographie, ZVD, Temperatur, kontinuierliche invasive Blutdruckmessung, Temperaturkontrolle.

## Vorgehen

Sowohl diagnostische als auch invasive und schmerzhafte Prozeduren müssen unter guter psychischer und somatosensorischer Abschirmung erfolgen. Eine pronociert anxiolytische und sedierende Prämedikation ist unbedingt erforderlich, um eine durch Stress verursachte dysautonome Krise zu verhindern. Unabhängig vom durchgeführten Anästhesieverfahren ist die perioperative Volumensubstitution der meist dehydrierten Patienten erforderlich, da das Herzzeitvolumen primär von der Vorlast des Herzens abhängig ist. Trotz häufiger Hypersalivation sollten keine Vagolytika gegeben werden, weil diese zu unberechenbaren Rhythmusstörungen (Tachykardie, Tachyarrhythmie) führen können.

Die Entscheidung für eine Allgemeinanästhesie, eine tiefe Sedierung oder ein regionalanästhesiologisches Verfahren für chirurgische oder thera-peutische Interventionen ist nach Abwägung vieler Faktoren zu treffen und sollte sorgfältig dokumentiert werden. In Allgemeinanästhesie mit kontrollierter Ventilation können Hypoxie und Hyperkapnie mittels Überwachung sicher ausgeschlossen werden. Die Gefahr einer stillen Aspiration in tiefer Sedierung reduziert sich auf die Gefahr der Aspiration im Rahmen der »Rapid-sequence«-Einleitung. Jedoch müssen sämtliche Hypnotika reduziert dosiert werden, da die Patienten eine verminderte Schmerzempfindung haben und auf die Gabe von Hypnotika mit einer massiven Kreislaufdepression reagieren können.

Erlaubt die operative Prozedur ein regionalanästhesiologisches Verfahren, so ist dieses nach gründlicher Abwägung der oben genannten Gesichtspunkte eine gute Alternative. Als Teil einer kombinierten Anästhesie ist die Epiduralanästhesie geeignet. Zur Therapie einer Kreislaufdepression sind $\alpha$-Stimulatoren (vorzugsweise Methoxamin) angezeigt; $\beta$-stimulierende Sympathomimetika bergen das Risiko von Tachyarrhythmien. Bei Anästhesieende ist auf ausreichende Atmung und Schutzreflexe (Vermeidung von Aspirationen) zu achten. Eine längere adäquate postoperative Betreuung mit kontinuierlicher Kreislaufüberwachung ist anzuschließen.

🛑 **Cave**
**Hypovolämie, vasoaktive Substanzen, Vagolytika (Atropin, Glykopyrrolat, Scopolamin), Auskühlung, Dopaminantagonisten (DHBP, Metoclopramid), $\beta$-adrenerge Agonisten und Antagonisten.**

## Literatur

Axelrod JB, Donenfeld RF, Danzier F, Turndorf H (1988) Anesthesia in familial dysautonomia. Anesthesiology 68: 631–635

Bernardi L, Hilz M, Stemper B et al. (2003) Respiratory and cerebrovascular responses to hypoxia and hypercapnia in familial dysautonomia. Am J Resp Crit Care Med 167: 141–149

Burg G, Kunze J, Pongratz D et al. (Hrsg) (1990) Leiber – Die klinischen Syndrome, Bd 1, 7. Aufl. Urban & Schwarzenberg, München Wien Baltimore, S 658–659

Challands JF, Facer EK (1998) Epidural anaesthesia and familial dysautonomia (the Riley Day syndrome). Three case reports. Paediatr Anaesth 8: 83–88

Kasthan HI, Heyneker TJ, Morell RC (1992) Atypical response to scopolamine in a patient with type IV hereditary sensory and autonomic neuropathy. Anesthesiology 76: 140–142

Stubbig K, Schmidt H, Schreckenberger R et al. (1993) Anäs-
    thesie und Intensivtherapie bei autonomer Dysfunktion.
    Riley-Day-Syndrom. Anaesthesist 42: 316–319
Wengrower D, Gozal D, Goldin E (2002) Familial dysautono-
    mia: deep sedation and management in endoscopic proce-
    dures. Am J Gastroenterol 97: 2550–2552

R

# Schlafapnoesyndrom

### Synonyme, Subtypen

Zentrales Schlafapnoe-Sy = Undine-Sy, »Ondine's curse«.
Obstruktives Schlafapnoe-Sy = OSAS,»obstructive sleep apnea syndrome«.

### Oberbegriffe

Atmungsstörungen,Hypoventilation,Schlafstörungen.

### Organe/Organsysteme

Atmungsorgane, Herz-Kreislauf-System, ZNS.

### Inzidenz

1–4% der Erwachsenen mittleren Alters.

### Ätiologie

Bei Neugeborenen Reifungsstörungen des Atemkontrollzentrums und bei Hypoglykämie. Im Erwachsenenalter erworbene Änderung der Geometrie im oberen Atemwegsbereich.

Der Pathomechanismus beruht auf einer Obstruktion der Atemwege im Schlaf, wenn der Muskeltonus herabgesetzt ist und dadurch die Luftpassage weniger gut offengehalten wird. Dies wird v. a. durch Hypertrophie, adipös bedingte Vergrößerung oder ödematöse Schwellung der Weichteile in diesem Bereich (Tonsillen, Zunge, Adenoide) verstärkt.

Weitere Ursachen können sein: Enzephalitis, Alkohol- und Medikamentenmissbrauch.

### Verwandte Formen, Differenzialdiagnosen

Pickwick Sy, Narkolepsie, Undine-Sy (ausschließlich zentral bedingt).

## Symptome

Schnarchen, apnoeische Zustände im Schlaf mit arterieller Desaturation, Adipositas, Makroglossie, Somnolenz,lang dauernde Müdigkeit, Konzentrationsstörungen, häufige Kurzschlafepisoden am Tag (Tageshypersomnie).

### Vergesellschaftet mit

Pulmonale Hypertonie, Rechtsherzinsuffizienz, chronisches Cor pulmonale, kongestive Kardiomyopathie, Akromegalie, Myxödem, Polyglobulie.

### Therapie

CPAP-Therapie, Protriptylin. Chirurgisch bei starken Schnarchern mittels »Uvulopalatopharyngoplastik«.

## Anästhesierelevanz

Einerseits liegen oft Probleme mit dem Sichern der Atemwege vor, insbesondere schwierige Intubation und manchmal auch schwierige Maskenbeatmung. Andererseits sind die Neigung zu Atemstillständen im Schlaf, die ausgeprägte Hypersomnolenz und die oft vorhandene Adipositas verknüpft mit dem Risiko von postoperativem Atemstillstand und Hypoxämie, welches durch die Nachwirkung von Anästhetika erhöht sein kann.

### Spezielle präoperative Abklärung

Polysomnographie, Lungenfunktion, arterielle Blutgasanalyse, anatomische Verhältnisse im Kopf-Hals-Bereich zur Abschätzung der Intubierbarkeit. Thoraxröntgenaufnahme und ggf. Echokardiographie zum Ausschluss einer Rechtsherzinsuffizienz.

### Wichtiges Monitoring

Pulsoxymetrie, Kapnographie, Volumetrie.

### Vorgehen

Eine sedative oder sedativ-analgetische Prämedikation ist u. U. gefährlich, insbesondere wenn diese einem präoperativ nicht überwachten Patienten verabreicht wird. Bei sehr adipösen Patienten ist auf die Lagerung zu achten,ggf.ist eine Oberkörperhochlagerung indiziert.

Regionalanästhesien sind durchaus von Vorteil, sofern technisch durchführbar. Von einer adjuvanten Sedierung zur Regionalanästhesie sollte man absehen.

Da die meist adipösen Patienten eine verhältnismäßig große Zunge haben,kann die konventionelle laryngoskopische Intubation erschwert oder sogar unmöglich sein. Daher sind alle Vorkehrungen für einen schwierigen Atemweg zu treffen. Geeignete Verfahren sind die elektive wache fiberoptische Intubation oder die Anwendung von supraglottischen Atemwegsinstrumenten wie Larynxmaske,

Intubationslarynxmaske, Laryngealtubus, Kombitubus oder von ähnlichen weiteren Gerätschaften.

Zu bedenken ist, dass selbst kleine Dosen von Muskelrelaxanzien, wie sie zum Primen oder zur Präkurarisierung verwendet werden, zu einer Obstruktion der Atemwege führen können.

Bei Allgemeinanästhesien empfiehlt sich dringend die Verwendung von kürzest wirksamen Anästhesiemedikamenten, um eine Nachwirkung in die postoperative Phase möglichst zu vermeiden. Selbst geringe Plasmaspiegel von Sedativhypnotika, volatilen Anästhetika und Opioiden können die ohnehin vorhandene Neigung zu Schlafapnoe-Episoden verstärken.

Die diesbezüglich wohl am besten geeignete Medikamentenkombination ist die Kombination von Propofol oder Etomidat als Einleitungshypnotikum mit Desfluran zur Aufrechterhaltung und Remifentanil als Analgetikum. Bei kürzeren Eingriffen ist die inhalative Induktion mit Sevofluran eine gute Alternative, welche die Verwendung eines intravenösen Hypnotikums überflüssig macht.

Länger dauernde intravenöse Anästhesien, beispielsweise mit Propofol, sind ebenso wenig empfehlenswert wie solche mit den älteren volatilen Anästhetika Halothan, Enfluran und Isofluran. Die Muskelrelaxanzien sollten nicht nach Körpergewicht, sondern nach der geschätzten Muskelmasse dosiert werden. Ein Überhang ist unter allen Umständen zu vermeiden.

Vor der Extubation sollten eine ausreichende Spontanatmung vorhanden und die Schutzreflexe wieder hergestellt sein. Mit dem sog. »Cuff-leak-Test« (Nachweis eines Luftaustritts neben dem ungeblockten Tubus bei Druck auf den Beatmungsbeutel) lässt sich anzeigen, dass ein genügender Muskeltonus vorhanden und der Patient nach der Extubation in der Lage ist, die Atemwege offen zu halten.

**◑ Cave**
**Anästhetikum- und/oder Relaxansüberhang. Benzodiazepine, Barbiturate.**

### Literatur

Benumof JL (2002) Obstructive sleep apnea in the adult obese patient: implications for airway management. Anesthesiol Clin North Am 20: 789–811

Biro P, Kaplan V, Bloch KE (1995) Anesthetic management of a patient with obstructive sleep apnea syndrome and difficult airway access. J Clin Anesth 7: 417–421

Hillman DR, Platt PR, Eastwood PR (2003) The upper airway during anaesthesia. Br J Anaesth 91: 31–39

Mason R (2001) Anaesthesia databook. A perioperative and peripartum manual, 3rd edn. Greenwich Medical Media, London, pp 363–368

Meoli AL, Rosen CL, Kristo D et al. (2003) Upper airway management of the adult patient with obstructive sleep apnea in the perioperative period – avoiding complications. Sleep 26: 1060–1065

Reber A, Ursprung T (2003) Kataraktoperation bei einem Patienten mit schwerem obstruktivem Schlafapnoesyndrom. Anaesthesist 52: 1027–1030

Tsujimoto S, Tashiro C (2001) Apnea during spinal anesthesia in an unsedated patient with central sleep apnea syndrome. J Clin Anesth 13: 309–312

Walther A, Bardenheuer HJ (2001) Das Schlaf-Apnoe-Syndrom. Anaesthesist 50: 295–308

# Sichelzellanämie

### Synonyme

Drepanozytose (von griech. »drepanon«, Sichel), Herrick-Syndrom.

### Oberbegriffe

Hämoglobinopathie.

### Organe/Organsysteme

Hämatopoetisches System, Blut.

### Inzidenz

Vorwiegend in Afrika und Asien verbreitet, infolge von Migration auch im europäischen Raum zunehmend erhöhte Inzidenz.

### Ätiologie

Die kodierenden Gene für die Hämoglobinsynthese sind auf dem Chromosom 16 ($\alpha$-Ketten) und 11 ($\beta$-Ketten) lokalisiert. Durch mutagene Veränderungen des normalen Hämoglobins entstehen pathologische Hämoglobinvarianten. Das Sichelzellhämoglobin (HbS) ist durch Ersatz von Glutamin mit Valin in Position 6 der $\beta$-Kette des HbA charakterisiert.

Die Sichelzellanämie wird autosomal-rezessiv vererbt, die Übertragung von HbS durch beide Elternteile führt zur homozygoten Erkrankung, die mit einer schweren klinischen Symptomatik und in der Regel einer verkürzten Lebenserwartung einher geht. Die heterozygote Sichelzellanämie kann in Kombination mit der β-Thalassämie (reduzierte Syntheserate für β-Ketten), die homozygote Form in Kombination mit der α-Thalassämie (reduzierte Syntheserate für α-Ketten) auftreten.

Die kombinierte Vererbung von HbS und HbC (isolierter Ersatz von Glutamat durch Lysin in Position 6 der β-Kette des HbA, Vorkommen v. a. in Nord- und Westafrika) sowie die Kombination von HbS und HbD (Glutamin in Position 121 der β-Kette, Vorkommen besonders in Asien) führt zu einer moderaten Form der Erkrankung. Liegt der HbS-Gehalt unter 30% am Gesamthämoglobin, tritt in der Regel keine Symptomatik auf.

Durch Hypoxie, Azidose, Hypothermie, Dehydratation, Minderperfusion und Infektionen können Sichelzellkrisen ausgelöst werden. Sinken der intrazelluläre pH-Wert und der Sauerstoffpartialdruck, wird eine Polymerisation von HbS ausgelöst, die wiederum eine Exposition von reaktionsfreudigen Hydroxylgruppen zur Folge hat. Durch Verformung der Erythrozytenmembran wird eine weitere Dehydratation der Sichelzellen durch Aktivierung der kalziumabhängigen Kaliumkanäle initiiert. Die intrazelluläre Azidose bewirkt eine Aktivierung des Kalium-Chlorid-Kotransports, der die bereits bestehende Dehydratation weiter verstärkt.

Die Sichelzellen haben eine erhöhte Adhäsionsneigung am Gefäßendothel, insbesondere in postkapillären sauerstoffarmen Venolen. Die zusätzliche Ausschüttung von Zytokinen führt zu einer Erhöhung von Gerinnungsfaktoren und Adhäsionsmolekülen, wodurch neben den Sichelzellen Retikulozyten und Thrombozyten am Gefäßendothel anhaften und schließlich zu einem Gefäßverschluss führen.

### Verwandte Formen, Differenzialdiagnosen

Thalassämie, andere hämatologische Erkrankungen, Gefäßverschlüsse anderer Genese.

## Symptome

Die Schwere der Symptomatik ist abhängig vom Genotyp der Erkrankung und vom HbS-Gehalt. Durch mikroangiozytäre Gefäßverschlüsse werden Schmerzkrisen verursacht, der Verschluss größerer Gefäße führt zu Organschäden wie Knochen-, Hirn- und Mediastinalinfarkten. Hämolytische, thrombotische und aplastische Krisen sind hämatologische Manifestationen der Erkrankung. Durch die chronische Hämolyse findet sich häufig eine Splenomegalie. Aufgrund weiterer Mikroinfarzierungen kommt es zu einer funktionellen Asplenie mit einer erhöhten Infektanfälligkeit. Ein Thoraxsyndrom (»acute chest syndrome«) gefährdet die Patienten erheblich durch Knochenmarkembolien in den Rippen in Kombination mit Lungenembolien. Besteht zusätzlich eine bakterielle Pneumonie, kann eine akute beatmungspflichtige respiratorische Insuffizienz entstehen.

### Vergesellschaftet mit

Eine häufige Folgekomplikation der Sichelzellanämie ist die dialysepflichtige Niereninsuffizienz.

### Therapie

Die Prophylaxe von Sichelzellkrisen ist ein wesentlicher Bestandteil der Therapie. So muss eine Dehydratation während großer Anstrengung oder durch Alkoholexzesse und Drogenkonsum unbedingt vermieden werden. Durch Impfung gegen Streptococcus pneumoniae, Hämophilus influenzae B, Neisseria meningitides kann die Häufigkeit von infektbedingten Komplikationen verringert werden.

Bei Kindern ist eine Penizillinprophylaxe zur Risikosenkung einer Pneumokokkensepsis empfehlenswert. Ein weiterer Bestandteil der Therapie liegt in der Verhinderung von Mangelerscheinungen durch die chronisch gesteigerte Erythropoese mittels Folsäure (1 mg täglich). Durch die Gabe von Hydroxyharnstoff kann eine Abnahme von vasookklusiven Krisen, Schmerzzuständen und dem akuten Thoraxsyndrom erreicht werden. Das Zytostatikum Hydroxyharnstoff führt zu einer bevorzugten Bildung von HbF. HbF bildet Hybridpolymere mit HbS und verhindert auf diese Weise eine Polymerisation von HbS-Globulinen untereinander.

Hydroxyharnstoff wird einschleichend über Wochen in einer Dosierung von 10-35 mg/kgKG gegeben. Die Indikation zur perioperativen Gabe ist bei Homozygotie oder HbSβ ohne Symptomatik gegeben. Durch den Einsatz von rekombinantem Erythropoetin kann die Dosierung von Hydroxyharnstoff reduziert werden. In Erprobung befinden sich Kumarinderivate, kurzkettige Fettsäuren, 1-Desamino-8-D-Argin-Vasopressin (DDAVP), Clotrimazol, Magnesiumsalze und künstliche Sauerstoffträger. Bei Kindern ist eine kurative Therapie durch Knochenmarktransplantation möglich.

## Anästhesierelevanz

Typischerweise häufiger vorkommende Operationen sind (v. a. bei Kindern) bei Intestinalinfarkten oder Milzinfarkt erforderlich. Ferner kommt es zu Eingriffen wegen Netzhautablösung oder Curettagen nach stattgefundenem Abort. Unbedingt muss während der Anästhesie die Auslösung einer Sichelzellkrise durch Hypoxie, Azidose, Hypothermie, Dehydratation oder Minderperfusion vermieden werden. Bei chronischen Schmerzen ist eine adäquate Schmerztherapie erforderlich.

### Spezielle präoperative Abklärung

Die Organbeteiligung und Schwere der Erkrankung muss durch eine sorgfältige Anamneseerhebung erfasst werden. Ein Röntgenbild der Lunge sowie ein Lungenfunktionstest sind bei größeren Operationen, bei Lungenbeteiligung oder stattgefundenem Thoraxsyndrom angemessen.

### Wichtiges Monitoring

Pulsoxymetrie, Temperaturmessung, Überwachung des Volumenstatus mittels eines zentralvenösen Katheters und Bilanzierung der Urinausscheidung. Perioperative Bestimmung des HbS-Anteils am Gesamthämoglobin.

### Vorgehen

Bei Patienten mit der Indikation zur Hydroxyharnstofftherapie sollte diese mindestens 3 Monate vor der geplanten Operation begonnen werden. Wichtig ist die interdisziplinäre Zusammenarbeit mit dem behandelndem Arzt und einem Hämatologen. Perioperativ sollte der Anteil von HbS am Gesamthämoglobin überwacht werden. Eine vergleichsweise einfache, rasche und preiswerte Bestimmung ist mittels Niederdruck-Mikrosäulen-Chromatographie möglich. Darüber hinaus bietet die Auszählung der Sichelzellen im peripheren Blutausstrichpräparat eine Möglichkeit der Quantifizierung.

Empfehlenswert ist die frühzeitige anästhesiologische Betreuung der Patienten. Bereits präoperativ muss eine Volumenzufuhr begonnen werden, um eine Hypovolämie zu vermeiden. Perioperativ sollte ein Hämatokritwert von 30–35% angestrebt werden. Bei einer ausreichenden intravasalen Volumenmenge sinkt die Viskosität des Blutes und damit die Wahrscheinlichkeit für Mikroembolien durch Stase. Darüber hinaus wird die Viskosität von der Sauerstoffspannung maßgeblich beeinflusst. Ein arterieller Sauerstoffpartialdruck von 80 mmHg sollte nicht unterschritten werden. Voll oxygeniertes Hb SS-(Sichelzell-)Blut ist bei gleichem Hämatokrit visköser als Hb AA-Blut.

Die Beeinflussung der Blutviskosität durch Volumenersatzstoffe muss bei der Wahl der Infusionslösung bedacht werden. Hypertone Lösungen sind kontraindiziert, da die Dehydratation der Sichelzellen zum Auslösen einer Sichelzellkrise führen kann. Dextrane und Hydroxyäthylstärke verbessern zwar die Rheologie, jedoch ist nicht abschließend geklärt, inwieweit die zirkulierenden Blutzellen durch Beeinflussung der Oberflächeneigenschaften (»Coating«) gefährdet werden.

Bei Extremitäteneingriffen sollte der Einsatz einer Blutleere durch Kompression sorgfältig überdacht werden. Durch Blutstase, Hypothermie und Hypoxie der betroffenen Extremität sowie systemische Azidose während der Reperfusion kann die Sichelbildung der Erythrozyten hervorgerufen werden. Jedoch finden sich einige Berichte über die komplikationslose Anwendung einer pneumatischen Blutleere nach sorgfältigem Auswickeln der Extremität, kurzer Kompressionszeit, ausreichender Oxygenierung, Normothermie und ausgeglichenem Säure-Basen-Status.

Grundsätzlich sind sowohl die Regional- als auch die Allgemeinanästhesie geeignete Anästhesieverfahren. Unabhängig vom gewählten Anästhesieverfahren müssen Hypoxämie, Hyperkapnie, regionale Minderperfusion und Hypovolämie mit kompensatorischer Vasokonstriktion vermieden werden. Die höchste Inzidenz für das Auftreten eines Thoraxsyndroms besteht 48 h nach der Operation, insbesondere bei Anämie.

Vor allem gynäkologische Eingriffe sind mit einer hohen Komplikationsrate verbunden, sodass die Indikation für ein invasives Monitoring großzügig gestellt werden sollte. Das Ausmaß der postoperativen Überwachung richtet sich nach der Größe des Eingriffs und nach dem Lebensalter der Patienten, da ältere Patienten ein signifikant höheres Risiko für postoperative Komplikationen haben.

Die Gabe von homologen Erythrozytenkonzentraten bei Sichelzellkrisen senkt den HbS-Anteil am Gesamthämoglobingehalt, erhöht die Sauerstofftransportkapazität und korrigiert eine bestehende Anämie und Hypovolämie, ohne eine Hyperviskosität hervorzurufen. Das Risiko für postoperative Schmerzkrisen kann durch Erhöhung des HbA-Anteils mittels präoperativer Transfusion erniedrigt werden. Bei einer Sichelzellkrise mit symptomatischen Komplikationen (akutes Thoraxsyndrom, retinaler Arterienverschluss, septischer Schock, zerebrovaskulärer Insult) ist die Austauschtransfusion indiziert, um den HbS-Anteil rasch unter 30% zu senken.

 **Cave**

**Hypoxämie, Hyperkapnie, Azidose, regionale Minderperfusion, Hypovolämie. Keine hypertonen Kristalloid- oder Kolloidlösungen verabreichen.**

### Literatur

Firth PG, Head CA (2004) Sickle cell disease and anesthesia. Anesthesiology 101: 766–785

Firth PG, Tsuruta Y, Kamath Y et al. (2003) Transfusion-related acute lung injury or acute chest syndrome of sickle cell disease? – A case report. Can J Anesth 50: 895-899

Frietsch T, Born M, Lenz C, Waschke KF (2000) Anästhesiologisches Management bei Sichelzellanämie. Anästhesiol Intensivmed 41: 660–672

Frietsch T, Segiet W, Schütz P et al. (1999) Perioperative Überwachung der Hämoglobinfraktionen bei homozygoter Sichelzellanämie. Anaesthesist 48: 231–235

Koshy M, Weiner SJ, Miller ST et al. (1995) Surgery and anesthesia in sickle cell disease. Cooperative Study of Sickle Cell Diseases. Blood 86: 3676–3684

Park KW (2004) Sickle cell disease and other hemoglobinopathies. Int Anesthesiol Clin 42: 77–93

Ritterbach C, Burkle H, Durken M, Wappler F (2002) Anästhesiologisches Management bei Patienten mit Sichelzellerkrankungen. Anästhesiol Intensivmed Notfallmed Schmerzther 37: 104–108

Tobin JR, Butterworth J (2004) Sickle cell disease: dogma, science, and clinical care. Anesth Analg 98: 283-284

# Smith-Lemli-Opitz-Syndrom

### Synonyme

SLO-Sy, RHS-Sy.

### Oberbegriffe

Enzymopathie, Dysmorphien.

### Organe/Organsysteme

Gesicht, kardiorespiratorisches System, genitourinales Systems, ZNS.

### Inzidenz

Geschätzt 1:20.000 bis 1:30.000.

### Ätiologie

Autosomal rezessiv: Enzymdefekt der 7-Dehydrocholesterol-$\Delta$7-Reduktase, resultierend in einer Akkumulation von 7-Dehydrocholesterol und einem generalisierten Cholesteroldefizit. Genlokus: 11q12-13.

### Verwandte Formen, Differenzialdiagnosen

Pierre-Robin-Sequenz, Meckel-Sy, Joubert-Sy, Hydroletalus-Sy, Trisomie 13.

## Symptome

Smith-Lemli-Opitz-Sy Typ I (geringe Fehlbildungen mit Entwicklungsverzögerung und Verhaltensstörung) und Typ II (schwere Genitalfehlbildungen und multiple kongenitale Missbildungen, die mit dem Leben nicht vereinbar sind). Kongenitale Fehlbildung der Atemwege, des kardiorespiratorischen, gastrointestinalen und genitourinalen Systems sowie des ZNS. Gesichtsanomalien, Mikrognathie, Blepharophimose, Epikanthus, hoher Gaumen, Spaltbildungen, Hydrozephalus, mentales Defizit.

### Vergesellschaftet mit

Krampfneigung, männlicher Pseudohermaphroditismus, kardiale Fehlbildungen (offener Ductus arteriosus Botalli, Vorhofseptumdefekt, supravalvuläre Aortenstenose, Coarctatio aortae).

## Anästhesierelevanz

Durch die diätetische Behandlung der Kinder mit Substitution von Cholesterol hat sich die Prognose der Erkrankung verbessert und ist zunehmend von anästhesiologischer Relevanz. Eine anästhesiologische Betreuung ist im Rahmen von diagnostischen Maßnahmen (MRT), einer perkutanen endoskopischen Gastrostomie (PEG) oder für korrigierende Chirurgie (Spaltverschluss) erforderlich.

Regelmäßig besteht ein gastroösophagealer Reflux mit erhöhtem Aspirationsrisiko. Die kardialen Fehlbildungen müssen beachtet werden. Reduzierte Lungenvolumina durch kongenitale Lungenanomalien wie z. B. inkomplette Lobulation der Lunge bewirken eine zusätzliche Gefährdung der Patienten durch Hypoventilation und Hypoxie. Regelmäßig findet sich eine Temperaturdysregulation (Hypo- und Hyperthermie).

### Spezielle präoperative Abklärung

Untersuchung der Atemwege und des Herz-Kreislauf-Systems.

### Wichtiges Monitoring

Temperatur.

### Vorgehen

Anpassung des anästhesiologischen Vorgehens an Art der Operation bzw. Diagnostik, physische und mentale Konditionen des Patienten. Nicht selten sind die Patienten unkooperativ oder aggressiv. Beim Vorliegen eines Herzfehlers muss an die Endokarditisprophylaxe gedacht werden. Sowohl die balancierte und die total intravenöse Anästhesie als auch die tiefe Analgosedierung mittels TIVA-Technik ohne endotracheale Intubation sind beschrieben worden. Dennoch ist an die hohe Aspirationsgefahr zu denken. Die präoperative Nüchternheit und ein Absaugen von Mageninhalt bei liegender Magensonde kann das Risiko für eine Aspiration deutlich vermindern.

Bei Spaltbildungen ist mit erheblichen Intubationsschwierigkeiten zu rechnen. Die primär fiberoptische Intubation in erhaltener Spontanatmung unter Sevofluran ist eine gute Möglichkeit zur Sicherung des Atemwegs, jedoch sind meist kleinere Tuben als für das Alter berechnet und auch eine Optik mit geringem Außendurchmesser erforderlich.

Larynxmasken in entsprechender Größe müssen verfügbar sein. Die Datenlage über eine mögliche Assoziation mit dem Auftreten einer malignen Hyperthermie ist uneinheitlich. Beim Auftreten von Hyperthermie, Muskelrigidität, respiratorischer Azidose oder Arrythmien muss an maligne Hyperthermie gedacht werden.

 **Cave**
**Aspiration, Relaxation ohne gesicherte Atemwege.**

### Literatur

Choie PTL, Nowaczyk MJM (2000) Anesthetic considerations in Smith-Lemli-Opitz syndrome. Can J Anesth 47: 556–561

Nowaczyzk MJM, Whelan DT, Heshka TW, Hill RE (1999) Smith-Lemli-Opitz syndrome: a treatable inherited error of metabolism causing mental retardation. Can Med Assoc J 161: 165–170

Opitz JM (1999) RSH (so-called Smith-Lemli-Opitz) syndrome. Curr Opin Pediatr 11: 353–362

Quezado ZM, Veihmeyer J, Schwartz L et al. (2002) Anesthesia and airway management of pediatric patients with Smith-Lemli-Opitz syndrome. Anesthesiology 97: 1015–1019

# Sneddon-Syndrom

### Synonyme

Livedo racemosa generalisata, Livedo racemosa apoplectica, Livedo reticularis.

### Oberbegriffe

Antiphospholipidantikörper, Hirninfarkte, Thromboseneigung.

### Organe/Organsysteme

Systemische Erkrankung, die alle Organe betreffen kann, immer jedoch Haut und zentrales Nervensystem.

### Inzidenz

Seit 1965 sind weltweit ca. 200 Kasuistiken publiziert worden, aber die Prävalenz liegt mit Sicherheit wegen nicht erkannter Fälle höher. Das Leiden wurde in 0,27% der Fälle unter 3000 Patienten, die wegen zerebrovaskulärer Erkrankungen ins Krankenhaus aufgenommen wurden, festgestellt. In Deutschland rechnet man mit ca. 1000–1500 Fällen.

60–80% der Patienten sind Frauen im Alter von 30–40 Jahren.

### Ätiologie

Die Ätiologie ist bisher ungeklärt, es wird jedoch ein autoimmunologisches Geschehen angenommen. Vermutet wird, dass Antiphospholipidantikörper thrombembolische und zellproliferative Veränderungen im Bereich von Endothelzellen verursachen, die ihrerseits zu Stenosierungen oder Verschlüssen von Arterien und Arteriolen in verschiedenen Organsystemen – schwerpunktmäßig der Haut und dem zentralen Nervensystem – führen. Eine genetische Ursache wird angenommen. Kreuzreaktivitäten durch Antigenverwandschaft bei systemischem Lupus erythematodes, Syphilis, Borreliose und Periarteriitis nodosa werden ebenfalls ursächlich in Betracht gezogen.

### Verwandte Formen, Differenzialdiagnosen

Die Diagnose erfordert die Differenzierung von anderen Erkrankungen mittels klinischer und laborchemischer Tests. Die histologische Untersuchung der Haut zeigt eine Endothelitis, subendotheliale Zellproliferation und Fibrose im fortgeschrittenen Zustand. Die Diagnose des Sneddon-Sy kann auf jeden Fall nicht gestellt werden, wenn eine Arteriitis oder Thrombophilie vorliegt.

## Symptome

Primäres Erscheinungsbild ist eine Hauterkrankung, die in Kombination mit neurologischen Ausfällen als Livedo racemosa generalisata mit bläulichen oder rot-braunen Gefäßzeichnungen auftritt. Diese ist ein systemisches Gefäß-Sy, das im Wesentlichen an Beinen, Oberarmen, Gesäß und Rücken auftritt. Es ist durch bläuliche oder braunrote Hautzeichnungen gekennzeichnet und tritt gehäuft bei Kälte auf. Der Übergang zur gesunden Haut ist fließend. Eine Schwangerschaft kann zur Erstmanifestation beitragen oder das Krankheitsbild verschlimmern.

### Vergesellschaftet mit

Risikofaktoren sind Arteriosklerose wie arterielle Hypertonie, Nikotinabusus, Einnahme von oralen Kontrazeptiva und Hyperlipidämie. Diese gelten auch als Triggerfaktoren für den Ausbruch der

Krankheit. Koexistent sind außerdem häufig Aortenvitien, arterielle Verschlusskrankheit, Raynaud--Sy, chronische Pyelonephritiden und eine erhöhte Abortrate.

### Therapie

Die Pharmakotherapie beruht auf den 3 Säulen:
1. Verminderung der Gefahr thromboembolischer Komplikationen durch Antikoagulation mit Ticlopidin, Acetylsalicylsäure, Acetylsalicylsäure plus Dipyridamol, Heparinisierung oder Phenprocoumonderivaten.
2. Hemmung der Proliferation von subendothelialen Mediamyozyten und Endothelzellen durch die Gabe von ACE-Hemmern wie Captopril oder von Prostaglandin $E_1$.
3. Verbesserung der Mikrozirkulation durch Prostaglandin-$E_1$-vermittelte mikrovaskuläre Vasodilatation.

## Anästhesierelevanz

Generell besteht eine erhöhte Thromboseneigung, häufig auch ohne auffällige Gerinnungsparameter.

### Spezielle präoperative Abklärung

Kardiale Belastbarkeit abklären, ggf. eingehendere Untersuchungen wie Echokardiographie, um mögliche Herzklappenvitien auszuschließen bzw. zu erkennen. Vorbestehende kardiale und neurologische Risikofaktoren wie Myokardischämien und Infarkte sowie zerebrale Insulte sind zu klären. Auch für jüngere Patienten Thoraxröntgenaufnahme anfertigen.

### Wichtiges Monitoring

Erweitertes hämodynamisches Monitoring entsprechend der klinischen Symptomatik und der vorbestehenden Befunde.

### Vorgehen

Risikofaktoren für eine Thrombosierung wie Gefäßwandschäden, Hyperkoagulabilität und Stase in den Gefäßen (auf Lagerung achten, Hämatokrit um 30%) müssen minimiert werden. Bei der Narkoseführung muss kontinuierlich auf ausreichende Perfusionsdrücke der Koronarien und der zerebralen Arterien, aber auch auf die Vermeidung von hypertensiven Phasen geachtet werden. Die Auswahl der Narkosemedikamente muss eine gute Steuerbarkeit der Narkose ermöglichen, um eine hämodynamische Stabilität zu gewährleisten. Hierfür bieten sich in erster Linie Sevofluran und Desfluran als moderne volatile Anästhetika an.

Postoperativ muss aufgrund der weiterbestehenden hohen Thrombosegefahr und Embolieneigung für eine engmaschige intensive Überwachung gesorgt werden.

> ⓘ **Cave**
> Lagerung, Hypotension.

### Literatur

Devos J, Bulcke J, Degreef H, Michielsen B (1992) Generalized livedo reticularis and cerebrovascular disease. Importance of hemostatic screening. Dermatology 285: 296–299

Große Aldenhövel HB (1990) Das Sneddon-Syndrom. Diagnostische, ätiologische und therapeutische Gesichtspunkte. Schweiz Rundschau Med 79: 726–729

Heesen M, Rossaint R (2000) Anaesthesiological considerations in patients with Sneddon's syndrome. Paediatr Anaesth 10: 678–680

Macario F, Macario MC, Ferro A et al. (1997) Sneddon's syndrome: a vascular systemic disease with kidney involvement? Nephron 75: 94–97

Schellong SM, Weissenborn K, Niedermeyer J et al. (1997) Classification of Sneddon's syndrome. Vasa 26: 215–221

Stephens CJ (1992) Sneddon's syndrome. Clin Exp Rheumatol 10: 489–492

Wohlrab J, Fischer M, Marsch WC (2001) Aktuelle Therapie des Sneddon-Syndroms. Dtsch Med Wochenschr 126: 758–760

Vagts DA, Arndt M, Nöldge-Schomburg GFE (2003) Perioperatives Management bei Patientin mit Sneddon-Syndrom – Eine Kasuistik. Anaesthesiol Reanim 28: 74–78

# Strümpell-Krankheit

### Synonyme

Hereditäre spastische Paraplegie (HSP; dieser Begriff steht z. Zt. für eine Gruppe von derzeit 17 ähnlichen Krankheitsbildern), Erb-Charcot-Sy, Charcot-Erb-Sy, »acute infantile hemiplegia«, »Strümpell-Leichsenstern disease«, »Marie-Strümpell disease«, »hereditary familial spastic paraparesis«.

Nicht zu verwechseln mit der Bechterew-Marie-Strümpell-Krankheit (ankylosierende Spondylitis).

### Oberbegriffe

Neuropathie.

### Organe/Organsysteme

ZNS, Rückenmark, vorwiegend sind die unteren Extremitäten betroffen.

### Ätiologie

Zum Teil autosomal-rezessiver, autosomal-dominanter und X-chromosomaler Vererbungsmodus. Die unkomplizierte HSP entsteht durch axonale Degeneration des Tractus corticospinalis (motorisch) und der Hinterstränge des Rückenmarks (sensorisch). Einige Formen sind neurodegenerativ, beginnen im Alter und sind progredient, andere Formen sind als Entwicklungsstörung aufzufassen. Diese beginnen in der Kindheit, bleiben aber stationär. Der genaue Mechanismus der axonalen Degeneration ist nicht bekannt.

## Symptome

Spastik und Gefühlsstörungen der unteren Extremitäten. Pyramidenbahnzeichen, neurogene Blasenentleerungsstörungen, Störungen der Tiefensensibilität der unteren Extremitäten, Adduktorenspastik, gestörte Atemhilfsmuskulatur.

Die verschiedenen Formen der HSP können meist nur durch genetische Differenzierung unterschieden werden. Meistens ist HSP eine Ausschlussdiagnose.

### Vergesellschaftet mit

Angeborener Hohlfuß, gelegentlich Intelligenzstörungen.

## Therapie

Bislang ist keine kausale Therapie bekannt.

## Anästhesierelevanz

Die Paraplegie geht mit erhöhter Empfindlichkeit für Kaliumfreisetzung einher. Bei schweren Verlaufsformen liegt eine eingeschränkte Funktion der Atemmuskulatur vor. Mit einer unkalkulierbaren Pharmakokinetik und -dynamik der Muskelrelaxanzien ist zu rechnen.

## Wichtiges Monitoring

Wenn Muskelrelaxanzien genutzt werden, dann nur mit neuromuskulärem Monitoring. Überwachung der Körpertemperatur erforderlich.

## Vorgehen

Aufgrund der erhöhten Sensitivität sollten Opioide und v. a. Muskelrelaxanzien vermieden werden. Eine ausschließliche Allgemeinanästhesie mit volatilen Anästhetika und Larynxmaske unter Spontanatmung ist beschrieben worden. Ebenso die Regionalanästhesie im Sinne einer Katheter-Epiduralanästhesie, welche eine gute Steuerung der Ausbreitungshöhe zulässt.

Für die Befürchtung, dass rückenmarknahe Regionalanästhesien zu einer Progredienz von Erkrankungen führen, gibt es bisher keine Daten. Auf Normothermie ist zu achten.

Postoperativ kann u. U. eine Nachbeatmung erforderlich sein.

🛑 **Cave**

Succinylcholin, Hypothermie, Lagerungsschäden.

## Literatur

Brown JC, Charlton JE (1975) Study of sensitivity to curare in certain neurological disorders using a regional technique. J Neurol Neurosurg Psychiatr 38: 34–45

Fink JK (2002) Hereditary spastic paraplegia. Neurol Clin 20: 711–726

Kane RE (1981) Neurologic deficits following epidural or spinal anesthesia. Anesth Analg 60: 150–161

Jones RM, Healy TEJ (1980) Anaesthesia and demyelinating disease. Anaesthesia 35: 879–884

McTiernan C, Haagenvik B (1999) Strümpell's disease in a patient presenting for Cesarean section. Can J Anesth 46: 679–682

Tallaksen CM, Durr A, Brice A (2001) Recent advances in hereditary spastic paraplegia. Curr Opin Neurol 14: 457–463

# Struma

## Synonyme

Jodmangelstruma, Kropf.

## Oberbegriffe

Schilddrüsenerkrankung.

## Organe/Organsysteme

Endokrinium, Schilddrüse.

## Inzidenz

Vorzugsweise in Bergregionen endemisch, wo es bis zu 30% der Bevölkerung betrifft. In Deutschland kommt es jährlich zu ca. 100.000 Schilddrüsenoperationen.

## Ätiologie

Nicht entzündliche und nicht maligne Vergrößerung der Schilddrüse bei normaler Hormonproduktion, Jodmangel, Follikelepithelzellendefekt. Kann auch unter erhöhtem Hormonbedarf während Schwangerschaft, Pubertät oder Klimakterium auftreten.

## Verwandte Formen, Differenzialdiagnosen

Bei retrosternaler Struma DD: Bronchialkarzinom, Lymphome, Thymom, Aortenaneurysma, Schilddrüsenautonomie, M. Basedow, Malignome.

## Symptome

Strumastadien Ia bis III; gute Beweglichkeit beim Schlucken, Heiserkeit, Dysphagie, Einflussstauung, evtl. Trachealeinengung, Tracheomalazie.

## Anästhesierelevanz

Schwierige Intubationsverhältnisse durch Trachealverlagerung oder Kompression sind möglich und sollten ggf. an fiberoptische Intubation denken lassen.

Stimmbandläsionen treten nach Schilddrüsenoperation in ca. 3-4% der Fälle auf (Cave: Stridor). Es gibt kein optimales Anästhesieverfahren für die Strumaresektion; sowohl TIVA als auch balancierte Anästhesie sind möglich. Spiralfedertuben sind für die Sicherung der Atemwege nicht zwingend erforderlich, können aber je nach hausinterner Lagerung sinnvoll sein.

### Spezielle präoperative Abklärung

Hormonstatus bezüglich Thyroxin mit der Frage nach Euthyreose, ggf. Zielaufnahme der Trachea, HNO-Konsil wegen Stimmbandbeweglichkeit im Sinne einer Dokumentation der präoperativen Ausgangssituation.

## Wichtiges Monitoring

Intraoperative Identifikation der Funktion des N. laryngeus recurrens z. B. durch Doppelcufftubus mit integrierten Oberflächenelektroden zur transtrachealen Stimulation.

## Vorgehen

Bei euthyreoter Stoffwechsellage, auch nach thyreostatischer Vorbehandlung, besteht endokrinologisch kein erhöhtes Anästhesierisiko. Bei hyperthyreoter Stoffwechsellage stehen kardiale und neuromuskuläre Risiken im Vordergrund. Vor elektiven Eingriffen sollte nach derzeitiger Auffassung eine euthyreote Stoffwechsellage hergestellt werden, was mit einem FT3-Wert im Normbereich als erwiesen gilt. Dies kann jedoch bei Behandlung mit Thiouracil, Thiamazol oder Carbimazol bis zu 6 Wochen dauern. Die thyreostatische Medikation sollte bis zum Operationstag fortgesetzt werden.

Bei einer Notfallindikation und vorherrschender hyperthyreoter Stoffwechsellage sollte eine großzügige Prämedikation und eine tiefe Narkose angestrebt werden. Sympathomimetisch wirkende oder arrhythmogen wirkende Medikamente wie Ketamin, Halothan, Desfluran, Pancuronium, Vagolytika, Vasokonstriktoren und Katecholamine sollten vermieden werden.

Bei thyreotoxischer Krise sind α- und β-Blocker, Volumengabe und Dexamethason (zur Reduktion der T4-T3-Konversion) indiziert. Thyreostatika müssen enteral verabreicht werden.

Die thyreotoxische Krise ist gekennzeichnet durch Tachykardie, Hyperpyrexie (DD: maligne Hyperthermie), Herz-Kreislauf-Probleme und – bei wachen Patienten – neurologische Veränderungen.

Durch die Operation kann es zur ein- oder beidseitigen iatrogenen Rekurrensparese und zu einer akzidentellen Entfernung der Nebenschilddrüsen kommen. Die beidseitige Rekurrensparese führt zu einer Medianstellung der Stimmlippen und damit zu einem nahezu vollständigen Verschluss der Trachea mit akuter Luftnot, was umgehend eine Tracheotomie notwendig macht. Bei einseitiger Läsion kommt es zwar zu einem Stridor, aber in der Regel nicht zu einem vollständigen Verschluss. Klinisch kann man die Stimmbandläsion postoperativ dadurch einschätzen, ob der Patient Wörter mit Vokalen (wie z. B. »Amerika«) gut phonieren kann und ob Heiserkeit vorliegt. Die postoperative laryngoskopische Inspektion der Glottis nach Extubation wird nicht allgemein als sinnvoll akzeptiert und bedeutet für den Patienten Stress.

 **Cave**
**Stimmbandfunktion nach Extubation (Dysphonie, Atemnot), Hypoparathyreoidismus.**

## Literatur

Lamadé W, Meyding-Lamadé U, Buchhold C et al. (2000) Erstes kontinuierliches Nervenmonitoring in der Schilddrüsenchirurgie. Chirurg 71: 551–557

Negri L (2000) Narkoseverfahren bei Strumaresektion. Anaesthesist 49: 981–982

# Syringomyelie

## Etymologie

Der Begriff leitet sich von dem giechischen Wort »syrinx« für Rohr oder Höhle ab. Syringobulbie bezeichnet die Ausweitung der Hohlräume bis in die unteren Abschnitte des Gehirns.

## Oberbegriffe

Dysraphiesyndrome.

## Organe/Organsysteme

ZNS.

## Inzidenz

1:20.000, Männer sind häufiger als Frauen betroffen.

## Ätiologie

Von der angeborenen, primären Form der Syringomyelie wird die meist posttraumatisch auftretende, sekundäre Form unterschieden, jedoch wird auch ein sporadisches Auftreten beobachtet. Die syringomyelose Form der Lepra kann mit der Bildung zystischer Rückenmarkläsionen vergesellschaftet sein. Für die primäre Form wird sowohl ein autosomal-dominanter als auch autosomal-rezessiver Vererbungsmodus diskutiert.

Dabei kommt es zu einer Höhlenbildung innerhalb der grauen Substanz insbesondere zervikaler und thorakaler Abschnitte des Rückenmarks. Morphologisch werden mit dem Liquor kommunizierende Zysten von nichtkommunizierenden Höhlen abgegrenzt, pathophysiologisch unterscheiden sich diese Formen in der Beeinflussung der Liquorzirkulation.

### Verwandte Formen, Differenzialdiagnosen

Andere Erkrankungen oder Syndrome mit zystischen Veränderungen des Rückenmarks: Meningomyelozele, Arnold-Chiari-Sequenz.

Mit Störung der Liquorzirkulation einhergehende Erkrankungen: McCune-Albright-Sy, von-Hippel-Lindau-Sy, Crouzon-Sy.

Ferner Schulter-Arm-Ss, hereditäre sensorische Neuropathie, Zervikalkanaleinengung.

## Symptome

Die klinische Manifestation der Erkrankung ist durch einen langsam progredienten Verlauf gekennzeichnet und erfolgt meist zwischen dem 20. und 40. Lebensjahr. Die Symptomatik der Syringomyelie hängt von der Lage der Syrinx ab.

Häufig fällt die Erkrankung mit diffusen Schmerzen im Schulter-Arm-Bereich, Nacken- oder Kopfschmerzen auf. Ein asymmetrischer Verlust von Schmerz- und Temperaturempfindung aufgrund einer Zerstörung der kreuzenden Fasern des Tractus spinothalamicus unter Erhalt der Berührungs- und Lageempfindung ist für die Erkrankung typisch. Die Läsion im Vorderhorn führt zu einer Hyporeflexie und Inaktivierungsatrophie der Muskulatur. Bei Verlust der schützenden Schmerzempfindung kann es nach wiederholter Traumatisierung von Gelenken zu einer chronischen Schädigung kommen (sog. neurologische Arthropathie). Auch eine Störung der Blasen- und Darmentleerung sowie eine sexuelle Funktionsstörung können auftreten.

### Vergesellschaftet mit

Durchblutungsstörungen und trophische Störungen der Haut, Schwellung der Hände. Selten kann sich ein Morvan-Sy mit fortschreitender, schmerzloser Fingereiterung ohne Heilungstendenz manifestieren. Durch eine Grenzstrangbeteiligung kann es zu einer Horner-Symptomatik kommen. Eine Entkalkung der Knochen kann zu spontanen Frakturen und Thoraxdeformitäten führen. Rezidivierende Pneumonien, Aspiration und Schlaf-apnoesyndrom sind pulmonale Komplikationen der Erkrankung. Je nach Lokalisation der Syrinx kommt es zur Hirnnervenbeteiligung mit Zungenatrophie, Empfindungsstörungen oder Schmerzen im Bereich des Gesichts.

## Anästhesierelevanz

Die neurochirurgische Intervention ist je nach Lokalisation der Syrinx und neurologischer Symptomatik erforderlich. Im Falle eines erhöhten Hirndrucks besteht die Therapie in einer kraniozervikalen Dekompression, Laminektomie oder Anlage eines Shunts zur Ableitung von Liquor. Darüber hinaus verbessern physiotherapeutische Maßnahmen und eine ausführliche Aufklärung des Patienten die Lebensqualität.

### Spezielle präoperative Abklärung

Erhebung und Dokumentation des neurologischen Status, evtl. bildgebende Diagnostik (MRT). Sicherer Ausschluss eines erhöhten intrakraniellen Drucks. Abklärung einer eventuellen respiratorischen Einschränkung mittels Lungenfunktionstestung.

### Wichtiges Monitoring

Relaxometrie, invasive Blutdruckmessung.

### Vorgehen

Das anästhesiologische Vorgehen richtet sich insbesondere nach dem Vorliegen eines erhöhten Hirndrucks. Kopfhochlagerung, ausreichend tiefe Anästhesie, die Vermeidung von Succinylcholin sowie von hypertensiven Phasen, suffiziente Oxygenierung sowie kontrollierte milde Hyperventilation sind Maßnahmen, die einer Erhöhung des Hirndrucks entgegenwirken. Propofol, Barbiturate und Etomidat können gut verwendet werden, da sie die intrazerebrale Durchblutung senken.

Neben einer Gefährdung der Patienten durch erhöhten intrakraniellen Druck können Ventilations-Perfusions-Störungen durch Wirbelsäulendeformierungen und evtl. vorliegende Stimmbandlähmungen den perioperativen Verlauf beeinträchtigen. Eine erhöhte Sensitivität auf nicht depolarisierende Muskelrelaxanzien ist beschrieben worden, folglich ist eine Überwachung der neuromuskulären Übertragung erforderlich. Eine

Beteiligung des Grenzstrangs kann zu Veränderungen im autonomen Nervensystem führen.

Bei der perioperativen Volumentherapie ist zu beachten, dass in der Regel ein erhöhter Wasserverlust durch exzessives Schwitzen vorliegt, sodass die Volumenzufuhr dementsprechend erhöht werden muss. Besteht bereits präoperativ eine chronische respiratorische Insuffizienz, so muss mit einer Komplikation der postoperativen Phase gerechnet und eine intensivmedizinische Überwachung sichergestellt werden.

Besondere anästhesiologische Anforderungen sind an die Betreuung von Schwangeren zur Sectio caesarea gestellt. Besteht der Wunsch nach der Durchführung einer Regionalanästhesie, muss ein erhöhter intrakranieller Druck sicher ausgeschlossen und dokumentiert sein; Ausmaß und Lokalisation der Syrinx sowie neurologische Ausfälle müssen genau bekannt sein. Sowohl die Durchführung einer Allgemeinanästhesie als auch die rückenmarknahen Verfahren sind in der Literatur beschrieben worden.

**⊕ Cave**
**Vorliegen eines erhöhten intrakraniellen Drucks, rückenmarknahe Regionalanästhesie auf Höhe der Läsion.**

## Literatur

Abraham-Igwe C, Ahmad I, O'Connell J, Chavda SV (2002) Syringomyelia and bilateral vocal fold palsy. J Laryngol Otol 116: 633–636

Adler R, Lenz G (1998) Neurological complaints after unsuccessful spinal anaesthesia as a manifestation of incipient syringomyelia. Eur J Anesthesiol 15: 103–105

Murayama K, Mamiya K, Nozaki K et al. (2001) Caesarean section in a patient with syringomyelia. Can J Anesth 48: 474–477

Nel MR, Robson V, Robinson PN (1998) Extradural anaesthesia for caesarean section in a patient with syringomyelia and Chiari type I anomaly. Br J Anaesth 80: 512–515

Verbraecken J, Willemen M, De Cock W et al. (2002) Intermittent positive airway pressure by nasal mask as a treatment for respiratory insufficiency in a patient with syringomyelia. Respiration 69: 169–174

# Takayasu-Syndrom

## Synonyme

Takayasu-Arteriitis, Takayasu-Onishi-Sy, Martorell-Fabre-Sy, »Pulsloskrankheit«, Aortenbogen-Sy, Koarktations-Sy, umgekehrtes Isthmusstenose-Sy, engl. »pulseless disease«.

## Oberbegriffe

Vaskulitis, Arteriitis der Aorta, entzündliche Gefäßobliteration.

## Organe/Organsysteme

Arterienabgänge aus dem Aortenbogen, Gefäßversorgung der oberen Körperregion, Kreislauf-Gefäß-System.

## Inzidenz

Selten, Gynäkotropie 1:7–9, vorwiegend Ostasiaten betroffen.

## Ätiologie

Unbekannt. Morphopathologisch kommt es zu einer zunehmenden entzündlichen Stenosierung der arteriellen Abgänge im Bereich des Aortenbogens mit Durchblutungsstörung der nachgeschalteten Bezirke. Die Erkrankung ist progredient mit häufig fataler Prognose.

## Verwandte Formen, Differenzialdiagnosen

Arteriitis temporalis, Panaarteriitis nodosa, Aortenisthmusstenose, Arteriosklerose der Aorta, thorakales Aortenaneurysma, Karotisverschluss (Karotisstenose), Arteriitis syphilitica, kongenitales Subklavia-anzapf-Sy, multiple arterielle Thromboembolien, Apoplexie, Endangiitis obliterans (Morbus Bürger), Raynaud-Sy.

## Symptome

*Prodrome:* Fieber, Unwohlsein, Gewichtsverlust, Abdominalschmerzen, erhöhte Blutsenkungsgeschwindigkeit.

*Vollbild:* deutliche Blutdruckdifferenz mit Hypertonie in der unteren und Hypotension in der oberen Körperhälfte. Pulslosigkeit an den oberen Extremitäten und am Hals bei guter Pulsation im Versorgungsbereich der Femoralarterien. Tachykardie, hypersensitiver Karotissinusreflex mit Kollaps-

neigung, Strömungsgeräusche am Aortenbogen und an den Karotiden. Durch Mangeldurchblutung oder Apoplexie bedingte Symptome (v. a. bei aufrechter Haltung): Amaurosis fugax (passagere Erblindung, Sehstörungen = visuelle Claudicatio), Schwindelanfälle, Reizbarkeit, Gedächtnisstörungen, Krampfanfälle.

*Spätsymptome (trophische Störungen):* Muskelatrophie (Muskelschwäche und Hyperreflexie an Händen, Armen, Kopfbereich), Enophthalmus, Ulzerationen an den Akren, Raynaud-Phänomen.

Befundverschlechterung während der Schwangerschaft, hypertensive Krise, gelegentlich Linksherzdekompensation durch Zunahme des Afterload.

## Vergesellschaftet mit

Linksherzhypertrophie (in 28% der Fälle mit Herzversagen), pulmonale Hypertonie, entzündlicher Befall der Koronararterien (koronare Herzkrankheit, Angina pectoris), Irisatrophie, Optikusatrophie, Linsentrübung (Katarakt), definitive Erblindung, Schwerhörigkeit, Tinnitus, Taubheit, Hemiparesen, Aphasie, Spondylitis ankylosans (Morbus Bechterew), rheumatoide Arthritis, Splenomegalie.

## Therapie

Kortikoide, medikamentöse Antikoagulation, bei Gefäßaneurysmen: Operation.

## Anästhesierelevanz

Im Vordergrund steht die Sicherstellung einer genügenden Blut- und $O_2$-Versorgung in den betroffenen Gefäßversorgungsgebieten. Außer dem Perfusionsdruck ist eine ausreichende arterielle $O_2$-Transportkapazität (regionale Perfusion, Hb/Hkt, Oxygenation) von elementarer Bedeutung.

### Spezielle präoperative Abklärung

Gefäßstatus (Karotisdoppleruntersuchung, Angiographie, Druckgradienten, Belastungs-EKG), Echokardiographie, neurologischer Ausgangszustand, Hb/Hkt, Gerinnungsparameter.

### Wichtiges Monitoring

EKG (inklusive Ableitung II, $V_5$), Pulsoxymetrie, Kapnographie, kontinuierliche invasive Blutdruckmessung (*beachte*, dass der für die obere Körperregion einschließlich Gehirn relevante Blutdruck in der A. radialis zu messen ist. A.-femoralis-Katheter zeigen evtl. einen höheren Perfusionsdruck an, als er im Gehirn vorliegt!), ZVD, Blutgasanalysen und Säure-Basen-Status, Hb/Hkt.

## Vorgehen

Es kommt weniger auf die Wahl des Anästhesieverfahrens an, vielmehr ist die Gewährleistung eines suffizienten $O_2$-Transports wesentlich. Das bedeutet v. a. die Aufrechterhaltung eines stabilen Kreislaufs, genügende Volumenzufuhr, Vermeidung von Anämie, Hypoxie und Hypokapnie. Letztere vermindert die zerebrale Durchblutung. Werden diese Bedingungen durchgehend erfüllt, können alle Anästhesieverfahren angewendet werden. Im Falle einer Regionalanästhesie (v. a. Spinalanästhesie) ist jeder, auch kurzfristige, Blutdruckabfall unbedingt zu vermeiden.

Bei Allgemeinanästhesien soll es nicht zu dem initial häufigen Blutdruckabfall kommen; negativ-inotrope Anästhetika sollten zurückhaltend eingesetzt werden. Bei der häufig angewandten medikamentösen Antikoagulation keine rückenmarknahen Regionalanästhesien durchführen. Mit einem adäquaten Infusionsregime (Ringer-Laktat, Kolloide) sind Ischämien vermeidbar, wodurch sich auch die Blutviskosität günstig beeinflussen lässt. Eine Kortikoidtherapie ist perioperativ fortzusetzen bzw. dem stressbedingt erhöhten Bedarf anzupassen.

Über eine protektive Wirkung einer perioperativ durchgeführten generalisierten Vasodilatation mit Natriumnitroprussid ist berichtet worden, allerdings fehlen hierzu noch ausreichend gesicherte Daten. Wichtig ist es in diesem Zusammenhang, an die Notwendigkeit eines adäquaten Hydratationszustandes und intravasalen Volumens zu denken, um eine Minderversorgung von »letzten Wiesen« zu vermeiden.

!  **Cave**
**Blutdruckabfälle, kontrollierte Hypotension insbesondere bei Volumenmangel, systemische Gabe von Vasokonstriktoren, Anämie, Hypokapnie, extrem retroflektierte Kopflagerung.**
**Besondere Vorsicht ist bei Punktionen im Bereich der Halsgefäße geboten (Karotisverletzung und Thrombosegefahr).**

## Literatur

Beilin Y, Bernstein H (1993) Successful epidural anaesthesia for a patient with Takayasu's arteritis presenting for Caesarean section. Can J Anaesth 40: 64–66

Benumof JL (1998) Anesthesia and uncommon diseases. 4th edn. Saunders, Philadelphia, pp 414–415

Burg G, Kunze J, Pongratz D et al. (Hrsg) (1990) Leiber – Die klinischen Syndrome, Bd 1, 7. Aufl. Urban & Schwarzenberg, München, S 727

Fawcett WJ, Razis PA, Berwick EP (1993) Post-operative cerebral infarction and Takayasu's disease. Eur J Anaesthesiol 10: 33–35

Kawaguchi M, Ohsumi H, Nakajima T, Kuro M (1993) Intra-operative monitoring of cerebral haemodynamics in a patient with Takayasu's arteritis. Anaesthesia 48: 496–498

Mason R (2001) Anaesthesia databook. A perioperative and peripartum manual, 3rd edn. Greenwich Medical Media, London, pp 477–479

McKay RSF, Dillard SR (1992) Management of epidural anesthesia in a patient with Takayasu's disease. Anesth Analg 74: 297–299

Stoelting RK, Dierdorf SF (2002) Anesthesia and co-existing diesease, 4th edn. Churchill Livingstone, New York, pp 161–163

# Thalassämie

## Synonyme
Mittelmeeranämie.

## Oberbegriffe
Hämoglobinsynthesestörung.

## Organe/Organsysteme
Hämatopoetisches System, Blut.

## Inzidenz
Verbreitung v. a. im Mittelmeerraum und in Südostasien, durch Migration jedoch zunehmende Bedeutung im zentraleuropäischen Raum.

## Ätiologie
Die Thalassämie ist eine autosomal dominant vererbliche quantitative Störung der Hämoglobinsynthese, der Gendefekt ist auf den Chromosomen 16 oder 11 (α-Thalassämie bzw. β-Thalassämie) lokalisiert. Die ältere Nomenklatur nimmt Bezug auf den klinischen Schweregrad der Erkrankung. Mit Thalassaemia major wird die homozygote, mit Thalassaemia minor die heterozygote Form der Erkrankung bezeichnet. Die aktuelle Nomenklatur richtet sich nach den veränderten Globinketten. Die α-

Thalassämie ist durch eine reduzierte Syntheserate für α-Ketten charakterisiert (αo bezeichnet das gänzliche Fehlen der α-Ketten, α+ eine reduzierte α-Kettensynthese), bei der β-Thalassämie ist die Syntheserate für β-Ketten betroffen (Nomenklatur: βo, β+ wie oben). Die Folge der Erkrankung ist eine ineffektive Erythropoese und verkürzte Erythrozytenüberlebenszeit.

### Verwandte Formen, Differenzialdiagnosen
Sichelzellanämie.

## Symptome

Es besteht eine große Symptomvariabilität, je nach Genotyp der Erkrankung. Eine milde, mikrozytäre und zumeist asymptomatische Anämie kann die einzige Krankheitsmanifestation sein. Ikterus, Hepatosplenomegalie und Cholelithiasis können klinische Manifestationen der Thalassämie sein. Durch Infektionen, Einnahme oxidierender Medikamente sowie während der Schwangerschaft kann sich die bestehende Anämie verstärken. Skelettanomalien finden sich bei etwa einem Drittel der Patienten. Die schwere Form der α-Thalassämie führt zum Hydrops fetalis mit intrauterinem Fruchttod oder Tod nach der Geburt.

Die β-Thalassämie ist klinisch meist bedeutsamer als die α-Thalassämie. Durch die ineffiziente Erythropoese kommt es zu einer ausgeprägten Anämie.

Patienten mit homozygotem Erkrankungstyp zeigen bereits im Kleinkindalter die klinische Symptomtrias der Cooley-Anämie mit Knochendeformitäten, Splenomegalie und Anämie. Am Schädel manifestiert sich die gesteigerte Erythropoese mit Hyperplasie des Knochenmarks und Expansion der Markräume in den Diploe, der radiologische Befund des parallelen zentrifugalen Musters wird mit dem Begriff Bürstenschädel bezeichnet. Darüber hinaus sind die Wangenknochen meist prominent ausgebildet und es kommt zu einer Malokklusion des Kiefers. Bei der hämatologischen Untersuchung findet sich eine mikrozytäre, hypochrome Anämie, typisch ist das Auftreten von unterschiedlich geformten Erythrozyten (Anisozytose) und Schießscheibenzellen.

Ohne Therapie kommt es bei der β-Thalassämie zum Tod innerhalb der ersten 5 Lebensjahre.

Wird das Adoleszentenalter erreicht, beginnt die Pubertät verzögert. Durch die erhöhte Eisenablagerung kommt es zu Insulinresistenz und gesteigerter Insulinausschüttung.

### Vergesellschaftet mit
Pathologische Frakturen der Extremitätenknochen. Kompressionsfrakturen der Wirbelkörper. Kompression des Rückenmarks mit neurologischen Ausfällen. Folgekrankheiten der chronischen Transfusionstherapie: Herzinsuffizienz, Leberzirrhose.

### Therapie
Therapie der chronischen Anämie ist die regelmäßige Transfusion. Ziel ist ein Hämaglobingehalt von 9–10 g/dl. In der Regel ist die Splenektomie erforderlich, damit eine weitere Erythrozytensequestration in der vergrößerten Milz verhindert wird. Alle Formen der Thalassämie gehen mit einer Eisenüberladung einher. Durch die Therapie mit Chelatbildnern, z. B. Desferoxamin, kann die Entwicklung einer Hämosiderose abgeschwächt werden. Die Gabe von Askorbinsäure steigert die Eisenexkretion zusätzlich.

Die Knochenmarktransplantation ist insbesondere bei jüngeren Kindern ohne bestehende Hämosiderose die Therapie der Wahl, jedoch besteht das Risiko einer Abstoßungsreaktion. Ein neuerer Therapieansatz besteht in der Transplantation genetisch veränderter Stammzellen.

## Anästhesierelevanz

Ein typischer Anästhesieanlass ist insbesondere bei Kindern die Splenektomie. Ausgeprägte Verformungen des Gesichtschädels können zu Intubationsschwierigkeiten führen.

### Spezielle präoperative Abklärung
Die sorgfältige Evaluation des oberen Atemwegs ist erforderlich, um eventuelle Intubationsschwierigkeiten zu erfassen. Die Anamnese sollte das Ausmaß der Organbeteiligung klären, insbesondere den kardialen Status des Patienten. Auch die Lungenfunktion kann durch die Hämosiderose betroffen sein, sodass eine präoperative Lungenfunktionstestung sinnvoll ist. Die Leberfunktion muss durch sorgfältige Anamnese, klinische Untersuchung und

Bestimmung der leberspezifischen Laborparameter erfasst werden.

## Wichtiges Monitoring

Hämoglobin, Blutzucker, Transaminasen, Bilirubin, Quick, PTT, AT III.

## Vorgehen

Bei elektiven Operationen müssen eine präoperativ bestehende Anämie und eventuell entgleiste Stoffwechsellage ausgeglichen werden. Häufig haben sich bei den Patienten infolge wiederholter Transfusionen irreguläre Erythrozytenantikörper ausgebildet, sodass die Beschaffung von geeigneten Blutkonserven sehr zeitintensiv sein kann. Bei Patienten mit kraniofazialen Missbildungen müssen alle Vorbereitungen zur Bewältigung eines schwierigen Atemweges getroffen sein. Vorgehen der Wahl sollte die fiberoptische Intubation des informierten, analgosedierten Patienten unter Spontanatmung sein.

Grundsätzlich ist sowohl eine Regionalanästhesie als auch eine Allgemeinanästhesie möglich. Bei der Allgemeinanästhesie ist zu bedenken, dass Anästhetika mit hepatischer Elimination bei dem Vorliegen einer Hämosiderose eine verlängerte Wirkdauer haben können. Bei regionalanästhesiologischen Verfahren ist beim Vorliegen einer durch Hypersplenismus bedingten Thrombozytopenie mit vermehrten Blutungskomplikationen zu rechnen, rückenmarksnahe Verfahren können v. a. dann kontraindiziert sein. Bei allen Eingriffen mit erwartetem hohem Blutverlust sollte die maschinelle Autotransfusion eingesetzt werden, um die Gabe von Fremdblut zu vermeiden.

## Literatur

Born M, Frietsch T, Waschke KF (1999) Anästhesiologisches Management bei Thalassämien. Anästhesiol Intensivmed 40: 488–496

Gaziev J, Lucarelli G (2003) Stem cell transplantation for hemoglobinopathies. Curr Opin Pediatr 15: 24–31

Olivieri NF, Britenham GM (1997) Iron-chelating therapy and the treatment of thalassemia. Blood 89: 739–761

Park KW (2004) Sickle cell disease and other hemoglobinopathies. Int Anesthesiol Clin 42: 77–93

Weatherall DJ (1997) The thalassaemias. Br Med J 314: 1675–1678

# TRALI-Syndrom

## Synonyme

Engl. »transfusion-related acute lung injury«.

## Oberbegriffe

Transfusionskomplikation, Lungenödem, Immunreaktion.

## Organe/Organsysteme

Lunge.

## Inzidenz

Mit 0,02% bezogen auf transfundierte Blutkonserven sehr selten; Mortalität ca. 5%. Zweithäufigste transfusionsbedingte Todesursache nach Hämolyse durch AB0-Inkompatibilität. Tritt akut auf, hat bessere Prognose als das ARDS.

## Ätiologie

Transfusionsbedingt, immunologisch durch Granulozyten- bzw. HLA-Antikörper des Spenders ausgelöst, die mit dem Blutprodukt übertragen werden und gegen Leukozyten des Empfängers reagieren, selten auch durch IgA induziert. Spender haben sich meist durch Vortransfusion oder in Schwangerschaft immunisiert.

Da Erythrozytenkonzentrate heute fast keine Granulozyten und kaum Plasma mehr enthalten, tritt das TRALI-Sy nahezu nur nach Gabe von Plasma oder Thrombozytenkonzentraten auf.

Aktivierte Granulozyten wandern in den interstitiellen Raum der Lunge, wo die Ausschüttung von Zytokinen, Proteasen und Sauerstoffradikalen für eine komplementabhängige Permeabilitätserhöhung des Endothels und damit die Entstehung eines Lungenödems sorgt.

## Verwandte Formen, Differenzialdiagnosen

ARDS, anaphylaktische Transfusionsreaktion, Inkompatibilität, Myokardinfarkt, Lungenembolie, bakterielle Kontamination der Blutprodukte

## Symptome

Bei wachen Patienten Beginn mit Schüttelfrost, Vigilanzminderung, Dyspnoe. Entwicklung zu einer partiellen bis globalen respiratorischen Insuffizienz: Hypoxie, Kreislaufreaktionen: Hypotonie,

## Therapie

Symptomatisch. Abbruch der Transfusion, ggf. Intubation und Beatmung zur Aufrechterhaltung der Oxigenierung, Katecholaminunterstützung kann notwendig sein. Die Gabe von hoch dosierten Kortikoiden und Diuretika wird kontrovers diskutiert.

## Anästhesierelevanz

Das Syndrom wird nur in seltensten Fällen eine präoperative Relevanz, z. B. bei notwendigem operativem Eingriff als Revisionoperation oder bei Operation nach Polytrauma haben. Das Syndrom tritt in erster Linie intraoperativ nach notwendiger Gabe von Blutprodukten auf.

## Wichtiges Monitoring

Erweiterung des hämodynamischen Monitorings auf invasive Blutdruckmessung und ggf. pulmonalarteriellen Katheter bzw. engmaschiges Monitoring des Volumenhaushalts und des extravaskulären Lungenwassers.

## Vorgehen

Bei Verdacht auf TRALI-Sy muss das entsprechende transfusionsmedizinische Labor bzw. Institut informiert werden. Die Anästhesie entspricht dem Vorgehen bei einem ARDS. Die Beatmung sollte lungenprotektiven Prinzipien folgen: PEEP erhöhen, Spitzendruck reduzieren, ggf. Atemfrequenz erhöhen, inspiratorische Sauerstoffkonzentration <60%. Die Narkose sollte primär intravenös geführt werden. Bei der Volumengabe sollten eine Isovolämie und eine Reduktion des extravaskulären Lungenwassers angestrebt werden.

Oxygenierungsstörungen sind in der Regel auf ein Perfusions-Ventilations-Missverhältnis und nicht auf Diffusionsstörungen zurückzuführen. Hämodynamische Probleme bei erhöhtem PEEP sind meist durch eine Hypovolämie ausgelöst. Die pulmonalarteriellen Drücke können erhöht sein und zu einer Rechtsherzinsuffizienz führen, die z. B. mit Dobutamin therapiert werden kann. Antibiotikatherapie ist nur bei nachgewiesenen Erregern oder offensichtlichen Entzündungszeichen (pneumonischen Infiltraten) sinnvoll.

> **Cave**
> **Granulozytenspezifische Antikörper können nur aufwendig nachgewiesen werden, nachgewiesene HLA-Antikörper reichen nicht zur Diagnosestellung »TRALI« aus. Für sichere Diagnosestellung ist eine Kreuzprobe aus Empfängerleukozyten und Spenderserum notwendig, was derzeit Speziallaboratorien vorbehalten ist.**

### Literatur

Goodnough LT, Brecher ME, Kanter MH, AuBuchon JP (1999) Transfusion medicine. First of two parts – blood transfusion. N Engl J Med 349: 438–447

Kopko PM, Holland PV (1999) Transfusion related acute lung injury. Br J Haematol 105: 322–329

Sazama K (1990) Reports of 335 transfusion-associated deaths: 1976 through 1985. Transfusion 30: 583–590

Voss J, Westphal K, Böhme J et al. (2001) Das TRALI-Syndrom. Eine lebensbedrohliche Transfusionsreaktion. Anaesthesist 50: 930–932

Wallis JP (2003) Transfusion-related acute lung injury (TRALI) – under-diagnosed and under-reported. Br J Anaesth 90: 573–576

Webert KE, Blajchman MA (2003) Transfusion-related acute lung injury. Transfus Med Rev 17: 252–262

# Transurethrales Resektionssyndrom

## Synonyme

TUR-Sy, Einschwemm-Sy, Verdünnungshyponatriämie, Wasserintoxikation, Wasserüberschuss, hypotone (hypoosmolare) Hyperhydratation, engl. »TURP syndrome«.

## Oberbegriffe

Elektrolytmangelzustände, Elektrolytentgleisung, iatrogene Ss, Zwischenfälle, Komplikationen.

## Organe/Organsysteme

Herz-Kreislauf-System, Wasser-Elektrolyt-Haushalt, Nieren, ZNS.

## Inzidenz

1:10–20 aller transurethralen Resektionen. 10% aller über 40-jährigen Männer erkranken an einem Prostataadenom.

## Ätiologie

Iatrogen erworben. Bei Resektionsbehandlungen der Prostata oder Harnblase kommt es aufgrund einer Eröffnung von Venen des Plexus prostaticus zur Einschwemmung von Spülflüssigkeit in den Kreislauf. Bei größeren resorbierten Mengen führen diese kohlenhydrathaltigen Lösungen zu einer von den Nieren nicht mehr ausreichend kompensierbaren Verdünnungshyponatriämie und Volumenüberlastung des Kreislaufs.

## Verwandte Formen, Differenzialdiagnosen

Fehlinfusionen, Diuretikatherapie, Niereninsuffizienz, nephrotisches-Sy, Salzverlust-Sy, adrenogenitales-Sy, heftiges Erbrechen, Addison-Krise, Thorn-Sy, Waterhouse-Friderichsen-Sy, Herzinsuffizienz, Leberzirrhose, Hypothyreose, zentral-anticholinerges Sy (ZAS), Diabetes insipidus, hypothalamische Störungen mit inadäquater ADH-Sekretion, Epilepsie.

## Symptome

Hypervolämie, Anstieg des zentralvenösen Drucks (ZVD), Blutdruckanstieg, Bradykardie, Hyponatriämie (Serumnatrium unter 130 mmol/l), Hämatokritabfall, Unruhe, Gähnen, Halluzinationen, Krämpfe, Koma.

*Im EKG:* Extrasystolie, U-Wellen, QRS-Verbreiterung, T-Inversion.

### Beachte

Die klinischen Befunde korrelieren mit der Menge der pro Zeiteinheit eingeschwemmten Spülflüssigkeit. Die Einschwemmrate ist abhängig von der Dauer des Eingriffs, dem hydrostatischen Druck der Spülflüssigkeit und der Größe der Resektionsfläche. Eine zusätzliche Wirkung von Bestandteilen der Spülflüssigkeit (Glycin) wird ebenfalls angenommen (Sehstörungen). Aufgrund der nicht mehr üblichen Verwendung von hypotonen Spüllösungen sind früher häufige Symptome wie Zellhydrops und Hämolyse seltener zu erwarten.

Prostataadenom- und -karzinompatienten sind überwiegend älter und multimorbid; häufige interferierende Nebenerkrankungen sind: Herzinsuffizienz, koronare Herzkrankheit, Lungenfunktionsstörungen.

## Anästhesierelevanz

Eine besonders hohe Gefährdung liegt bei eingeschränkter Herz- und Nierenfunktion vor, wenn der Druck der Spülflüssigkeit über 60 cm $H_2O$ ist, das Adenom über 45 g wiegt und die Resektion mehr als 60 min dauert.

### Spezielle präoperative Abklärung

Serumelektrolyte, Serumosmolalität, Nierenfunktion, Hämoglobin/Hämatokrit. Bei Vorhandensein obiger Risikofaktoren ist eine eingehende Abklärung der Herz-Kreislauf-Funktion angebracht. Thoraxröntgenaufnahme (Frage nach Lungenstauung).

### Wichtiges Monitoring

Kontinuierliche ZVD-Messung, EKG, Serumelektrolyt- und Osmolalitätskontrollen, Hämoglobin/Hämatokrit, Temperatur, Vigilanz und zentrale neurologische Zeichen (z. B. während Regionalanästhesien).

Eine (teils umstrittene) Erfassung der Einschwemmrate geschieht durch die Beimischung von 2% Äthanol zur Spülflüssigkeit, dessen Nachweis in der Atemluft des Patienten z. B. mit einem Polizeialkometer möglich ist. Ein positiver Alkoholnachweis bedingt die Beendigung der Resektionsbehandlung.

### Vorgehen

Rückenmarknahe Regionalanästhesien sind wegen der Verwendbarkeit neurologischer Frühsymptome (Gähnen, Unruhe) vorzuziehen. Gut geeignet ist die Spinalanästhesie mit hyperbarem Bupivacain 0,5% oder Ropivacain. In jedem Fall sind die oben angegebenen Überwachungsmaßnahmen engmaschig durchzuführen.

Eine adäquate Oxygenation ist auch bei Spontanatmung sicherzustellen. Der Hämatokritabfall aufgrund einer Verdünnung kann durch operative Blutverluste verstärkt sein. Prophylaktisch und therapeutisch sollten Diuretika (Furosemid 10–20 mg i.v.) rechtzeitig eingesetzt werden. Eine Natriumsubstitution wird erst ab einem Serumwert von 120 mmol/l empfohlen. Bei schneller Infusion von NaCl-Lösung besteht die Gefahr einer »zentralen pontinen Demyelinisierung«. In schweren Fällen sind kardiale Dekompensation, Schock und Gerinnungsstörungen (disseminierte intravasale Gerinnung) möglich, die ihrerseits spezifische Therapien erfordern.

Bei Krampfanfällen ist eine medikamentöse Krampfbehandlung indiziert (Barbiturate, Benzodiazepine, $O_2$-Gabe und ggf. Beatmung).

🛑 **Cave**

**Kohlenhydrathaltige oder hypotone Infusionen, forcierte hochdosierte Natriumsubstitution.**

## Beachte

Gefahr der Blasenperforation durch den Operateur, v. a. bei unvollständiger Blockade im Bereich des N. obturatorius oder insuffizienter Muskelrelaxation.

## Literatur

Bach A, Jürs G, Krier C, Fleischer F (1988) TUR-Syndrom als postoperative Spätkomplikation. Anästh Intensivther Notfallmed 23: 214–216

The TURP syndrome: importance of expiratory ethanol measurement and high serum levels of glycine. Arch Esp Urol 54: 480–487

Hahn RG (1989) Early detection of the TUR syndrome by marking the irrigating fluid with 1% ethanol. Acta Anaesthesiol Scand 33: 146–151

Hahn RG, Jones AW, Billing B, Stalberg HP (1991) Expired-breath ethanol measurement in chronic obstructive pulmonary disease: implications for transurethral surgery. Acta Anaesthesiol Scand 35: 393–397

Hahn RG (1992) Acid-base status following glycine absorption in transurethral surgery. Eur J Anaesthesiol 9: 1–5

Jaydev Sarma V, Hulten JO (1991) The TURP syndrome. Can J Anaesth 38: 944–945

Litz, RJ, Albrecht DM (2001) Anästhesie für TUR-Blase. Anaesthesist 50: 954–956

Mei-Lei-Wang J, Creel DJ, Wong KC (1989) Transurethral resection of the prostate, serum glycine levels, and ocular evoked potentials. Anesthesiology 70: 36–41

Radakovits I, Welte M (1991) Das TUR-Syndrom. Anästhesiol Intensivmed 32: 198–203

Rancke F, Schmeller N, Albrecht M (1992) Zusatz von Äthylalkohol zur Spülflüssigkeit. Überwachung der Einschwemmung bei trasurethralen Prostataresektionen. Anaesthesist 41: 324–330

# Treacher-Collins-Syndrom

## Synonyme

Franceschetti-Sy, Franceschetti-Zwahlen-Sy, Franceschetti-Klein-Sy, Berry-Sy, Thomson-Komplex.

## Oberbegriffe

Kraniomandibulofaziale Missbildungen, Dysostosis mandibulofacialis, Dysmorphie-Ss, okulodentale Ss, Kieferbogen-Ss.

## Organe/Organsysteme

Unterkiefer, Gesichtsschädel, Sinnesorgane, Ohren, Augen.

## Inzidenz

1:8000 bis 1:10.000.

## Ätiologie

Kongenital, teils hereditär mit autosomal-dominantem Erbgang mit hoher Penetranz, teils als Neumutation (60%), aber es gibt auch Hinweise auf autosomal-rezessive Form. Betroffenes Chromosom: 5q32-33.1 (TCOF-1-Gen). Es handelt sich um eine embryonale Fehlbildung im Bereich des 1. Kiemenbogens und der 1. Kiemenfurche mit variabler phänotypischer Ausprägung. Risikofaktor: höheres Lebensalter der Eltern.

## Symptome

*Typischer Gesichtsausdruck:* »Vogelgesicht«, »Fischmaulphysiognomie«, Mandibulahypoplasie, Mikrogenie, antimongoloide Lidachse, Unterlidkolobom (69%), Makrostomie, hoher und enger Gaumen, Hypoplasie der Maxilla, Mikrognathie (80%) und des Jochbeins (teils Agenesie), Ohrmissbildungen (Hypoplasie oder Aplasie der Ohrmuscheln, 77%, Aurikularanhänge, Gehörgangsatresie, Taubheit 40%), Zahnstellungsanomalien.

## Vergesellschaftet mit

Geistige Entwicklungsstörung bis zur Oligophrenie (häufig, jedoch nicht obligat), Choanalatresie, Spaltbildungen (35%), Mikrophthalmie, HWS-Missbildungen, Kryptorchismus, Herzvitien und v. a. verengte und vielfältig dysmorphe Atemwege, Blindheit.

## Anästhesierelevanz

Die wesentliche anästhesiologisch relevante Besonderheit ist die Anatomie des Gesichts und der Halsorgane und der damit verbundene erschwerte Zugang zu den Atemwegen. Patienten mit diesem

Syndrom und dem sehr ähnlichen Pierre-Robin-Sy gehören zu den am schwierigsten zu intubierenden Fällen. Gleichfalls ist das Zustandebringen einer guten Masken(be)atmung sehr schwierig. Die Malformationen führen häufig zu respiratorischen Infekten.

*Wichtig für die Intubation:* normale Zunge bei kleinem Mund-Rachen-Raum.

## Spezielle präoperative Abklärung

Röntgenaufnahmen des Gesichts und der Halsorgane a.-p. und seitlich, Ausschluss zusätzlicher kardialer Risikofaktoren (Echokardiographie).

## Wichtiges Monitoring

Pulsoxymetrie, Kapnographie.

## Vorgehen

Geeignetes Instrumentarium für die Sicherung der Atemwege bereitstellen. Intubation nur durch sehr Erfahrene. Geistig retardierte Patienten sind in der Regel nicht kooperativ genug für eine wache fiberoptische Intubation, diese Methode kann jedoch mit einer adäquat titrierten Analgosedierung angewendet werden. Wenn eine Maskenatmung möglich ist, kann »per inhalationem« begonnen werden, um in ausreichend tiefer Narkose mit erhaltener Spontanatmung geeignete Intubationstechniken anzuwenden. Über die erfolgreiche Anwendung der Larynxmaske wurde ebenfalls berichtet.

Eine Einleitung mit Ketamin ist möglich, bei Hypersalivation und larynxnahen Manipulationen können jedoch Schwierigkeiten (Laryngospasmus, Schwellung) entstehen. Ein schnelles Ausweichen auf retrograde Intubation, translaryngotracheale $O_2$-Insuflation bzw. Jetventilation ist einer Notkoniotomie/Nottracheotomie vorzuziehen. Während der Einleitung muss die Atemluft mit Sauerstoff angereichert werden (Pulsoxymetrie). Zur Bestätigung einer korrekten trachealen Intubation Kapnometrie einsetzen.

Postoperativ besteht eine erhöhte Gefahr von respiratorischen Störungen v. a. durch Atemwegsobstruktion. Dies beruht auf einer Rückfalltendenz der Zunge (Retroglossie, Glossoptose) oder wegen Choanalatresie.

 **Cave**
**Muskelrelaxation ohne Sicherung der Atemwege.**

## Literatur

Abel M (1989) Anästhesiologische Besonderheiten bei Kindern mit Syndromen und seltenen Erkrankungen. Springer, Berlin Heidelberg New York Tokio, S 212–214

Bahk JH, Han SM, Kim SD (1999) Management of difficult airways with a laryngeal mask airway under propofol anaesthesia. Paediatr Anaesth 9: 163–166

Ebata T, Nishiki S, Masuda A, Amaha K (1991) Anaesthesia for Treacher Collins syndrome using laryngeal mask airway. Can J Anaesth 38: 1043–1045

Kovac AL (1992) Use of the Augustine stylet anticipating difficult tracheal intubation in Treacher-Collins syndrome. J Clin Anesth 4: 409–412

Mayhew JF (1987) Anaesthesia for Treacher Collins syndrome. Can J Anaesth 34: 328–329

Rasch DK, Browder F, Barr M, Greer D (1986) Anaesthesia for Treacher Collins and Pierre Robin syndromes: a report of three cases. Can J Anaesth 33: 364–370

Shah FA, Ramakrishna S, Ingle V et al. (2000) Treacher Collins syndrome with acute airway obstruction. Int J Pediatr Otorhinolaryngol 11: 41–43

Schwarz U, Weiss M (2001) Endotracheale Intubation bei Patienten mit Pierre-Robin-Sequenz. Erfolgreicher Einsatz eines Video-Intubationslaryngoskops. Anaesthesist 50: 118–121

Sculerati N, Gottlieb MD, Zimbler MS et al. (1998) Airway managment in children with major craniofacial anomalies. Laryngoscope 108: 1806–1812

# VATER-Assoziation

## Synonyme

VACTERL-Assoziation. Akronymische Bezeichnung nach den Komponenten des Fehlbildungskomplexes (s. unten).

## Oberbegriffe

Embryopathie, Dysmorphie-Ss.

## Organe/Organsysteme

Magen-Darm-Trakt, Atemwege, Skelettsystem (Wirbelsäule), Herz-Kreislauf-System, Nieren.

## Inzidenz

1:3300 Lebendgeburten.

## Ätiologie

Unklar. Es wird vermutet, dass ein systemischer mesenchymaler Differenzierungsdefekt zugrunde liegt (sog. exogene Embryopathie). In der Regel sind keine chromosomalen Auffälligkeiten feststellbar.

## Verwandte Formen, Differenzialdiagnosen

Holt-Oram-Sy, Weyers-Sy, Gerald-Sy, Gruber-Sy, Potter-Sy (Typ I), Harris-Osborne-Sy, Lavy-Palmer-Merritt-Sy, Turpin-Sy, Klippel-Feil-Sy.

## Symptome

In der Anordnung nach dem Akronym liegen folgende Symptome vor:

V:   Wirbelsäulenanomalien (vertebrale Fehlbildungen),

A:   Analatresie, Aurikularanhängsel,

(C):  kardiovaskuläre Fehlbildungen,

T:   tracheoösophageale Fistel,

E:   Ösophagusatresie,

R:   renale und/oder radiale Anomalien

(L):  Gliedmaßenmissbildungen (»limb«).

Vielfältige Kombinationen der oben genannten Fehlbildungen wurden beobachtet. Durch die Ösophagusatresie kommt es postpartal zu typischen klinischen Auffälligkeiten: Speicheln, Dyspnoe, Aspirationen. Eine Magensonde lässt sich nicht platzieren. Die Röntgenkontrastdarstellung des Ösophagusblindsacks führt zur Diagnose.

## Vergesellschaftet mit

Normale Intelligenzentwicklung.

## Therapien

Zwingend indizierte postpartale Korrekturoperationen: Bei der häufigsten Form Typ III b nach Vogt durch Verschluss der tracheoösophagealen Fistel und End-zu-End-Anastomosierung der Ösophagusstümpfe.

In der 4. postoperativen Woche Ösophagusdarstellung, Tracheobronchoskopie/Ösophagoskopie und ggf. Bougierungsbehandlung. Die Nachbehandlungsdauer hängt von der Entwicklung der Ösophagusnarbe und -weite ab (Bougierungsbehandlung bei Patienten mit Herzvitium nur unter perioperativer Endokarditisprophylaxe). Zahlreiche kinderchirurgische Eingriffe sind bei intestinalen und urologischen Fehlbildungen notwendig. Insbesondere bei Darmoperationen in der Neonatal- oder frühen Säuglingsperiode muss unmittelbar postoperativ an die Platzierung eines zentralvenösen Venenkatheters zur frühzeitigen hochkalorischen Ernährung gedacht werden.

## Anästhesierelevanz

### Spezielle präoperative Abklärung

Detaillierte Abklärung der Organmanifestation im Rahmen des Missbildungskomplexes.

### Wichtiges Monitoring

Pulsoxymetrie, Kapnographie, zentraler Venendruck, wiederholte Blutzuckerkontrollen, Temperaturverlauf (bei renaler Fehlfunktion Harnstoff, Elektrolyt- und Säure-Basen-Status).

### Vorgehen

Sorgfältige präoperative Vorbereitung bei dystrophischer Ausgangssituation. Korrektur vorbestehender Defizite durch bedarfsadaptierte Infusionstherapie. Bei den meist neugeborenen Patienten oder Kleinkindern können die in dieser Altersklasse bewährten Anästhesiemethoden praktisch ohne Einschränkung angewendet werden. Diese sind allerdings auf spezielle Organmanifestationen im Rahmen des Missbildungskomplexes abzustimmen. Beispielsweise empfiehlt sich die Unterlassung rückenmarknaher Regionalanästhesiemethoden bei Wirbelsäulenanomalien oder die Anwendung von potenziell nephrotoxischen Pharmaka und solchen mit vorwiegend renaler Elimination beim Vorliegen einer Niereninsiffizienz.

Bei Herzvitien sollte vor invasiven Eingriffen eine Endokarditisprophylaxe durchgeführt werden.

🛈 Cave
**Perforationsgefahr beim Legen von Magensonden oder Endoskopien des Ösophagus.**

## Literatur

Barry JE, Auldist AW (1974) The Vater association; one end of a spectrum of anomalies. Am J Dis Child 128: 769–771

Baum C, O'Flaherty JE (1999) Anesthesia for genetic, metabolic, and dysmorphic syndromes of childhood. Lippincott Williams & Wilkins, Philadelphia, p 313

Bowen A (1983) The ventilatory dilemma of co-existing diaphragmatic hernia, esophageal atresia, and tracheoesophageal fistula. Crit Care Med 11: 390–391

Dickens DRV, Myers NA (1987) Oesophageal atresia and vertebral anomalies. Pediatr Surg Int 2: 278–281

Gharib M, Engelskirchen R (1987) Ösophagusatresie – heutiger Stand der chirurgischen Behandlung. Kinderarzt 18: 1154–1160

Khoury MJ, Cordero JF, Greenberg F, James LM, Erickson JD (1983) A population study of the VACTERL association: evidence for its etiologic heterogeneity. Pediatrics 71: 815–820

Lindahl H, Rintala R, Louhimo I (1987) Results of gastric tube esophagoplasty in esophageal atresia. Pediatr Surg Int 2: 282–286

Quan L, Smith DW (1973) The VATER association. Vertebral defects, anal atresia, T-E fistula with esophageal atresia, radial and renal dysplasia: a spectrum of associated defects. J Pediatr 82: 104–107

Santer R, Schröder H (1987) Rektum- und Blasenduplikatur mit Fehlbildungen der VACTERL-Assoziation. Klin Pädiatr 199: 119–121

V

# Wiedemann-Beckwith-Combs-Syndrom

### Synonyme

Exomphalos-Makroglossie-Gigantismus-Sy, EMG-Sy, Beckwith-Wiedemann-Sy.

### Oberbegriffe

Gigantismus, Makrosomie, Viszeromegalie, Splanchnomegalie, Missbildungen.

### Organe/Organsysteme

Zunge, Gesichtsschädel, Bauchdecke, Gastrointestinaltrakt, Genitale, Inselzellen.

### Inzidenz

1:6000 Geburten. Es sind v. a. Neugeborene und Säuglinge betroffen. Häufig kommt es zu einer Besserung der Problematik mit zunehmendem Alter.

### Ätiologie

Kongenital und hereditär mit unklarem Erbgang. Es wird eine primär dienzephale Störung als Ursache angenommen.

### Verwandte Formen, Differenzialdiagnosen

Transitorischer Diabetes mellitus des Neugeborenen (Fetopathia diabetica), Gigantismus-Sy, isoliert auftretende Makroglossie, Exomphalos, Akromegalie, Leprechaunismus-Sy, Seip-Lawrence-Sy, ventrales Defekt-Sy, Myxödem, (kongenitales Hypothyreose-Sy), Pfaundler-Hurler-Sy.

*Nicht zu verwechseln mit:* Wiedemann-Lenz-(Dysmelie-)Sy = intrauterine Thalidomidembryopathie.

## Symptome

Makrosomie (auch als Hemihypertrophie), Geburtsgewicht meist >4 kg, Gigantismus, Viszeromegalie, Splanchnomegalie (Hepatosplenomegalie), Makrostomie, Makroglossie, Hernien (v. a. Nabelhernien = Exomphalos), Kardiomegalie, syndromtypische Y-Einkerbung an den relativ großen Ohrläppchen.

*Gelegentliche Symptome:* Hyperplasie der Mandibula (Progenie), Hypoplasie der Maxilla (Mikrognathie), Mikrozephalie, Naevus flammeus, Nebennierenmarkdysplasie.

Häufig kommt es zu einer Besserung der Problematik mit zunehmendem Alter.

### Vergesellschaftet mit

Flügelfell (Pterygium), Immundefekte, Polyzythämie, Neoplasien (Wilms-Tumoren, Nebennierenrindentumoren, Hepatoblastome).

Ein anästhesiologisch sehr bedeutsames Problem ist die Glykolabilität, v. a. als Hypoglykämie aufgrund einer Inselzellhyperplasie und Hyperinsulinismus. Diese können im Säuglingsalter zu zerebralen Schäden mit geistiger Retardierung führen. Gastroschisis und Hydramnion während der intrauterinen Periode.

### Therapie

Glukosesubstitution unter häufigen Blutzuckerkontrollen, Zungenteilresektion, Herniotomie.

## Anästhesierelevanz

Mit Intubationsschwierigkeiten ist zu rechnen. Es bestehen eine höhere Infektanfälligkeit (Immundefizienz) und eine erhöhte Krampfbereitschaft. Bei Neugeborenen und Säuglingen kann die periphervenöse Punktion bzw. Kanülierung sehr schwierig sein.

### Spezielle präoperative Abklärung

Blutzuckertagesprofil.

### Wichtiges Monitoring

Kontinuierliche Temperaturmessung und häufige Blutzucker- und Elektrolytkontrollen, Pulsoxymetrie, Kapnographie.

### Vorgehen

Zur Beherrschung von Intubationsproblemen entsprechendes Instrumentarium bereithalten. Ausreichende Erfahrung ist wichtig. Es besteht eine gute Indikation für die elektive fiberoptische Intubation beim wachen Patienten. Darüber hinaus kommen auch videooptisch erweiterte Techniken in Frage, wie die Intubation mit dem Videolaryngoskop oder dem Videostilett. Perioperativ sind häufige Blutzucker- und Elektrolytkontrollen angebracht. Defizite sind entsprechend zu substituieren, allerdings sollte man wegen der reaktiv überschießenden Insulinsekretion die Glukosesubstitution kontinuierlich

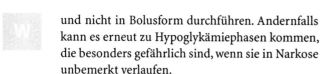

und nicht in Bolusform durchführen. Andernfalls kann es erneut zu Hypoglykämiephasen kommen, die besonders gefährlich sind, wenn sie in Narkose unbemerkt verlaufen.

Wegen des hohen intraabdominellen Drucks empfiehlt es sich, eine Magensonde zu legen.

### ⓘ Cave
**Hypoglykämie, Auskühlung, Ketamin, Enfluran (bei Krampfneigung).**

### Literatur

Abel M (1989) Anästhesiologische Besonderheiten bei Kindern mit Syndromen und seltenen Erkrankungen. Springer, Berlin Heidelberg New York Tokio, S 18–19

Burg G, Kunze J, Pongratz D et al. (Hrsg) (1990) Leiber – Die klinischen Syndrome, Bd 1, 7. Aufl. Urban & Schwarzenberg, München, S 785–786

Schwarz U, Weiss M (2001) Endotracheale Intubation bei Patienten mit Pierre-Robin-Sequenz. Erfolgreicher Einsatz eines Video-Intubationslaryngoskops. Anaesthesist 50: 118–121

Thomas ML, McEwan A (1988) The anaesthetic management of a case of Kawasaki's disease (mucocutaneous lymph node syndrome) and Beckwith-Wiedemann syndrome presenting with a bleeding tongue. Paediatr Anaesth 8: 500–502

Tobias JD, Lowe S, Holcomb GW (1992) Anesthetic considerations of an infant with Beckwith-Wiedemann syndrome. J Clin Anesth 4: 484–486

# Willebrand-Jürgens-Syndrom

### Synonyme

Hereditäre Pseudohämophilie. Im internationalen Sprachgebrauch wird der Begriff »von Willebrand's disease« für die angeborene und »von Willebrand syndrome« für die erworbene Form verwendet. Im Deutschen gibt es diese Unterscheidung nicht.

### Oberbegriffe

Gerinnungsstörungen.

### Organe/Organsysteme

Gerinnungssystem, Thrombozyten.

### Inzidenz

Häufigste angeborene Blutungsneigung mit einer Prävalenz zwischen 1:100–1:10.000 oder 0,8–1,3%. Klinisch relevante Ausprägung bei 1:8000, schweres Krankheitsbild 0,5–3,0:1.000.000. In Deutschland allein ist mit ca. 250 Patienten mit schwerem v.-Willebrand-Jürgens-Sy zu rechnen.

### Ätiologie

Hereditär mit autosomal-dominanter Vererbung. Der Gendefekt ist auf dem Chromosom 12 lokalisiert und betrifft beide Geschlechter gleichermaßen. Es gibt auch erworbene Formen (s. unten). Phänotypisch liegt ein Mangel an plasmatischem v.-Willebrand-Faktor (vWF) vor, der für eine ausreichende Faktor-VIII- und Thrombozytenfunktion wichtig ist. vWF ist an der primären und sekundären Hämostase beteiligt.

Es werden 3 Haupttypen unterschieden: Typ I umfasst quantitative Defekte des vWF, bei Typ III fehlt vWF völlig, Typ II ist heterogen, da qualitative Defekte vorliegen. Weitere Aufteilung in Subtypen A, B, M, N.

### Verwandte Formen, Differenzialdiagnosen

Hämophilie A und B, Afibrinogenämie, Dysfibrinogenämie, Einzelfaktormangel, Wiskott-Aldrich-Sy.

## Symptome

In der Regel nur milde Blutungsneigung, die meistens erst bei Operationen oder Verletzungen deutlich wird. Objektivierbare Kriterien sind verlängerte Blutungszeit, verminderte Faktor-VIII-Plasmakonzentration, beeinträchtigte Thrombozytenaggregation.

Während der Schwangerschaft steigen Konzentrationen von Faktor VIII und vWF an, deshalb geringer ausgeprägte Blutungsneigung.

Der labordiagnostische Nachweis ist nicht immer zweifelsfrei möglich; die aPTT ist kein relevanter Screeningtest. Nur die Blutungszeit kommt als Screeningtest in Frage, ist jedoch nicht spezifisch genug. Spezifische Tests: Konzentration des vWF, Ristocetin-Kofaktor-Aktivität, Kollagenbildung. Allerdings ist der Cut-off-Punkt für die Diagnostik nicht eindeutig bestimmt.

### Vergesellschaftet mit

Nasenbluten, Schleimhautbluten, oberflächliche Blutergüsse, gastrointestinale Blutungen, urogenitale Blutungen. Sehr selten Gelenk- und Muskelblutungen (insbesondere bei assoziierter Hämophilie A).

Erworbene Form: lymphoproliferatives Sy (48%), kardiovaskuläre Erkrankungen (21%), myeloproliferatives Sy (15%), Neoplasien (5%), immunologische Erkrankungen (2%), andere Grunderkrankungen (9%), bei Kindern kardiale Shuntvitien, Valproattherapie.

## Anästhesierelevanz

Hämostaseologische Probleme im Zusammenhang mit chirurgischen Eingriffen und invasiven Techniken aller Arten.

### Spezielle präoperative Abklärung

Bei schwerem Verlauf Klärung des Typs zur gezielten Prophylaxe, um Blutungskomplikationen zu minimieren. Bei unerklärlicher Blutungsneigung, z. B. nach Entbindung, an anamnestisch bisher unbekanntes Vorliegen dieser Erkrankung denken. *Wichtig:* präoperative, auch familiäre Blutungsanamnese.

### Wichtiges Monitoring

Monitoring von Hämodynamik und Volumenhaushalt bei prophylaktischer Gabe von Desmopressin, da es zu Flush, Kopfschmerzen und v. a. bei kleinen Kindern zu Wasserretention und Hyponatriämie kommen kann.

### Vorgehen

Eine Differenzierung des Sy ist bei Patienten ohne besonders auffällige Eigenanamnese nicht unbedingt erforderlich, sollte aber bei Eingriffen mit hohem Risiko erwogen werden.

Typ I und IIA: Bei begründetem Verdacht 30–60 min vor dem Eingriff Desmopressin als intravenöse Infusion über 20–30 min. Bei Typ IIB ist Desmopressin kontraindiziert, da es dadurch zu Thrombozytopenie kommen kann. Eine weitere Kontraindikation ist ein zerebrales Krampfleiden.

Patienten mit Typ IIB und Typ-III-Varianten benötigen eine Plasmatherapie mit aktivem vWF-haltigem Konzentrat. Diese Therapie kann im Abstand von 12–24 h 3- bis 4-mal wiederholt werden.

Gerinnungshemmende Medikamente (Thromboseprophylaxe, Heparinspülungen, Plasmaexpander) sollten vermieden werden.

Bei erworbener Form steht die Behandlung mit Desmopressin im Vordergrund.

### ! Cave

**Menschen mit Blutgruppe 0 haben bei den funktionellen Tests 20–30% niedrigere Normwerte.**

**Dauertherapie mit vWF-haltigen Konzentraten bei schwerem Typ III kann zu Antikörperbildung gegen vWF und Immunkomplexkrankheit führen.**

### Literatur

Battle J, Noya MS, Giangrande P, Lopez-Fernandez MF (2002) Advances in the therapy of von Willebrand disease. Haemophilia 8: 301–307

Kleinschmidt S, Fuchs-Buder T, Wilhelm W et al. (2002) Die perioperative Therapie des Von-Willebrand-Syndroms: Darstellung von Pathophysiologie, klinischer Problematik und Therapieoptionen anhand von 2 Fallberichten. Anaesthesist 51: 825–834

Sadler JE, Mannucci PM, Berntorp E et al. (2000) Impact, diagnosis and treatment of von Willebrand disease. Thromb Haemost 84: 160–174

Spannagl M, Schramm W (2001) Willebrand-Jürgens-Syndrom. Anaesthesist 50: 192–193

# Wilson-Syndrom

### Synonyme

Hepatolentikuläre Degeneration, hepatozerebrale (neurohepatische) Degeneration, Linsenkern-Sy, Pseudosklerose, Westphal-von-Strümpell-Sy.

### Oberbegriffe

Enzymopathie, Kupferstoffwechselstörung, tubuläre Ss, extrapyramidale Ss, Speicherkrankheiten (Thesaurismosen).

### Organe/Organsysteme

Leber, Milz, ZNS, Haut, Knochen, Skelett.

### Inzidenz

1:50.000–200.000; häufige Erstmanifestation im 2.–3. Lebensjahrzehnt.

### Ätiologie

Hereditär mit autosomal-rezessivem Erbgang. Aufgrund eines Enzymdefekts des Zäruloplasmins bleibt mit der Nahrung aufgenommenes Kupfer vermehrt ungebunden im Kreislauf und lagert sich in den Organen ab. Hauptschäden sind degenerative Veränderungen in den Basalganglien und Leberzirrhose durch chronische Kupferintoxikation der Hepatozyten.

**Verwandte Formen, Differenzialdiagnosen**

Hämochromatose, chronische Hepatitis, Leberzirrhosen anderer Genese, Parkinson-Sy, Pseudobulbärparalyse, Jakob-Creutzfeld-Sy, Minor-Sy, Ahornsirup-Krankheit, Alexander-Sy, Alpers-Sy, Gaucher-Sy, Mauriac-Sy, Hallervorden-Spatz-Sy, Heidenhain-Sy, Tyrosinose-Sy, Troisier-Hanot-Chauffard-Sy, Hunt-Sy III, Kuru-Sy, atypische Cholinesterase.

## Symptome

Extrapyramidal-motorische Symptome: Tremor, Rigidität, Gangstörung, Hypomimie, Sprachstörung, Palilalie. »Flügelschlagen« der seitlich ausgestreckten Arme, Nystagmus, Störung des Muskeltonus (Muskelhypotonie, Kontrakturen), Hepatomegalie, Leberzirrhose, Korneapigmentierung (Kayser-Fleischer-Ring), Nagelveränderungen (violette Lunula), teils schwerwiegende psychische Veränderungen (Euphorie, Depression, Reizbarkeit, Enthemmung, Demenz).

Die fortgeschrittene hepatische Form zeigt Zeichen einer Leberinsuffizienz: Ikterus (Hyperbilirubinämie), Aszites, Foetor hepaticus, Ösophagusvarizen (portale Hypertonie), gastrointestinale Blutungen, Hämolyse, bronzefarbene Hautpigmentierung.

*Labor:* Zäruloplasmin (Caeruloplasmin) ist im Plasma erniedrigt (unter 20 mg/ml), Serum-, Harn- und Organkupfergehalt sind erhöht.

## Vergesellschaftet mit

Splenomegalie, Katarakt, Osteoporose, Knochenzysten, Epilepsie.

## Therapie

Diät, Penicillamin (Nebenwirkungen: Fieber, nephrotisches Sy, Anorexie, Granulozytopenie, Thrombozytopenie, Panzytopenie, Lymphadenopathie, Myasthenie), Kortikoide, Triäthylentetramin, Vitamin-K-Substitution, Dialyse, Plasmapherese, Lebertransplantation.

## Anästhesierelevanz

Patienten mit fortgeschrittener Leberbeteiligung haben generell ein deutlich erhöhtes Anästhesierisiko (ASA-Klassen 3 und 4). Dies ist auf die Kombination von Faktoren wie Minderperfusion der Leber, positive intrathorakale Drücke bei Beatmung, sympathikoadrenerge Stimulation und ggf. metabolische bzw. toxische Belastung durch verzögert metabolisierte Anästhetika zurückzuführen.

Anästhesierfahrungen beim Wilson-Sy sind sehr spärlich, jedoch ist davon auszugehen, dass »leberschonende« Verfahren Mittel der Wahl sind.

Wenn der Operationszeitpunkt beeinflussbar ist, sollte vorher eine Optimierung der Leberfunktion angestrebt werden, und eine Kontrolle des Therapieerfolgs ist angezeigt. Diese besteht aus Restriktion der Kupferzufuhr (Diät), Verlaufskontrolle der Serumkupferspiegel und der Kupferausscheidung sowie Verbesserung der Gerinnungsfunktion.

### Spezielle präoperative Abklärung

Breit angelegte Diagnostik der Leberfunktion, d. h. Leberenzyme (AST, ALT, γ-GT), biliäre Exkretion (Bilirubin) und Eiweißsynthese (Serumalbumin, Globuline, ChE). Gerinnungsstatus, Thrombozytenzahl und -funktion, Blutbild, Elektrolytstatus, Abdomensonographie, Serumkupferspiegel.

### Wichtiges Monitoring

Beatmungsdrücke, ZVD, häufige Elektrolyt-, Blutzucker- und Blutgasanalysen, Säure-Basen-Status, Gerinnungswerte (v. a. hepatische Faktoren wie Quick-Wert), Thrombozytenzahl, Relaxometrie.

### Vorgehen

Es sollten möglichst Anästhetika mit geringer Hepatotoxizität und geringer Beeinflussung von Leberperfusion und -oxygenation wie Isofluran, Desfluran, $N_2O$, Etomidat, Propofol (auch im Sinne einer totalen intravenösen Anästhesie), Fentanyl, Alfentanil etc. verwendet werden. Eine verlängerte Wirkung von Succinylcholin (Cholinesterasemangel) ist möglich. Die Einleitung einer Intubationsnarkose sollte im Sinne einer »rapid sequence« wegen Verminderung des Kardiatonus erfolgen.

Bei Hyperaldosteronismus mit Hypernatriämie und Hypervolämie rechnen. Andererseits ist nach

Aszitesverlust auch ein sehr hoher Volumenbedarf möglich. Blutbestandteile, Eiweiß und Gerinnungsfaktoren müssen ggf. substituiert werden. Hohe Beatmungsdrücke beeinträchtigen die Leberperfusion. Eine gute Oxygenation ist extrem wichtig für die Erhaltung der restlichen Leberfunktion.

*Beachte:* Hypoxie plus Perfusionsstörung können sich auf die vorgeschädigte Leber deletär auswirken.

Regionalanästhesieverfahren sind günstig, vorausgesetzt eine ausreichende Koagulationsfähigkeit (Quick-Wert 0,5; Thrombozyten 100.000/µl; keine Aggregationshemmer in der Anamnese) und ein stabiler Kreislauf sind gewährleistet.

**Cave**

Hoch dosierte Inhalationsanästhetika (v. a. Halothan, auch Enfluran), rückenmarknahe Regionalanästhesieverfahren bei Koagulopathie, Magensonden bei Ösophagusvarizen, hohe Atemwegsdrücke, Hypoxie.

### Literatur

Baum C, O'Flaherty JE (1999) Anesthesia for genetic, metabolic, and dysmorphic syndromes of childhood. Lippincott Williams & Wilkins, Philadelphia, pp 323–324

Benumof JL (1998) Anesthesia and uncommon diseases, 4th edn. Saunders, Philadelphia, pp 160–161

Jones AEP, Pelton DA (1976) An index of syndromes and their anaesthetic implications. Can Anaesth Soc J 23: 221

Roth S, Run S (1987) Safe use of induced hypotension in a patient with cirrhotic liver disease. Can J Anaesth 34: 186–189

Stoelting RK, Dierdorf SF (2002) Anesthesia and co-existing disease, 4th edn. Churchill Livingstone, New York, pp 307–309

# Wolff-Parkinson-White-Syndrom (WPW)

## Synonyme

WPW-Syndrom, Antesystolie.

## Oberbegriffe

Herzrhythmusstörungen, Arrhythmie, Präexzitation.

## Organe/Organsysteme

Herz, Reizleitungssystem.

## Inzidenz

0,1–3% der Normalbevölkerung. 50% der paroxysmalen supraventrikulären Tachykardien sind AV-Reentrytachykardien mit Präexzitationssyndrom. Das WPW-Sy ist das häufigste Präexzitationssyndrom.

## Ätiologie

Hereditär mit autosomal-dominantem Erbgang. Zwischen Vorhof und Ventrikel bestehen neben den normalen Reizleitungsbahnen akzessorische Bahnen (Kent-Bündel), über welche die Erregung parallel oder auch schneller übertragen werden kann. Ausdruck der akzessorischen Reizleitung ist die δ-Welle im EKG.

Typ A: positive δ-Welle in $V_1$ meist mit linksseitigem Kent-Bündel.

Typ B: negative δ-Welle in $V_1$ meist mit rechtsseitigem Kent-Bündel.

Bei akzessorischer Leitungsbahn, die nur retrograd Erregungen leitet, findet sich ein normales Oberflächen-EKG (sog. »verborgenes WPW-Sy«).

## Verwandte Formen, Differenzialdiagnosen

Lown-Ganong-Levine- (LGL-)Sy (keine δ-Welle, PQ-Zeit <0,12 s, keine klinische Relevanz), AV-Knoten-Reentrytachykardie ohne Präexzitationssyndrom.

## Symptome

Reentrytachykardie, Tachyarrhythmie, PQ-Zeit <0,12 s plus δ-Welle. Diese Symptome können permanent oder intermittierend auftreten. In der Mehrzahl unauffälliger EKG-Befund, einige Patienten haben paroxysmale Reentrytachykardien und nur ein kleiner Teil entwickelt aus Vorhofflimmern Kammertachykardien und Kammerflimmern, was zum plötzlichen Herztod führen kann. Patienten, die im Belastungs-EKG einen Verlust der δ-Welle zeigen, haben eine lange Refraktärzeit und sind in der Regel nicht gefährdet.

## Vergesellschaftet mit

Gelegentlich mit anderen kongenitalen Anomalien assoziiert wie Septumdefekte, Ebstein-Anomalie, AV-Kanal.

## Anästhesierelevanz

Narkoseführung für Ablationseingriffe als Therapie des WPW-Sy oder bei Allgemeinanästhesie für alle anderen Eingriffe; Notfallmanagement bei paroxysmalem Auftreten einer Reentrytachykardie.

### Spezielle präoperative Abklärung

Es sollten Informationen über die Art des vorliegenden WPW-Sy vorliegen. Gegebenenfalls ist ein Langzeit-EKG oder eine Ergometrie durchzuführen.

### Wichtiges Monitoring

5-Kanal-EKG, da $\delta$-Wellen nicht immer in allen Ableitungen zu sehen sind. Bei Patienten mit potenziell lebensbedrohlichen Tachyarrhythmien invasive Blutdruckmessung.

### Vorgehen

Propofol, Sevofluran, Sufentanil sowie eine Kombination aus Alfentanil und Midazolam haben keinen Einfluss auf die Refraktärzeit der akzessorischen Leitungsbahnen und sind deshalb sehr gut für ablative Eingriffe (z. B. Katheterablation) geeignet, während Medikamente, welche die Refraktärzeit verlängern, die Identifikation der akzessorischen Leitungsbahnen erschweren können.

Für alle anderen Eingriffe in Allgemeinanästhesie sollte ein Anästhetikum gewählt werden, dass die akzessorische Refraktärzeit verlängert und möglichst wenig Einfluss auf die normale AV-Überleitung hat, denn die beim WPW-Sy auftretende Tachyarrhythmie wird meist durch kreisende Erregungen in den akzessorischen Fasern ausgelöst. Hier sind die Anästhetika der Wahl – in absteigender Effektivität – Enfluran, Isofluran und Halothan. Isofluran und Halothan verlängern aber das Kopplungsintervall in der normalen Überleitung und können damit Arrhythmien begünstigen. Droperidol verlängert die Refraktärzeit ebenfalls. Für Desfluran liegen bisher keine Daten vor.

Ein hoher Sympathikotonus begünstig das Auftreten von Reentrytachykardien und muss vermieden werden. Bei Auftreten von Reentrytachykardie: Ajmalin 50 mg langsam i.v. unter EKG-Kontrolle, evtl. Propafenon als Reserve. Wenn kein Vorhofflimmern vorhanden ist, auch Adenosin. Bei kardiogenem Schock infolge Reentrytachykardie Kardioversion. Bei rezidivierendem Auftreten Katheterablation.

### Cave

Bei Präexzitationssyndrom mit Vorhofflimmern sind Verapamil, Adenosin und Digitalis kontraindiziert, da sie zu einer Verkürzung der Refraktärzeit der akzessorischen Leitungsbahnen führen.

### Literatur

Ganz LI, Friedman PL (1995) Medical progress: supraventricular tachycardia. N Engl J Med 332:162–173

Gomez-Arnau J, Marquez-Montres J, Avello F (1983) Fentanyl and droperidol effects on the refractoriness of the accessory pathway in the Wolff-Parkinson-White syndrome. Anesthesiology 58: 307–313

Seki S, Ichimiya T, Tsuchida H, Namiki A (1999) A case of normalization of Wolff-Parkinson-White syndrome conduction during propofol anesthesia. Anesthesiology 90: 1779–1781

Sharpe MD, Cuillerier DJ, Lee JK et al. (1999) Sevoflurane has no effect on sinoatrial node function or on normal atriventricular and accessory pathway conduction in Wolff-Parkinson-White syndrome during alfentanil/midazolam anesthesia. Anesthesiology 90: 60–65

Sharpe MD, Dobkowski WB, Murkin JM et al. (1992) Alfentanil-midazolam anaesthesia has no electrophysiological effects upon the normal atrioventricular conduction system or accessory pathways in patients with Wolff-Parkinson-White syndrome. Can J Anaesth 39: 816–821

Sharpe MD, Dobkowski WB, Murkin JM et al. (1994) The electrophysiologic effects of volatile anesthetics and sufentanil on the normal atrioventricular conduction system and accessory pathways in Wolff-Parkinson-White syndrome. Anesthesiology 80: 63–70

Sharpe MD, Dobkowski WB, Murkin JM et al. (1995) Propofol has no direct effect on sinoatrial node function or on normal atrioventricular and accessory pathway conduction in Wolff-Parkinson-White syndrome during alfentanil/midazolam anesthesia. Anesthesiology 82: 888–895

# Zenker-Divertikel

## Synonyme
Ösophagusdivertikel.

## Oberbegriffe
Fehlbildung am oberen Gastrointestinaltrakt.

## Organe/Organsysteme
Hypopharynx, Ösophagus, Gastrointestinaltrakt, Atemwege, Lungen, Mediastinum.

## Inzidenz
1:800, vorwiegend bei älteren Patienten.

## Ätiologie
Erworben. Das Divertikel entsteht an einer physiologischen Schwachstelle der Schlundmuskulatur (Killian-Dehiszenz) durch Bildung einer Mukosaaussackung von variabler Größe.

## Verwandte Formen, Differenzialdiagnosen
Ösophagusstriktur, ösophagotracheale Fistel, Hiatushernie, Gleithernie, gastroösophagealer Reflux.

## Symptome

*Frühsymptome:* Schluckstörungen, Fremdkörpergefühl beim Essen, Regurgitation und Aspiration von Divertikelinhalt.

*Besonders typisch:* Hustenanfall nach Lageveränderung (z. B. nach dem Hinlegen), Gurgelgeräusche beim Schluckakt und seitliche Schwellung am Hals.

*Nachweis:* Röntgenaufnahme der Halsorgane mit Bariumkontrast, Kinetogramm.

## Vergesellschaftet mit
Dysphagie und Verschlechterung des Ernährungszustands, häufig Aspirationsfolgen (Bronchitis, Pneumonie, Atelektasen). Aufgrund des höheren Manifestationsalters häufig altersbedingte Zusatzerkrankungen (Diabetes, kardiovaskuläre und pulmonale Erkrankungen).

## Therapie
Chirurgische Sanierung.

## Anästhesierelevanz

Die wichtigsten Anästhesieprobleme resultieren aus der Gefahr einer Aspiration von Divertikelinhalt, der Disposition zu respiratorischen Folgeerkrankungen und den häufigen (altersbedingten) Zusatzbefunden.

## Spezielle präoperative Abklärung
Thoraxröntgenaufnahme, Lungenfunktionsprüfung, Blutbild, Eiweißstatus (bei Malnutrition), Hydratationszustand (Serumelektrolyte, Osmolalität, Kreislaufparameter).

## Wichtiges Monitoring
Pulsoxymetrie, Kapnographie, Beatmungsdrücke, ggf. Blutgasanalysen, ZVD.

## Vorgehen
Unmittelbar präoperativ sollte das Divertikel von außen manuell entleert werden (manche Patienten können das selbst machen). Das präoperative Nüchternheitsgebot muss streng beachtet werden (mindestens 8 h). Bei Dehydratation und schlechtem Ernährungszustand können bereits präoperativ Infusionen verabreicht werden. Eine orale Prämedikation ist kontraindiziert, weil diese evtl. ins Divertikel gelangt, dort wirkungslos bleibt und zudem noch aspiriert werden kann. Bei verschiedenen Eingriffen kann man mit Regionalanästhesien die Aspirationsgefahr vermindern, bei der Resektionsoperation des Divertikels ist jedoch die Intubationsnarkose üblich.

Zur Anästhesieeinleitung sollte eine Oberkörper-Hochlagerung von 10–30° vorgenommen werden, um einer passiven Regurgitation des Divertikelinhalts vorzubeugen. Zur Vermeidung einer Aspiration wird eine Barbiturateinleitung ohne Succinylcholin mit einem nichtdepolarisierenden Relaxans empfohlen. Wichtig ist eine ruhige, einfühlsame Beatmung, bis der Tubus eingeführt ist und geblockt werden kann. Hustenanfälle sind unbedingt zu vermeiden. Der Krikoiddruck sollte unterlassen werden, da er insbesondere bei kurzen Divertikeln deren Entleerung verursachen kann.

$H_2$-Rezeptorenblocker sind bezüglich der Aspirationsfolgen nutzlos. Falls es doch zur Aspiration kommt, muss zuallererst eine genügende Oxygenation sichergestellt werden. Anschließend kann eine fiberbronchoskopische Evaluation der Atemwege mit Bronchialtoilette und unter Antibiotikaabschirmung erfolgen. Dabei ist nicht von einem sauren Aspirat mit konsekutiver Schleimhautschädigung auszugehen, sondern zunächst eher von Obstruktionsproblemen durch Speisebrocken und späterer bakterieller Infektion der betroffenen Lungenareale.

Bei der Divertikeloperation ist eine Magensonde für den Chirurgen eine Orientierungshilfe. Beim Legen muss man allerdings schonend vorgehen, um eine Divertikelperforation, die unweigerlich zur Mediastinitis führt, zu vermeiden.

Nebenerkrankungen erfordern ein individuell angepasstes anästhesiologisches Vorgehen.

⚠ **Cave**
**Fehlende Nüchternheit, orale Prämedikation, Aspiration, Divertikelperforation, Krikoiddruck (Sellick-Handgriff).**

**Literatur**

Aouad MT, Berzina CE, Baraka AS (2000) Aspiration pneumonia after anesthesia in a patient with a Zenker diverticulum. Anesthesiology 92: 1837–1839
Benumof JL (1998) Anesthesia and uncommon diseases, 4th edn. Saunders, Philadelphia, pp 198–199
Cope R, Spargo P (1990) Anesthesia for Zenker's diverticulum. Anesth Analg 71: 312
Mason R (2001) Anaesthesia databook. A perioperative and peripartum manual, 3rd edn. Greenwich Medical Media, London, p 520
Thiagarajah S, Lean E, Keh M (1990) Anesthetic implications of Zenker's diverticulum. Anesth Analg 70: 109–111

# Zentral-anticholinerges Syndrom (ZAS)

## Synonyme

Paradoxe Medikamentenwirkung, Idiosynkrasien, engl. »anticholinergic syndrome«.

## Oberbegriffe

Medikamentennebenwirkung, Idiosynkrasie, Anästhesiekomplikation, iatrogene Erkrankung.

## Organe/Organsysteme

Neuronale Transmittersysteme (zentrale cholinerge Synapsen), ZNS, vegetatives (autonomes) Nervensystem.

## Inzidenz

1:10 bei Allgemeinanästhesien (inklusive leichte Formen), 1:30 bei Regionalanästhesien mit Sedierung. Alter gilt als Risikofaktor.

## Ätiologie

Anticholinerg wirksame Substanzen, welche die Blut-Hirn-Schranke überwinden können, verursachen einen Mangel an Acetylcholin an den cholinergen Rezeptoren und eine Gleichgewichtsverschiebung der Transmittersysteme zugunsten der monoaminergen Systeme. Die Pathogenese ist dennoch bisher nicht vollständig geklärt.

## Verwandte Formen, Differenzialdiagnosen

Postagressions-Sy, Psychosen (psychiatrische Erkrankungen), Entzugserscheinungen bei Alkohol-, Drogen- und Medikamentenmissbrauch, Delirium, Blutzuckerentgleisung, Wasser-Elektrolyt-Störungen, Endokrinopathien, Hypoxie, Hyperkapnie, Relaxanzienüberhang, Opioidüberhang, Krampfanfall, paradoxe bzw. adverse Effekte von Sedativa, Überdosierung von Anti-Parkinson-Mitteln, beginnende Infekte, M. Alzheimer.

## Symptome

Das ZAS manifestiert sich im Rahmen einer (meist anästhesiologischen) Medikation. Außerhalb dieser Situation führt es nicht zu einer Symptomatik und hat keinen Krankheitswert. Es wird in der Regel nach Allgemeinanästhesien beobachtet, kann aber auch nach Lokalanästhesien auftreten, wenn adjuvant Sedativa angewendet wurden.

*Zentrale Symptome:* Angst, Hyperaktivität, Unruhe, Erregbarkeit, emotionelle Labilität, Desorientierung, Halluzination, Somnolenz, Koma, motorische Dyskoordination, zentrale Hyperpyrexie, Amnesie, verzögertes Aufwachen nach Narkosen.

*Periphere Symptome:* Tachykardie, Mydriasis, Gesichtsrötung, verminderte Schweiß- und Schleimsekretion, Urinretention, reduzierte Darmmotorik, Arrhythmie, Temperaturanstieg.

Ein ZAS liegt definitionsgemäß vor, wenn mindestens ein zentrales und 2 periphere Symptome gleichzeitig auftreten. Die Diagnose des ZAS ist eine Ausschlussdiagnose!

## Therapie

Physostigmin (s. unten).

## Anästhesierelevanz

Eine Prophylaxe ist nur möglich, wenn anamnestische Hinweise auf vorausgegangene ZAS-Episoden vorliegen. Dann kann durch das Weglassen bekannter Triggersubstanzen wie Atropin, Scopolamin, Hyoscin (Belladonnaalkaloide) und Benzodiazepine ein ZAS vermieden werden. Andere Auslöser sind Inhalationsanästhetika, Neuroleptika, trizyklische Antidepressiva, Opioide, Ketamin, Etomidat, Propofol, Lachgas, Anti-Parkinson-Mittel, $H_2$-Rezeptorenblocker, Lokalanästhetika, Äthylalkohol.

## Vorgehen

Zunächst muss die Erhaltung der Vitalfunktionen gewährleistet werden. Das bedeutet gelegentlich die Behandlung einer allfälligen Hypoxie und Hyperkapnie. Nach Ausschluss anderer differenzialdiagnostischer Ursachen stellt sich die Frage, ob die noch bestehenden Befunde eine Gefährdung des Patienten oder des Operationsergebnisses oder eine Einschränkung seines Wohlbefindens bedeuten. Dies kann der Fall sein, wenn die Gefahr von Aspiration, Verletzungen, Schädigung der Operationswunde oder Beeinträchtigung des Operationsergebnisses besteht, v. a. bei emotionaler Labilität und Angst. Trifft eines dieser Kriterien zu, ist eine Therapie mit Physostigmin indiziert, ansonsten kann das Abklingen des Zustands abgewartet werden.

Physostigmin ist ein Cholinesterasehemmer, welcher die Blut-Hirn-Schranke überwindet und durch eine Abbauhemmung die Acetylcholinkonzentration an den cholinergen Synapsen erhöht. Im peripheren vegetativen Nervensystem hat es muskarinartige Effekte (Erhöhung des Parasympathikotonus), die bei Überdosierung zu starker Schweiß- und Schleimsekretion, Bronchokonstriktion, Bradykardie, Miosis und zentraler Atemlähmung führen.

*Dosierung von Physostigmin:* initial 0,04 mg/kg langsam i.v.; maximal 1 mg/min und 2 mg Gesamtdosis.

Im Falle einer Überdosierung ist Atropin ein geeignetes Antidot, das 0,5-mg-weise zu titrieren ist, bis ein vegetatives Gleichgewicht erreicht ist.

Kreislauf und Atmung des Patienten sind bis zum Folgetag adäquat zu überwachen.

> **Cave**
> Hypoxie, Physostigminüberdosierung, Reboundeffekt der Triggersubstanz, Asthma.

## Literatur

Boeden G, Schmucker P (1985) Das zentral anticholinerge Syndrom. Anästhesiol Intensivmed 26: 240–248

Brown DV, Heller F, Barkin R (2004) Anticholinergic syndrome after anesthesia: a case report and review. Am J Ther 11: 144–153

Gallinat J, Möller HJ, Moser RL, Hegerl U (1999) Das postoperative Delir. Risikofaktoren, Prophylaxe und Therapie. Anaesthesist 48: 507–518

Käsmacher-Leidinger H, Löhmer P (1991) Vitale Gefährdung durch zentral-anticholinerges Syndrom bei schwerster koronarer Herzkrankheit. Anaesthesist 40: 404–406

Katasanoulas K, Papaioannou A, Fraidakis O, Michaloudis D (1999) Undiagnosed central anticholinergic syndrome may lead to dangerous complications. Eur J Anaesthesiol 16: 803–809

List W, Osswald PM, Hornke I (2003) Komplikationen und Gefahren in der Anästhesie, 4. Aufl. Springer, Berlin Heidelberg New York Tokio, S 130–139

Schultz U, Idelberger R, Roissant R, Buhre W (2002) Central anticholinergic syndrome in a child undergoing circumcision. Acta Anaesthesiol Scand 46: 224–226

Senne I, Zourelidis C, Irnich D et al. (2003) Rezidivierende Bewusstlosigkeit und Atemstillstand nach Allgemeinanästhesie. Eine seltene Manifestation des zentralen anticholinergen Syndroms (ZAS). Anaesthesist 52: 608–611

# Zystische Fibrose

## Synonyme

Mukoviszidose, zystische Pankreasfibrose, Landsteiner-Fanconi-Andersen-Sy, Andersen-Trias, Clarke-Hadfield-Sy, Dysporia entero-broncho-pancreatica congenita familiaris (Glanzmann), engl. »cystic fibrosis«.

## Oberbegriffe

Exokrinopathie, Enzymopathie, chronisch-obstruktive Lungenerkrankung, Pankreasinsuffizienz, Elektrolytstörung, Malabsorption.

## Organe/Organsysteme

Exokrine Drüsen, Pankreas, Lunge, Haut, Magen-Darm-Trakt, Herz-Kreislauf-System.

## Inzidenz

Häufigste autosomal-rezessive Erkrankung. Erkrankungsrate unter Kaukasiern 1:2000 bis 1:4000, Heterozygotie 1:20.

## Ätiologie

Hereditär mit autosomal-rezessivem Erbmodus. Genlokus auf Chromosom 7. Produktion eines fehlerhaften Proteins (»cystic fibrosis transmembrane conductance regulator«), das eine Funktionsstörung der Chloridkanäle in der Membran von sezernierenden Epithelzellen bewirkt. Infolgedessen kommt es zu einer erhöhten Durchlässigkeit der Membranen für Wasser und Chloridionen sowie einem verminderten Wassergehalt der produzierten Sekrete. Diese können aus den betroffenen Organen nicht ausreichend abgesondert werden.

Die pulmonale Manifestation äußert sich in einer zunehmenden Funktionseinbuße und häufigen Infekten der Lungen. Bei fortgeschrittener Erkrankung treten eine Hypoxämie und zunehmend eine respiratorische Globalinsuffizienz auf; ferner kann es zu Rechtsherzbelastung und pulmonaler Hypertonie kommen.

## Verwandte Formen, Differenzialdiagnosen

Aufgrund der Vielzahl der Symptome ist die Anzahl der auszuschließenden Erkrankungen groß. Die endgültige Diagnosestellung ist inzwischen durch einen Gennachweis mittels PCR möglich.

*DD bei Mekoniumileus:* M. Hirschsprung (kongenitales Megakolon).

*DD für zähen Schleim und Husten:* Kartagener-Sy (Ziliendysfunktion), Keuchhusten.

*DD für rezidivierende Infekte:* Fukosidose (Mucopolysaccharidosen), Bruton-Sy (X-chromosomal-rezessive Agammaglobulinämie).

*DD für chronisch-obstruktive Pneumopathie anderer Ursache:* Sarkoidose (M. Besnier-Boeck-Schaumann), Tuberkulose (M. Koch), Pneumonie, Laurell-Eriksson-Sy ($\alpha$1-Antitrypsinmangel führt zur chronisch obstruktiven Lungenerkrankung).

*DD für Malassimilations- und Malabsorptions-Sy:* Brandt-Sy (Akrodermatitis enteropathica oder hereditäres Zinkmalassimilationssyndrom), Zöliakie (Heubner-Herter-Sy) Laktoseintoleranz, Enterokinasemangel-Sy.

*DD für Pankreasinsuffizienz-Sy:* Schwachmann-Diamond-Sy (exokrine Pankreasinsuffizienz, Neutrozytopenie, metaphysäre Dysostosen).

# Symptome

Die Erstmanifestation mit Mekoniumileus findet sich bei 10% der betroffenen Kinder innerhalb der ersten Lebenswoche. Im weiteren Krankheitsverlauf steht die gestörte Clearance der Atemwege im Vordergrund mit der Folge einer zunehmenden Funktionseinbuße und häufigen Infekten. Husten, eitriger und gelegentlich blutiger Auswurf insbesondere nach Schlafperioden sind typisch. Die progressive obstruktive Pneumopathie führt zu erhöhter Atemarbeit.

Bei fortgeschrittener Erkrankung treten eine Hypoxämie und zunehmend eine respiratorische Globalinsuffizienz auf, die sich in einer Rechtsherzbelastung und pulmonaler Hypertonie manifestieren kann. Die für die Erkrankung typische Gedeihstörung sowie übelriechende Malabsorbtionsstühle sind Ausdruck der exokrinen Pankreasinsuffizienz, die bei 90% der Patienten auftritt.

## Labor

Schweißelektrolyte (Natrium und Chlorid) deutlich erhöht.

## Vergesellschaftet mit

Polypen der Nase und Nasennebenhöhlen, Bronchiektasen, Lungenemphysem, Spontanpneumothorax, Cholelithiasis, Choledocholithiasis, Leberfibrose, portale Hypertonie, Abdominalkoliken, Ileus, endokrine Pankreasinsuffizienz: Diabetes mellitus (32% von allen über 25-Jährigen), vorwiegend männliche Infertilität (97%).

Insgesamt reduzierter Ernährungs- und Allgemeinzustand.

## Therapie

Umfassende Atemtherapie mit Sekretverflüssigung (Expektoranzien, Mukolytika, Inhalation mit Amilorid), Bronchodilatation, Sekretmobilisation (Atemgymnastik, Physiotherapie) und Infektprophylaxe (Antibiotika). Nasale Polypektomie, Substitution von Pankreasenzymen und Insulin, Digitalisierung bei kardialer Überlastung, $O_2$-Substitution. Bei fortgeschrittener Erkrankung Lungentransplantation.

# Anästhesierelevanz

Durch den meist frühen Zeitpunkt der Diagnosestellung sowie die konsequente Dauertherapie in spezialisierten Zentren ist es zu einer deutlichen Verbesserung der Prognose gekommen. Die geschätzte mittlere Lebenserwartung liegt bei 40–45 Jahren, sodass die anästhesiologische Betreuung neben diagnostischen Eingriffen und der Behandlung von Komplikationen im Kindesalter auch für nicht primär mit der Erkrankung assoziierte Operationen im Erwachsenenalter erforderlich ist. Auch in der geburtshilflichen Anästhesie ist die Erkrankung von zunehmender Relevanz.

## Spezielle präoperative Abklärung

Unbedingt erforderlich ist die sorgfältige Anamnese des Krankheitsstadiums und aller betroffener Organsysteme. In der Regel sind die Patienten und Eltern der Patienten gut informiert über die aktuelle Therapie und die besonderen Anforderungen. Die unter ständiger Hypoxämie, Atemnot und stark erhöhter, erschöpfender Atemarbeit leidenden Patienten bedürfen einer einfühlsamen Zuwendung. Die meisten Patienten werden auch nach dem Jugendalter von ihrem Pädiater betreut. Die gemeinsame Planung der anästhesiologischen Betreuung unter Einbeziehung der Eltern und des behandelnden Pädiaters fördert ein Vertrauensverhältnis, das die gute präoperative Vorbereitung des Patienten ermöglicht. Durch die präoperative Optimierung des Ernährungszustands (erhöhte Kalorienzufuhr und die Gabe von Pankreasenzymen) kann eine gewisse Besserung der Ausgangssituation erreicht werden.

*Diagnostik:* Thoraxröntgen, Lungenfunktionsprüfung, Blutgasanalyse. Blutzuckertagesprofil bei manifestem Diabetes und Glukosebelastungstest zum Ausschluss einer noch nicht manifesten Zuckerkrankheit, Elektrolytstatus, Ernährungs- und Hydratationszustand.

## Wichtiges Monitoring

Pulsoxymetrie, Kapnographie, Atemwegsdrücke, Blutgasanalysen, Elektrolyt- und Säure-Basen-Status, Blutzuckerkontrollen, Hydratationszustand, Relaxometrie.

## Vorgehen

Wann immer möglich sollte die Operation im infektfreien Intervall durchgeführt werden, da die ohnehin reduzierte Lungenfunktion im Infekt zusätzlich beeinträchtigt ist. Die auf den Patienten zugeschnittene Atemtherapie muss bis zur Operation weitergeführt werden. Bei Bedarf muss die $O_2$-Gabe perioperativ ununterbrochen aufrechterhalten werden. Es ist sinnvoll, die Operation für den späteren Vormittag zu planen, um bis dahin eine Sekretmobilisation zu ermöglichen.

Eine schon vor der Operation begonnene Volumensubstitution verhindert eine Sekreteindickung durch Volumenmangel. Viele der Patienten haben einen schlechten peripheren Venenstatus, die Punktionsstelle sollte ggf. mit EMLA®-Creme weniger empfindlich gemacht werden. Eine sedierende und atemdepressiv wirksame Prämedikation sowie eine Vagolyse mit Atropin oder dessen Derivaten ist kontraindiziert, da sie der Sekreteindickung Vorschub leistet. Der Blutzucker ist auf normale Werte einzustellen, ggf. mit perioperativer Insulinsubstitution.

Bei der Einleitung per inhalationem muss mit einer verlängerten Anflutungszeit der Inhalationsanästhetika gerechnet werden, da das Ventilations-Perfusionsverhältnis zugunsten der Perfusion verändert und die funktionelle Residualkapazität erhöht ist. Bei Durchführung einer Allgemeinanästhesie mit kontrollierter Beatmung ist eine druckkontrollierte Beatmung einer volumenkontrollierten Beatmung vorzuziehen. Wichtig ist die rigorose Begrenzung der Atemwegsdrücke und die Einstellung ausreichend langer Exspirationszeiten, um Barotraumen und eine respiratorassoziierte Inflammation zu verhindern. Es sollte auf gute Befeuchtung und Anwärmung der Beatmungsgase geachtet werden (z. B. Low-flow-Anästhesie).

Grundsätzlich müssen die Vor- und Nachteile einer kontrollierten Beatmung über einen Endotrachealtubus gegenüber einer assistierten Spontanatmung mittels Larynxmaske abgewogen werden. Es muss mit einer plötzlich auftretenden Verlegung der Atemwege durch verdicktes Sekret gerechnet werden. Die Verwendung eines Endobronchialtubus bietet die Gelegenheit zur Bronchialtoilette, jedoch muss hierbei auf Sterilität geachtet werden. Die Verwendung von Lachgas ist kontraindiziert.

Bei der Wahl der Anästhetika sollten möglichst kurzwirksame Anästhetika bevorzugt werden, um eine postoperative Beeinträchtigung der Atmung zu verhindern. Die adäquate postoperative Schmerztherapie verhindert eine Minderventilation durch Schmerzen und ermöglicht die sofortige Weiterführung der Atem- und Physiotherapie.

Postoperativ muss auf eine frühzeitige Wiederaufnahme der enteralen Ernährung geachtet werden, wenn erforderlich unter Verwendung einer Magensonde. Die Patienten sind aufgrund der Erkrankung durch chronische Obstipation beeinträchtigt. Unbedingt ist der perioperativ erhöhte Kalorienbedarf zu decken.

In der geburtshilflichen Anästhesie sollten bevorzugt regionalanästhesiologische Verfahren zur Anwendung kommen. Dabei ist jedoch auf eine mögliche Beeinträchtigung der Atemmuskulatur durch eine über Th8 hinausgehende Blockade zu achten.

**!** **Cave**
**Verletzung nasaler Polypen durch nasale Intubation. Vagolytika, Opioid- und Relaxansüberhang, Regionalanästhesieblockade der Segmente oberhalb Th8.**

## Literatur

Dosanjh A (2002) A review of nutritional problems and the cystic fibrosis lung transplant patient. Pediatr Transplant 6: 388–391

Gambling DR, Douglas MJ (1998) Obstetric anesthesia and uncommon disorders. Saunders, Philadelphia London Toronto, pp 109–117

Howell PR, Kent N, Douglas MJ (1993) Anaesthesia for the parturient with cystic fibrosis. Int J Obstet Anesth 2: 152–158

Katz J, Steward DJ (1993) Anesthesia and uncommon pediatric diseases, 2nd edn. Saunders, Philadelphia London Toronto, pp 121–123

Leiber B, Olbrich G (1981) Die klinischen Syndrome, Bd 1, 6. Aufl. Urban & Schwarzenberg, München Wien Baltimore, S 718–719

Nixon GM, Armstrong DS, Carzino R et al. (2002) Early airway infection, inflammation and lung function in cystic fibrosis. Arch Dis Child 87: 306–311

Ratjen F, Doring G (2003) Cystic fibrosis. Lancet: 361: 681–689

Walsh TS, Young CH (1995) Anaesthesia and cystic fibrosis. Anaesthesia 50: 614–622

Weeks AM, Buckland MR (1995) Anaesthesia for adults with cystic fibrosis. Anaesth Intensive Care 23 : 332–338

## Empfehlungen und Hinweise zur perioperativen Begleitmedikation

Im Folgenden sind einige der häufigsten Medikationen aufgelistet, die sich perioperativ in der chronischen Pharmakotherapie von anästhesierten Patienten finden. Die Empfehlungen und Hinweise zum Absetzen, Fortsetzen oder Modifizieren der Therapie im Zusammenhang mit operativen Eingriffen und Anästhesien beruhen im Wesentlichen auf der Erfahrung der Autoren, Ergebnissen von Literaturstudium und örtlichen Gepflogenheiten der jeweiligen Abteilungen. Damit ist auch ausgesagt, dass diese Empfehlungen keinen Anspruch auf Vollständigkeit und erst recht nicht auf Absolutheit erheben. Abgesehen davon ist das pharmakologische, anästhesiologische und medizinische Wissen ohnehin einem ständigen Wandel unterworfen. Die vorliegende Zusammenstellung entspricht dabei nur einer Momentaufnahme.

Generell ist daran zu denken, dass ca. 8% der europäischen Bevölkerung einen Mangel an Cytochrom P450 2D6 aufweisen, welches am Metabolismus von ca. 25% aller Arzneimittel beteiligt ist. Dadurch sind diverse Interaktionen möglich, deren individuelle Auswirkung in der klinischen Praxis kaum vorhergesehen werden kann.

### ACE-Hemmer

In der Regel werden ACE-Hemmer präoperativ abgesetzt. Dies insbesondere bei Kombination von Allgemein- mit rückenmarknaher Regionalanästhesie (Epiduralanaästhesie), bei erwarteten großen Blutverlusten oder Flüssigkeitsverschiebungen. Der Zeitpunkt der spätest möglichen Einnahme bei geplanten Eingriffen richtet sich nach der Wirkdauer der Präparate. Die Aussagen hierzu sind teilweise umstritten, die folgenden Angaben sind eher als Anhaltspunkte zu betrachten. Die Medikamentenpause richtet sich nach Wirkdauer des Medikamentes: Captopril 12 h, Enalapril und Ramipril 24 h, Cilazapril 36 h.

### α₁-Antagonisten (bei Phäochromozytom)

Perioperativ fortsetzen und postoperativ ausschleichen.

### α₂-Agonisten

Behandlung am Operationstag mit der üblichen Morgendosis fortsetzen.

### Angiotensin-1-Antagonisten

Bisher liegen noch keine ausreichenden Erfahrungen vor, um konkrete Empfehlungen zu geben, am ehesten ist jedoch ein Vorgehen wie bei den ACE-Hemmern angezeigt (s. dort).

### Antiarrhythmika (Klassen Ia, b, c)

Perioperativ fortsetzen. Individuell entscheiden, ob Morgendosis am Operationstag gegeben werden soll. Zu beachten ist die eventuelle Wirkungsverlängerung bei nichtdepolarisierenden Muskelrelaxanzien und die Potenzierung der negativ inotropen Wirkung von volatilen Anästhetika.

### Antiarrhythmika (Klasse III = Amiodaron)

Präoperativ absetzen und die extrem lange Wirkdauer berücksichtigen (HWZ von 29–100 Tagen).

 Cave
**Atropinresistente Bradykardien, Einzelfälle von therapieresistentem Herzstillstand mit Todesfolge sind beschrieben.**

### Antibiotika

Therapie sollte perioperativ fortgesetzt werden. Da eine Wirkverlängerung von Muskelrelaxanzien möglich ist, sollte Relaxometrie angewendet werden.

### Antiepileptika (Carbamazepin, Phenytoin, Valproinsäure)

Therapie perioperativ aufrechterhalten. Gabe am Operationstag ggf. von einer Spiegelbestimmung abhängig machen. Zu bedenken ist, dass Antiepileptika eine Enzyminduktion verursachen, was die Pharmakokinetik von Anästhesiemedikamenten beeinflussen kann (z. B. wird die Wirkdauer von nichtdepolarisierenden Muskelrelaxanzien verkürzt).

### Antiretrovirale Therapie

Perioperativ fortsetzen, aber auf die Morgendosis vor Operation verzichten.

**Cave**

Paracetamol kann Neuropathie verschlimmern. Acetylsalicylsäure, Indometacin und Morphin können die Wirkung von Reverse-Transkriptase-Hemmern abschwächen. Cytochrom-P450-Interaktionen sind möglich. Es besteht eine Kontraindikation für Midazolam bei Therapie mit Ritonavir.

## Augentropfen mit β-blockierenden Eigenschaften

Am Operationstag absetzen und an die üblicherweise lange Wirkdauer denken.

## β-Blocker

Behandlung am Operationstag mit der üblichen Morgendosis fortsetzen.

## Bronchodilatatoren (inhalativ)

Perioperativ fortsetzen, am Operationstag ggf. vor Anästhesiebeginn inhalieren lassen.

## Bronchodilatatoren (orale Theophyllinderivate)

Therapie perioperativ aufrechterhalten, lediglich die Morgendosis am Operationstag sollte ausgelassen werden. Postoperativ unter Kontrolle des Plasmaspiegels wieder die Therapie aufnehmen.

## Digitalispräparate

Am Operationstag absetzen, postoperativ jedoch die Therapie unter Kontrolle des Plasmaspiegels wieder aufnehmen. Besondere Vorsicht ist bei Hypokaliämie geboten; Serumkalium normalisieren.

## Diuretika

Perioperativ fortsetzen, aber unmittelbar präoperativ auslassen (Ausnahme: Hochdosistherapie bei Niereninsuffizienz).

## Dopamindecarboxylasehemmer, Dopaminagonisten, Amantadin, Levodopa

Therapie ohne Unterbrechung fortsetzen. Levodopa hat nur eine kurze Halbwertszeit, ggf. sollte die Gabe über eine Magensonde erfolgen.

**Cave**

Erhöhte Dopaminfreisetzung. Zu beachten ist die Kontraindikation für Physostigmin, Phenothiazine und Butyrophenone.

## Glukokortikoide

Wenn Glukokortikoide weniger als 4 Wochen lang gegeben wurden, ist unabhängig von der Dosierung ein Absetzen erlaubt, ohne dass eine NNR-Insuffizienz (Addison-Krise) zu befürchten wäre. Eine ausschleichende Dosierung wird nicht mehr empfohlen. Bei längerfristiger Gabe ist nicht sicher vorhersehbar, was bei einem Absetzen passieren würde. Der in der *Abbildung* des Kapitels »Rheumatoide Arthritis« graphisch wiedergegebene Algorithmus veranschaulicht ein empfohlenes Vorgehen.

Bei einer perioperativ auftretenden Hypotonie ist die Feststellung einer Addison-Krise eine Ausschlussdiagnose. Eine zusätzliche Steroidgabe sollte erst nach Ergreifen entsprechender Maßnahmen zur Normalisierung der Kreislauffunktion erfolgen.

## Kalziumantagonisten

Behandlung am Operationstag mit der üblichen Morgendosis fortsetzen.

## Lithium

Therapie perioperativ aufrechterhalten, lediglich die Morgendosis am Operationstag sollte ausgelassen werden; ansonsten Therapie perioperativ fortsetzen. Zu beachten ist, dass die Wirkdauer von Muskelrelaxanzien verlängert sein kann, deswegen Relaxometrie.

## Monoaminoxidase- (MAO-)Hemmer der 1. Generation

Möglichst bereits 14 Tage vor Operationstermin absetzen. Intraoperativ sorgfältige Vermeidung von Hypoxie, Hyperkapnie und hohen Blutdruckwerten sowie Verzicht auf indirekte Sympathomimetika.

**Cave**

Exzitatorische Reaktionen nach Tramadol oder Pethidin (letzeres ist absolut kontraindiziert). Bei Notfällen nur direkte Sympathomimetika einsetzen.

## Monoaminoxidase- (MAO-)Hemmer der 2. und 3. Generation

Sind weit weniger kritisch als die älteren MAO-Hemmer. Es liegen zwar nur wenig Erfahrungen damit vor, aber ein Absetzen von mindestens 24 h vor dem Operationstermin kann als annehmbar betrachtet werden.

## Neuroleptika

Chronische Medikation sollte nicht abgesetzt, die Morgendosis am Operationstag jedoch ausgelassen werden. Neuroleptika haben MAC-reduzierende Eigenschaften, was eine Dosisanpassung von volatilen Anästhetika erfordert.

❗ **Cave**
**Malignes neuroleptisches Sy.**

## Nitrate

Perioperativ fortsetzen, intraoperativ ggf. auf transdermale oder intravenöse Zufuhr umstellen.

❗ **Cave**
**Hypotension. Volumenstatus sorgfältig beachten.**

## Orale Antidiabetika (allgemein)

Therapie perioperativ fortsetzen, jedoch sollte die Morgendosis am Operationstag ausgelassen werden. Es wird empfohlen, diabetische Patienten nicht lange auf die Operation warten zu lassen, sondern möglichst früh ins Programm aufzunehmen. Blutzuckerkontrollen sind unumgänglich und ggf. sind Korrekturmaßnahmen wie Infusion von Glukose 5% und/oder Gabe von Insulin erforderlich.

*Sulfonylharnstoffe*: bis 12 h vor Operationsbeginn zulässig.

❗ **Cave**
**Hypoglykämie.**

*Metformin*: bis 48 h vor Operationsbeginn zulässig.

❗ **Cave**
**Laktatazidose.**

## Protonenpumpenhemmer

Perioperativ fortsetzen, aber auf die Morgendosis vor der Operation verzichten. Bei Omeprazol ist zu beachten, dass Diazepam langsamer verstoffwechselt wird.

## Serotonin- (5-HT$_3$-)Antagonisten

Perioperative Therapie unvermindert fortsetzen, insbesondere auch im Sinne einer PONV-Prophylaxe oder -Therapie (»postoperative nausea and vomiting«). AV- und Schenkelblock sind möglich, daher ist besondere Vorsicht geboten bei gleichzeitiger Behandlung mit Antiarrhythmika.

## Thrombozytenaggregationshemmer (bei rückenmarknaher Regionalanästhesie)

Acetylsalicylsäure allein und in niedriger Dosierung ist nach überwiegender Auffassung keine Kontraindikation für eine rückenmarknahe Regionalanästhesie. Falls zusätzliche Risikofaktoren vorliegen und besondere Vorsicht geboten ist, sind 3 Tage nach der letzten Einnahme abzuwarten. Bei den anderen NSAID verkürzt sich diese Periode auf 1–2 Tage. Eine lange Nachwirkung von >7 Tagen haben Thienopyridine (Ticlopidin, Clopidogrel) und der Glykoprotein-IIb/IIIa-Inhibitor Abciximab; die Glykoprotein-IIb/IIIa-Inhibitoren Eptifibatid und Tirofiban wirken nach i.v.-Akutgabe nur wenige Stunden. Im Übrigen sei auf die entsprechende Leitlinie der Deutschen Gesellschaft für Anästhesiologie und Intensivmedizin verwiesen (Gogarten et al. 2003).

## Trizyklische Antidepressiva

Präoperativ möglichst bis 7 Tage vor dem Eingriff absetzen. Andernfalls sorgfältiges hämodynamisches Monitoring erforderlich. Therapie erst postoperativ wieder aufnehmen. Assoziierte Probleme leiten sich ab aus einem erhöhten Sympathikotonus und verlangsamter AV-Überleitung,. Die Wirkung von Tramadol kann unkalkulierbar ausfallen. Es liegen Interaktionen über Cytochrom P450 vor. Es wurde über Potenzierung von Hypnotika berichtet.

## Literatur

Evers AS, Maze M (2004) Anesthetic pharmacology: physiologic principles and clinical practice. A companion to Miller's anesthesia. Churchill Livingstone, Philadelphia

Gogarten W, Van Aken H, Büttner J et al. (2003) Rückenmarknahe Regionalanästhesien und Thromboembolieprophylaxe/antithrombotische Medikation. Überarbeitete Leitlinien der Deutschen Gesellschaft für Anästhesiologie und Intensivmedizin. Anästhesiol Intensivmed 44: 218–230

Roth A, Angster R, Forst H (1999) Begleitmedikation. Notwendigkeit, Nebenwirkungen und Interaktionen in der perioperativen Phase. Anaesthesist 48: 267–283

## Systematische Recherche von anästhesierelevanter Information über seltene Erkrankungen

Durch Fortschritte in der frühkindlichen Diagnostik und Therapie erreichen Kinder mit syndromatischen Erkrankungen höhere Lebensalter. So wird es immer wahrscheinlicher, dass Anästhesisten, die an Krankenhäusern der Grundversorgung tätig sind, solche Patienten antreffen, sei es im Rahmen einer Notfalloperation oder im Rahmen eines elektiven Eingriffs. Zur Vermeidung von anästhesieassoziierten Zwischenfällen und Komplikationen ist bei diesen Patienten ein genaues Verständnis der Pathophysiologie der Erkrankung erforderlich. Nur so können Risiken frühzeitig erkannt werden und das perioperative Management gemeinsam mit dem Operateur geplant werden. Dieses Kapitel bietet eine Orientierungshilfe für eine strukturierte Recherche nach anästhesierelevanter Information über seltene Erkrankungen und geht dabei insbesondere auf die im Internet zur Verfügung stehenden Informationsmöglichkeiten ein.

### Informations- und Literaturrecherche im Internet

Durch die Vernetzung von Datenbanken und Suchmaschinen ist der Zugang zu verschiedensten Informationsquellen mit Hilfe des Internets in den letzten Jahren erheblich erleichtert worden. Insbesondere die Recherche nach Veröffentlichungen in medizinischen Journalen hat sich durch die Möglichkeiten des Internets vereinfacht, bietet sich doch hier die Möglichkeit, unabhängig von Bibliotheken und Öffnungszeiten an einem Computerarbeitsplatz mit Telefonanschluss eine effektive Literaturrecherche durchzuführen.

### Formulierung der Suche

Wichtig für das schnelle Auffinden von Dokumenten ist die exakte und überlegte Formulierung der Suchbegriffe sowie deren sinnvolle Verknüpfung mittels Boole-Operatoren AND (+), OR (<>), NOT (-) oder NEAR. Eine Kleinschreibung des Suchbegriffs ermöglicht das Auffinden von Dokumenten, in denen der Begriff sowohl groß als auch klein geschrieben vorkommt. Darüber hinaus sollte mit dem Suchbegriff sowohl als Wort der Titelzeile als auch als Schlagwort gesucht werden.

### Veröffentlichungen in medizinischen Fachzeitschriften

Wesentlich ist die gezielte Suche nach Originalarbeiten, die auf das anästhesiologische Management von Patienten mit syndromatischen Erkrankungen eingehen. Das an der amerikanischen National Library of Medicine (NLM) angesiedelte National Center for Biotechnology Information (NCBI) unter der amerikanischen Gesundheitsbehörde hat PubMed entwickelt. Die Suche mittels PubMed greift auf mehrere Datenbanken zu. Unter der Adresse http://www.ncbi.nlm.nih.gov ist die englischsprachige Literaturrecherche anhand verschiedener Suchkriterien (Autor, Stichwort, Zeitschrift, Jahr der Veröffentlichung) möglich. Wichtig ist die exakte Formulierung der Suche und Verknüpfung der Begriffe mittels Boole-Operatoren, z. B. »Anesthesia AND ...« oder »Patient care planning; abnormalities, multiple; anesthetics«. Neben der Anzeige der Suchergebnisse besteht die Möglichkeit, Dokumente zu bestellen oder auf einige Originalarbeiten im Volltext als PDF-Format zurückzugreifen und diese auszudrucken.

Die virtuelle Fachbibliothek Medizin http://www.medpilot.de ist das Kooperationsprojekt der deutschen Zentralbibliothek für Medizin (ZBMed) und des Deutschen Instituts für Medizinische Dokumentation und Information (DIMDI) und ermöglicht die deutschsprachige Recherche in den Datenbanken beider Institute. Darüber hinaus besteht die Möglichkeit, Dokumente in der Originalformatierung des Journals als PDF-Datei zu kopieren oder als Volltext zu bestellen.

### Weitere Datenbanken

Sollte die Suche nach Originalarbeiten über eine syndromatische Erkrankung ohne Erfolg verlaufen, kann eine der möglichen Ursachen darin liegen, dass für die Erkrankung mehrere Synonyme vorliegen, aber zum Zeitpunkt der Suche nicht bekannt sind. In diesen Fällen kann die Suche nach Synonymen in 2 weiteren Datenbanken zu der benötigten Information verhelfen:

Auf der Website der »National Organization for Rare Disorders« http://www.rarediseases.org finden sich Informationen über Selbsthilfegruppen, laufende Studien und Forschung zur Therapie seltener Erkrankungen. Darüber hinaus findet sich unter der Adresse http://www.rarediseases.

org/search/rdblist.html eine ausführliche alphabetische Auflistung von mehr als 1100 Syndromen. Für die aufgelisteten Syndrome werden weitere Synonyme sowie eine kurze Definition der Erkrankung genannt. Eine weitergehende Information zu einer Erkrankung kann kostenpflichtig angefordert werden.

Eine weitere Möglichkeit zur Informationsrecherche besteht über die Seite http://ncbi.nlm.nih.gov/Omim. In dieser Datenbank »Online Mendelian Inheritance in Man« sind durch Victor A. McKusick und Mitarbeiter am Johns Hopkins University Medical Center eine Reihe von genetischen Erkrankungen zusammengestellt worden. Die Datenbank umfasst schriftliche Informationen, Abbildungen und Referenzen. Darüber hinaus bestehen vielfältige Verknüpfungen zu NCBI-Datenbanken, Medline-Artikeln und Sequenzinformationen. Die Datenbank ist als fundierte Zusammenstellung von relevanten Daten über angeborene Erkrankungen und sämtliche betroffene Organsysteme zu werten.

In den genannten Datenbanken sind keine Informationen über anästhesiologische Besonderheiten gelistet, jedoch ermöglichen sie, soweit bekannt, ein Verstehen der Pathophysiologie der Erkrankung oder die Einordnung der Erkrankung in einen Formenkreis und können damit als Grundlage dienen, die den Besonderheiten der Erkrankung entsprechende Anästhesie zu planen.

## Monographien

Standardwerke über Anästhesie bei Syndromen und seltenen Erkrankungen:
- Baum VC, O'Flaherty JE (1999) Anesthesia for genetic, metabolic, and dysmorphic syndromes of childhood. Lippincott, Williams & Wilkins, Philadelphia
- Benumof JL (1998) Anesthesia and uncommon diseases, 4th edn. Saunders, Philadelphia
- Mason R (2001) Anaesthesia databook. A perioperative and peripartum manual, 3rd edn. Greenwich Medical Media, London
- Stoelting RK, Dierdorf SF (2002) Anesthesia and co-existing disease, 4th edn. Churchill Livingstone, New York

Informationen über betroffene Organsysteme finden sich in folgenden Monographien:
- Adler G, Spranger J, Burg G et al. (1996) Leiber – Die klinischen Syndrome, 8. Aufl, Bd 1. Urban & Schwarzenberg, München
- The National Organization of Rare Diseases (2003) The NORD guide to rare disorders. Lippincott Williams & Wilkins, Philadelphia

Die neueren Möglichkeiten der Informationsbeschaffung entbinden den behandelnden Arzt nicht von einer Wertung der gewonnenen Information. Aufgrund der Seltenheit der Erkrankungen wird der größere Teil der Informationen in Kasuistiken vermittelt. Es ist immer zu bedenken, dass es sich dabei um Einzelfallbeschreibungen handelt. So darf die Schilderung der unproblematischen Verwendung eines Medikamentes nicht zu dessen unkritischem Gebrauch bei allen Patienten führen. Nach erfolgter Anästhesie ist es im Hinblick auf mögliche weitere Operationen sinnvoll, dem Patienten eine Bescheinigung auszustellen, in der alle relevanten Informationen aufgeführt werden, einschließlich der zu Rate gezogenen Literaturangaben. Nicht zuletzt aus Gründen der häufig fehlenden oder zumindest lückenhaften anästhesierelevanten Erfahrungen bei seltenen Krankheiten ist es auch eine Verpflichtung, eigene Erfahrungen zu veröffentlichen und damit dem interessierten Kollegenkreis zugänglich zu machen.

# Abkürzungsverzeichnis

α1-AT — alpha-1-Antitrypsin, α1-Antitrypsin
A./Aa. — Arteria/Arteriae
ACE — »angiotensin converting enzyme«
ACh — Acetylcholin
ACTH — adrenokortikotropes Hormon
ADH — antidiuretisches Hormon, Vasopressin
ALS — amyotrophische Lateralsklerose
ALT — Alaninaminotransferase
AP — alkalische Phosphatase
a.-p. — anterior-posterior
ARDS — »adult respiratory distress syndrome«
ASA — (Risikoklassifikation der) American Society of Anesthesiologists
AST — Aspartataminotransferase
AT-III — Antithrombin III
AV — atrioventrikulär
a.v. — arteriovenös
AZ — Allgemeinzustand
bar — (veraltete Druckeinheit, 1 bar = 100 000 Pa)
BGA — Blutgasanalyse
BMI — »body mass index«
BSG — Blutsenkungsgeschwindigkeit
BWS — Brustwirbelsäule
CDC — (Aids-Klassifikation der) Centers for Disease Control
ChE — Cholinesterase
CK — Kreatin(phospho)kinase
CK-MB — myokardiales Isoenzym der Kreatin (phospho)kinase
$cmH_2O$ — Zentimeter Wassersäule (veraltete, aber noch übliche Druckeinheit; 1 $cmH_2O$ = 98,07 Pa)
$CO_2$ — Kohlendioxid
COPD — chronisch-obstruktive Lungenerkrankung
CPAP — kontinuierlicher positiver Atemwegsdruck
CRP — C-reaktives Protein
CT — Computertomographie, -tomogramm
DD — Differentialdiagnose
DHBP — Dehydrobenzperidol, Droperidol
DIC — disseminierte intravasale Gerinnung
EEG — Elektroenzephalogramm
EKG — Elektrokardiogramm
ELISA — »enzyme-linked immunosorbent assay«, Enzym-Immunoassay
EMG — Elektromyogramm
engl. — [englische Bezeichnung]
EZ — Ernährungszustand

$FEV_1$ — Einsekundenkapazität
FFP — gefrorenes Frischplasma, »fresh frozen plasma«
$FIO_2$ — inspiratorische Sauerstofffraktion
frz. — [französische Bezeichnung]
g — Gramm (SI-Einheit)
GABA — γ-Amino-β-hydroxybuttersäure
ggf. — gegebenenfalls
γ-GT — γ-Glutamyltransferase
GIT — Gastrointestinaltrakt
GOT — Glutamat-Oxalacetat-Transaminase
GPT — Glutamat-Pyruvat-Transaminase (Alaninaminotransferase) = ALT
h — Stunde(n) (SI-Einheit)
HAES — Hydroxyäthylstärke
Hb — Hämoglobin
HCG — Choriongonadotropin
HIV — humanes Immundefizitvirus (Aids-Erreger)
Hkt — Hämatokrit
HLA — Histokompatibilitätsantigen
HMG — humanes Menopausengonadotropin
HWS — Halswirbelsäule
i.m. — intramuskulär
i.v. — intravenös
I : E — Inspirations-Exspirations-Verhältnis
IgE — Immunglobulin E
IHSS — idiopathische hypertrophe Subaortenstenose
IPPV — intermittierende positive Druckbeatmung
ITN — Intubationsnarkose
kg — Kilogramm (SI-Einheit)
KHK — koronare Herzkrankheit
l — Liter (SI-Einheit)
lat. — [lateinische Bezeichnung]
LDH — Laktatdehydrogenase
LH — Luteinisierungshormon
LKG — Lippen-Kiefer-Gaumen(-Spalte)
LMA — Larynxmaske
LWS — Lendenwirbelsäule
M. — Morbus, Krankheit
mbar — Millibar = 1/1000 bar (= 100 Pa = 1 hPa)
µg — Mikrogramm
mg — Milligramm
MH — maligne Hyperthermie
min — Minute(n) (SI-Einheit)
ml — Milliliter
mmHg — Millimeter Quecksilbersäule (veraltete, aber noch übliche Druckeinheit; 1 mmHg = 133,3 Pa)
MNS — malignes neuroleptisches Syndrom

| | | | |
|---|---|---|---|
| MRI | Magnetresonanztomographie | Rö. | Röntgenaufnahme, Röntgenuntersuchung |
| MRT | Magnetresonanztomogramm | s.c. | subkutan |
| N./Nn. | Nervus/Nervi | seitl. | seitlich |
| $N_2$ | Stickstoff | SHT | Schädel-Hirn-Trauma |
| $N_2O$ | Lachgas | Ss | Syndrome (Mehrzahl) |
| NNM | Nebennierenmark | Sy | Syndrom (Einzahl) |
| NNR | Nebennierenrinde | Th | thorakal |
| NSAID | nichtsteroidale Antirheumatika/Analgetika | TIA | transitorische ischämische Attacke |
| | (= NSAR) | TIVA | totale intravenöse Anästhesie |
| $O_2$ | Sauerstoff | TPZ | Thromboplastinzeit (Quick-Zeit) |
| Op. | Operation | TUR | transurethrale Resektion |
| Pa | Pascal (SI-Einheit für Druck; mPa = Millipascal, | | (der Prostata oder der Harnblase) |
| | hPa = Hektopascal, kPa = Kilopascal) | u. U. | unter Umständen |
| p.o. | per os, peroral | V./Vv | Vena/Venae |
| PCP | primär chronische Polyarthritis, rheumatoide | VIP | »vasoactive intestinal peptide« |
| | Arthritis | VSD | Ventrikelseptumdefekt |
| PEEP | positiv endexspiratorischer Druck | ZNS | zentrales Nervensystem |
| pH | »potentia hydrogenii« (negativer dekadischer | ZVD | zentraler Venendruck |
| | Logarithmus der Protonenkonzentration) | ZVK | zentraler Venenkatheter |
| PTT | partielle Thromboplastinzeit | | |
| RAST | Radio-allergo-sorbent-Test | | |
| | (radioimmunologischer In-vitro-Test) | | |

LaVergne, TN USA
01 October 2010
199265LV00007B/13/P